U0858108

新药设计与开发基础

赵桂森　史国生　主　编

山　东　大　学　出　版　社

《新药设计与开发基础》
编委会

主　编　赵桂森　史国生
副主编　徐玉文
编　者　（按姓氏笔画排序）
王小兵（山东省食品药品检验研究院）
史国生（山东省食品药品检验研究院）
刘　洋（山东大学药学院）
刘德胜（滨州医学院）
李红彩（滨州职业学院）
李奕婧（滨州市食品药品检验中心）
杨德志（山东大学药学院）
赵桂森（山东大学药学院）
徐玉文（山东省食品药品检验研究院）

前　言

《新药设计与开发基础》是山东大学网络教育学院规划用教材，定位于从事新药研究与开发的科研、企业界人士，在确保读者掌握药物设计学基本理论和基本知识的同时，通过理论与实践相结合，创建具有鲜明专业特色的教材，以满足广大药物研究开发领域工作者的需要。

本书将传统的药物设计理论与实际应用紧密结合，在讲述基本原理和基本知识的基础上，系统介绍新药从开发到上市的过程，并结合药物开发的技术和方法，给出典型案例及分析；本书中加入了互联网在药物开发中的应用等内容，介绍药物开发涉及的信息检索及应用技术，增强本书在实践中的应用性；另外，本书正文中附有知识链接版块，介绍药物开发新理论或新技术，拓宽读者视野，真正适合读者学习与工作的需求，是从事新药研究与开发的科研人员的有益参考书。

尽管本书凝聚了全体编委的心血，并多次修稿，但限于编写任务时间紧，编者水平有限，本书内容中难免存在缺点和疏漏之处，恳请广大读者在使用过程中提出宝贵意见。

编　者

2015 年 6 月

目　录

第一章

新药设计与开发概述

学习要求

1. 了解新药研究发现与开发的一般过程。
2. 了解新药设计与优化相关的理论基础和一般方法。
3. 了解新药临床前和临床研究的设计方案和基本内容。
4. 了解我国新药的注册分类与申报的基本流程。

药物(药品,drug,medicine)是指用于预防、治疗、诊断人的疾病,有目的地调节人的生理机能并规定有适应证或者功能主治、用法和用量的物质,包括中药材、中药饮片、中成药、化学原料药及其制剂、抗生素、生化药品、放射性药品、血清、疫苗、血液制品和诊断药品等。其基本属性为安全、有效、质量可控,属于一种特殊的商品。近年来,随着世界财富的增长和人口的老龄化,人们对健康的重视程度和支付能力不断提高,而已有药物还远远不能满足社会的需求。现在已知的大约 7000 种罕见病也只有 350 多个被批准的治疗药物,即使癌症、糖尿病、阿尔茨海默症等现代大众疾病也仍然缺乏有效的治疗手段。因此,新药设计与开发研究是我们医药工作者肩负的神圣责任,同时也是世界各国面临的重大机遇和挑战。

新药设计与开发,是指新药从实验室发现到上市应用的整个过程,是一项综合利用各种学科和高新技术的系统工程。进入生命科学后基因组时代的 21 世纪,人类可以从大量的基因测序结果中寻找和发现新基因,深入研究它们的功能及其调控网络,并通过生物信息库、化合物信息库以及生物芯片等高新技术提高创新药物研究的质量和效率。分子生物学、细胞生物学、生物工程、组合化学、高通量筛选、超微量分离分析技术和计算机科学等迅速崛起,为发现和开发新药提供了新的作用靶点、新的技术方法,开辟了崭新的道路。

第一节　新药的发现

新药研究与开发的第一关键是新药发现,在确定了所针对的疾病类型或药物作用的受体(receptor)、酶(enzyme)或靶点(target)后，通过广筛或药物设计(drug design)的方法，获得具有进一步研究价值的先导化合物(lead compound)，并对先导化合物进行结构优化，使之成为可能开发成药物的新化学实体(new chemical entities，NCE)。狭义上来说，药物的设计就是新药的发现过程，其研究内容是药物发现的中心环节——先导化合物的发现和优化，以及所涉及的理论、技术和方法。

一、作用靶点的发现

药物的设计，首先应确定防治的疾病目标，并选定药物作用的靶点。一般而言，病理过程有多个环节构成，当某个环节或靶点被抑制或切断，则可达到治疗的目的，故生物靶点的选择是研究设计新药的起始。药物作用的生物靶点一般是指能够与生物大分子结合并产生药物效应的生物大分子，主要包括受体、酶、离子通道和核酸等。合理药物设计(rational drug design)就是依据生命科学研究中所揭示的包括酶、受体、离子通道、核酸等潜在的药物作用靶点，再参考其内源性配体或天然底物的化学结构特征来设计药物分子，以发现选择性作用于靶点的新药。这些药物往往具有活性强、选择性好、副作用小的特点。这是目前新药研究的主要方向之一。据报道，迄今已发现作为治疗药物靶点的总数已达到500多个，还不包括抗菌、抗病毒、抗寄生虫药的作用靶点，其中受体尤其是G-蛋白偶联受体(GPCR)靶点占绝大多数。就目前上市的药物来说，以受体为作用靶点的药物约占52%，以酶为作用靶点的药物约占22%，以离子通道为作用靶点的药物约占6%，以核酸为作用靶点的药物约占3%，其余药物的作用靶点尚不清楚。

二、作用靶点的确定

(一)以受体为作用靶点

受体(receptor)是指生物体的细胞膜上或细胞内的一种能选择性地同相应的递质、激素、自身活性物质等相结合，并能产生特定效应的一种特异性的大分子物质(主要为糖蛋白、脂蛋白或核酸、酶的一部分)。

受体的类型主要包括：①G蛋白偶联受体：是鸟苷酸结合调节蛋白的简称，大多数受体属于此种类型。诸多神经递质和激素受体需要G蛋白介导细胞作用，例如M型乙酰胆碱、肾上腺素、多巴胺、5-羟色胺、嘌呤类、阿片类、前列腺素、多肽激素的受体等。②门控离子通道型受体：存在于快速反应细胞膜上，受体激动时导致离子通道开放，细胞膜去极化或超极化，引起兴奋或抑制。N型乙酰胆碱、γ-氨基丁酸(GABA)、天门冬氨酸的受体等属于此类受体。③酪氨酸激活性受体：例如上皮生长因子、血小板生长因子和一些淋巴因子的受体等。④细胞内受体：例如甾体激素、甲状腺素的受体等。

近年来受体的亚型和新受体不断被发现和克隆表达，有关它们的生化、生理、药理性质也相继被阐明，为新药的设计和研究提供了更准确的靶点和理论基础。现已知道，肾上腺受体有α_1、α_2、β_1、β_2、β_3亚型，多巴胺受体有D_1、D_2、D_3、D_4、D_5亚型，阿片受体有μ、κ、σ、 δ、ε 亚型，组胺受体有 H_1、H_2、H_3 亚型，5-羟色胺受体有 5-$HT_{1A\text{-}1F}$、5-$HT_{2A\text{-}2C}$、5-HT_3、5-HT_4、5-HT_5、5-HT_6、5-HT_7 亚型等。已有几百种作用于受体的新药问世，其中绝大多数是 GPCR 的激动剂或拮抗剂，例如治疗高血压的血管紧张素 AT_1 受体拮抗剂氯沙坦、依普沙坦；中枢镇痛的阿片 κ 受体激动剂丁丙诺啡、布托啡诺，μ 受体激动剂阿芬他尼；抗过敏性哮喘的白三烯(leukotriene, LT)受体拮抗剂普仑司特和扎鲁司特；治疗胃溃疡的组胺 H_2 受体拮抗剂西咪替丁、雷尼替丁等。

孤儿受体(orphan receptor)是近年来提出的一种新概念，它是指其编码基因与某一类受体超族成员的编码有同源性，但目前在体内还没有发现其相应的配体。孤儿受体的发现以及应用逆向分子药理学(reverse molecular pharmaco logy)建立孤儿受体筛选新药的模型，为新药研究提供了更多有效的手段。

(二)以酶为作用靶点

酶(enzyme)是一种维持“生命正常运转”的重要催化剂，是一类具有特殊三维结构且担负着专一催化用的蛋白质，它能使许多生物化学反应在温和的条件下以很高的速率和效率进行。酶的功能与许多疾病的发生密切相关。由于酶催化生成或灭活一些生理反应的介质和调控剂，从而构成了一类重要的药物作用靶点。

酶抑制剂在现有的治疗药物中占有重要地位，世界上销售量最大的 20 个药物中近一半为酶抑制剂。近年来合理设计的酶抑制剂发展较快，应用较广。酶抑制剂研究比较活跃的领域有：降压药血管紧张素转化酶(ACE)抑制剂、肾素抑制剂，调血脂药(HMG-CoA)还原酶抑制剂，非甾体抗炎药物中的环氧酶-2(COX-2)抑制剂，抗肿瘤药物中的芳构酶抑制剂，前列腺增生治疗药中的 5-α 还原酶抑制剂等。一氧化氮(NO)作为生物体内的重要信使分子和效应分子，在心血管、神经和免疫系统方面具有重要的生理功能。但过量产生或释放时能介导多种疾病的发生和发展。一氧化氮合酶(NOS)抑制剂可阻止 NO 过量生成，因此具有重要的治疗意义。NO 以及有关的 NOS 抑制剂的研究已成为近年来生物医学和药学研究的前沿之一。

(三)以离子通道为作用靶点

离子通道(ion channel)是细胞膜上的蛋白质小孔，属于跨膜的生物大分子，具有离子泵的作用，可选择性地允许某种离子出入。离子经过通道内流或外流跨膜转运，产生和传输信息，成为生命活动的重要过程，以此调节多种生理功能。人体组织中存在多种离子通道，如钠离子通道、钾离子通道、氯离子通道、钙离子通道等，每种离子通道又存在多种亚型，钾离子通道甚至多达数十种通道亚型。这些离子通道既是生理调节的重要因素，又是药物作用的靶点。

现有药物主要以 K^+、Na^+、Ca^{2+}、Cl^- 等离子通道为靶点。

以 K^+ 通道为作用靶点的药物主要为 K^+-ATP 通道激活剂和拮抗剂。激活剂亦称 K^+ 通道开放药，例如抗高血压药中的血管扩张剂尼可地尔、吡那地尔、色满卡林等，作用机制是 K^+ 通道的开放，致使 K^+ 外流增加，导致细胞膜超极化，阻止 Ca^{2+} 内流，促进 Na^+-Ca^{2+} 交换导致 Ca^{2+} 外流，增加钙储池中的膜结合 Ca^{2+}，最终使细胞内的 Ca^{2+} 量降低，血管平滑肌松弛，外周阻力减少，血压下降。拮抗剂亦称 K^+ 通道阻滞药，例如抗心律失常药胺碘酮、索他洛尔、N-乙酰卡尼、氯非铵、多非利特、溴苄胺、司美利特等，作用机制是抑制 K^+ 外流，延长心肌动作电位时程（APD）和有效不应期（ERP）。此外治疗 2 型糖尿病的磺酰脲类药物，如甲苯磺丁脲和格列本脲也属于 K^+ 通道拮抗剂。以 Na^+ 通道为作用靶点的药物：主要为Ⅰ类抗心律失常药，作用机制是阻滞 Na^+ 内流，抑制心脏细胞动作电位振幅及超射幅度，使其传导减慢，有效不应期延长。按阻滞 Na^+ 通道程度的不同，Na^+ 通道阻滞剂分为 $Ⅰ_A$、$Ⅰ_B$、$Ⅰ_C$ 三个亚类。$Ⅰ_A$ 类中度阻滞 Na^+，对 Na^+ 通道的活性（V_{max}）中度抑制（30%），减慢传导，延长复极，代表药有奎尼丁、普鲁卡因胺；$Ⅰ_B$ 类轻度阻滞 Na^+，对 Na^+ 通道活性（V_{max}）轻度抑制（10%），传导微减或不变，加速复极，代表药有利多卡因、苯妥英钠；$Ⅰ_C$ 类重度阻滞 Na^+，对 Na^+ 通道的活性（V_{max}）重度抑制（50%），明显减慢传导，对复极影响较小，代表药有氟卡尼、普罗帕酮。

以 Ca^{2+} 通道为作用靶点的药物，临床上称为 Ca^{2+} 通道阻滞剂或钙拮抗药，是发现最早、研究最深的以离子通道为靶点的药物，作用机制是抑制细胞外 Ca^{2+} 跨膜内流而产生药理效应。根据世界卫生组织（WHO）的建议，将此药分为选择性 Ca^{2+} 通道阻滞剂和非选择性 Ca^{2+} 通道阻滞剂。选择性 Ca^{2+} 通道阻滞剂包括：Ⅰ类苯烷胺类，例如维拉帕米、噻帕米、戈洛帕米等；Ⅱ类二氢吡啶类，例如硝苯地平、尼莫地平、尼伐地平、非洛地平、伊拉地平、拉西地平、依福地平、乐卡地平、马尼地平、尼卡地平、尼索地平、尼群地平、氨氯地平等；Ⅲ类苯硫䓬类，例如地尔硫䓬、克仑硫䓬、二氯呋利等。非选择性 Ca^{2+} 通道阻滞剂包括：Ⅳ类二苯哌嗪类，例如桂利嗪、氟桂利嗪等；Ⅴ类普尼拉明类，例如普尼拉明；Ⅵ类其他类，例如哌克昔林。以 Cl^- 通道为作用靶点的药物：这类药是近年来研究发现的苯二氮䓬类药物，例如地西泮、硝西泮、氟西泮、氯氮䓬、奥沙西泮、三唑仑、咪达唑仑、艾司唑仑、溴替唑仑、夸西泮、度氟西泮、氟硝西泮等，是 γ-氨基丁酸（GABA）调控的 Cl^- 通道启开剂。当 GABA 受体被 GABA 激活时，Cl^- 通道开放，Cl^- 内流，细胞内 Cl^- 增加，产生超极化而引起抑制效应，导致镇静、催眠等药理作用。

（四）以核酸为作用靶点

核酸（nucleic acid）是基因的基本化学物质，按照作用不同，核酸可分为脱氧核糖核酸（DNA）和核糖核酸（RNA）两大类，是指导蛋白质合成和控制细胞分裂的生命物质。DNA 链是由两条脱氧核苷酸链通过碱基互补（A-T、G-C 相互补充结合）反向平行、旋转而形成的双螺旋结构。每个脱氧核苷酸都是由一个相应的碱基、一个脱氧核糖及一个磷酸分子组成。除了碱基种类有腺嘌呤（A）、鸟嘌呤（G）、胸腺嘧啶（T）、胞嘧啶（C）四种外，糖基和磷酸基是相同的，碱基的不同决定了脱氧核苷酸种类和性质的差别。RNA 链由碱基不同的核苷酸结合形成，一般以单链形式存在，主要是负责 DNA 遗传信息的翻译和表达。每个核苷酸也是由一个碱基、一个核糖及一个磷酸分子组成，但碱基中的 T 用尿嘧啶（U）取代，可通过 A-U、G-C 互补自身形成局部双链和双螺旋。根据 RNA 的功能，可以分为信使 RNA（mRNA）、转运 RNA（tRNA）和核糖体 RNA（rRNA）。mRNA 的主要功能是将 DNA 的遗传信息传递到蛋白质合成基地——核糖体，约占全部 RNA 的 5%。tRNA 的主要功能是在蛋白质生物合成中翻译氨基酸信息并将相应的氨基酸转运到核糖核蛋白体，约占全部 RNA 的 80%。

药物设计可以蛋白质为靶点，同样可以核酸为靶点。对肿瘤、病毒等基因表达环节（复制、转运、翻译等）进行阻断，或通过抑制肿瘤、病毒等有害蛋白的合成，即调整或关闭导致疾病产生的酶和受体的合成来达到药物设计、治疗疾病的目的。目前，以核酸为靶点的药物设计主要集中在反义核酸技术（antisense nucleic acid technology）和核酶（ribozyme）的设计及小分子与核酸的相互作用两个方面。反义核酸技术是指用人工合成的或天然存在的寡核苷酸，以碱基互补的方式抑制或封闭靶基因的表达，从而抑制细胞的繁殖。核酶是具有核酸结构但可以发挥酶的功效，既能存储和转运遗传信息，又能发挥生物催化功能的 RNA 分子，是一种金属依赖酶。

近年来，以核酸为作用靶点的药物主要包括一些抗生素、抗病毒药、喹诺酮类抗菌药、抗肿瘤药等。

(1)作用于 RNA 靶点的药物：①利福霉素类抗生素，作用机制是影响 RNA 的合成。②抗肿瘤药阿糖胞苷、氟尿嘧啶、放线菌素 D、柔红霉素、多柔比星、普卡霉素等，作用机制是抑制 RNA 的合成。

(2)作用于 DNA 靶点的药物：①喹诺酮类抗菌药，作用机制是阻断 DNA 的合成。②抗病毒药阿昔洛韦、碘苷、阿糖腺苷、齐多夫定等，作用机制是干扰 DNA 的合成。③抗肿瘤药氮芥、环磷酰胺、噻替哌、甲氨蝶呤、羟基脲、丝裂霉素、博来霉素、白消安、顺铂、喜树碱等，作用机制是破坏 DNA 的结构和功能。

三、先导化合物的发现

先导化合物（lead compound）又称原型物（prototype），是通过各种方法或手段确定的具有某种生物活性的化学结构，是现代新药研究的出发点。先导化合物未必是可实用的优良药物，可能由于活性不强，作用的特异性低，药代动力学性质的不合理或毒性较大等缺点，不能直接药用，但作为新的结构类型和新的线索物质，对下一步结构改造或修饰，即先导化合物的优化，却起着引导作用。

先导化合物可以是天然生物活性物质，或根据生物化学和药理学原理衍化出的结构，也可以根据化学的或物理化学的理论产生，或者从已知活性的药物或化合物中提取出决定生物活性有共同性的部分结构作为先导物等。先导化合物的发现途径，详见第三章。

四、先导化合物的优化

先导化合物优化是研究和开发新药的重要环节。由于先导化合物只提供一种新作用的结构类型，往往因作用强度弱、药代性质不合理和（或）不良作用的存在不能直接临床使用，需要对该先导物进行化学结构的改造或修饰，以得到与先导化合物类似结构的较好的药物，使其活性更强、选择性更好、毒性作用更小以及具有符合使用的药代动力学性质。通常用于先导化合物优化的方法有：生物电子等排、前药修饰、软药设计、立体异构及外消旋转换，以及其他方法如活性亚结构拼接、局部修饰、Me-too 药物等，详见第四章。

第二节　新药的开发

一、新药开发的一般过程

新药的开发研究是一个长期、艰难而又昂贵的过程。候选药物从实验室研究到上市平均需要花费 12 年的时间，临床前研究的 5000 种化合物中只有 5 种可能进入临床试验阶段，最终只有 1 种可能获准上市。新药的开发研究又是现代新药研制必不可少的过程，它居于发现研究和市场化之间，通过临床前与临床两个阶段的充分研究，以验证候选药物安全、有效以及质量稳定可控等，同时获得足够的新药研究申报数据和资料，并经国家食品药品监督管理总局(CFDA)批准后而使新药上市应用。

新药的开发分为临床前(preclinical)研究、临床(clinical)研究和新药注册(registration)三个阶段；国外分为研究中新药(investigational new drug，IND)、新药申请(new drug application，NDA)和新药上市(marketing)阶段。

新药的开发研究必须按药物非临床研究质量管理规范(GLP)、药物临床试验质量管理规范(GCP)、药品生产质量管理规范(GMP)等规范合法地进行，即由具备资质认证的机构承担相关工作。新药的开发研究还应参照 CFDA 发布的、具有较高指导意义和权威性的一系列技术指导原则进行，若采用其他评价方法和技术则需要证明其科学性。CFDA目前正式发布的技术指导原则有 79 个，其所涉及的领域及深度尚显不足。基于新药研究和评价工作的需要，CFDA 审评中心在 2009 年初启动了系统翻译和转化国外技术指导原则的工作，并已于 2009 年 9 月、2010 年 1 月和 11 月发布了三批“国外参考指导原则”，用于新药研究和审评的参考。通过这种借鉴的方法，以逐步将其吸收、转化为“自己的”技术指导原则，加速我国技术指导原则体系的建设。此外，候选药物在进行各项评价时，数据统计应由专门机构同步进行，质量保证(quality assurance，QA)部门要经常抽查检验研究的结果，使整个研究纳入系统化管理。新药从发现到上市的流程如图 1-1 所示。

二、新药的临床前研究

临床前研究为临床研究奠定必备的基础，但不能替代临床研究。候选药物进入临床试验，也不等于各项临床前的研究就此停止，仍可在临床试验阶段继续调整、补充，使之更趋完善。临床前研究与临床研究虽相互独立，但研究内容紧密相关，如图 1-2 所示。

新药的临床前研究，包括合成工艺、提取方法、理化性质及纯度、剂型选择、处方筛选、制备工艺、检验方法、质量指标、稳定性、药理、毒理、动物药代动力学研究等。中药制剂还包括原药材的来源、质量标准、保存条件、生物学特征、遗传稳定性及免疫学的研究等。

这些内容总体可概括为新药临床前的药效学(pharmacodynamics)、药动学(pharmacokinetics)、药理毒理学研究(亦即安全性评价)、药学研究、制剂研究等五个方面。

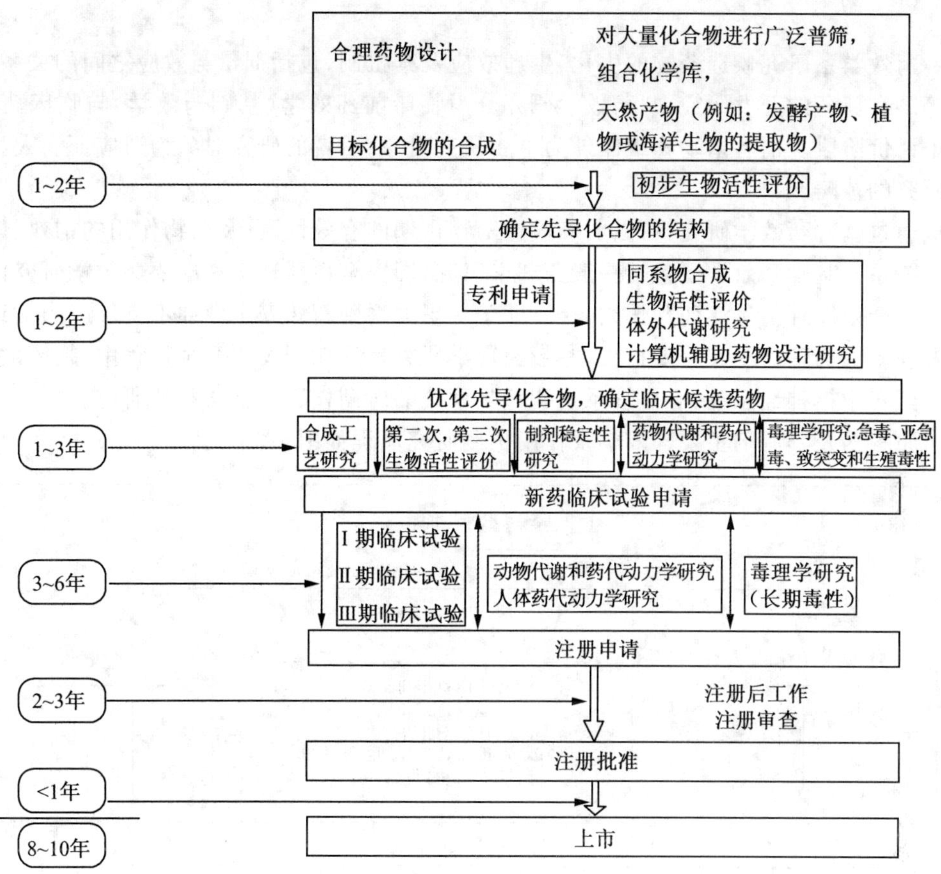

图 1-1　新药从发现到上市的流程图

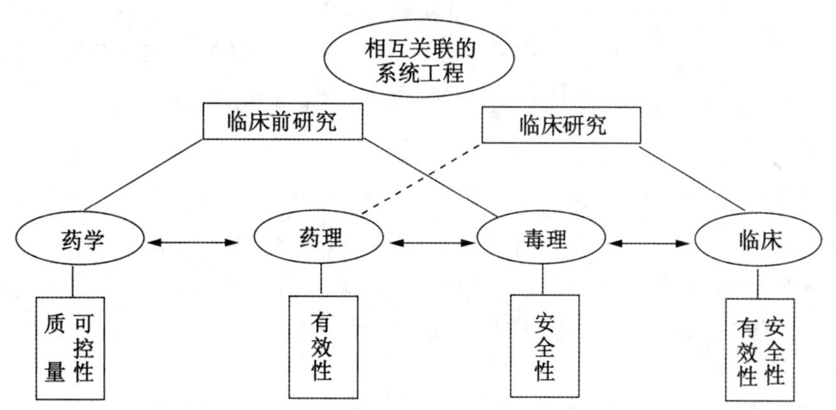

图 1-2　临床前研究与临床研究相互关联

（一）药效学研究

药效学系研究候选药物的生化、生理效应及其机制，包括剂量与效应之间的关系及规律等。在新药的开发研究中，药效学研究分为临床前药效学（基础药效学）与临床药效学两个评价阶段。前者以动物或体外为主要研究对象；后者的研究对象为适应证病人，属临床研究的范畴。

通过基础药效学研究，可以明确候选药物预期的有效性，以及药物作用的构效、量效、时效关系。基础药效学还包括一般药理学研究，即安全性药理学和次要药效学研究，以了解主要药效以外的广泛药理作用，这有助于认识关系到新药安全性即不良反应的信息，甚至发现新的药理作用。需要指出，一般药理学研究贯穿在开发研究全过程中，临床前应完成新药对中枢神经系统、心血管系统和呼吸系统的所谓核心组合实验的研究。

原料药及其制剂主要药效学及作用机制研究流程如图 1-3 所示。

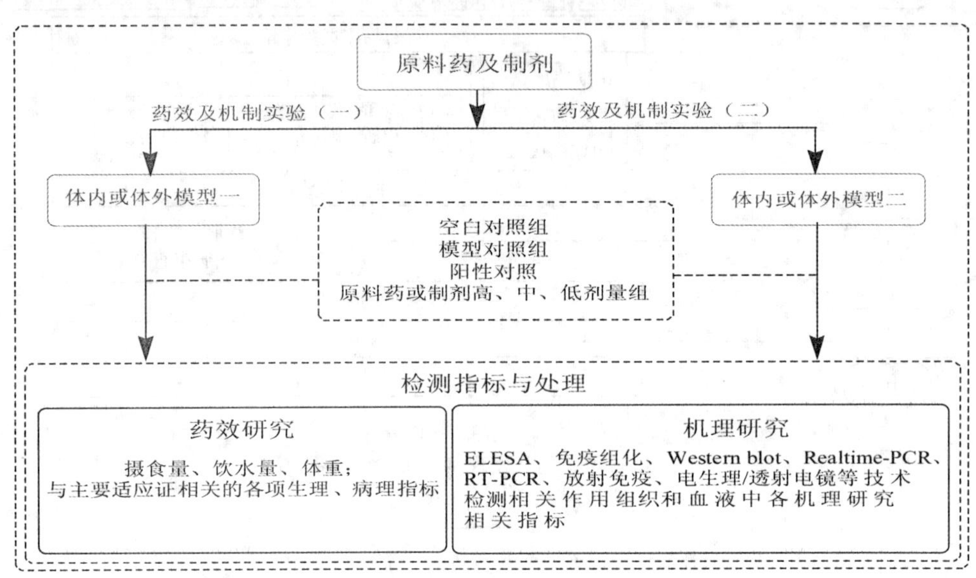

图 1-3 原料药及其制剂主要药效学及作用机制研究

1. 评价的指标

观察生理机能的改变，如新药对中枢神经系统的兴奋或抑制，对心肌收缩力或胃肠道运动的加强或减弱，对血管或支气管的扩张或收缩等。检测生化指标的改变，如血糖、电解质、生理活性物质（如血管紧张素、前列腺素、环磷腺苷浓度）改变等。观测组织形态学变化，如血细胞大小、甲状腺大小、肾上腺皮质萎缩等。

2. 研究的方法

临床前药效学从预期用于临床预防、诊断和治疗的主要药效学开始，研究候选药物作用的强度和特点，并尽可能阐明其作用机制和作用部位，同时开展一般药理学即预期以外的广泛药理作用研究。具体研究步骤如下：理解疾病的发病机制与治疗措施；选择合适的体外和体内动物模型；合理设计实验方案；实施药效学试验；实验数据处理；结果判定与总结。

药效学评价一般按照指导原则要求，完成必需的项目，通过各项指标的观察予以判定。但每种新药作用于不同系统，有其自身特点及适应证范围，这就要求研究者具备多学科的知识，掌握多种实验方法，以正确评价和认识新药的有效性及其作用机制。

(1)整体动物实验根据不同情况选用正常动物、麻醉动物、病理模型动物。

①正常动物最常用于观察药物对动物行为的影响，是研究中枢神经系统药物作用的基本方法之一。如将动物的行为进行分级，细心观察用药组和对照组动物，按分级法打分并求出平均数，进行显著性测验，从而可判定新药是中枢抑制作用还是中枢兴奋作用；用转棒法观察动物的协调运动，是测定新药对中枢神经系统抑制作用和对骨骼肌弛张作用的最简单而经典的方法；观察药物对记忆力的影响，以及测定药物的依赖性实验都是用正常动物。

②病理模型动物则用于观测药物对疾病的疗效。如研究抗精神病药常用阿扑吗啡造成大白鼠舔、嗅、咬等定向行为，从而观测新药的安定作用；采用线结扎狗或家兔肾动脉造成肾性高血压，或使大白鼠长期处在噪声刺激中诱发神经源性高血压等方法，以观察抗高血压药物的疗效；给兔、大白鼠、狗、猫、猴、羊静脉注射四氧嘧啶，选择性地损伤胰腺β细胞，引起实验动物糖尿病，是经典的研究抗糖尿病的方法；而给动物移植肿瘤，目前最常用来评价抗肿瘤药物。

③麻醉动物实验，应注意麻醉深度的控制和麻醉动物的选择。如在研究镇咳药物时，麻醉过深则明显抑制咳嗽反射，从而影响实验结果。在研究药物对子宫影响时，最好不用乙醚和氯仿，而选用戊巴比妥钠；因前者对子宫有明显抑制，而后者只要剂量适当，不影响子宫活动。

(2)不同的动物离体器官用于测定不同类型的药物作用。例如，离体蛙心和兔心是观测药物对心率、输出量、收缩力等心脏活动影响的最常用的标本；猫、兔、豚鼠和狗乳头肌标本制备比较简单，在适宜条件下，可较长时间保持良好的实验状态，是观测药物对心肌收缩性、兴奋性、自律性等基本生理特性影响的较好实验标本；蛙坐骨神经腓肠肌、白鼠膈神经标本常用来评价作用于骨骼肌的药物等。需要注意，不同动物的不同器官都要求最适宜的营养环境(渗透压、各种离子、pH 等)，因此各种动物的人工生理溶液的成分和配制均有区别。

(3)细胞培养试验是在细胞或亚细胞水平研究药物作用及其机制的试验方法。例如，根据癌细胞含有氢酶，该酶可使代谢底物脱氢使亚甲蓝还原变为无色这一原理，将肿瘤细胞悬液与受试药物混合，加入亚甲蓝孵育；如亚甲蓝不褪色，即初步判定该药具有抗癌作用。小白鼠腹腔巨噬细胞吞噬鸡红细胞试验及玫瑰花结试验，可用于初步评价免疫增强剂或免疫抑制剂。在抗生素作用机制研究中，利用透射式电子显微镜对超薄片进行观察，可以看到青霉素类抗生素使金葡菌细胞形态改变，还可看到氨基糖苷类抗生素使肺炎杆菌核糖体数目减少，这些都是在细胞或亚细胞水平对药物作用机制的探索。

(4)以生化或酶学手段为主的生化试验方法，实质上进入了分子药理学研究范畴。例如：

①利用存在β受体的离体脂肪组织研究作用于β受体的药物，如果药物对β受体有

兴奋作用，则引起游离脂肪酸释放增加；如果加入β受体阻断剂，则可使游离脂肪酸释放量明显减少，甚至完全阻断。因此，通过测定游离脂肪酸含量，可评价作用于β受体的药物。

②抗过敏药物研究，先腹腔注射抗原致敏，24h后注射受试药物，再次注射抗原攻击，然后处死动物，收集腹腔液并离心，用荧光分光光度法测定组胺含量，从而评价受试药物抗变态反应的作用。

③利用蛋白激酶与一定量氚标记的cAMP结合，而内源性cAMP可竞争置换出氚标记的cAMP；通过微孔滤膜把结合的和游离的氚标记的cAMP分开，再用液体闪烁计数器测定放射性，从而换算成体内cAMP含量，可分析鉴定作用于β受体药物的作用机制。

④将配基(如药物)用放射性同位素标记，应用放射自显影技术，可研究受体的分布和数量。

3.研究的要点

(1)动物模型的选择：根据药物作用的特点、技术指导原则和实践经验，选择与人同源性强、某一功能高度发达或敏感性较高的动物，一般应用小鼠、大鼠、兔、猫、猴、狗，还有转基因动物模型等。比如C57BL小鼠对肾上腺皮质激素的敏感性比DBA和BALB/C小鼠高12倍；鸽、狗、猫的呕吐反应敏感，常用来评价引起催吐和镇吐的药物的作用等。还应注意动物的等级、年龄、性别和健康情况对试验动物及结果有明显的影响。

此外，动物纯种亦很重要，有报道6个实验室测定同一药物的LD_{50}结果很不一致，后发现动物种系是一个重要因素，改为一农场繁殖的纯种动物后，结果变为一致。动物试验设计需随机分组，否则试验结果统计学处理不可靠。

(2)观测指标与指导原则：药物的疗效评价靠客观指标反映，如生理生化的化验指标、病理切片、X线检查等。为使客观指标更精确，应保证仪器先进、灵敏度高，适宜控制温度和湿度。许多药物的评价已非单指标所能满足，应根据具体情况，在技术指导原则上增加必要指标的综合评价。

(3)对照组的规范设立：以生理盐水代替受试新药称阴性对照或空白对照，用已知药或工具药代替受试新药称为阳性对照或标准对照。对照组与试验组动物数应相等，并在同时同样条件下进行，否则便失去统计学意义。

(4)基础药效学的局限性：人类与动物间机体和精神因素等种属差异，造成临床疾病与动物模型存在差异，必然使动物试验有一定的局限性。如巴豆对人泻下，在小鼠不引起泻下，反倒引起肥胖；丹皮酚可降低大鼠血压，对人的降血压作用不明显；葛根黄酮是小鼠避孕剂，对人则无作用等。因此，任何一种动物模型都不能替代临床药理研究。

(二)药理毒理学研究

药理毒理学试验研究，是指在实验室(体外或动物)条件下进行的各种毒性试验，包括一般药理试验、急性毒性试验、长期毒性试验、生殖毒性试验、遗传毒性试验、致癌试验、局部毒性试验、免疫原性试验、依赖性试验、毒代动力学试验及与评价药物安全性有关的其他试验。

通过各项毒理学试验，根据给药的剂量/暴露的程度、给药途径、给药周期、病理学检查发现的毒性靶器官、毒性反应的症状及性质、毒性损伤是否可逆等，对毒性反应进行定性和定量暴露，从而推算临床研究的安全参考剂量和安全范围，预测临床用药时可能出现的人体毒性，特别是从法律和伦理学角度不能或难以经人体试验获得的安全用药信息，如遗传毒性、生殖毒性、致癌性等。

在临床前安全性评价中，应明确各项毒理学试验的目的和意义，结合具体情况如适应证、用药人群、疗程、给药途径、同类药物毒性特点，以及技术、经济可行性等因素，在常规项目的基础上，对试验项目进行必要的增减；对试验方案、试验阶段安排等也要进行合理设计。临床前安全性评价是一个有机的整体，不能把某一项毒理研究与其他毒理研究、药效学研究、药动学研究割裂开来，应力求相互验证、互为补充。一种新药是否带来不必要、不合理或不能接受的危害，能否给患者带来更大的临床益处，是利弊权衡的综合性评价过程，必须注重全面性与科学性。

1. 一般药理研究（按《化学药物一般药理学研究技术指导原则》进行）

广义的一般药理学（general pharmacology）是指对主要药效学作用以外进行的广泛的药理学研究，包括安全药理学（safety pharmacology）和次要药效学（secondary pharmacodynamic）研究。本书所指的一般药理学，仅限于安全药理学研究的内容。

安全药理学主要是研究药物在治疗范围内或治疗范围以上的剂量时，潜在的不期望出现的对生理功能的不良影响，即观察药物对中枢神经系统、心血管系统和呼吸系统的影响。根据需要可能进行追加和（或）补充的安全药理学研究。

追加的安全药理学研究（follow-up safety pharmacology studies）：根据药物的药理作用和化学结构类型，估计可能出现的不良反应。如果对已有的动物和临床试验结果产生怀疑，可能影响人的安全性时，应进行追加的安全药理学研究，即对中枢神经系统、心血管系统和呼吸系统进行深入的研究。

补充的安全药理学研究（supplemental safety pharmacology studies）：是评价受试药物对中枢神经系统、心血管系统和呼吸系统以外的器官功能的影响，包括对泌尿系统、自主神经系统、胃肠道系统和其他器官组织的研究。

主要研究内容：

（1）核心组合实验：安全药理学的核心组合实验的目的是研究受试物对重要生命功能的影响。中枢神经系统、心血管系统、呼吸系统通常作为重要器官系统考虑，也就是核心组合实验要研究的内容。根据科学合理的原则，在某些情况下，可增加或减少部分实验内容，但应说明理由。

①中枢神经系统：定性和定量评价给药后动物的运动功能、行为改变、协调功能、感觉/运动反射和体温等的变化。

②心血管系统：测定给药前后血压（包括收缩压、舒张压和平均压）、心电图（包括 QT 间期、PR 间期、ST 段和 QRS 波等）和心率等的变化。

如药物从适应证、药理作用或化学结构上属于易于引起人类 QT 间期延长类的化合物，例如：抗精神病类药物、抗组胺类药物、抗心律失常类药物和氟喹诺酮类药物等，应进行深入的实验研究，观察药物对 QT 间期的影响。

③呼吸系统：测定给药前后动物的呼吸频率和呼吸深度等的变化。

(2)追加和(或)补充的安全药理试验:当核心组合实验、临床试验、流行病学、体内外实验以及文献报道提示药物存在潜在的与人体安全性有关的不良反应时,应进行追加和(或)补充的安全药理学研究。追加的安全药理实验是除了核心组合实验外,反映受试物对中枢神经系统、心血管系统和呼吸系统的深入研究。追加的安全药理实验根据已有的信息,选择具体情况具体分析的方法。补充的安全药理实验,是在核心组合实验或重复剂量毒性实验中未对泌尿/肾脏系统、自主神经系统、胃肠系统功能进行相关研究,但出于对安全性的关注,需要进行的研究。

①追加的安全药理学实验:

a. 中枢神经系统:对行为、学习记忆、神经生化、视觉、听觉和(或)电生理等指标的检测。

b. 心血管系统:对心输出量、心肌收缩作用、血管阻力等指标的检测。

c. 呼吸系统:对气道阻力、肺动脉压力、血气分析等指标的检测。

②补充的安全药理学实验

a. 泌尿/肾脏系统:观察药物对肾功能的影响,如对尿量、比重、渗透压、pH、电解质平衡、蛋白质、细胞和血生化(如尿素氮、肌酐、蛋白质)等指标的检测。

b. 自主神经系统:观察药物对自主神经系统的影响,如与自主神经系统有关受体的结合,体内或体外对激动剂或拮抗剂的功能反应,对自主神经的直接刺激作用和对心血管反应、压力反射和心率等指标的检测。

c. 胃肠系统:观察药物对胃肠系统的影响,如胃液分泌量和 pH、胃肠损伤、胆汁分泌、体内转运时间、体外回肠收缩等指标的测定。

(3)其他研究:在其他相关研究中,尚未研究药物对下列器官系统的影响,但怀疑有影响的可能性时,如潜在的依赖性,骨骼肌、免疫和内分泌功能等的影响,则应考虑药物对这方面的影响,并作出相应的评价。

2. 急性毒性研究(按《化学药物急性毒性研究技术指导原则》进行)

急性毒性研究即单次给药毒性试验,系研究动物单次或 24 小时内多次给药后,一定时间内产生的毒性反应。由于单次给药往往不能产生明显的毒性反应,通常把 24 小时内多次给药观察药物毒性的试验也称为急性毒性试验。急性毒性试验通常在药物毒理研究的早期阶段进行,对了解药物的毒性作用和毒性靶器官有重要意义,也可为长期毒性试验、生殖毒性试验、致突变试验等试验设计和Ⅰ期临床试验初始剂量的选择提供参考,并能提供后续毒性研究需重点观察的指标及与人体药物过量急性中毒相关的信息。

现以化学药物的急性毒性试验方案为例,说明如下。

(1)试验设计:

①受试药物:采用制备工艺稳定、符合临床试验用质量标准的样品,并注明名称、来源、批号、含量(规格)、保存条件和配制方法等,附有研制单位的自检报道。所用辅料、溶剂等应符合试验要求,并注明批号、规格和生产厂家。

②试验动物:根据试验目的和受试药物的特点,考虑试验动物的性别、年龄、体重、健康状态、遗传因素等的影响。从充分暴露受试物毒性的角度,应至少采用两种哺乳动物,一般选用一种啮齿类动物和一种非啮齿类动物,若采用单性别动物,也应阐明其合理性。

年龄通常采用健康成年的动物，如果受试物拟用于儿童或可能用于儿童，必要时采用幼年动物进行试验。动物初始体重不应超过或低于平均体重的 20%。动物数应根据动物的种属和研究目的来确定，符合试验方法和结果分析评价的需要。试验动物应符合国家有关规定的等级要求，来源、品系、遗传背景清楚，并有试验动物质量合格证。

③给药途径：给药途径不同，药物的吸收速度、吸收率和暴露量有所不同，因此需要采用不同的给药途径。给药途径应至少包括临床拟用途径和一种能使原形药物较完全进入循环的途径（如静脉注射）。如果临床拟用途径为静脉给药，则仅需此一种给药途径。经口服给药前动物一般应进行一段时间（通常一夜）的禁食，不禁水，因为胃内容物会影响受试物的给药容量，而啮齿类动物禁食时间的长短会影响药物代谢酶的活性和受试物肠道内吸收，从而影响毒性的暴露。

④给药剂量：急性毒性试验重点在于观察动物出现的毒性反应。给药剂量应从未见毒性反应剂量到出现严重毒性反应剂量，同时设空白或溶剂（辅料）对照组。对于非啮齿类动物给予出现明显毒性的剂量即可，无须达到致死水平。不同动物和给药途径下的最大给药容量可参考相关文献资料和实际情况确定。

⑤观察时间和指标：给药后一般连续观察至少 14 天，观察的间隔和频率应适当，以便观察毒性反应的出现时间和恢复时间、动物死亡时间等。观察的指标包括一般指标（如动物外观、行为、对刺激的反应、分泌物、排泄物等）、动物死亡情况（死亡时间、濒死前反应等）、动物体重变化（给药前、试验结束处死动物前各称重一次，观察期间可多次称重）等。

⑥病理学检查：所有的试验动物均应进行大体解剖，包括试验过程中因濒死而处死的动物、死亡的动物及试验结束时仍存活的动物。任何组织器官出现的体积、颜色、质地等的改变均应记录并进行组织病理学检查。

（2）结果分析和评价：根据各种反应的出现时间、持续时间和严重程度等，分析在不同剂量时的发生率和严重程度，判断每种反应的剂量-反应和时间-反应关系；判断可能涉及的组织、器官或系统等；根据大体解剖中肉眼可见的病变和组织病理学检查结果，初步判断可能的毒性靶器官；根据不同剂量组的各种毒性反应及发生率、动物死亡情况，确定受试物的无毒性反应剂量和严重毒性反应剂量，采用适当的试验方法（近似致死剂量法、最大给药量法、固定剂量法、上下法、累积剂量设计法和半数致死量法等）测定最大无毒性反应剂量（no observed adverse effect level，NOAEL）、最大耐受剂量（maximal tolerance dose，MTD）、最小致死剂量（minimal lethal dose，MLD）等，以初步判断受试物的安全范围；对于需要测定半数致死量（LD_{50}）的药物，应采用合理的统计学方法进行求算。

3. 长期毒性试验（按《化学药物长期毒性研究技术指导原则》进行）

长期毒性试验过程中进行毒代动力学研究，即重复给药毒性试验，系通过重复给药的动物试验，阐明药物的毒性作用，目的是为临床试验和临床用药服务，降低临床试验受试者和上市后使用人群的用药风险。长期毒性试验可预测药物可能引起的不良反应的性质、程度、剂量-反应关系、时间-反应关系和可逆性，判断受试物重复给药的毒性靶器官或靶组织，推测临床试验的初始剂量、重复用药的安全剂量范围和临床试验中需重点监测的指标，还可为临床试验解毒或解救措施提供参考。

长期毒性试验与药效学、药代学和其他毒理学研究有着密切联系，例如长期毒性试验中性器官的相关检查可在一定程度上反映受试物对动物生殖功能的影响，一般药理试验中观察到的不良反应也可与急性毒性试验和长期毒性试验相互印证。因此，为了使长期毒性试验获得成功，需要参考急性毒性试验、一般药理试验、药动学研究和短期重复给药毒性试验等结果对其进行合理设计。

现以化学药物的急性毒性试验方案为例，说明如下。

(1)试验设计：

①受试药物：对受试物的要求同急性毒性试验。

②试验动物：化学药物的长期毒性试验亦采用一种啮齿类和一种非啮齿类动物。基于我国目前的研究现状，在大多数长期毒性试验开始时，尚无法判断不同种属或品系试验动物和人体对受试物生化转化的一致性，通常选用大鼠和 Beagle 犬或猴，亦可在长期毒性试验前采用体外试验体系对试验动物的种属或品系进行筛选。一般选择正常、健康和未孕的动物，体重差异在平均体重的 20%之内。年龄应尽量一致，根据研究周期的长短和受试物临床应用的患者群确定，一般大鼠为 6～9 周龄，Beagle 犬为 6～12 月龄。性别上每个试验组使用相等数量的雌雄动物，每组动物的数量应能满足试验结果分析和评价的需要，一般大鼠为雌雄各 10～30 只，Beagle 犬或猴为雌雄各 3～6 只。

③给药方案：一般至少设高、中、低三个剂量给药组和一个溶剂(或辅料)对照组，必要时设立空白对照组或阳性对照组，其中高剂量应使动物产生明显的毒性反应甚至出现个别动物死亡，低剂量应高于动物药效学试验的等效剂量并不使动物出现毒性反应，为考察毒性反应的剂量-反应关系在高剂量和低剂量之间设立中剂量。给药途径应与临床用药途径一致。原则上试验动物应每天给药，给药期限长(3 个月或以上)的药物每周应至少给药 6 天。给药期限通常与拟定的临床疗程、临床适应证和用药人群有关。

④检测指标：长期毒性试验毒代动力学是指结合长期毒性试验进行的考察药物系统暴露的代谢动力学研究。《药品注册管理办法》附件中明确提出："属注册分类 1 的，一般应在重复给药毒性试验过程中进行毒代动力学研究"。

(2)结果分析和评价：长期毒性试验是药物非临床安全性研究的重要组成部分，是药物非临床毒理学研究中获得信息最多、对临床指导意义最大的一项毒理学研究。在对长期毒性试验研究结果进行分析时，要正确理解均值数据和单个数据的意义，综合考虑数据的统计学意义和生物学意义，正确判断药物的毒性反应。对其结果进行评价时，应结合受试物的药学特点、药效学、药动学和其他毒理学研究的结果以及已取得的临床研究结果，进行综合评价。

毒代动力学试验运用药代动力学的原理和方法，定量地研究毒性剂量下，药物在动物体内的吸收、分布、代谢、排泄过程及特点，进而探讨药物毒性发生和发展的规律，了解药物在动物体内的分布及其靶器官，为进一步进行其他毒性试验提供依据，并为今后临床用药以及药物过量的诊断、治疗提供依据。

毒代动力学与药代动力学研究目的不同，但二者有相互联系。毒代动力学通常结合毒理学研究进行，将得到的药动学资料作为毒理学研究的组成部分，对毒理学研究和临床安全性研究具有重要价值，已成为国际上毒理学研究尤其是长期毒性试验的常规要求。

4. 安全性试验(注射剂)、过敏性试验(局部、全身)、刺激性试验、溶血性试验(按《化学

药物刺激性、过敏性和溶血性研究技术指导原则》进行)

刺激性、过敏性和溶血性是指药物制剂经眼、耳、鼻、口腔、呼吸道、关节腔、皮肤、直肠、阴道、静脉、动脉、肌内、皮下、静脉旁和鞘内等非口服途径给药,对用药局部产生的毒性(如刺激性和过敏性等)及对全身产生的毒性(如过敏性和溶血性等)。药物的活性成分及其代谢物、理化性质及有关物质、辅料等均有可能引起刺激性、过敏性和溶血性的发生,因此在临床应用前应研究制剂在给药部位使用后引起的局部和全身毒性,以提示临床应用时可能出现的毒性反应、毒性靶器官、安全范围、临床研究监测指标并为临床解毒或解救措施提供参考,保障临床用药的安全、有效。

刺激性试验是观察动物的血管、肌肉、皮肤、黏膜等部位接触受试物后是否引起红肿、充血、渗出、变性或坏死等局部反应,包括皮肤刺激性试验、注射给药部位刺激性试验、眼部刺激性试验和其他途径给药刺激性试验等。过敏性试验是观察动物接触受试物后是否产生全身或局部过敏反应,包括经皮给药过敏性试验、注射给药过敏性试验和其他途径给药过敏性试验等。溶血性试验是观察受试物是否引起溶血和红细胞凝聚等反应,凡是注射剂和可能引起免疫性溶血或非免疫性溶血反应的其他药物制剂均应进行溶血性试验。

5. 遗传毒性试验(Ames 试验、染色体畸变试验和小鼠微核试验)、生殖毒性试验、致癌毒性试验(按《药物生殖毒性研究技术指导原则》《药物致突变毒性研究技术指导原则》《药物致癌试验必要性的技术指导原则》进行)

(1)生殖毒性试验:生殖毒性试验是通过动物试验反映药物对哺乳动物生殖功能和发育过程的影响,预测其可能产生的对生殖细胞、受孕、妊娠、分娩和哺乳等亲代生殖机能以及对子代胚胎-胎儿发育、出生后发育的不良影响。

从国内外指导原则的内容和生殖毒性研究的现状来看,最常用的试验方案为三段法试验,分别是一般生殖毒性试验、致畸胎试验和围产期毒性试验,按照生育周期称为Ⅰ段、Ⅱ段和Ⅲ段生殖毒性试验。ICH 指导原则中又分别称为生育力与早期胚胎发育毒性试验、胚胎-胚仔发育毒性试验和围产期毒性试验。一般生殖毒性试验主要研究药物对生殖过程第一阶段的影响,反映妊娠前和妊娠初期的情况;致畸胎试验主要研究药物对生殖过程第二阶段的影响,确定药物是否具有胚胎毒性或致畸性;围产期毒性试验主要研究药物对生殖过程第三阶段的影响,反映药物对胚胎发育后期、母代分娩过程、哺乳期的影响。

(2)遗传毒性试验:遗传毒性试验是指用于检测通过不同机制或间接诱导遗传学损伤的受试物的体外和体内试验,可检出 DNA 损伤及其损伤的固定,预测受试物潜在的遗传毒性或致癌性。在对遗传毒性试验结果进行分析和评价时,也应结合受试药物的药学特点、药效学、药代动力学和其他毒理学研究的结果等信息进行综合分析和评价。

从试验系统来分,遗传毒性试验分为体外试验和体内试验,可利用原核细胞到真核细胞直至高等哺乳动物细胞在体外进行添加或不添加代谢活化物质的试验,也可在整体动物上进行体内试验。从试验检测的遗传终点来分,可将检测方法分为基因突变、染色体畸变、DNA 损伤与修复。

(3)致癌试验:致癌试验是考察药物在动物体内的潜在致癌作用,以预测和评价可能对人体造成的危害。任何体外试验、动物毒性试验和人体应用中出现的潜在致癌性因素均可提示是否需要进行致癌试验。《药品注册管理办法》附件中规定:“对于临床预期连续用药6个月以上(含6个月)或治疗慢性复发性疾病而需经常间歇使用的药物,均应提供致癌性试验或文献资料。”

(三)药代动力学研究

临床前药动学是应用动力学原理与数学处理方法,通过动物体内外或人体外的研究实验,揭示药物在体内的动态变化规律,阐明药物吸收、分布、代谢和排泄等体内过程(简称ADME)的动力学特征,并根据数学模型求得药物的基本药代动力学参数,从而筛选和评价先导化合物或候选药物,判断其是否具有进一步开发的必要,为药理学、毒理学、临床试验和药学研究等提供参考资料。据国外文献报道,在临床前阶段因药动学和相关原因被淘汰的药物占到淘汰药物总量的18%,足以说明临床前药动学评价在创新药物研究中的重要性。

良好的药动学性状为成功的新药所必需。在新药设计和发现阶段即开始ADME研究,对候选药物进行综合评价,预测和完善化合物的最佳结构,已经成为新药研究的重要观念之一。在药效学研究中,临床前药动学研究可提供药物浓度、药物分布、不同给药途径与药效的关系,说明药效反应的种属差异。在毒理学研究中,临床前药动学研究可提供药物浓度与毒性反应的关系(毒代动力学研究范畴),提示可能的毒性靶器官,代谢产物可提示毒性的作用机制。在临床研究中,临床前药动学研究得到的药动学参数、代谢信息(代谢途径、代谢产物、代谢酶等)可为临床研究给药方案的设计和优化提供参考。在制剂研究中,临床前药动学研究结果是评价药物制剂性质和质量的重要依据,可通过药动学比较研究来考察制剂处方和工艺的合理性。因此,临床前药动学在新药发现与开发的研究过程中,与临床前药效学、毒理学一起,构成全方位的完整的新药筛选和评价体系。

1.基本要求与方法

在进行临床前药动学研究时,要善于从综合评价的角度,目的明确地进行试验设计,找出与立题依据、药学、药效学、毒理学和临床研究的关系,为新药的开发研究提供更多有价值的信息。

(1)基本要求:

①受试药物应与药效学和毒理学研究使用的药品一致。

②试验动物常用小鼠、大鼠、兔、豚鼠、犬、小型猪和猴等,尽量在清醒状态下试验。一般采用健康和成年的动物,其中一种为啮齿类动物,另一种为非啮齿类动物,其主要目的是要了解药物的体内过程是否存在明显的种属差异,其他类型的动物可选用一种动物(首选非啮齿类动物,如犬等)。试验中应注意雌雄动物兼用,以便了解药物的体内过程是否存在明显的性别差异,如发现存在明显的性别差异,应分别研究药物在雌雄动物体内的动力学过程。口服药物不宜选用兔等吸收不规则的食草类动物。

③应至少设置三个剂量组,剂量的选择可参考药效学和毒理学研究所使用的剂量,其中高剂量最好接近最小中毒剂量,中剂量相当于有效剂量,这样所得结果更有利于解释药效学和毒理学研究中的现象;设置三个剂量的主要目的是考察药物在体内的动力学过程是否属于线性,如为非线性动力学要研究剂量的影响。

④给药方式和途径应尽可能与临床用药一致。

(2)样品分析方法:药动学研究的结果依赖于样品的分析,只有可靠地方法才能获得有价值的结果。临床前药动学分析样品一般来自全血、血清、血浆、尿液等生物样品,其取样量少、药物浓度低、内源性物质(如无机盐、脂质、蛋白质、代谢物)及个体差异等多种因素往往影响测定,所以必须根据待测物的结构、生物介质和预期的浓度范围,选择灵敏度高、专属性强、精确的定量分析方法,才能保证测定结果的准确性和可靠性。

常用的分析方法有色谱法、免疫学法、微生物法和放射性核素标记法。色谱法包括气相色谱法(GC)、高效液相色谱法(HPLC)、色谱-质谱联用法(LC-MS、LC-MS-MS、GC-MS、GC-MS-MS)等,可用于大多数药物的检测,应用最广。免疫学法包括放射免疫分析法、酶免疫分析法、荧光免疫分析法等,多用于蛋白质多肽类物质的检测。微生物法常用于抗生素类药物的检测。放射性核素标记法常用的标记核素有^{3}H、^{14}C、^{125}I,主要用于药物在体内的分布和排泄研究。为了保证分析方法的准确性和可靠性,必须对方法进行充分的确证,方法学确证的内容包括专属性、标准曲线和线性范围、精密度与准确度、定量下限、样品稳定性、提取回收率、微生物学和免疫学分析及方法学质控等。

(3)血药浓度-时间曲线:根据测得的血药浓度-时间数据,采用房室模型或非房室模型估算出其药动学参数。对于静脉注射给药的药物,应取得消除半衰期($t_{1/2}$)、表观分布容积(V_d)、平均驻留时间(MRT)、血药浓度-时间曲线下面积(AUC)和清除率(CL)等参数值;对于血管外给药的药物,除上述参数外,还应取得峰浓度(C_{max})、达峰时间(T_{max})等参数值。

随着药动学研究的不断深入,人们逐渐认识到采用房室模型估算的有些药动学参数常与实测值存在较大的差异,故药动学参数目前一般主张采用非房室模型的方法来估算。

①动物数确定:以药-时曲线的每个时间点不少于 5 个数据为限,计算所需试验动物数,尽量从同一动物多次取样。性别上最好采用雌雄各半,如发现药动学存在明显的性别差异,应增加受试动物数以便了解药物药动学的性别差异。对于单一性别用药的药物,可选择与临床用药一致性别的动物。

②采样点选择:给药前需采血作为空白样品。采样点的选择对药动学研究结果有直接的影响,采样点选择不当或过少,得到的药-时曲线可能与药物在体内的实际情况存在较大差异,由此计算的药动学参数也就失去了意义。采样点的设计应兼顾药的吸收相、平衡相和消除相,以得到给药后的完整的药-时曲线。一般吸收相至少需要 2～3 个采样点,平衡相至少需要 3 个采样点,消除相至少需要 4～6 个采样点。整个采样时间至少应持续到 3～5 个半衰期或持续到血药峰浓度 C_{max} 的 1/10～1/20。

③给药途径:如为口服给药,一般在给药前禁食 12 小时以上,以排除食物对药物吸收的影响,还应注意统一给药后的禁食时间,以避免由此带来的数据波动和食物的影响。

2. 药物的吸收

药物的吸收研究针对血管外给药,研究内容包括吸收机制、吸收速度和吸收程度。对于失眠、疼痛等急性病,需要单剂量给药后能迅速到达体循环发挥疗效,研究侧重于药物的吸收速度;对于高血压、糖尿病和癫痫等慢性病,需要重复多次给药治疗,研究则侧重于药物的吸收程度。

(1)吸收速度:药物的吸收速度可通过药-时曲线来反映,吸收速度快的药物达峰时间短、峰浓度高，吸收速度慢的药物达峰时间长、峰浓度低。因此，T_{max} 和 C_{max} 是反映药物吸收速度的两个最直观的参数，常用于评价药物的吸收速度。

(2)吸收程度：AUC 是评价药物吸收程度的一个重要参数，AUC 越大表明药物的吸收越好。对于血管外给药的药物，通过比较静脉注射给药和血管外给药的 AUC，研究血管外给药的吸收速度，吸收程度及绝对生物利用度，以确定临床的最佳给药途径和剂型。

(3)吸收机制：对于经口给药的药物，除应进行整体动物实验，以便通过药-时曲线了解药物在体内的吸收情况，还可采用体外吸收模型及在体或离体组织吸收模型研究药物的吸收特性和吸收机制。

细胞模型主要采用的是一种结肠癌细胞(Caco-2)，其结构和生理生化作用类似人体小肠上皮细胞，具有各种体内代谢酶及主动转运的载体，因此药物在 Caco-2 细胞的渗透性与药物在小肠上皮细胞的吸收具有很好的相关性。例如，有人利用该细胞模型快速测定了一系列用于减肥的 1,5-苯二氮䓬类化合物的表观渗透系数(P_{app})，发现其透膜吸收是被动扩散过程，并且得到了相关参数的方程。现在，Caco-2 细胞模型已经成为一种预测药物在人小肠的吸收及研究药物转运机制的标准筛选工具。

3. 药物的分布

一般选用大鼠或小鼠，选择一个剂量(一般为有效剂量)给药后，以药-时曲线为参考，选择至少 3 个时间点(每个时间点至少应有 5 个动物的数据)，分别于吸收相、平衡相、消除相取样，测定药物在心、肝、脾、肺、肾、胃、肠道、生殖腺、脑、体脂、骨骼肌等组织的浓度，以了解药物在全身各组织的分布情况和主要分布组织，特别注意药物浓度高、蓄积时间长的组织和器官，以及药效或毒性靶器官的分布。

由于转运体的存在决定了某些药物向靶向部位和非靶向部位的分布程度，故了解参与体内动态过程(如胆汁的排泄，肾小管的分泌和重吸收，小肠的吸收和分泌，血-脑屏障的透过等)的药物转运体，对于药物的安全性和有效性具有非常重要的意义。利用药物转运体的功能增加药物向靶组织的转运；利用药物转运体的功能避免药物的毒性；血-脑屏障上有多种转运体，能促进一些本来难以通过血-脑屏障的极性分子的转运，参与多种药物的外排或内排，利用研究认识的转运体可以让药物跨血-脑屏障进入脑细胞；胎盘的合胞体滋养层膜上同样有很多种类的药物转运体，进一步的深入研究将有助于解析药物体内的动态和调控药物体内行为，从而设计出更加安全有效的药物。

药物进入血浆或组织后，部分可与血浆蛋白结合形成结合性药物，另一部分则以游离状态存在即游离型药物。药物与血浆蛋白的结合对药物的转运和药理活性会产生直接或间接的影响，结合型药物无法通过生物膜，不能进行转运并暂时失去药理活性，可看成是药物的一种储存形式。由于药物与血浆蛋白的结合时疏松和可逆的，结合型和游离型药物之间处于暂时的动态平衡。

药物与血浆蛋白的结合率也会受到多种因素的影响而发生变化，进而引起毒性反应。药物与血浆蛋白的结合具有饱和性，当药物的浓度大于血浆蛋白的结合能力时，会导致血浆中的游离型药物急剧增加；高蛋白结合率的药物合用时出现置换现象，使一种药物在血浆中的游离型浓度急剧增加；某些病理状态下，如慢性肾炎、肝硬化等可以导致血浆蛋白含量降低，使药物的血浆蛋白结合率降低，游离药物浓度增加；有些药物在老年人中呈现出较强的药理效应，部分与老年人的血浆蛋白减少有关。因此，药物的血浆蛋白结合率是药物重要的药动学参数之一，对于结合率大于90%的药物应考虑研究影响结合的各种因素，包括配伍用药物。血浆蛋白结合率可按下式计算：

$$蛋白结合率(\%)=[(c_t-c_f)/c_t]\times 100\%$$

式中，c_t为游离型和结合型药物的总浓度；c_f为游离型药物的浓度。

目前常用的血浆蛋白结合试验的方法有平衡透析法、超过滤法、分配平衡法、凝胶过滤法和光谱法等。根据药物的理化性质和实验室条件，选择一种方法进行至少3个浓度（包括有效浓度）的血浆蛋白结合试验，每个浓度至少重复试验3次，以了解药物的血浆蛋白结合率及其是否具有浓度依赖性。

4. 药物的代谢

药物的代谢也称药物的生物转化（biotransformation）。药物进入体内后，在各种代谢酶的作用下进行生物转化，再以原型或代谢物的形式排出体外。

（1）新药的体内代谢研究：一般应选用两种或两种以上的动物，其中一种为啮齿类动物，一般选用大鼠；另一种为非啮齿类动物，一般选用犬。选择一定剂量给药后分别采集血样、尿样和粪便，采用色谱分析方法和分析血样、尿样和粪便中可能存在的代谢产物，如发现有代谢物则可用色谱-质谱联用及色谱-核磁联用等技术进一步确定主要代谢物的结构。若血药浓度与毒性、疗效缺乏相关性，则应探究是否存在活性药物代谢物，有必要对代谢物的活性和毒性开展进一步研究。对于创新性药物，需研究在体内的转化类型、主要转化途径和可能涉及的代谢酶；对于新的前体药物，除对其代谢途径和主要活性代谢物结构进行研究外，还应对原形药和活性代谢物进行系统的药动学研究。

（2）药物在机体内生物转化：主要由肝细胞内滑面内质网上的肝药酶催化。细胞色素P450同工酶是催化药物进行氧化、还原、水解等代谢作用的重要酶系，是肝微粒体混合功能氧化酶中最重要的一族，可以催化多种类型的反应，在外源性物质和内源性物质的代谢中起着极其重要的作用。同时，CYP450酶的活性也能被许多化合物诱导或抑制，从而引起药物间的相互作用。研究药物与代谢酶系的关系，不但可以推知药物的体内代谢过程，而且有助于了解药物间的相互作用，变化规律及与药效学之间的内在关系等，可以为临床合理配伍用药提供直接依据。在临床前研究阶段，可采用底物法观察药物对动物和人肝微粒体P450酶的抑制作用，比较种属差异；对酶的诱导作用可通过观察整体动物多次给药后或药物反复作用后肝细胞P450酶活性的变化，以了解是否存在潜在的代谢相互作用。

此外，也可采用体外的方法研究药物的生物转化，目前常用的体外代谢模型有肝微粒体P450酶、肝切片模型、肝灌流模型和肝细胞培养模型等，这些方法尤其适合于创新药物的早期的药动学研究，可以进行大批量的药动学筛选，但采用该法所得的结果与体内代谢的一致性方面存在不足，因而其实验结果一般仅用于预测体内代谢情况，尚需体内代谢研究的进一步证实。

5. 药物的排泄

药物从体内消除，可以原形或其代谢产物的方式经排泄器官排出体外。肾排泄和肝排泄是机体对药物排泄的两条最重要的途径，其他组织器官如肺、皮肤、乳腺等也参与某些物质的排泄。

考察尿液和粪便、胆汁的排泄，记录药物排出的速度及总排出量（占总给药量的百分比），提供物质平衡的数据。药物转运体在排泄器官有着广泛的表达，并对药物在排泄器官的分布、代谢、分泌和排泄起着重要的作用。

（四）药学研究

新药的临床前研究除了药理、毒理学研究之外，新药制备工艺与产品质量的稳定性、可控性研究，同样是新药上市应用的必要条件，为临床前研究的重要课题和新药申报资料中不可或缺的组成部分。它涉及广泛的药学知识体系，亦称为药学研究。它包括原料药的制备工艺研究，结构确证研究，制剂的剂型、处方和制备工艺研究，质量研究和质量标准的制定，稳定性研究，以及直接接触药品的包装材料或容器的选择研究等几个部分。

新药的工艺与质量研究应在充分的文献检索基础上，从样品的小量试制开始，对新药制备工艺、关键参数进行实验设计、优化，进而通过中试样品的生产确定工艺耐用性，并经工艺的验证体现不同批次产品质量的重现性，最终建立生产工艺操作和过程规程，制定质量标准，以使制备工艺科学、合理、先进、可行，使生产的新药安全、有效、可控和稳定。

1. 新药的工艺研究

在新药的发现研究阶段，主要的目标是通过各种途径寻找先导化合物，并利用各种手段确证化合物的化学结构，以及对先导化合物的结构进行修饰或改造。为了尽快制备少量的样品供药理筛选，常采用一些分离纯化手段，如反复分馏、多次重结晶、各种层析技术等，而对化合物的合成方法通常不做过多研究。显然，这样的样品制备方法与工业生产差距很大。因此，当新药研究进入开发阶段后，便需要详尽细致地开展工艺研究工作。

（1）工艺研究的技术要求：对原材料或半成品制备成产品的工作、方法、技术等进行实验研究的过程称为工艺研究，其目的是为了保证在产品的制备条件和参数的控制下，得到符合质量要求的产品。

制药生产工艺类型一般包括化学合成、提取、生物工程、制剂 4 种，工艺研究的内容应紧紧围绕工业化生产的关键性问题，比如，缩短合成路线、提高产率、简化操作、降低成本和安全生产等。一条较好的合成工艺路线应考虑以下几个方面：选择相对成熟的工艺路线；用工业级原料代替化学试剂；原料和溶剂的回收套用；安全生产和环境保护。

（2）原料药生产工艺的研究：包括工艺流程和化学反应式、起始原料和有机溶媒、反应条件（温度、压力、时间、催化剂等）和操作步骤、精制方法、主要理化常数考察等；还包括工艺验证、中试研究。

原料药生产工艺的研究流程如图 1-4 所示。

为了使单元反应能加速进行并获得较高的收率，必须掌握反应原理，研究有关反应条件对反应速度和收率的影响，保证反应在适宜的条件下进行，以及反应终点的控制和产物的后处理。研究反应条件的影响时，通常采用单因素平行实验优选法、多因素正交设计优选法和均匀设计法优选法。各单元反应在实际生产中的一些共同点，包括配料比、反应物的浓度与纯度、加料次序、反应时间、反应温度与压力、溶剂、催化剂、酸碱度、搅拌状况及设备情况等，在个化学反应中千差万别，变化很多，但又相辅相成或相互制约。

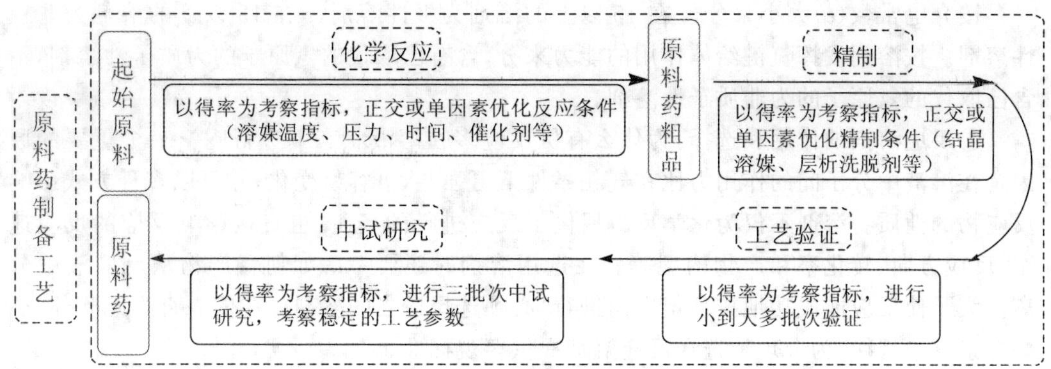

图 1-4　原料药生产工艺流程

1)配料比与反应物浓度:参与反应的各种物料相互的物质量的比例成为配料比(也称投料比),通常物料以摩尔为单位,又称为投料的摩尔比。

有机化学反应很少按理论值定量完成,也很少按理论配料比进行反应。这是由于许多反应可逆,有些反应平行竞争,除了主反应还有平行或串联的副反应存在,此外还有其他因素,因此需要采取各种措施来摸索最合适的配料比。合适的配料比,既可以提高收率,降低成本,又可以减少后处理负担。选择合适的配料比首先要分析化学反应的类型和可能存在的副反应,然后根据不同的化学反应类型的特征进行考虑。

①凡属可逆反应,可采用增加反应物之一的浓度,通常是将价格较低或易得的投料量较理论值多加 5%～20%不等,个别甚至达几倍以上,或从反应系统中不断除去生成物之一,以提高反应速度和增加产物的收率。

②当反应生成物的产量取决于反应液中某一反应物的浓度时,则增加其配料比。最合适的配料比应符合收率高和单耗较低的要求。

③若反应中有一反应物不稳定,则可增加其用量,以保证有足够的量参与主反应。

④当参与主反应、副反应的反应物不尽相同时,可利用这一差异,通过增加某一反应物的用量,增加主反应的竞争能力。

⑤为了防止连续反应(副反应),有些反应的配料比宜小于理论量,使反应进行到一定程度后停止。

⑥从反应机制和反应物的特性角度考虑调整配料比。如傅克酰化反应,在无水三氯化铝作用下,先形成羰基碳正离子,然后生成分子内鎓盐,再水解生成相应的产物。反应中无水三氯化铝的用量要略多于 1∶1 的摩尔比,有时甚至用 1∶2,这是因为反应中生成的鎓盐需消耗无水三氯化铝。

2)溶剂:在药物合成中,绝大部分化学反应都是在溶剂中进行的。溶剂是稀释剂,它可以帮助反应散热或传热,并使反应分子能够均匀分布,增加分子间碰撞的机会,从而加速反应进程。采用重结晶法精制反应产物,也需要溶剂。

无论反应溶剂,还是重结晶溶剂,都要求溶剂性质不活泼,即在化学反应或重结晶条件下,溶剂应是稳定而惰性的。尽管溶剂分子可能是过渡状态的一个重要组成部分,并在化学反应过程中发挥一定的作用,但是总的来说,尽量不要让溶剂干扰反应。

按介电常数(ε)大小来分,ε在15以上的溶剂为极性溶剂,ε在15以下的溶剂为非极性溶剂。按溶剂发挥氢键给体作用的能力来分,含有已取代的氢原子的为质子性溶剂,不含已取代的氢原子的为非质子性溶剂。

①反应溶剂的作用和选择:为什么有机反应多在溶液状态下进行呢?一个重要的原因是在溶液中分子间的作用力比在气相条件下更强些,更容易变化,并可以多种方式影响反应物的性质。溶剂不仅为化学反应提供了反应进行的场所,也直接影响反应的反应速率、反应方向、转化率和产物构型等。在选用溶剂时还要考虑如何将产物从反应液中分离。为了使反应能成功地按预定方向进行,必须选择适当的溶剂。在依靠直观经验外,还要探索一般规律,为合理地选择反应溶剂提供客观标准。

a.溶剂对反应速率的影响:有机化学反应按其反应机制来说,大体可分为两大类:一类是游离基反应,另一类是离子型反应。在游离基反应中,溶剂对反应无显著影响,但在离子型反应中,溶剂对反应影响很大。化学反应速率决定于反应物和过渡态之间的能量差即活化能,一般来说,如果反应物比过渡态更容易发生溶剂化,则过渡态位能降低,反应活化能降低,故反应加速,溶剂的溶剂化效应越强,对反应越有利。

b.溶剂对反应方向的影响:相同反应物,不同溶剂,得到的产物可能不同。例如甲苯与溴反应时,以硝基苯为溶剂,取代反应发生在苯环上;以二硫化碳为溶剂,取代反应发生在甲基侧链上。

c.溶剂对产物构型的影响:溶剂极性不同,有的反应顺反异构体产物的比例也不同。例如Wittig反应,DFM为溶剂时,顺式双键产物为主;苯为溶剂时,反式双键产物为主。

d.溶剂极性对化学平衡反应的影响:溶剂对酸碱平衡、互变异构平衡等化学平衡均有影响。例如不同极性的溶剂,直接影响1,3-二羰基化合物酮型-烯醇型互变异构体系中两种异构体的含量,从而影响以1,3-二羰基化合物作为反应物的反应收率。

②重结晶溶剂的选择:应用重结晶法精制最终产物,即原料药时,一方面要除去由原辅料和副反应带来的杂质;另一方面要注意重结晶过程对精制品结晶大小、晶型和溶剂化等的影响。理想的重结晶溶剂特性:a.不与被提纯物质起化学反应;b.在较高的温度时能溶解多量的被提纯物质,而在室温或更低温度时只能溶解很少量;c.对杂质的溶解度非常大或非常小;d.容易挥发,易于结晶分离;e.能给出较好的结晶。

3)催化剂:催化剂是化学工业的支柱,也是化学研究的前沿领域。现代化学工业生产,80%以上涉及催化过程。化学制药生产工艺研究上也常应用催化反应,如酸碱催化、金属催化、相转移、酶催化等加速化学反应,缩短生产周期提高产品的纯度和收率。工业上对催化剂的评价主要有催化剂的活性、选择性和稳定性。催化剂的活性就是催化剂的催化能力,是评价催化剂好坏的重要指标。影响催化剂活性的因素较多,主要有温度、助催化剂、载体的种类以及催化毒物等方面。

4)能量的供给:化学反应需要热、光、搅拌等能量的传输和转换等。药物合成工艺研究需要考察反应时的温度变化,搅拌速度等。

①反应温度:反应温度的选择和控制是合成工艺研究的一个重要内容。常根据文献报道的类似反应的反应温度初步确定反应温度,然后根据反应物的性质作适当的改变,如与文献中的反应实例相比,立体位阻是否大了,或其亲电性是否小了等,综合各种影响因

素,进行设计和试验。如果是全新反应,不妨从室温开始,用薄层色谱法追踪发生的变化,若无反应发生,可逐步升温或延长时间,若反应温度过快或激烈,可降温或控温。

温度升高,一般可以使反应速率加快。根据大量实验数据归纳总结得到 Van't Hoff 经验规则,即反应温度每升高 10 ℃,反应速率提高 1～2 倍。温度对反应速率的影响是复杂的,有四种类型:

a. 对于一般反应,反应速率随温度的升高而逐渐加快,它们之间呈指数关系,这类化学反应最为常见。

b. 对于有爆炸极限的化学反应,开始的温度影响很小,当达到一定温度时,反应即以爆炸速度进行。

c. 酶催化反应及加氢反应,在温度不高的条件下,反应速率随温度升高而加速,但到达某一温度后,再升高温度,反应速率反而下降。这是由于酶在高温时会受到破坏,而催化剂的吸附数量在高温时随温度的升高而下降。

d. 反应随着温度的升高,反应速率而下降。

②搅拌:搅拌是使两个或两个以上反应物发生反应的重要措施。通过搅拌在一定程度上加速了传热和传质,这样不仅可以达到加快反应速度、缩短反应时间的目的,还可以避免或减少由于局部浓度过大或局部温度过高引起的某些副反应。因此,搅拌是影响反应结果的主要因素之一。搅拌对于互不相溶的液-液相反应、液-固相反应、固-固相反应以及固-液-气三相反应等特别重要。在结晶、萃取等物理过程中,搅拌也很重要。

不同的反应要求不同的搅拌器形式和搅拌速率,正确选择搅拌器的形式和速度,不仅能使反应顺利进行,提高收率,而且还有利于安全生产;反之,不仅产生副反应,降低收率,还可能发生安全事故和生产事故。

常见的搅拌器有以下四种:

a. 桨式搅拌器:桨式搅拌器是最简单的搅拌器,制造简便,转速一般在 20～80 r/min,比较适合用于液-液互溶系统的混合或可溶性固体的溶解。

b. 框式或锚式搅拌器:框式或锚式搅拌器仍属于桨式搅拌器。主要用于不需要剧烈搅拌及含有相当多的固体悬浮物或有沉淀析出的场合。需注意,固体和液体的密度差不能太大。此类搅拌器在重氮化等反应中较为常用,转速一般控制在 15～60 r/min。

c. 推进式搅拌器:推进式搅拌器一般有三片桨叶,呈螺旋推进器形式,犹如轮船上的推进器。此类搅拌器用于需要剧烈搅拌的反应,例如,使互不相溶的液体呈乳浊状态,使少量固体物质保持悬浮状态,以利反应的进行。此类搅拌器转速较高,一般为 300～600 r/min,最高可达 1000 r/min。

d. 涡轮式搅拌器:涡轮式搅拌器能够最剧烈的搅拌液体,它特别适用于混合黏度相差较大的两种液体,含有较高浓度固体微粒的悬浮液,密度相差较大的两种液体或气体在液体中需要充分分散等场合,转速一般可达 200～1000 r/min。

5)反应时间:每个化学反应都有一个最佳反应时间,它是影响收率和产品质量的重要因素之一。反应时间常与浓度温度等其他反应条件有交互作用,在进行工艺优化时,可应用正交试验设计法对有交互作用的因素进行考察。反应时间不够,反应当然不会完全,转化率不高,影响收率和产品质量;反应时间过长不一定增加收率,有时还会使收率急剧下降。因此，控制反应终点十分重要。

6)后处理：药物合成反应常伴有副反应，反应结束后常需要从反应液中分离出主产物。分离所用的技术基本上与实验室的蒸馏、萃取、重结晶、柱分离、过滤、膜分离等分离技术类似。药物合成反应产生的三废必须制定相应的处理措施加以处理，经环保部门评估后，方可进行大工业生产。

7)中试研究：实验室研究与工业化生产有许多显著的不同之处，故不经过中试放大的结果，不可能成功用于工业化生产。中试是指在实验室完成系列工艺研究后，采用与生产基本相符的条件进行工艺放大研究的过程。中试规模一般为生产规模的 1/5～1/3，研究设备与生产设备的技术参数应基本相符。中试放大的工艺研究应在 GMP 车间内，结合小试样品工艺研究数据，主要对工艺参数建立操作范围，确定工艺的耐用性、足够的过程控制点以及生产工艺的基本流程等，为产品的生产奠定基础。工艺耐用性就是在关键参数控制范围内，均能较好地重新生产，有效保证批间产品质量的稳定性和工艺的可行性。

中试是工业化生产的雏形，采用金属或玻璃制造的小型工业器械、工业级原料等，按照实验室研究获得的最佳工艺条件进行操作，由此可以核对、校正和补充小试研究获得的数据。实验室中应用小型玻璃仪器和小量原料，操作简便，热量的取得和散失都比较容易，根本不存在物料输送、设备腐蚀、搅拌器效率等问题，而这些问题在中试时必须加以妥善解决。比如，加热和冷却必须根据需要有效控制，否则，将直接影响到中间体或成品的收率和纯度。中试放大的目的就是要设法解决“小样放大”时遇到的各种工艺问题，为工程设计提供必要的工程数据或技术经济资料，同时，也培养一批符合要求的技术人员。目前，工艺放大试验的方法主要有如下几种：

①逐级经验放大是指当放大过程缺乏依据时，只能依靠小规模试验成功的方法和实测数据，加上开发者的经验，不断适当加大实验的规模修正前一次试验的参数的方法。欲达到一定生产规模，按保险的低放大系数逐级经验放大，开发周期长，人力物力耗费大。提高放大系数，虽然理论上可省去若干中间环节，缩短开发周期，但相应的风险也增大，难达到预期目的。逐级经验放大是经典的放大方法，至今仍常采用。优点是每次放大均建立在实验基础之上，至少经历了一次中试实验工厂，可靠程度高。缺点是缺乏理论指导，对放大过程中存在的问题很难提出解决方法。因放大系数不可能太高，开发周期较长，对同一过程，每次放大都要建立装置，开发成本高。

②相似模拟放大是指运用相似理论和相似准数概念，依据放大后体系与原体系之间的相似性进行放大的方法。

③数学模拟放大是指通过建立数学模型来实现放大的方法。随着化学反应工程学和计算机技术的发展，数学模拟放大法取得了很大发展，模拟或仿真成为热门话题。但数学模拟本身并不能揭示放大规律，模型的建立、检验、完善都只有在大量严密的试验工作基础上才能完成。数学模拟放大虽具有先进性，但建模十分艰难，故至今成功的例子并不多。

8)工艺验证：确定生产工艺后，按其研究结果，一般要求至少连续生产三批符合质量要求的样品进行工艺验证。工艺验证是在符合 GMP 的车间内，按照中试规模或生产规模对工艺的关键参数、工艺的耐用性以及过程控制点全面的检验，通过样品生产的过程控制和样品的质量检验，全面评价工艺是否具有较好的重现性以及产品质量的稳定性。

进入正式生产以后，工艺研究仍有必要继续进行：①生产工艺可能发现以前没有发现的问题；②随着原料供应和新工艺、新技术的发展，常导致车间采用新原料、新工艺或新设备，需要重新研究工艺过程和工艺参数；③中间体和成品的收率和质量要求不断提高；④副反应产品和三废的回收、综合利用及处理问题难以完全解决。

(3)确证原料药化学结构及主要杂质。需确证的内容包括理化性质（熔点、水分、灰分、pK_a、溶解度等）、平面结构[元素分析（必要时采用高分辨质谱）、UV、IR、NMR、MS、热分析（差热或热重）、粉末X射线衍射（XRPD）]及空间结构[比旋度、单晶X射线衍射（XRSD）以及旋光色散（ORD）、圆二色谱（CD）、手性色谱]等。

原料药化学结构及主要杂质的研究流程如图1-5所示。

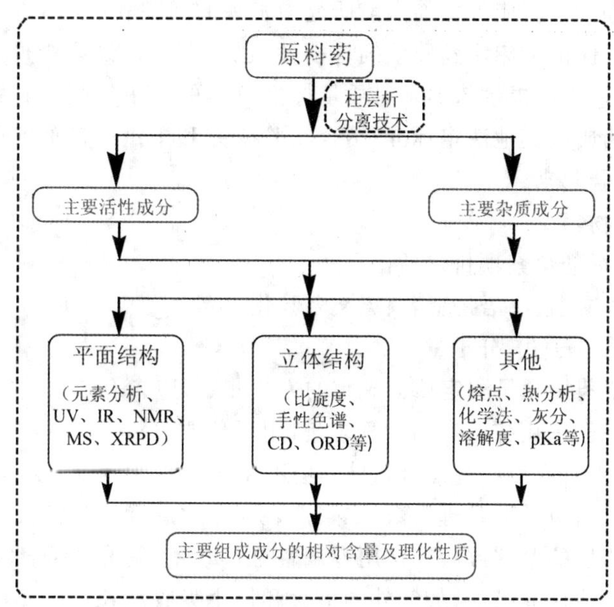

图1-5 原料药化学结构及主要杂质的研究流程

2.新药的质量研究

新药的质量研究包括质量标准研究、标准物质研究、药品质量稳定性研究。质量评价与工艺评价应置于药学研究中同等重要的地位，以充分实现和保证生产全过程质量控制和现代药品管理理念。

(1)质量标准的研究：国家药品标准是指CFDA颁布的《中华人民共和国药典》、药品注册标准和其他药品标准，其内容包括质量指标、检验方法以及生产工艺等技术要求，是药品生产、经营、使用、检验和监督管理部门共同遵循的法定依据，也是新药质量研究中的主要内容。新药注册必须同时申报药品标准，且该标准应当符合《中国药典》的基本要求，符合CFDA发布的技术指导原则及国家药品标准编写原则，经CFDA批准后即成为药品注册标准。

药品质量标准应体现“安全有效、技术先进、经济合理”的总体方向，以便于药品质量在研究、生产、储存和使用各个环节的全面控制和管理，确保临床用药的安全有效。新药在取得批准文号后，药效学、毒理学、临床研究等资料均已完成历史使命，可存档备用，唯有质量标准永远随产品存在，该药品只要生产、销售、使用，就要对其质量进行监测和保障。因此，质量标准的制定不仅对研制新药，而且对老药再评价也具有相当重要的作用。

药品质量标准研究程序：查阅资料→设计方案→方法研究（鉴别、检查、含量测定）→制定草案→反复试验→修订草案→编制起草说明。研究新药质量标准时应注意：同步进行，即原料研究与质量研究同步、制剂研究与质量研究同步、工艺研究与质量研究同步；样品要有代表性；试验项目应设阴性、阳性对照；质量标准的研究要有良好的重复性。质量标准中的检测项目、检测方法、指标水平都应进行细致的考察试验，各项试验数据务必准确可靠。

进入临床试验的新药，应根据临床前研究中发现的问题和评价结果，制定出临床用药的质量标准草案，以保证临床用药质量的均衡性，也为今后中试以至投产的质量水平，以及修改制定正式质量标准提供依据。对质量标准草案的要求：确保药品的安全性和有效性；符合现行国家药典或其他法定标准；结合实验研究和中试生产的实际；把检测手段的先进性和可行性结合起来。

1)化学合成药物：

①原料药质量标准草案项目包括：

a. 名称：包括中文名、汉语拼音名、英文名和化学名。

b. 化学结构式、分子式、分子量。

c. 含量限度：新药按含量测定项下规定的方法测定，应含有效物质的限度。为了正确反映药品的含量，一般采用按干燥品计算含量，用百分数表示。

d. 性状：记载新药的外观、色泽、嗅、味；遇酸、碱、氧化剂、光或在空气中变化的性质；不同溶剂中的溶解度；有关的物理常数，如熔点、沸点、比旋度、折光率、吸收系数等。

e. 鉴别：记载药物的鉴别方法。常用专属性强、重现性好的特征性化学反应，如显色反应和沉淀反应等；或用光谱法，如紫外的最大和最小吸收波长、2～3 个特定波长处的吸收比值、红外吸收光谱以显示新药的特征；也有测定衍生物熔点的方法进行鉴别。

f. 检查：记载新药的检查项目、方法和限量。包括水溶液的酸碱性、澄清度，生产和储存过程中可能含有并须控制的有关杂质，如起始原料、中间体、副产物、异构体、残留溶剂、降解产物等和水分、灰分、一般无机杂质、重金属、砷盐等。

g. 含量测定：记载新药中有效成分含量的测定方法，根据新药的结构和理化性质选用具一定专属性、准确度高的定量分析方法。

h. 类别：指新药作用的类别，阐明其与主要用途密切相关的药理作用。

i. 剂量：记载新药的给药途径和常用剂量，剧毒药应规定极限含量。

j. 注意：记载主要的禁忌证和副作用，一般的从简，或列入使用说明书。

k. 储藏：记载对新药储存和保管的基本要求(易变质的应规定有效期)。

l. 制剂：记载该新药的制剂品种。

②制剂质量标准草案项目包括：

a. 名称：包括制剂的中文名、汉语拼音名、英文名。

b. 含量限度：记载制剂中主药的含量限度，以标示量百分数范围表示。

c. 处方：详细列出处方的成分及其定量组成，包括主药（复方制剂为所有活性成分）及辅料。

d. 性状：记载制剂的外观质量、物理性状和剂型的稳定性。

e. 鉴别：记载对制剂中主药的鉴别方法，采用专属性强的化学反应或色谱、光谱法。制剂中主药的鉴别不得受辅料的干扰；如为复方制剂，各主药间应互不干扰或不显示相同的反应。鉴别方法尽可能与原料药的一致。

f. 检查：除按药典制剂通则中规定的有关剂型的一般检查项目外，还应结合新药制剂的特点，有针对性地规定检查项目。如对易分解的制剂进行降解产物检查，并规定其限度；小剂量的片剂、膜剂、胶囊剂及注射用无菌粉末等应增加单剂的含量均匀度检查；药物溶解性能较差、体内吸收不良、治疗量与中毒量相接近及控释（包括缓释、速释）的口服固体制剂应增加溶出度及释放度检查等。

g. 含量测定：记载对制剂中主药的含量测定方法，选用专属性强、灵敏度高的定量分析方法。方法不得受共存物（辅料、复方中其他有效成分、可能的降解产物）的干扰。

h. 类别、剂量、注意等一般同原料药。

i. 规格：指单位剂量中主药的含量。规格要与常用剂量相适应，方便临床应用。

j. 储藏：一般同原料药。有些制剂需特别注明储存要求和有效期等。

人用药品注册技术规范国际协调会议（international conference on harmonization of technical requirements for registration of pharmaceutical for human use, ICH）的《质量的技术要求》中也制定了新药（化学药及其制剂）在投放和储存期中用于保证其质量的技术规范，内容包括检测方法及验收标准。技术规范指出，除列出的性状、鉴别、杂质检查及含量分析等一般性检测项目外，要根据具体情况逐一考虑增加一些专一的检测项目，如原料药有物化性质、粒度大小（当显著影响其制剂的溶解速率、生物利用度和稳定性时）及固态形式（当影响制剂的质量、性能、生物利用度或稳定性时）等；制剂则随不同剂型有溶解度/释放度、硬度/易碎性、含量均匀度、抗微生物/抗氧化防腐剂含量、流变性及相对密度等。

2）中药及天然药物：中药质量标准的内容和化学药存在不同。化学药新药多为化学纯品，成分明确、结构清楚，其试验及临床用量准确、量效关系明确，便于进行质量分析、作用机制及体内外药理学研究；中药新药则成分复杂，常为多组分的混合物，甚至有效成分不明。因此，化学药质量标准研究宏观与微观并重，更侧重于深度与微观分析；而中药更侧重于广度与宏观综合性研究。

目前国内外中药或天然药物质量标准的内容，药材一般包括名称，基源（科、属、种的拉丁学名），药用部分，采收加工，性状（外形、质地、嗅味），鉴别（传统经验、显微、理化），检查（杂质、水分、灰分、酸不溶性灰分等），浸出物，含量测定（挥发油、各种活性成分等），炮制，功能主治（效用），用法用量，注意，储藏等。对于成药和制剂，除上述项目外，还须规定处方、制法，检查项中还包括重金属、砷盐并结合不同剂型在药典附录通则中的各项检查（如重量差异、均匀度、崩解度、溶散时限等项）。这里重点介绍中成药质量标准草案研究内容。

①名称：药品的命名是药品标准化中的一项基础工作。中药新药的命名应按《药品注册管理办法》(命名的技术要求)结合药物的功能主治，以及制剂剂型种类，加以综合考虑。命名要明确、简短、科学，不用容易误解和混同的名称，不应与已有的药品名称重复。另外，药品一般不另起商品名，以避免一方多名，即使是不同剂型同一处方，应用同名称并加不同剂型名。包括：药品名称、汉语拼音、拉丁名(药材)。

A. 单味制剂(含提取物)：一般采用原料(药材)名与剂型名结合，如益母草膏、三七片等。

B. 复方制剂：

a. 采用方内主要药材名称的缩写并结合剂型命名，如银黄口服液。

b. 采用方内主要药材名缩写、功效及剂型，如银翘解毒冲剂、龙胆泻肝丸。

c. 采用方内药味数与主要名或功效加剂型，如十全大补口服液、六味地黄丸。

d. 功效加剂型，如妇炎康复片、镇脑宁胶囊。

e. 君药前加复方，后加剂型，如复方天仙胶囊、复方丹参注射液。

在传统中成药中还有采用方内药物剂量比例加剂型命名的，如六一散；以服用剂量加剂型命名的，如九分散；采用象形比喻结合剂型的，如玉屏风散；以药味采收季节加剂型命名的，如二至丸等。

②处方：

a. 成分制剂应列处方，单味制剂为单一药味时可不列，而在制法说明药味及其用量。

b. 处方中的药材名称：凡《中国药典》、部颁标准收载的药材，一律采用最新版规定的名称。地方药品标准收载的品种与国家药品标准名称不同，而来源相同的，应采用国家药品标准的名称；地方药品标准收载的品种与国家药品标准名称相同来源不同的，应另起名称；国家药品标准未收载的药材，可采用地方药品标准收载的名称，并注明出处。

c. 处方中各药味排列顺序应根据处方原则，按“君臣佐使”排列，或按药品作用主次排列。书写时从左到右，然后从上到下。

d. 处方中药材不注明炮制要求的，均指净药材(干品)；某些剧毒药材生用时，应冠以“生”字；需要炮制的药味，应加括号注明，如黄芪(蜜炙)。

e. 药引及辅料。处方中的药引(如生姜、大枣等)，如为粉碎混合的列入处方中；煎汁或压榨取汁泛丸的，不列入选方，但应在制法项注明药引的名称、用量。原则上制剂使用的辅料应有正式的药用标准(《中国药典》、国外药典、部颁标准、地方标准)，或被主管部门认可的执行标准。制剂中使用的辅料应有合法的来源，包括国内被有关部门批准作为药用辅料正式生产，或具合法的《进口药品注册证书》及口岸药检报道。口服制剂中已广泛使用的少了色素、食品添加剂等，可提供国家食用标准。

f. 处方中各药材的用量一律用法定计量单位，重量以 g，容量以 mL 表示；处方量多根据剂型不同而定，一般固体制剂、液体制剂等应以全处方制成 1000 个制剂单位的成品量为准。

③制法：可根据制备工艺写出简明的工艺全过程(包括辅料用量)，对质量有影响的关键工艺，应列出控制的技术条件。

a. 内容上只要写明制剂工艺的全过程，在保证质量的前提下，不宜规定得过细。

b. 写明处方共有多少味药，各药味处理的简明工艺路线、工艺条件及中间体质量，使用药引、辅料的名称及用量，制成的剂型，制成品数量等。

c. 制备工艺中对质量有影响的关键工艺，应列出控制的技术条件及关键半成品的质量标准。例如：粉碎的细度、浸膏的相对密度、乙醇浓度等。

d. 制法中药材粉末的粉碎度可用"最粗粉""粗粉""中粉""细粉""最细粉""极细粉"等表示，亦可列出筛目。

e. 对蜜丸的用蜜量因各地气候、习惯不同，可规定一定的幅度，但幅度不宜过大，以免影响用药剂量。

④性状：制剂的性状指除去包装后的直观情况，内容包括成品的色泽、形态、气味等，并依次描述。片剂、丸剂如有包衣的还应描述除去包衣后的片芯、丸芯的色泽及气味，硬胶囊剂应标明除去胶囊后内容物的性状。小量研制品与中试或大量生产制成品，其色泽等可能不完全一致，故制定制剂质量标准，应根据中试或大量生产的产品为依据，并至少观察 3 批样品，有的中药制剂在储藏期间色泽会变深，可根据实际观察情况规定幅度。

一种制剂的性状往往与投料的原料质量及工艺有关，原料质量保证，工艺恒定则成品的性状应该是基本一致的，故质量标准中规定制剂的性状，能初步反映其质量状况。

⑤鉴别：

A. 鉴别药味的选择：复方用药为中医药特点之一，处方药味从两三味、十余味至几十味，一般未要求逐个进行鉴别。根据中医药理论，依处方原则首选君药与臣药进行；贵重药虽量少，但有时起重要作用，加强质量监督也是很必要的；含毒剧药物也须鉴别，更须规定含量或限度。选择鉴别药味也应结合药物本身的基础研究工作情况，如其成分不清楚，或通过试验摸索干扰成分难以排除，则可鉴别其他药味，但应在起草说明中写明理由。

B. 鉴别方法：

a. 显微鉴别：主要通过动植物组织细胞或内含物的形态鉴别真伪，对含有原生药粉的成药或制剂仍然占有重要地位，具有快速、简便、覆盖面大的特点。对掺伪品的鉴别，显微鉴别和化学鉴别必须密切配合，起到相辅相成的作用。

b. 一般理化鉴别：对于某些显微特征不明显、药粉过细或成药中越来越多的原粉药材以浸膏代替，改变剂型以减少剂量的情况，均应以化学方法进行鉴别。采用一般理化鉴别试验应针对有文献报道的已知化学成分，而不能建立在化学预试验的基础上，方法应以专属、灵敏、简便、快速，并强调重现性好为原则。一般有荧光法、显色法、沉淀法、升华法、结晶法等。由于复方制剂常出现干扰，应反复验证，更应做阴性对照试验。

c. 色谱鉴别：指薄层色谱、气相色谱和液相色谱对中药进行真伪鉴别。在复方制剂中最常用的是薄层色谱。薄层色谱鉴别试验必须注意专属性、重现性和准确性，并应符合规范化要求。

薄层色谱对供试品的纯化程度相对要求较低，但由于中药制剂成分复杂，干扰较大，有时不加处理就难以获得高质量的色谱。因此供试品的制备需根据各自所含成分的性质与剂型采用不同的化学方法提取纯化，以提高薄层色谱的清晰度和分离度。目前常用提取纯化方法有：选择适宜的溶剂直接提取或萃取；使用微量升华法、亲脂性溶剂提取法与挥发油测定器蒸馏法来提取纯化挥发性成分；对苷元成分采用先酸水解再萃取的方法；含乙醇的制剂先将乙醇挥发干，再以溶剂萃取有效成分；对油脂、蛋白质或色素类杂质，可用固液萃取除杂；有机酸碱类成分利用其特有的化学性质进行纯化。单靠一种提纯方法往往不能达到要求，常将多种方法综合应用。

选用对照品应注意：如单体对照品成分为数种药材所共有时，则专属性差，为提高专属性，将单体对照品和药材对照品同时应用；药材对照品的选用应注意品种确切、质优、均匀性和稳定性；供试品溶液已包括了工艺提取纯化的过程，所以对照药材溶液的制备应考察工艺的影响，以防止出现对照药材溶液的主斑点不同于供试品溶液；提取物对照品只能用于鉴别试验而不可用于定量，文字描述而不用实物对照品或相对比移值的方法，不可用于法定标准中；用化学试剂作对照品，应写明来源、生产厂家、纯度情况，如做含量测定，应重新标化，说明标定方法与结果。

色谱条件的选择和确定色谱的要求：新药经批准生产，质量标准试行两年后即转正为部颁标准，因此在检验方法上应考察规范化问题；有些处方由于某些药味干扰，难以与药材的色谱条件统一或在同一块薄层板上可同时检出几味药使操作简便，也可采用与《中国药典》不同的色谱条件；显色剂应注意其灵敏度和专属性；鉴别试验必要时尚需取同类品或同属其他药材做平行试验；色谱鉴别必须采用阴性对照；薄层色谱应以彩色照片记录其真实性，定量试验也可用扫描图记录。

建立薄层色谱首先要考察主药、毒药和贵重药：对于大复方制剂，一般要求检出三分之一以上的处方组成药材，对于小的复方制剂（六味以下），要求能检出二分之一以上的处方组成，以保证药品质量的控制。

⑥检查：主要指控制药材或制剂中可能引入的杂质或与药品质量有关的项目。

A. 检查通则：中药新药的检查通则，是依照《中国药典》附录有关规定，对该类剂型所规定的参数：如水分、pH、相对密度、灰分、重量差异、崩解时限等，列出具体数据和测试结果，说明规定的理由。

B. 灰分、炽灼残渣：除注射剂、滴眼剂外，目前在中药新制剂中列入该检查项目的还不多，仅在中药材的检查项下有列入，而在国外如日本药典中的汉方制剂中基本上都收载有灰分（总灰分、酸不溶性灰分）、炽灼残渣等检查项，可很好地控制产品内在质量。因为中药材及其制剂来源于天然植物、动物或矿物，将中药粉碎加热、高温炽灼至灰化后其细胞组织及其内容物灰烬残留下来，称“生理灰分”即总灰分，无外来掺杂物时一般都有一定的总灰分含量范围，如果总灰分超过限度范围则说明掺有外来杂质；但有些中药的生理灰分本身差异较大，特别是组织中含有草酸钙较多的中药，由于生产条件不同总灰分差异较大，因此必须测定其酸不溶性灰分，即在灰分中加 10%盐酸来处理。炽灼残渣检查与灰分的残渣检查不同之处是炽灼残渣检查需要在炭化后残余物中加入硫酸湿润，于 700～800 ℃炽灼使完全灰化，而灰分测定检查时，逐渐升高温度至 500～600 ℃使完全灰化并至恒重。

C. 有害元素检查：采用原子吸收分光光度法和电感耦合等离子体质谱法测定铅、镉、砷、汞、铜等有害元素。样品处理方法有微波消解法、湿法消解（硝酸-高氯酸）、干法消解。

D. 农药残留量的检测：目前主要采用气相色谱法，灵敏度高、快速，而且分离效率好，可一次同时测定几种甚至几十种残留农药。

E. 有毒物质的检查：

a. 中药新药组分中原药材是寄生性植物，而寄主较为广泛时，应增设对寄主植物的毒素检查。如菟丝子的寄主常有马桑科植物马桑，应检查有无马桑内酯毒素存在；当组分中有桑（槲）寄生时，寄主常有夹竹桃科植物，应检查强心苷是否存在。

b. 内服酒剂、酊剂是否含有甲醇，可用气相色谱法进行检测，提供检测的积累数据，必要时列入正文检测项目中。

c. 卫生学检查：国内外对非灭菌药物制剂的生物性污染都有一些考察。有些属严重污染，如染螨与虫霉的情况，在冲剂、蜜丸尤以糖浆剂及含生药粉和动物药者应加强检查。现行《中国药典》中对微生物限度检查按给药途径要求不同分类检查，并增加了方法验证试验。

d. 注射剂、滴眼剂对有毒物质的检查要求更为严格。

e. 中药复方制剂中所用原料或半成品在提取分离、精制纯化过程中有可能引入有害的有机溶剂时，应进行有机溶剂残留量检查。

F. 增加检查项：中药新药，如外用药含有醋酸，由于醋酸易挥发而影响疗效，应做限量检查。规定限量指标检查项时，要有 1～3 个批次、多个数据指标。

G. 对有毒性的药材，需对其有毒成分制定限度检查。

⑦浸出物：当中药新药确实无法建立含量测定时，可暂按浸出物测定作为质量控制项目，但必须具有针对性和控制质量的意义，如含量测定所测含量值甚微时，应建立浸出物项目。凡收载含量测定项的，可不规定此项。

含糖类等辅料比较多的中药制剂，如选择水、乙醇、甲醇为溶剂建立浸出物测定意义不大，难以反映内在质量，故选溶剂时，还要考虑中药制剂中辅料对溶剂的影响。如处方中含挥发性成分，可以用乙醚作溶剂，测定挥发性醚浸出物。

⑧含量测定：中药材含多种成分，制剂多为复方，按君臣佐使配伍，为中药特色之一，故应择其重点建立含量测定项目。复方制剂的含量测定，每一制剂可根据不同的处方组成，建立一项至多项含量测定。

A. 项目选定原则：

a. 中药新药均应研究建立含量测定项目。

b. 制剂应首先择其君药（主药）及所含贵重药建立含量测定项，如含毒性药，更应研究建立含量测定项，量微者也要规定限度试验，列入检查项中。但如君药、贵重药、剧毒药同时存在，则要求两项测定也不算过分。对出口中成药，多要求建立两项以上的含量测定；尤其对于注射剂，要求大部分成分或组分均要测定含量，以达可控要求，保证药物安全有效。外用药也同样要求研究建立含量测定项，控制质量。

c. 对前述有关药味基础研究薄弱或在测定中干扰成分多，也可依次选定臣药等其他药味进行含量测定。

d. 单方制剂所含主要成分分子式与结构式要明确。

B. 测定成分的选定原则：

a. 有效成分或指标性成分清楚的可进行针对性定量。

b. 成分类别清楚的，可对总成分如总黄酮、总皂苷、总生物碱等进行测定，但必须无干扰。

c. 所测成分应归属于某一单一药味。

d. 对于因药材原料产地和等级不同而含量差异较大的成分，需注意检测指标的选定和产地的限定。

e. 检测成分应尽可能与中医用药的功能主治相近。

f. 中药与化学药结合的制剂则要求中药君药、化学药都建立含量测定项目。

g. 复方制剂中由于某些药味基础研究工作薄弱，测定干扰难以克服或含量极低，无法进行某些成分含量测定的，也可选择适宜的溶剂进行浸出物测定。

h. 有些制剂确因处方药味多，干扰大，或含量极少，而非实验设计不合理或操作技术问题所致，含量测定困难，未收载此项者，可以暂时只对原料药材（主药之一）规定含量测定项目，间接控制成药的质量，并继续进行成品的含量测定方法研究。

C. 含量测定方法：含量测定方法很多，常用的如经典分析法（滴定法、重量法）、分光光度法（包括比色法）、气相色谱法、高效液相色谱法、薄层分光光度法、薄层扫描法、其他理化测定方法及生物测定法等。制定时应注意专属性与可控性。

D. 含量测定方法的方法学考察：

a. 提取条件的选定：可使用多因素试验设计优选提取条件，常见的提取方法有冷浸、热浸回流、索氏提取器提取、超声提取等。

b. 分离、纯化：说明干扰物质的排除情况，以提高分析的准确性。

c. 测定条件的选择：如最大吸收波长的选择，液相色谱法中固定相、流动相、内标物的选择等。

d. 空白试验：在色谱法中常用阴阳对照法，以确证测定指标（如吸收峰、峰面积）是否仅为被测成分的响应。

e. 线性关系的考察：色谱法必须进行线性考察，目的是考察样品浓度与峰面积或峰高是否呈线性关系、线性范围、直线是否能过原点（确定是以一种浓度或两种浓度对照品测定并计算），标准曲线相关系数要求达 0.999 以上，并提供标准曲线图、回归方程和线性范围。

f. 稳定性试验：选定最佳的测定时间范围。

g. 精密度试验：将同一供试液多次进行测定考察精密度。

h. 重复性试验：按拟定的含量测定方法，对同一批样品进行多次测定（平行试验至少 5 次以上），计算相对标准偏差。

i. 回收率测定：含量测定方法的建立，对以回收率估计分析的误差和操作过程的损失，以评价方法的可靠性，回收率试验采用加样回收试验，即于已知被测成分含量的成药中再精密加入一定量的被测成分纯品，依法测定。测定值应在线性范围内，用实测值与原样品含被测成分量之差，除以加入纯品量，计算回收率。回收率一般要求在 95％～105％，有些方法操作步骤繁杂，可要求在 90％～110％。

j. 样品测定：至少测 3 批样品，以说明所建方法的应用情况。

E. 含量限度的制定：在保证药物成分临床安全和疗效稳定的情况下，在有足够的具代表性样品实验数据的基础上，结合原料含量及工艺收率综合分析制定含量限度。中药制剂含量限度规定的方式，根据现行各级标准有几种情况。

a. 规定一幅度，如标准进口西洋参药材含人参总皂苷为5%～10%，含西洋参制剂则应根据处方量及工艺制备相关数值规定含量幅度。

b. 规定标示量，95%～105%或85%～115%。

c. 规定下限，如六味地黄丸中黄连总生物碱以盐酸小檗碱计不得少于5.6%。

F. 含量限度低于万分之一时，应增加另一个含量测定指标或浸出物。

G. 在建立化学成分的含量测定有困难时，也可考虑进行生物测定或可量化的指纹色谱等其他方法。

⑨功能与主治：要突出主要功能，并应与主治衔接，先写功能，后写主治。

⑩用法与用量：先写用法，后写一次量及一日使用次数；同时可供外用的，或用其他方法送服的应写明。用量为常人有效剂量；儿童使用或以儿童使用为主的中药制剂，应注明儿童剂量或不同年龄的儿童剂量。毒剧药要注明极量。

⑪注意：按照临床试验结果和药物性能写，包括各种禁忌，如孕妇及其他疾患和体质方面的禁忌、饮食禁忌或注明该药为毒剧药。

⑫规格：

a. 规格的写法有以重量计、以装量计、以标示量计等。以重量计的，如丸剂、片剂，注明每丸（或片）的重量；以装量计的，如散剂、胶囊剂、液体制剂注明每包（或瓶、粒）的装量；以标示量计的，注明每片的含量。

b. 按处方规定制成多少丸（或片数）以及散装或大包装的以重量（或体积）计算用量的中药制剂均不规定规格。

c. 同一品种有多种规格时，重量小的在前，重量大的在后，依次排列。

d. 规格单位在0.1 g以下用毫克（mg），0.1 g以上的用克（g）；液体制剂用毫升（mL）。

e. 规格最后不列标点符号。

⑬储藏：根据制剂的特性，写明保存的条件和要求。除特殊要求外，一般品种可注明“密封”；需在干燥处保存，怕热的品种，加注“置阴凉干燥处”；遇光易变质的品种要加“避光”等。

⑭有效期：应根据该药的稳定性研究结果制定。

⑮有关质量标准的书写格式参照现行《中国药典》。

3）生物技术药物：生物技术药物质量标准的研究主要在产品的鉴别、纯度、活性、安全性、稳定性和一致性等方面。它需要应用生物化学、免疫学、微生物学、细胞生物学和分子生物学等多门学科的理论与技术，进行综合性监测分析和评价，确保生物技术药物的安全有效性。

①质量标准研究的具体内容：

A. 产品的鉴别：对生物技术药品的鉴别，主要依赖其理化性质和生物活性分析。

a. 分子量：蛋白质分子量的测定早期采用超离心分析法和光散射法，由于需要较多量的测定样品，现应用较少，目前多采用凝胶过滤法、SDS-聚丙烯酰胺凝胶电泳法及质谱法等方法测定。

b. 等电点：采用等电聚胶电泳法测定，等电点应与对照品相一致。生物技术药物的等电点测定有时出现不均一的现象，出现多条区带多个等电点，但应要求主带的等电点与理论值相一致。不均一现象主要是与活性蛋白构型的不均一有关，应对产品构型不均一进行进一步分析。

c. 吸收光谱：生物技术活性蛋白药物，都有一特定的固定的吸收波长，应用紫外分光光度计测定，它的紫外吸收光谱应与标准参考品相一致，不同批之间的紫外吸收光谱也应是一致的。

d. 氨基酸组成分析及 N 末端、C 末端氨基酸分析：采用氨基酸自动分析仪或测序仪进行，测定结果应与理论值一致。按目前的水平，氨基酸组成分析一般 50 个氨基酸残基的蛋白质的定量分析与理论值相接近，而 100 个左右氨基酸残基的蛋白质的组成分析与理论值产生较大的偏差。N 末端氨基酸测序一般要求至少 15 个氨基酸，C 末端测定在我国现有法规中不作要求，但生物技术药物若 C 端进行了突变或改造，则必须进行测序确证。

e. 肽谱分析：这是检测蛋白质一级结构中细微变化的最有效方法。将生物技术活性蛋白药物进行化学降解或酶解后，对生产的肽段应用 SDS-聚丙烯酰胺凝胶电泳或高效液相色谱，或毛细管电泳或质谱进行分析，分析结果应与理论一致，不同批之间肽谱分析结果也应一致。

f. 生物学抗原分析。生物技术活性蛋白药物都有其特异的抗原性，采用依据特异的高度亲和的抗体抗原相互作用的免疫学分析方法（放射性免疫分析、放射性免疫扩散法、酶联免疫吸附法、免疫电泳、免疫印迹法等），进行特异性测定，结果应与标准参考品相一致。

B. 纯度分析：生物技术活性蛋白药物纯度一般要求达到 95％以上，有的品种要求达到 99％以上，纯度分析包括目的活性蛋白的含量和杂质限量分析。

a. 目的活性蛋白含量测定：测定目的活性蛋白含量及纯度分析鉴定方法有聚丙烯酰胺凝胶电泳和 SDS-聚丙烯酰胺凝胶电泳等电聚胶，各种高效液相色谱（凝胶过滤、反相和离子交换）和质谱等，要求采用两种以上不同分离机制的分析方法进行鉴定，相互佐证。

比活性也是生物技术活性蛋白药物纯度分析的一个重要指标，比活性是指每毫克蛋白质的生物学活性。确定比活性对目的蛋白含量测定是非常重要的。应用的方法有不需要参考标准品直接测定法，如紫外分光光度法、Kieldahl 定氮分析法，以及需要参考标准品测定方法，如 Lowry 蛋白分析法、双缩脲分析法及定量的氨基酸分析法。

b. 杂质的限量分析：杂质的鉴定分析主要针对蛋白质类和非蛋白质类两种。

蛋白质类杂质一类是可能存在的残留的宿主细胞蛋白、单克隆抗体、小牛血清等，一般应用免疫学分析法进行鉴定。另一类是目的活性蛋白，由于在生产和纯化过程中产生降解、聚合或错误折叠造成变构体，对这部分蛋白质杂质也应进行监测。

非蛋白质类杂质主要是对病毒、细菌支原体等微生物、热原质、内毒素、致敏原和 DNA 进行检测，除 DNA 外，一般采用传统的应用于生物制品检测法进行检测。由于生物技术药物的特点，对残留宿主细胞 DNA 量的检测是非常重要的，DNA 残余量要求每一剂量中应小于 100 pg，DNA 残留量的检测一般采用核酸杂交法，DNA 结合蛋白测定法和 PCR 方法。

C. 生物活性测定：生物活性药物生物活性测定是为了确保有效性，主要有三种类型的技术方法，即动物模型、细胞培养分析及体外生理化学分析，应用的各种分析方法都应设立标准品或参考标准品的对照。

a. 动物模型分析：依照生物技术药物的生物学性质建立合适的动物模型，以便常规地应用。虽然这种分析技术已有较长期的历史，但它具有需要大量动物，驯养动物需要合适的设备和管理，分析需要数日至数周的较长时间，以及结果的重现性较差等缺点。尽管如此，在有些生物活性分析尚未建立细胞培养或体外分析方法或方法尚未达到或超过动物模型的价值之前，该方法仍然是主要的分析方法。

b. 细胞培养分析：分析操作容易，周期短，比动物模型经费耗费少。细胞培养是基于生物学产品对获得细胞系统的作用，提供的数据作为活的细胞变化的结果是不精确的，但较动物模型为好。此外它可以自动化，并提供能重复和准确的结果。

c. 体外生理化学分析：这种分析方法不是建立在活的模型，而是依据生物学产品的化学作用，相对来讲这些分析方法较简单、灵敏、快速和精确。因为生物技术活性蛋白药物是一种抗原或是配体，均有相应的抗体或受体，可用免疫学方法及受体配体结合方法定量地测定免疫学活性或结合活性。

②治疗用生物制品质量标准草案：

a. 理化特性分析。

b. 结构确证。

c. 鉴别试验。

d. 纯度测定。

e. 含量测定和活性测定。

f. 对纯化制品还应进行杂质的分析研究。

③预防用生物制品质量标准草案：

a. 联合疫苗、结合疫苗中各种单组分的质量标准和鉴定结果。

b. 鉴定方法及验证。

c. 产品的抗原性、免疫性和动物试验保护性的分析。

d. 生产过程中加入对人有潜在毒性的物质，应进行生产工艺去除效果的验证试验你，指定产品中的限量标准。

e. 动物过敏试验研究。

f. 与同类制品比较研究。

g. 抗原组分、含量、分子量、纯度的测定，特异性鉴别，以及非有效成分含量的检测等。

h. 制品的动物安全性评价。

i. 采用重组 DNA 技术生产的疫苗，应参照治疗用生物制品的要求。

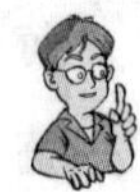

案例分析

富马酸替诺福韦二吡呋酯片质量标准研究

1. 性状

(1)外观:取本品三批中试样品(批号 110321201、110322201 和 110323201),肉眼观察,结果如表 1-1 所示。结果表明,本品三批样品均为薄膜衣片,除去包衣后显白色。

表 1-1　外观性状检查结果

批号	110321201	110322201	110323201
外观性状	本品为薄膜衣片,除去包衣后显白色	本品为薄膜衣片,除去包衣后显白色	本品为薄膜衣片,除去包衣后显白色

(2)晶型:取三批中试样品(批号 110321201、110322201 和 110323201)和参比制剂(商品名"韦瑞德",批号 10VR028),依法测定,结果如表 1-2 所示。由测定结果可知,符合规定。

表 1-2　晶型检查结果

批号	110321201	110322201	110323201	参比制剂
晶型	与参比一致	与参比一致	与参比一致	参比晶型

2. 鉴别

(1)高效液相色谱法:在含量测定项下记录的色谱图中,供试品溶液主峰的保留时间应与对照品溶液主峰保留时间一致,结果如表 1-3 所示。结果表明,供试品溶液主峰的保留时间与对照品溶液主峰的保留时间一致,可作为本品的鉴别方法。

表 1-3　高效液相色谱法鉴别结果

样品 / 保留时间	对照品	110321201	110322201	110323201
RT(min)	26.045	26.057	26.039	26.028

(2)紫外-可见分光光度法:

①空白辅料溶液:取空白辅料约 38 mg,精密称定,置 25 mL 量瓶中,加 0.01 mol/L 盐酸溶液适量,超声使溶解并稀释至刻度,摇匀,滤过,取续滤液 1～50 mL 量瓶中,加 0.01 mol/L盐酸溶液稀释至刻度,摇匀,即得。

②对照品溶液:取含量均匀度项下的对照品溶液。

③样品溶液:取含量均匀度项下的供试品溶液。

分别取上述溶液在200～400 nm 波长范围内进行紫外扫描，结果如表1-4所示。结果表明，空白辅料无特征吸收峰，不干扰本品的鉴别，且本品供试液的最大吸收波长与对照品溶液最大吸收波长一致，因此可将UV法作为本品的鉴别方法。

表1-4　紫外鉴别试验结果

样品	最大吸收波长
空白辅料	无特征吸收峰，在波长处无吸收
对照品	λ_{max}＝210 nm；260 nm
110321201	λ_{max}＝210 nm；261 nm
110322201	λ_{max}＝211 nm；260 nm
110323201	λ_{max}＝210 nm；261 nm

3. 检查

(1)水分：取三批中试样品（批号110321201、110322201和110323201）和参比制剂（商品名"韦瑞德"，批号10VR028），照水分测定法(《中国药典》2010年版二部附录ⅧM第一法A)测定，结果如表1-5所示。由测定结果可知，三批中试样品和参比制剂含水分均未超过3.5%，符合规定。

表1-5　三批中试样品水分检查结果

批号	110321201	110322201	110323201	参比制剂
水分(%)	1.9	2.0	1.9	1.9

(2)含量均匀度：为了严格控制产品质量，对本品进行了含量均匀度检查，照含量均匀度(《中国药典》2010年版二部附录ⅩE)测定。

1)说明：含量均匀度采用的溶剂是0.01 mol/L盐酸，本品溶出度的方法中介质也是0.01 mol/L盐酸，并且两项均用紫外法检测，所以含量均匀度测定的方法学如专属性、线性、精密度、回收率等见溶出度的方法学验证项下。

2)检查方法：紫外-可见分光光度法(《中国药典》2010年版二部附录ⅣA)。

3)具体试验操作：取本品10片，分别置250 mL量瓶中，加0.01 mol/L盐酸溶液适量，超声使富马酸替诺福韦二吡呋酯溶解并稀释至刻度，摇匀，滤过，精密量取续滤液5.0 mL，置250 mL量瓶中，加0.01 mol/L盐酸溶液稀释至刻度，摇匀，作为供试品溶液；另取富马酸替诺福韦二吡呋酯对照品适量，精密称定，加0.01 mol/L盐酸溶液溶解并定量稀释制成每1 mL中约含24 μg的溶液，作为对照品溶液。照紫外-可见分光光度法，在260nm波长处测定吸光度，计算含量，应符合规定（A＋1.8S值应小于15.0）。

取本品三批中试样品(批号 110321201、110322201、110323201),依法检查,结果如表1-6 所示。结果表明,本品四批样品的 A+1.8S 值均小于 15.0,符合规定。

表 1-6　　含量均匀度检查结果

片数	含量(%)		
	1103201201	110322201	110323201
1	97.4	100.3	98.2
2	97.7	98.2	101.4
3	100.1	101.0	102.8
4	100.4	98.2	98.2
5	100.8	100.3	100.0
6	100.6	98.1	99.2
7	100.3	100.3	100.3
8	101.2	101.1	100.2
9	98.2	100.1	100.5
10	103.1	100.3	98.2
平均值(%)	99.97	99.80	99.90
S 值	1.76	1.17	1.52
A 值	0.03	0.20	0.10
A+1.8S 值	3.20	2.30	2.84

(3)有关物质:参考富马酸替诺福韦二吡呋酯片(韦瑞德)进口注册标准 JX20080009、2011 年 2 月 25 日美国药典论坛公布的《富马酸替诺福韦二吡呋酯片质量标准》(征求意见稿)中有关物质的测定方法进行研究。

1)色谱条件的选择:参考文献《富马酸替诺福韦二吡呋酯片(韦瑞德)进口注册标准》JX20080009 中有关物质测定项下的色谱条件进行流动相的选择,考察了样品分离情况。同时使用二极管阵列(PDA)检测器进行了对比研究。结果可知,主成分及杂质均能达到有效分离且理论板数较高,将该色谱条件定为本品的有关物质检查方法,并进行了方法学的验证。结果如表 1-7 所示。

表 1-7　　色谱条件的确定

<table>
<tr><th rowspan="2">按标准中的色谱条件</th><th colspan="4">测定结果</th></tr>
<tr><th>主峰及杂质峰相对保留时间</th><th>含量(A%)</th><th>各峰之间分离度</th><th>理论板数</th></tr>
<tr><td rowspan="10">1. 色谱柱:Inertsil pHenyl-3
(4.6 mm×100 mm,3 μm)
2. 流动相:以 0.05 mol/L 醋酸铵缓冲液(用冰醋酸调节 pH 至 4.6)-乙腈(97∶3)为流动相 A,以 0.05 mol/L 醋酸铵缓冲液(用冰醋酸调节 pH 至 4.6)-乙腈(40∶60)为流动相 B
3. 梯度洗脱
<table><tr><th>时间(min)</th><th>A(%)</th><th>B(%)</th></tr><tr><td>0</td><td>95</td><td>5</td></tr><tr><td>25</td><td>50</td><td>50</td></tr><tr><td>35</td><td>0</td><td>100</td></tr><tr><td>40</td><td>0</td><td>100</td></tr></table>4. 进样量:5 μL
5. 供试品浓度:1.5 mg/mL</td><td>0.30</td><td>0.01</td><td></td><td></td></tr>
<tr><td>0.35</td><td>0.65</td><td></td><td></td></tr>
<tr><td>0.65</td><td>0.15</td><td></td><td></td></tr>
<tr><td>0.82</td><td>0.04</td><td></td><td></td></tr>
<tr><td>0.83</td><td>0.02</td><td></td><td></td></tr>
<tr><td>1.0</td><td>98.47</td><td>5.617</td><td>90945</td></tr>
<tr><td>1.03</td><td>0.03</td><td>2.528</td><td></td></tr>
<tr><td>1.07</td><td>0.25</td><td></td><td></td></tr>
<tr><td>1.34</td><td>0.12</td><td></td><td></td></tr>
<tr><td>未知最大杂质</td><td>0.06</td><td></td><td></td></tr>
</table>

参考文献:《富马酸替诺福韦二吡呋酯片(韦瑞德)进口注册标准》JX20080009。

2)检测波长的确定:取富马酸替诺福韦二吡呋酯对照品适量,用流动相 B 溶解后经紫外扫描,本品在 260±2 nm 下有最大吸收;另外,还对本品强制降解试验样品进行了二极管阵列检测器(PDA)测定,结合 PDA 下主要杂质紫外吸收情况,在 262 nm 波长处检测杂质峰个数多且杂质响应较大,同时参考文献《富马酸替诺福韦二吡呋酯的色谱条件》,将本品检测波长定为 262 nm。

3)专属性试验:

①系统适用性:精密称取富马酸替诺福韦二吡呋酯系统适用性对照品(至少含 0.1% 的 nPOC-POC PMPA)15 mg,置 10 mL 量瓶中,加流动相 B 适量,振摇使溶解,并用流动相 B 稀释至刻度,摇匀,作为系统适用性试验溶液,精密量取 5 μL 注入液相色谱仪,记录色谱图,结果表明,替诺福韦二吡呋酯峰和 nPOC-POC PMPA 峰之间的分离度为 2.212,理论板数按替诺福韦二吡呋酯峰计算为 91091,替诺福韦二吡呋酯峰的拖尾因子为 1.6。

②辅料干扰试验:取本品研细粉末适量(约相当于富马酸替诺福韦二吡呋酯 15 mg),精密称定,置 10 mL 量瓶中,加流动相 B 适量,超声使富马酸替诺福韦二吡呋酯溶解并稀释至刻度,摇匀,滤过,取续滤液作为未破坏样品溶液;按处方量称取空白辅料,加流动相

B适量，超声后稀释至刻度，摇匀，滤过，取续滤液作为空白辅料溶液。精密量取未破坏样品溶液、空白辅料溶液和空白溶剂各5 μL，注入液相色谱仪，记录色谱图，结果空白辅料及空白溶剂均不干扰替诺福韦二吡呋酯测定。

4）强制降解试验：

①酸破坏：取本品研细粉末适量（约相当于富马酸替诺福韦二吡呋酯15 mg），精密称定，置10 mL量瓶中，加0.1 mol/L盐酸溶液1.0 mL，放置20分钟后，加0.1 mol/L氢氧化钠溶液1.0 mL中和，加流动相B适量，超声使富马酸替诺福韦二吡呋酯溶解，放置至室温，加流动相B稀释至刻度，摇匀，滤过，取续滤液作为酸破坏样品溶液；另按处方比例称取空白辅料同法操作，得酸破坏辅料溶液；分别取0.1 mol/L盐酸溶液1.0 mL和0.1 mol/L氢氧化钠溶液1.0 mL，置10 mL量瓶中，加流动相B稀释至刻度，摇匀，滤过，取续滤液作为酸碱破坏空白溶剂。精密量取酸破坏样品溶液、酸破坏辅料溶液和酸碱破坏空白溶剂各5 μL，注入液相色谱仪，记录色谱图。

②碱破坏：取本品研细粉末适量（约相当于富马酸替诺福韦二吡呋酯15 mg），精密称定，置10 mL量瓶中，加0.03 mol/L氢氧化钠溶液1.0 mL，放置10分钟后，加0.03 mol/L盐酸溶液1.0 mL中和，加流动相B适量，超声使富马酸替诺福韦二吡呋酯溶解，放置至室温，加流动相B稀释至刻度，摇匀，滤过，取续滤液作为碱破坏样品溶液；另按处方比例取空白辅料同法操作，得碱破坏辅料溶液。精密量取碱破坏样品溶液和碱破坏辅料溶液各5μL，注入液相色谱仪，记录色谱图。

③高温破坏：取本品研细粉末适量（约相当于富马酸替诺福韦二吡呋酯15 mg），精密称定，置10 mL量瓶中，在105 ℃条件下放置3小时后，放冷，加流动相B适量，超声使富马酸替诺福韦二吡呋酯溶解，放置至室温，加流动相B稀释至刻度，摇匀，滤过，取续滤液作为高温破坏样品溶液；另按处方比例取空白辅料同法操作，得高温破坏辅料溶液。精密量取高温破坏样品溶液和高温破坏辅料溶液各5 μL，注入液相色谱仪，记录色谱图。

④氧化破坏：取本品研细粉末适量（约相当于富马酸替诺福韦二吡呋酯15 mg），精密称定，置10 mL量瓶中，加入30%的过氧化氢溶液1.0 mL，放置7小时后，加流动相B适量，超声使富马酸替诺福韦二吡呋酯溶解，放置至室温，加流动相B稀释至刻度，摇匀，滤过，取续滤液作为氧化破坏样品溶液；另按处方比例取空白辅料同法操作，得氧化破坏辅料溶液；取30%过氧化氢溶液1.0 mL，置10 mL量瓶，加流动相B稀释至刻度，摇匀，滤过，取续滤液作为氧化破坏空白溶剂。精密量取氧化破坏样品溶液、氧化破坏辅料溶液和氧化破坏空白溶剂各5 μL，注入液相色谱仪，记录色谱图。

⑤强光破坏试验：取本品研细粉末适量（约相当于富马酸替诺福韦二吡呋酯15 mg），精密称定，置10 mL量瓶中，在4500 lx强光下放置24小时，加流动相B适量，超声使富马酸替诺福韦二吡呋酯溶解，放置至室温，加流动相B稀释至刻度，摇匀，滤过，取续滤液作为光破坏样品溶液；另按处方比例取空白辅料同法操作，得光破坏辅料溶液。精密量取光破坏样品溶液和光破坏辅料溶液各5 μL，注入液相色谱仪，记录色谱图。

由强制降解试验的测定图谱可知，本品在光照破坏条件下，有关物质无明显变化；在酸破坏和破坏条件下极不稳定，杂质Ⅱ(Mono-POC PMPA)明显增大；在高温坏条件下，杂质Ⅱ(Mono-POC PMPA)、杂质Ⅸ(Mixed Dimer)、杂质Ⅺ(Dimer)和未知杂质

(RRT1.13)明显增大,杂质个数增多;在强氧化剂条件下,杂质Ⅰ(N^6-CH_2OH-POC PMPA)、杂质Ⅱ(Mono-POC PMPA)和未知杂质(RRT0.93)明显增大、杂质个数增多。结果表明,本品在光照下较稳定,在酸、碱、强氧化和高温条件下极不稳定,因此本品应避免与酸碱和强氧化剂接触,不应高温下放置。在各破坏试验条件产生的杂质峰与主成分峰能够良好分离,且辅料及空白溶剂均无干扰。通过PDA检测破坏后样品的主峰纯度,结果主峰位置未检测出不纯物,说明本方法专属性良好,符合规定。空白辅料经过相同的破坏试验未发生降解反应,可知富马酸替诺福韦二吡呋酯片破坏试验产生的降解杂质主要由原料降解产生。专属性试验结果如表1-8所示。

表1-8　专属性试验结果

破坏条件	原有及新生主要杂质保留时间(min)	主峰保留时间(分)	主峰面积百分比(%)	主峰与相邻峰分离度
未破坏	8.745 10.128 14.087 16.858 17.339 18.239 22.543 22.860 25.531 27.966 29.186 30.801 35.885	27.222	98.05	4.93 2.28
碱破坏	8.732 10.083 14.069 16.856 17.319 18.248 22.529 22.856 25.519 27.944 29.183 30.795 35.876	27.218	87.92	5.07 2.19
酸破坏	8.698 10.020 14.033 16.866 17.292 18.182 22.477 22.794 25.481 27.900 29.152 30.773 35.855	27.160	88.89	5.05 2.26
高温破坏	2.154 5.701 10.021 14.021 15.787 18.169 22.474 22.894 23.152 25.466 27.864 29.106 30.768 35.806 38.570 40.187	27.145	90.81	4.65 2.18
光照破坏	8.741 10.106 14.053 16.865 17.268 18.224 22.536 22.844 25.518 27.958 29.175 30.784 35.886	27.214	98.04	5.04 2.25
破坏条件	原有及新生主要杂质保留时间(min)	主峰保留时间(分)	主峰面积百分比(%)	主峰与相邻峰分离度
氧化破坏	6.452 7.335 7.889 9.181 10.009 14.032 16.847 17.335 18.205 22.836 23.944 25.360 26.595 27.936 29.158 30.785 35.877	27.209	74.36	1.90 2.35

采用峰面积法考察了波长262 nm下破坏产物的物料平衡,结果如表1-9所示。结果表明,各破坏样品在262 nm下破坏前后物料基本平衡。

表 1-9　破坏试验物料平衡数据表

样品名称	称样量(mg)	总峰面积	称样量/面积和	校正因子
未破坏	34.44	6239181	5.52E-06	1.00
光照破坏	33.86	6198549	5.46E-06	0.99
高温破坏	34.44	6381739	5.40E-06	0.98
碱破坏	33.70	6179258	5.45E-06	0.99
酸破坏	33.83	6293612	5.38E-06	0.97
氧化破坏	33.24	5797560	5.73E-06	1.04

5)定量限与检测限:精密称取富马酸替诺福韦二吡呋酯对照品适量,分别加流动相B稀释至主峰响应值约为基线噪音水平10倍和3倍的溶液,作为定量限溶液和检测限溶液。分别精密量取5 μL,注入液相色谱仪,记录色谱图,计算最低检测限为0.38 ng,定量限为1.13 ng。

6)有关物质测定的溶液稳定性:由富马酸替诺福韦二吡呋酯原料的溶液稳定性试验可知,本品供试品溶液在室温条件下,随着放置时间延长,供试品溶液杂质有增大趋势,所以在富马酸替诺福韦二吡呋酯片的溶液稳定性试验中,直接取有关物质测定项下的供试品溶液,在4 ℃条件下放置,分别于0、2、4、6和8小时进样测定,考察杂质峰面积的变化情况结果如表1-10所示。结果表明本品供试品溶液4 ℃条件下放置8小时内稳定,杂质未见明显增长,且RSD%小于10%。根据上述结果,为保证测试结果的准确性,本品有关物质供试品溶液应临用新制或者于4 ℃条件下放置。

表 1-10　溶液稳定性试验结果

相对保留时间	0h	2h	4h	6h	8h	RSD%
RRT 0.29	714	769	794	788	761	4.13
RRT 0.35	73627	74271	74460	74819	74767	0.65
RRT 0.49	2782	2782	2833	2809	2888	1.57
RRT 0.58	2146	2208	2296	2162	2126	3.10
RRT 0.60	4157	4281	4291	4240	4193	1.35
RRT 0.65	10154	10070	9916	10240	10193	1.26
RRT 0.82	2630	2629	2662	2358	2606	4.81
RRT 0.83	1762	1823	1927	1777	2110	7.66
RRT 0.93	940	941	951	957	976	1.54
RRT 1.00	6637109	6671771	6674559	6695626	6678283	0.32
RRT 1.03	4696	4321	4933	4950	4959	5.76
RRT 1.05	3609	3653	3642	3777	3845	2.72

续表

相对保留时间	0h	2h	4h	6h	8h	RSD%
RRT 1.07	17724	18233	18143	17571	18545	2.19
RRT 1.14	3611	3779	3717	3502	3622	2.92
RRT 1.34	7771	7987	8047	8119	7996	1.63

7)耐用性:取本品,在表 1-11 的各变动因素条件下,依法测定有关物质,结果如表 1-12和表 1-13 所示。由测定结果可知,当测定波长、流速、柱温和流动相 pH 有微小的变动时,有关物质测定结果基本不受影响,且主峰与其相邻峰以及杂质峰之间的分离度符合要求,表明此方法的耐用性良好,可用于常规检查。

表 1-11　　有关物质检查的 HPLC 法耐用条件

耐用性研究项目	试验方法的条件	耐用性范围
波长(nm)	262	260～264
流速(mL/min)	1.5	1.45～1.55
柱温(℃)	25	20～30
流动相 pH	4.6	4.5～4.7

表 1-12　　有关物质检查的耐用性试验结果(一)

变动因素		主峰与相邻峰分离度
选定条件		5.617,2.528
波长(nm)	260	12.605,2.517
	264	12.373,2.481
流速(mL/min)	1.45	5.501,2.442
	1.55	5.388,2.136
柱温(℃)	20	5.799,2.541
	30	5.235,2.050
流动相 pH	4.5	5.710,2.246
	4.7	5.621,2.244

表 1-13　　有关物质检查的耐用性试验结果(二)

变动因素	选定条件	波长(nm)		流速(mL/min)		柱温(℃)		流动相 pH	
		260	264	1.45	1.55	20	30	4.5	4.7
杂质Ⅰ(%)	0.01	—	—	0.01	0.01	0.01	0.01	0.01	0.01
杂质Ⅱ(%)	0.65	0.65	0.65	0.66	0.66	0.66	0.67	0.66	0.66

续表

变动因素	选定条件	波长(nm)		流速(mL/min)		柱温(℃)		流动相 pH	
		260	264	1.45	1.55	20	30	4.5	4.7
杂质Ⅲ(%)	0.15	0.14	0.17	0.15	0.15	0.15	0.16	0.15	0.15
杂质Ⅳ(%)	—	—	—	—	—	—	—	—	—
杂质Ⅴ(%)	0.04	0.04	0.04	0.03	0.04	0.04	0.04	0.03	0.04
杂质Ⅵ(%)	0.02	0.04	0.03	0.02	0.03	0.04	0.03	0.02	0.03
杂质Ⅶ(%)	—	—	—	—	—	—	—	—	—
杂质Ⅷ(%)	0.03	0.02	0.02	0.03	0.07	0.03	0.08	0.09	0.08
杂质Ⅸ(%)	0.25	0.23	0.27	0.24	0.26	0.25	0.26	0.25	0.25
杂质Ⅹ(%)	—	—	—	—	—	—	—	—	—
杂质Ⅺ(%)	0.12	0.15	0.15	0.14	0.14	0.15	0.15	0.13	0.13
未知最大单杂(%)	0.06	0.06	0.07	0.07	0.07	0.07	0.08	0.06	0.06
总杂(%)	1.53	1.49	1.59	1.58	1.64	1.57	1.70	1.60	1.60

8)成品有关物质测定:取三批中试样品(批号 110321201、110322201 和 110323201)和参比制剂(商品名"韦瑞德",批号 10VR028),依法测定有关物质,结果如表 1-14 所示。结果表明,三批供试品已知杂质均在规定限度内,单个未知杂质均小于 0.2%,总杂质均在 6.0%内,符合规定。从原料到制剂杂质个数没有增加,已知杂质、未知单杂和总杂质量基本不变,表明工艺过程不会引入杂质,制剂工艺稳定,可操作性较强。三批中试样品的已知杂质、未知单杂和总杂质的含量及杂质个数均与参比制剂基本一致,表明本品的质量与参比制剂相当。

表 1-14　三批中试样品有关物质检查结果

批号	110321201	110322201	110323201	原料	参比制剂
杂质Ⅰ(%)	0.01	0.01	0.01	0.02	0.01
杂质Ⅱ(%)	0.67	0.68	0.68	0.66	0.66
杂质Ⅲ(%)	0.16	0.16	0.16	0.16	0.11
杂质Ⅳ(%)	—	—	—	—	—
杂质Ⅴ(%)	0.04	0.04	0.04	0.04	0.02
杂质Ⅵ(%)	0.02	0.02	0.02	0.03	0.04
杂质Ⅶ(%)	—	—	—	—	—
杂质Ⅷ(%)	0.05	0.05	0.05	0.07	0.05

续表

批号	110321201	110322201	110323201	原料	参比制剂
杂质Ⅸ(%)	0.25	0.25	0.25	0.23	0.18
杂质Ⅹ(%)	—	—	—	—	—
杂质Ⅺ(%)	0.16	0.17	0.17	0.18	0.12
未知最大单杂(%)	0.07	0.08	0.07	0.09	0.04
总杂(%)	1.66	1.66	1.66	1.74	1.38

(4)溶出度测定:参考《富马酸替诺福韦二吡呋酯片(韦瑞德)进口注册标准》JX20080009和美国药典论坛公布的《富马酸替诺福韦二吡呋酯片标准中溶出度检查的条件》(二者溶出条件一致)。

取本品,照溶出度测定法(《中国药典》2010年版二部附录ⅩC第二法),以0.01 mol/L盐酸900mL为溶出介质,转速为50 r/min,依法操作,经30分钟时,取溶液10 mL滤过,精密量取续滤液2.5 mL,置50 mL量瓶中,加0.01 mol/L盐酸溶液稀释至刻度,摇匀,作为供试品溶液。另取富马酸替诺福韦二吡呋酯对照品适量,精密称定,加0.01 mol/L盐酸溶液溶解并定量稀释制成每1 mL中约含16 μg的溶液,作为对照品溶液。照紫外-可见分光光度法(《中国药典》2010年版二部附录ⅣA),在260 nm的波长处分别测定吸光度,计算每片的溶出量。限度为标示量的85%,应符合规定。

(5)微生物限度测定:取本品,照微生物限度检查法(《中国药典》2010年版二部附录ⅪJ)检验,限度为:每1 g检出细菌数不得过500 CFU、霉菌酵母菌数不得过100 CFU,每1 g不得检出大肠埃希菌,每10 g不得检出沙门菌。通过验证,证明选定方法适合本品微生物限度检查,三批中试样品经检验均符合规定。

4.含量测定

(1)专属性:同有关物质专属性项下,结果表明,空白辅料及空白溶剂对本品含量测定均无干扰。

(2)线性和范围:取富马酸替诺福韦二吡呋酯对照品约75 mg,精密称定,置25 mL量瓶中,加流动相B适量,超声使溶解,放置至室温,加流动相B稀释至刻度,摇匀,作为储备液,精密量取储备液2.5 mL、4.0 mL、5.0 mL、7.5 mL分别置10 mL量瓶中,加流动相B稀释至刻度,摇匀,即得。精密量取上述各溶液5 μL,注入液相色谱仪,记录色谱图,图谱见富马酸替诺福韦二吡呋酯原料附图。以浓度c为横坐标,峰面积A为纵坐标做线性回归并计算相关系数,结果如表1-15所示。富马酸替诺福韦二吡呋酯溶液浓度为0.74~2.96 mg/mL时,其峰面积与浓度呈良好的线性关系(见图1-6)。

表1-15　线性试验结果

浓度(mg/mL)	0.74	1.18	1.48	2.22	2.96
峰面积(A)	3283148	5225523	6532694	9831538	12945342

续表

回归方程	y＝4.4E＋6x＋68412
相关系数	r＝1.0

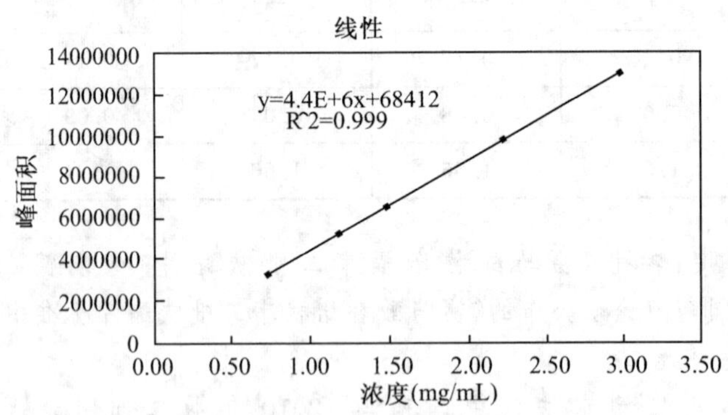

图 1-6　含量测定线性关系图

(3)定量限和检测限：同有关物质测定。

(4)准确度(回收率)：精密称取富马酸替诺福韦二吡呋酯原料约 12 mg、15 mg 和 18 mg(80％、100％和 120％)，分别置 10mL 量瓶中，按处方比例加入空白辅料适量，加流动相 B 适量，超声 30 分钟使充分溶解，放置至室温，加流动相 B 稀释至刻度，摇匀，滤过，作为供试品溶液，每个浓度平行配制三份；另精密称取富马酸替诺福韦二吡呋酯对照品适量，加流动相 B 适量，超声使溶解并定量稀释制成每 1 mL 中约含富马酸替诺福韦二吡呋酯 1.5 mg 的溶液，作为对照品溶液。分别精密量取对照品溶液和供试品溶液各 5 μL，注入液相色谱仪，记录色谱图，计算回收率，试验结果如表 1-16 所示。由测定结果可知，平均回收率为 99.50％，RSD％为 0.50％，小于 2.0％，表明此方法准确度良好。

表 1-16　　含量测定回收率试验结果

浓度	编号	加入量(mg)	测得量(mg)	回收率(％)	平均回收率(％)	RSD(％)
80％	1	12.46	12.39	99.37	99.50	0.50
	2	12.25	12.22	99.79		
	3	12.10	12.15	100.43		
100％	1	14.86	14.73	99.12		
	2	14.93	14.86	99.56		
	9	14.80	14.63	98.88		
120％	1	18.10	18.08	99.90		
	2	17.95	17.76	98.93		
	3	17.66	17.57	99.49		

(5)仪器精密度：取含量测定对照品溶液，精密量取 5μL，注入液相色谱仪，记录色谱图，连续进样 6 次，计算精密度，结果如表 1-17 所示。由测定结果可知，RSD 小于 2%，表明仪器进样精密度良好。

表 1-17　　进样精密度试验结果

序号	1	2	3	4	5	6
峰面积	6468862	6453924	6436957	6497421	6498839	6506821
RSD(%)	0.44					

(6)重复性：取本品(批号：20101201)，照含量测定项下方法，依法测定含量，重复测定 6 次，结果如表 1-18 所示。由测定结果可知，本法重复性良好，RSD 小于 2%，符合测试要求。

表 1-18　　含量测定重复性试验结果

序号	1	2	3	4	5	6
含量(%)	99.06	98.86	98.95	98.99	98.76	99.05
RSD(%)	0.12					

(7)中间精密度：取本品(批号：20101201)，在不同时间，由不同分析人员，照含量测定项下方法，依法含量测定，重复测定 6 次，结果如表 1-19 所示。由测定结果可知，本法中间精密度良好，RSD 小于 2%，符合规定。

表 1-19　　含量测定中间精密度试验结果

序号	含量(%)	平均含量(%)	RSD(%)
1	99.06	98.93	0.11
2	98.86		
3	98.95		
4	98.99		
5	98.76		
6	99.05		
7	99.11		
8	98.85		
9	98.93		
10	98.97		
11	99.05		
12	98.81		

(8)溶液稳定性试验：取含量测定的供试品溶液，4 ℃条件下放置，分别于0、2、4、6和8小时，精密量取5 μL，注入液相色谱仪，记录色谱图，考察峰面积的变化情况，结果如表1-20所示。由测定结果可知，RSD小于2%，供试品溶液在4 ℃条件下放置8小时内基本稳定。

表1-20　溶液稳定性试验结果

时间	0	2	4	6	8
峰面积	6637109	6671771	6674559	6695626	6678283
RSD(%)	0.32				

(9)耐用性试验：取本品，在表1-21所示的各变动因素条件下，依法测定含量，结果如表1-22所示。由测定结果可知，当测定波长、流速、流动相pH和柱温有微小的变动时，含量测定结果基本不受影响，表明此方法的耐用性良好，可用于常规检查。

表1-21　含量测定的HPLC法耐用条件

耐用性研究项目	试验方法的条件	耐用性范围
波长(nm)	262	260～264
流速(mL/min)	1.5	1.45～1.55
柱温(℃)	25	20～30
流动相pH	4.6	4.5～4.7

表1-22　含量测定的耐用性试验结果

变动因素		含量(%)	平均含量(%)	RSD(%)
选定条件		99.01	98.95	0.07
波长(nm)	260	99.05		
	264	99.00		
流速(mL/min)	1.45	98.96		
	1.55	98.89		
柱温(℃)	20	98.94		
	30	98.89		
流动相pH	4.5	98.94		
	4.7	98.85		

(10)中试样品含量测定结果：取三批中试样品(批号110321201、110322201和110323201)和参比制剂(商品名“韦瑞德”，批号10VR028)，依法测定含量，结果如表1-23所示。结果表明，三批中试样品含量均为90.0%～105.0%，符合规定，与参比制剂质量一致。

表 1-23　　中试样品含量测定结果

批号	110321201	110322201	110323201	参比制剂
含量(%)	98.9	98.9	98.8	99.0

(2)标准物质的研究:标准物质是药品质量标准中确定药品真伪优劣的对照,是药品检验中正确和准确判定、测量的必要条件。药品标准物质指供药品标准中物理和化学测试及生物方法试验用,具有确定特性量值,用于校准设备,评价测量方法或者给供试药品赋值的物质,包括标准品、对照品、对照药材、参考品。中国药品生物制品检定所负责标定国家物质药品标准物质,负责对标定的标准物质从原材料选择、制备方法、标定方法、标定结果、定值准确性、量值溯源、稳定性及分装与包装条件等资料进行全面技术审核,并作出可否作为国家药品标准物质的结论。此外,可以组织有关的省、自治区、直辖市药品检验所、药品研究机构或者药品生产企业协作标定国家药品标准物质。

新药的申报资料应同时向中国药品生物制品检定所报送制备标准品的原材料及有关标准物质的研究资料。标准物质如为现行国家药品标准收载者可直接按类别采用,应注明所用对照品标示的中英文名称、批号、类别、纯度。

1)药品标准物质原料申报范围:①首次在中国境内上市销售的品种。②已上市但需改变剂型、改变给药途径的,且没有相应国家药品/生物制品检验用标准物质的品种。③已有国家标准的,确认没有相应国家药品检验用标准物质的品种。④进口药品注册的,确认没有相应国家药品检验用标准物质的品种。⑤补充申请中,确认没有相应国家药品检验用标准物质的品种。⑥申请试行注册标准转正,确认没有相应国家药品检验用标准物质的品种。

2)药品标准物质原料质量要求:①用于制备标准物质的原料质量必须为符合相关质量标准规定的优质品或精制品。②报送的原料必须为同批生产或精制,质量均匀稳定,单一密封包装。③化学对照品原料:供制备含量测定用的原料一般要求纯度不低于99.5%,仅供制备薄层鉴别检查用的原料一般要求纯度不低于 90.0%,仅供制备红外鉴别用的原料一般要求纯度不低于 98.0%,仅供制备有关物质检查用的原料一般要求纯度不低于 95.0%。④生物标准品原料:供制备抗生素效价测定用原料的活性成分应为与临床应用样品一致,供生化、基因工程药品及生物制品检验用生物标准品原料应与待检品同质且无干扰性杂质并具足够的稳定性。⑤中药化学对照品原料:供制备含量测定用的原料一般要求纯度不低于 98%。⑥仅供制备鉴别用的原料一般要求纯度不低于 95%;中药对照药材原料:原料必须来源准确,无污染,无虫霉,且为当年或近 1～2 年生产的新鲜药材(非饮片)。

3)药品标准物质原料申报时数量要求:①含量测定用标准品或对照品原料数量不得少于 200 g。②仅供制备鉴别检查用对照品的原料数量不得少于 100 g。③中药对照品原料数量不得少于 1 g。④用于制备中药对照药材的中药材(非饮片)1～2 kg,同时提供相应中药材蜡叶标本三份(注明中文名、英文名、拉丁名及习用名)。④对于价格昂贵、用量小的品种,可根据具体情况商定。

4)药品标准物质原料申报需提供的技术资料:①原料的检验报道书,其中中药材检验报道中应注明中药材的名称、产地、产地习用名及药用部分。②原料生产工艺流程图。③确证原料化学结构或组分的试验资料。④原料质量研究工作的试验资料(理化性质、有关物质、有机溶剂残留量、纯度检验、含量测定等)。⑤经 SFDA 审定的药品原料及制剂(药材及其制品,成方及单味制剂)的质量标准及起草说明。⑥原料稳定性研究的试验资料。⑦如原料经过精制处理,则需提供原料精制的详细报道。⑧中药化学对照品的原料还需提供原料的制备报道(如名称、结构确证、原料来源、原料药用部分、原料提取制备方法等)。⑨中药对照药材的原料还需提供制备工艺。

(3)稳定性研究:药品从生产到患者使用,其间可能因一些外界因素而发生质量变化,若含量下降则表现为有效性降低,若产生毒性物质则出现安全性问题;有时即使主药的含量不变,但也可能因制剂中的附加剂发生变化而使安全性降低。因此,稳定性研究是评价药品质量的主要内容之一,在新药的研究、开发和注册管理中占有重要地位。

新药及其制剂的稳定性是评价它们经一定时间后质量变化的一种性质,包括物理稳定性、微生物稳定性和化学稳定性三个方面。对新药原料药进行稳定性研究是设计适当的制剂处方及对其制订必要的稳定性措施的基础,是处方前研究的重要组成部分;新药制剂的稳定性研究还关系到新药能否顺利投产上市。通过稳定性试验,考察药物及制剂在不同环境条件(如温度、湿度、光线等)下药品特性随时间变化的规律,以认识和预测药品的稳定趋势。稳定性研究内容可分为影响因素试验、加速试验和长期试验等。

影响因素试验是在剧烈条件下探讨药物的稳定性,了解影响其稳定性的因素及所含成分的变化情况,为制剂处方设计、工艺筛选、包装材料和容器的选择、储存条件的确定、有关物质的控制提供依据,并为加速试验和长期试验应采用的温度和湿度等条件提供参考。加速试验是在较短的时间内进行的稳定性试验,目的在于了解原料或制剂的化学、物理和生物学方面的变化,为制剂设计、质量评价和包装、运输、储存条件等提供试验依据,并初步预测样品的稳定性。长期试验是在接近药品的实际储存条件下进行的稳定性试验,为制定药物的有效期提供依据。稳定性研究开始于新药的临床前研究阶段,延续至新药开发的全过程,根据不同阶段具备的条件和要求达到完成相应的目标。上市后一般还要继续进行稳定性研究。

1)稳定性研究试验设计:稳定性研究试验设计应根据不同的研究目的,结合原料药的理化性质、剂型的特点和具体的处方及工艺条件进行。

①样品的批次和规模:样品因素试验可采用一批小试规模样品进行;加速试验和长期试验应采用 3 批中试以上规模样品进行。

②包装及放置条件:稳定性试验要求在一定的温度、湿度、光照等条件下进行,这些放置条件的设置应充分考虑到药品在储存、运输及使用过程中可能遇到的环境因素。稳定性研究中所用控温、控湿、光照等设备应能较好地对试验要求的环境条件进行控制和监测,如应能控制温度±2 ℃,相对湿度±5%,照度±500 lx 等,并能对真实温度、湿度与照度进行监测。

加速试验和长期试验所用包装材料和封装条件应与拟上市包装一致。

③考察时间点:稳定性研究中需要设置多个时间点。考察时间点的设置应基于对药

品理化性质的认识、稳定性变化趋势而设置。如长期试验中，总体考察时间应涵盖所预期的有效期，中间取样点的设置要考虑药品的稳定特性和剂型等特点。对某些环境因素敏感的药品，应适当增加考察时间点。

④考察项目：一般情况下，考察物理稳定性、微生物稳定性和化学稳定性三个方面。稳定性研究的考察项目应根据药品特性和质量要求设置，应选择在药品保存期间易于变化，可能会影响到药品的质量、安全性和有效性的项目，以便客观、全面地评价药品的稳定性。

⑤分析方法：稳定性试验研究应采用专属性强、准确、精密、灵敏的分析方法，并对方法进行方法学考察，以保证稳定性检测结果的可靠性。

2)稳定性研究实验方法：

①影响因素试验：影响因素试验一般包括高温、高湿、强光照射试验。将原料置适宜的容器中(如称量瓶或培养皿)，摊成小于等于 5 mm 厚的薄层，疏松原料药摊成小于等于 10 mm 厚的薄层进行试验。对于固体制剂产品，采用除去内包装的最小制剂单位，分散为单层置适宜的条件下进行。如试验结果不明确，应加试 2 个批号的样品。

a. 高温试验：供试品置密封洁净容器中，在 60 ℃条件下放置 10 天，于 0 天、5 天、10 天取样检测。与 0 天比较，若供试品发生显著变化，则在 40 ℃下同法进行试验。如 60 ℃有显著变化，则在40 ℃下同法进行试验。如 60 ℃无显著变化，则不必进行 40 ℃试验。

b. 高湿试验：供试品置恒湿设备中，于 25 ℃、RH 92.5%±5%条件下放置 10 天，在 0 天、5 天、10 天取样检测。检测项目应包括吸湿增重等。若吸湿增重在 5%以上，则应在 25 ℃、RH 75%±5%条件下同法进行试验；若吸湿增重在 5%以下，且其他考察项目符合要求，则不再进行此项试验。

恒湿条件可以通过恒温恒湿箱或在密闭容器中放置饱和盐溶液来实现。根据不同的湿度要求，选择氯化钠饱和溶液(15.5～60 ℃、RH 75%±1%)或硝酸钾饱和溶液(25 ℃，RH 92.5%)。

对水性的液体制剂，可不进行此项试验。

c. 强光照射试验：供试品置装有日光灯的光照箱或其他适宜的光照容器内，于照度为 4500 lx±500 lx 条件下放置 10 天，在 0 天、5 天、10 天取样检测。试验中应注意控制温度，与室温保持一致，并注意观察供试品的外观变化。

此外，根据药物的性质必要时应设计其他试验，探讨 pH、氧及其他条件(如冷冻等)对药物稳定性的影响。

d. 加速试验：加速试验一般应在 40 ℃±2 ℃、RH 75%±5%条件下进行试验，在试验期间第 0 个月、1 个月、2 个月、3 个月、6 个月末取样检测。若供试品经检测不符合质量标准要求或发生显著变化，则应在中间条件下，即在 30 ℃±2 ℃、RH 65%±5%条件下(可用重铬酸钠饱和溶液，30 ℃，RH 64.8%)进行试验。

对采用不可透过性包装的液体制剂，如合剂、乳剂、注射剂等的稳定性研究中可不要求相对湿度。对采用半通透性的容器包装的液体制剂，如多层共挤 PVC 软袋装注射液、塑料瓶装滴眼液、滴鼻液等，加速试验应在 40 ℃±2 ℃、RH 20%±5%条件下进行。

对膏药、胶剂、软膏剂、凝胶剂、眼膏剂、栓剂、气雾剂等制剂可直接采用 30 ℃±2 ℃、RH 65%±5%的条件进行试验。

对温度敏感药物(需在 4～8 ℃冷藏保存)的加速试验可在 25 ℃±2 ℃、RH 60%±5%条件下同法进行。需要冷冻保存的药品可不进行加速试验。

e. 长期试验。长期试验是在接近药品的实际储存条件下进行的稳定性试验,建议在 25 ℃±2 ℃、RH 60%±10%条件下,分别于 0 个月、3 个月、6 个月、9 个月、12 个月、18 个月取样检测,也可在常温条件下进行。对温度特别敏感药物的长期试验可在 6 ℃±2 ℃条件下进行试验,取样时间点同上。

f. 药品上市后的稳定性考察:药品注册申请单位应在药品获准生产上市后,采用实际生产规模的药品进行留样观察,以考察上市药品的稳定性。根据考察结果,对包装、储存条件进行进一步的确认或改进,并进一步确定有效期。

(五)制剂研究

药物必须支撑适宜的剂型,才能用于临床。若剂型选择不当,处方工艺设计不合理,不仅影响产品的理化特性,而且可能降低生物利用度与临床疗效。过去人们长期认为只有药物的化学结构决定药效,现在随着药剂学及相关学科的发展,这种观点已逐渐改变,认识到药物制成剂型不仅仅赋予一定的外形,药物制剂产生的药效不仅与药物的化学结构有关,同时还受到各种剂型因素、生物因素的影响,而且有时这些影响很重要。因此,一个好的工艺及剂型设计对药效的良好发挥起到重要作用。

1. 制剂研究的内容

制剂研究的内容包括制剂工艺研究与工艺验证两个方面。其中制剂工艺研究是根据前期成药性基础研究结果,拟选择适合剂型进行开发的研究过程。包括处方筛选,工艺优化,配伍稳定性研究,中试研究。制剂工艺研究的流程如图 1-7 所示。

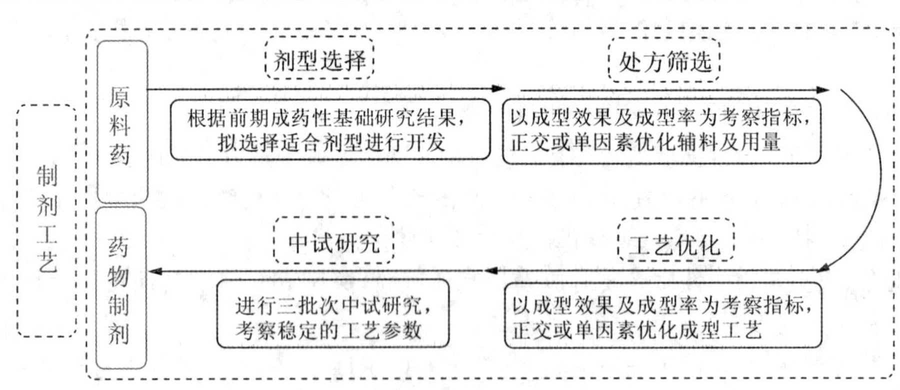

图 1-7 制剂工艺研究流程

2. 剂型选择

在进行新药剂型设计和制剂工艺研究之前,需全面了解药物的理化性质、药理、药动学等必要的参数,即进行处方前研究工作,这是药物新剂型研究的基础。主要包括:获取新药的相关理化参数(熔点、沸点、溶解度、分配系数、解离常数、多晶型);测定与处方有关的物理性质，测定新药与辅料之间的相互作用；掌握药物的生物学性质（药物的膜通透性，药物在体内的吸收、分布、代谢、排泄等过程的动态变化规律）。根据药物的理化和生物学性质、临床疗效需要，并综合各方面因素来确定给药途径和剂型。

3. 处方设计、筛选、工艺优化

处方设计是在前期对药物和辅料有关研究的基础上，根据剂型的特点及临床应用的需要，制定几种基本合理的处方，以便开展筛选和优化。除各种剂型的基本处方组成外，有时还需考虑药物、辅料的性质。如片剂处方组成通常为稀释剂、黏合剂、崩解剂、润滑剂等。对难溶性药物，可考虑使用适量的改善药物溶出度的辅料。对于某些稳定性差的药物，处方中可考虑使用适量的抗氧剂、金属离子络合剂等。

制剂处方筛选和优化主要包括制剂基本性能（如原料药的粒度、晶型，辅料的流动性、分子量及制剂的 pH 等）评价、稳定性评价（根据外观、pH、药物溶出或释放行为、有关物质及含量等制剂关键项目考察出相对满意的处方）、临床前和临床评价。经制剂基本性能及稳定性评价初步确定的处方，为后续相关体内外研究提供了基础。但是，制剂处方的合理性最终需要根据临床前和临床研究（生物等效性研究、药代动力学研究）的结果进行判定。对研究过程中发现影响制剂质量、稳定性、药效的重要因素，应进行控制，以保证药品质量和药效。

另外，制剂处方筛选、制剂成型均需要在一定的制剂技术和设备技术条件下才能实现。在制剂研究过程中，特定的制剂技术和设备往往能对成型工艺，以及所使用辅料的种类、用量产生很大影响，应正确选用。固定所用设备及其工艺参数，以减少批间质量差异，保证药品的安全、有效及质量稳定。先进的制剂技术以及相应的制剂设备，是提高制剂水平和产品质量的重要方面，也应予以关注。

中试研究制剂工艺确定后，应按照其研究结果进行中试放大研究，一般要求至少连续生产 3 批符合质量要求的样品进行研究，以考察各种工艺参数的稳定性，通过制剂基本性能的评价、稳定性评价和临床前评价，基本确定制剂的工艺处方。

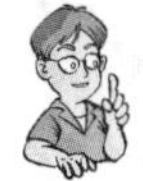

案例分析

瑞舒伐他汀钙薄膜衣片制备工艺

瑞舒伐他汀钙为日本盐野义公司（大阪 Shionogi 公司）研制开发，1998 年 4 月转让给英国 Zeneca 公司。1999 年 2 月在美国完成了该药的Ⅰ期、Ⅱa 期与Ⅱb 期临床验证，并加速了Ⅲ期临床验证。2000 年 12 月，AstraZeneca 将商品名定为 Crestortm。2003 年 8 月，FDA 批准其用于高胆固醇血症和混合性脂代谢异常症的治疗。上市剂型为薄膜衣片，规格分别为 5 mg、10 mg、20 mg、40 mg。目前我国已进口 AstraZeneca 公司的薄膜衣片，规格有 5 mg、10 mg、20 mg 三种规格，商品名“可定”。

1. 片芯

(1)片芯处方：

①规格：10 mg，瑞舒伐他汀钙 10g，(以瑞舒伐他汀计)微晶纤维素 42 g(28%)，乳糖

64 g(42.6%),碳酸钙 22.5 g(15%),3.75%羟丙甲纤维素溶液适量(约 60 mL),交聚维酮 7.5 g(5%),硬脂酸镁 1.5 g(1%),制成1000片。

由于原研制剂 5 mg、10 mg 规格样品的片型、平均片重均一致,只是包衣颜色不同,因此在前期处方筛选中,以 10 mg 规格为主进行筛选,经试验确定 10 mg 规格处方后,参照所确定处方以及制备工艺,我们进行了 5 mg 规格样品制备,5 mg 片芯处方如下:

②规格:5 mg,瑞舒伐他汀钙 5 g(以瑞舒伐他汀计)微晶纤维素 42 g,乳糖 64 g,碳酸钙 22.5 g,3.75%羟丙甲纤维素溶液适量(约 60 mL),交聚维酮 7.5 g,硬脂酸镁 1.5 g,制成 1000 片。

(2)片芯制备工艺:原料粉碎过 120 目筛,硬脂酸镁过 40 目筛,其他辅料分别过 80 目筛,按照处方设计量准确称取各原辅料,将主药与所有内加辅料混合均匀,将处方量的羟丙甲纤维素加入适量水作为黏合剂,制备软材。20 目筛制粒,60 ℃干燥,过 18 目筛整粒。加入处方量外加辅料,混合均匀,压片。

2. 包衣

本品选择欧巴代 YS-1-7027 型包衣粉进行包衣。

(1)包衣液的配制:称取处方量的欧巴代包衣粉缓慢加入正在搅拌水溶液中,混匀后,继续搅拌 45 分钟,备用。

(2)包衣过程:将片芯置包衣锅内,调整包衣锅转速为 5～10 r/min,片床温度不超过 40 ℃。包衣增重在 1.5%～3.0%,待表面干燥后,将片床温度提高至 40 ℃,30 分钟后停止。

(3)关键步骤:干粉混合,干燥,整粒、混合,压片,包衣。

(4)中间体检测:整粒、混合后的中间体检测,包衣后半成品后的半成品检测。

3. 工艺操作的描述

(1)片芯的制备:

①称取处方量的羟丙甲纤维素,加适量水制成 3.75%羟丙甲纤维素溶液作为黏合剂,备用。

②原料过 120 目筛,硬脂酸镁过 40 目筛,其他辅料分别过 80 目筛,备用;

③将瑞舒伐他汀钙、微晶纤维素、乳糖、碳酸钙置于高速制粒机中混匀,加入羟丙甲纤维素水溶液黏合剂,将上述粉末制成干湿均匀的软材,经 20 目筛制粒。

④放入烘箱于 60 ℃烘干。

⑤称取处方量的交聚维酮、硬脂酸镁加入颗粒中,颗粒经 18 目筛整粒。

⑥将整粒后的颗粒放入混合机,混匀,出料。

⑦半成品检验,用直径 6.5 mm 的冲头压片。

(2)包衣:

①包衣液的配制:称取处方量的欧巴代包衣粉缓慢加入正在搅拌水溶液中,混匀后,继续搅拌 45 分钟,备用。

②将片芯置包衣锅内,调整包衣锅转速为 5～10 r/min,片床温度不超过 40 ℃。包衣增重在 1.5%～3.0%,待表面干燥后,将片床温度提高至 40 ℃,30 分钟后停止。

③取样进行检验,合格后包装即得。

聚工艺流程如图 1-8 所示。

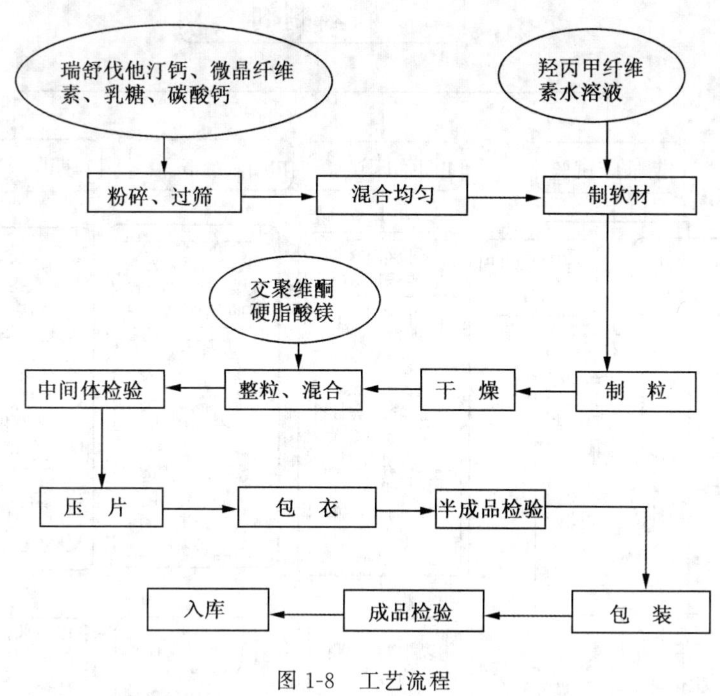

图 1-8 工艺流程

三、临床研究

新药的临床试验(clinical trial)是指任何在人体(病人或健康志愿者)进行的药物系统性研究,以证实试验药物的作用、不良反应及试验药物的吸收、分布、代谢和排泄,确定试验药物的疗效与安全性。《药品注册管理办法》附件中,对中药和天然药物、化学药品、生物制品的临床试验,分别作出了一些具体规定(相关内容参阅附录)。临床试验包括生物等效性试验必须遵循《药物临床试验管理规范》(GCP)和《赫尔辛基宣言》,并且应由具备药物临床试验资格的机构承担。新药的临床试验分为Ⅰ、Ⅱ、Ⅲ、Ⅳ期,各期的试验内容、目的及要求简要归纳于图 1-9。

临床试验的前期工作包括试验研究用品(药品、文件、研究人员和设备、培训)的准备、发放、确认;受试者的筛选和入选;药品的导入期;模拟首批受试者;知情同意和知情同意书等。临床试验研究过程中,应根据试验研究周期的长短,确定随访(布药)时间点,及时收集、记录和报道受试者的信息和数据,同时回收、清点试验研究用品和临床试验产生的新的试验文件、资料,确保试验研究数据和信息的及时、一致、完整、可靠和准确;对不良事件尤其是严重不良事件应妥善安置受试者,及时跟踪、随访、记录和报道,并妥善保存原始记录。临床试验后应及时完整地回收试验研究用品,回收完整的病例报道表(case report form,CRF)、知情同意书等资料;对数据进行统计分析;妥善安置受试者,对尚未缓解的不良事件继续给予跟踪、随访、记录和报道。

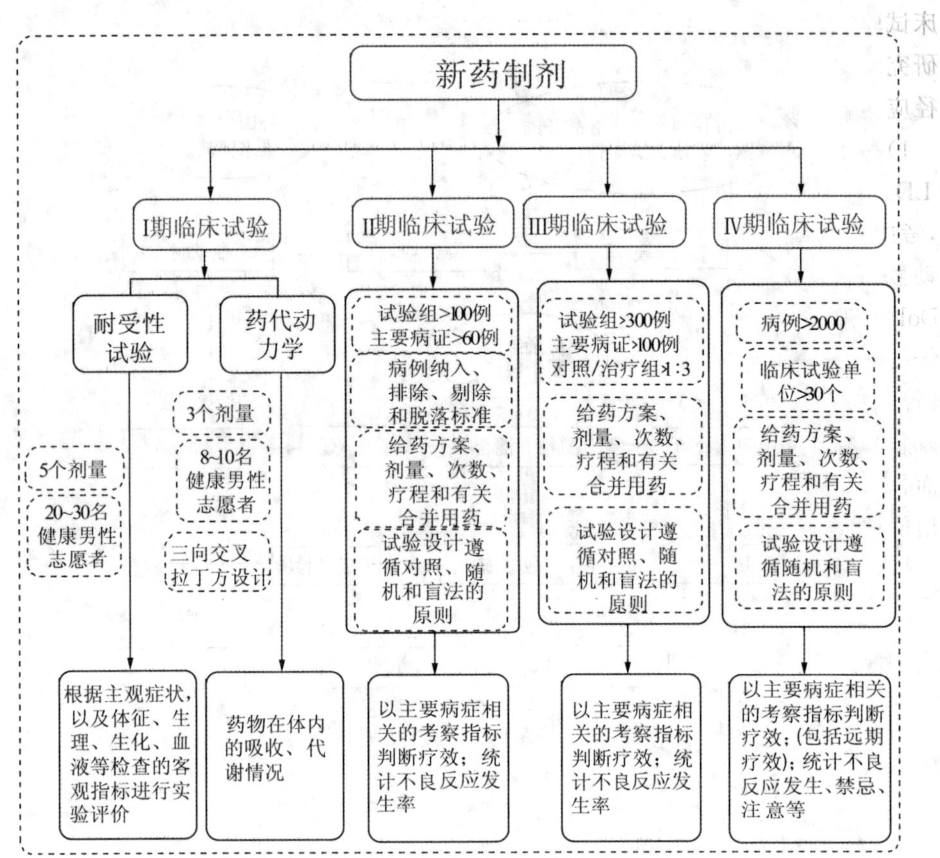

图 1-9　新药制剂研究流程

(一) Ⅰ期临床试验

Ⅰ期临床试验(phase Ⅰ clinical trial)系初步的临床药理学及人体安全性评价试验。通过观察人体对于新药的耐受程度和药代动力学，为制订安全有效的给药方案提供依据。Ⅰ期临床试验为新药人体试验的起始期，又称为早期人体试验，一般在健康受试者(特殊情况下为患者)中进行。在获得 CFDA 的临床研究批件后，即可开始Ⅰ期临床试验。

1. 人体耐受性试验

在临床前动物试验研究的基础上，根据动物试验的有效量、耐受量和中毒量，估算出符合安全要求的最小剂量和最大剂量。首先进行单剂量递增耐受性试验，在此基础上视临床给药方案确定是否进行多剂量耐受性试验。观察人体对药物的耐受程度及其产生的不良反应，为Ⅱ期临床试验提供合适的剂量。

(1)试验对象：一般为健康志愿者，年龄 18～50 岁，男女各半。试验前需进行全面的体检，确认受试者的健康状态。但某些情况下，如毒性较大或耐受性在健康人和患者之间存在较大差异的药物(抗癌药、降血压药等)，则不宜选用健康志愿者，而应选择心肝肾血功能基本正常的轻型患者。

(2)剂量设计与试验分组：剂量设计与试验分组是Ⅰ期临床试验的关键，必须由负责临床试验的医师和有经验的临床药理研究人员，在认真阅读分析药物的临床前药理毒理的研究结果，了解同类或结构接近的药物的临床用药方案的基础上，共同研究制定。给药途径应与Ⅱ期临床试验一致。

1）初始剂量的确定常用的有以下几种方法：①Blach Well法：初始剂量不超过敏感动物 LD_{50} 的1/600或最小有效剂量的1/60。②改良Blach Well法：是目前常用的一种方法，考虑了临床前研究4种试验的安全因素，即两种动物急性毒性试验 LD_{50} 的1/600、两种动物长期毒性试验中出现毒性剂量的1/60，以其中的最小剂量作为初始剂量。③Dollery法：主要考虑药效因素，适用于毒性很小的药物，以最敏感动物的最小有效量的1%～2%或同类药物临床治疗量的1/10，作为初始剂量。④改良Fibonacci法：简单易行，曾较为常用，但只凭一两种动物进行估算，LD_{50} 和最低毒性剂量的变动幅度较大，以小鼠急性毒性 LD_{50} 的1/100或大动物最低毒性剂量的1/40～1/30，作为初始剂量。⑤体表面积法：按体表面积换算动物和人的有效剂量，以此剂量的1/10作为初始剂量。需要指出的是，由于药物的不同，初始剂量的选择方法应视具体问题具体分析，对具有明显药理活性的新药，初始剂量还应更小，切不可机械地按动物剂量折算为人用剂量。

2）最大剂量的确定常用的有以下几种方法：临床应用同类或结构接近药物的单次最大剂量；动物长期毒性试验中引起中毒症状或脏器出现可逆性变化剂量的1/10；动物长期毒性试验中最大耐受量的1/5～1/2。试验达到最大剂量仍未出现不良反应时，一般即可终止试验并以此剂量作为最大耐受剂量；剂量递增到出现终止指标或其他较严重的不良反应时，虽未达到规定的最大剂量，也应终止试验，并以此前的剂量作为最大耐受剂量。

3）把受试对象分成若干组，组间剂量距离视药物毒性大小和试验者的经验而定。一般早期剂量递增较快，组间剂量距离较大，逐步缩小组间剂量距离；药物毒性较小且试验者有丰富经验时组间距离可稍大，而毒性较大的药物组间距离应缩小，以避免出现严重的不良反应。初始剂量与最大剂量之间一般设4～6个剂量组，由最小剂量组开始逐组进行试验，各组受试人数在低剂量时每组可仅试验2～3人，接近治疗量时每组6～8人。应当注意：每个剂量采用一组受试者，采用剂量递增的方式进行，在一个剂量组试验结束后才能进行下一个剂量组的试验，不宜将高低剂量分组同时进行试验，因为不能保证大剂量的安全性；每位受试者只能接受一个剂量的试验，不得对同一受试者进行剂量递增和累积耐受性试验，以确保受试者的安全。

（3）观察指标与终止指标：一般包括神经、呼吸、泌尿、消化等系统的症状和体征，肝功能、肾功能、血常规、尿常规、血小板计数、心电图以及各类药物的特殊检查项目。一般观察24小时，有些药物可适当延长观察时间，出现不良反应时应追踪随访直至恢复。还需根据临床前动物毒性研究资料以及同类或结构接近的药物的临床不良反应情况，对某些方面的不良反应进行重点观察。通常以受试者出现轻度不良反应为试验终止指标，对于抗癌药等以出现较严重的毒性反应为试验终止指标。

2. 人体药代动力学试验

根据人体耐受性试验确定的剂量范围，测定药物浓度的历时性变化，进行药代动力学分析，研究药物在人体内的吸收、分布、代谢、排泄的动态变化规律，为Ⅱ期临床试验提供合适的给药方案。

新药Ⅰ期临床试验的药动学研究内容：单次与多次给药的药代动力学研究；进食对口服药物制剂药代动力学影响的研究；如果新药为前体药物或药物在人体内主要以代谢方式进行消除，并产生大量具有药理活性的代谢产物者，则需进行新药的代谢途径、代谢物结构及其药动学的研究；药物-药物药代动力学相互作用研究。

由于各种疾病的病理状态均会在不同程度上对药物的药代动力学产生影响，为了客观反映药物在人体的药代动力学特征，故Ⅰ期临床试验多以健康志愿者为受试对象。但如果试验药物的安全性较小，试验过程中可能会对受试者造成损害，伦理上不允许在健康志愿者中进行试验，可选用目标适应证患者作为受试对象，如毒性较大或耐受性在健康人和患者之间存在较大差异的药物（抗癌药、降血压药等），可选择心肝肾血功能基本正常的轻型患者。

(1)单次给药药代动力学研究：

1)试验用药品。试验用药品应当在符合 GMP 的条件下制备，并经检验符合质量标准，具有药品检验报道书。应由专人保管，记录药品使用情况。

2)受试者选择标准：①健康状况：试验前应仔细询问既往病史，进行全面的体格检查和实验室检查，并根据试验药物的药理作用特点增加相应的特殊检查项目；应无心血管、肝脏、肾脏、消化道、精神、神经等疾病病史，无药物过敏史。②遗传多态性：如果已知受试药物代谢的主要药物代谢酶具有遗传多态性，则应查明受试者该药物代谢酶的基因型或表型，以保证试验设计的合理性和结果分析的准确性。③性别：一般男女各半，可同时观察药物的药代动力学是否存在性别差异。应注意女性作为受试者往往会受到生理周期或避孕药物的影响，某些避孕药物具有药酶诱导作用或抑制作用，可能影响其他药物的代谢消除过程，因而改变试验药物的药代动力学特征，所以选择女性受试者时必须对此进行详细的询问和了解。此外，一些有性别针对性的药物如性激素类药物、治疗前列腺肥大药物、治疗男性性功能障碍药物和妇产科专用药等则应选择相应性别的受试者。④年龄和体重：年龄一般为 18～45 岁，体重一般不低于 50 kg；按体重指数＝体重(kg)/身高$(m)^2$计算，体重指数一般为 19～24，由于临床上大多数药物的给药剂量不按体重计算，所以同批受试者的体重应比较接近。

受试者例数与给药剂量：每个剂量组 8～12 例。剂量的确定主要依据人体耐受性试验的结果，并参考动物药效学、药动学和毒理学试验的结果，以及拟在Ⅱ期临床试验中采用的治疗剂量推算。一般选用低、中、高三个剂量。高剂量组剂量必须接近或等于人体最大耐受剂量。

3)采样点：采样点的确定可参考临床前动物药动学试验中药物排泄过程的特点，给药前采血作为空白样品，一般吸收相至少需要 2～3 个采样点，平衡相至少需要 3 个采样点，消除相至少需要 3～5 个采样点，整个过程不少于 11～12 个采样点。如果同时收集尿样，则应收集服药前和服药后不同时间点的尿样。为了保证最佳的采样点，可在正式试验前进行预实验，根据预实验的结果审核并修正原设计的采样点。

4)药动学参数的估算和评价：根据试验中测得的各受试者的血药浓度-时间数据绘制各受试者的药-时曲线和平均药时曲线，求出药物的主要药动学参数，以全面反映药物在人体内的吸收、分布和消除特点。主要药动学参数包括 T_{max}（实测值）、c_{max}（实测值）、

$AUC_{(0\sim\infty)}$、V_d、$t_{1/2}$、MRT、CL 或 CL/F。当 AUC 的个体差异较大时，提示必要时需做剂量调整或进行血药浓度监测，AUC 集中于高低两极时提示可能有快代谢型和慢代谢型的遗传性代谢差异。应有效整合各项试验数据，选择科学合理的数据处理统计方法，如用计算机处理数据，应注明所用程序的名称、版本和来源，并对其可靠性进行确认。

(2)多次给药药代动力学研究：当药物在临床上连续多次使用时，需进行多次给药的药代动力学研究，考察药物多次给药后的稳态浓度(c_{ss})，药物谷、峰浓度的波动系数(DF)以及是否存在药物蓄积作用和药酶的诱导作用。

1)试验用药品、受试者的选择标准、受试者例数同单次给药药代动力学研究。

2)给药剂量与方法：根据Ⅱ期临床试验拟定的给药剂量范围，选择一个或多个剂量进行试验，服药间隔和给药天数可根据单次给药消除半衰期确定。试验期间，受试者服药、采样和活动均在Ⅰ期临床试验病房内进行，早、中、晚三餐均统一进食，口服药物均用 200～250 mL 水送服。

3)采样点：根据单次给药药代动力学研究得到的药物消除半衰期，估算出药物到达稳态浓度的时间，应连续测定 3 次(一般为连续 3 天)谷浓度确定已达到稳态浓度。采样点一般安排在早上空腹给药前，以排除食物、时间和其他因素的干扰。当确定以到达稳态浓度，最后一次给药后采集各时相(同单次给药药代动力学)一系列血样，测定稳态血药浓度-时间数据。

4)药动学参数的估算和评价：根据试验中测得的 3 次谷浓度和稳态血药浓度-时间数据绘制多次给药后药-时曲线，求得相应的药代动力学参数，包括达峰时间(T_{max})、稳态谷浓度($c_{ss\text{-}max}$)、平均稳态血药浓度($c_{ss\text{-}av}$)、消除半衰期($t_{1/2}$)、清除率(CL 或 CL/F)、稳态血药浓度-时间曲线下面积(AUC_{ss})和波动系数(DF)等。将得到的药动学参数与单次给药相应的药动学参数进行比较，观察是否存在明显的差异，特别在吸收和消除方面是否有显著改变，对药物的蓄积作用进行评价，提出用药建议。

(3)进食对口服药物制剂药代动力学影响的研究：口服药物制剂的消化道吸收速度和程度往往会受到食物的影响，为后续临床研究制订科学合理的用药方案提供依据。因此，在进行该项研究时所进食的试验餐应是高脂、高热量的配方，以使食物对胃肠道生理状态和药代动力学的影响达到最大程度。本试验通常采用随机双周期交叉设计，也可根据药物的代谢性质与单剂量交叉试验结合在一起进行。

1)试验用药品与受试者的选择：试验用药品的要求、受试者的选择标准同单次给药、多次给药的药代动力学研究，每组 10～12 例。

2)给药剂量与进食方法：与Ⅱ期临床试验的拟定给药剂量相同。应从开始进食试验餐起计时，以排除进餐速度对服药时间的影响。试验餐应在 30 分钟内吃完，餐后服药组应在进餐开始 30 分钟后给药，用 200～250 mL 水送服。

3)采样点：可参考单次给药药代动力学研究的采样方法，同时考虑食物影响的程度，采样点分布可做适当的调整。

(4)药物代谢产物的药代动力学研究：根据非临床药代动力学的研究结果，如果药物主要以代谢方式消除，其代谢产物可能具有明显的药理活性或毒性，或作为酶抑制剂使药物的作用时间延长或作用增强，或通过竞争血浆和组织的结合部位而影响药物的处置过程,则代谢产物的药代动力学特征可能影响到药物的疗效和毒性。对于上述药物,在进行原形药物单次给药、多次给药的药代动力学研究时,应考虑同时进行代谢产物的药代动力学研究。

(5)药物-药代动力学相互作用研究:当所研究药物在临床上可能与其他药物同时或先后使用时,由于药物与药物之间在吸收、与血浆蛋白结合、诱导/抑制药酶、竞争排泄或重吸收等方面可能存在相互作用,特别是药物与血浆蛋白的竞争性结合、对药物代谢酶的诱导或抑制等均可能导致药物血浆浓度发生明显变化,进而使药物疗效和毒性发生改变,此时应进行药物-药物的药代动力学相互作用研究,尽可能明确引起相互作用的机制或因素,为制订科学合理的联合用药方案提供依据。

3.临床试验报道

临床试验报道是对药物临床试验过程和结果的总结,是评价拟上市药物有效性和安全性的重要依据,是药品注册所需的重要文件之一。在撰写Ⅰ期临床试验报道时,可参考以下格式进行,以满足药品注册申请的要求。

(1)耐受性的试验报道:首篇;引言;试验目的;试验管理;试验总体设计及方案的描述;对试验设计的考虑;受试者选择(入选标准、年龄、性别、民族、体重、体格检查、排除标准、例数);受试药物(名称、剂型、来源、批号、规格、有效期、保存条件);给药途径(包括给药途径的确定依据);剂量设置(初始剂量、最大试验剂量、剂量分组)及确定依据;试验过程/试验步骤;观察指标(症状与体征、实验室检查、特殊检查)观察表;数据质量保证;统计处理方案;试验进行中的修改;试验结果及分析(受试者一般状况及分析,各剂量组间可比性分析、各项观察指标的结果、数据处理与分析、发生的不良事件的观察及分析);结论;有关试验中特别情况的说明;主要参考文献目录;附件。

(2)药代动力学的试验报道:首篇;引言;试验目的;试验管理;试验总体设计及方案的描述;对试验设计的考虑;受试者选择(入选标准、年龄、性别、民族、体重、体格检查、排除标准、例数);受试药物(名称、剂型、来源、批号、规格、有效期、保存条件);给药途径及确定依据;剂量设置及确定依据;生物样本采集(样本名称、采集时间、处置方法)及试验过程;生物样本的药物测定包括分析方法的详细描述及选择依据(仪器设备、分析条件、所用对照品如被测药物、代谢物、内标物的纯度)及确证(最低定量限、特异性、精密度、准确度、提取回收率、标准曲线等)、样本稳定性考察及测定方法的质量控制、数据质量保证;统计处理方案;试验进行中的修改;研究结果数据(20%受试者的样品色谱图及随行质控样品色谱图、各种生物样本实测数据、数据处理、统计方法及结果、药代动力学参数、药-时曲线);发生的不良事件的观察及分析(包括实验室检查结果);结果分析与评价(应包括不良反应观察);结论;有关试验中特别情况的说明;主要参考文献;附件。

(二)Ⅱ期临床试验

Ⅱ期临床试验(phase Ⅱ clinical trial)系治疗作用初步评价阶段,其目的是初步评价药物对目标适应证患者的治疗作用和安全性,也包括为Ⅲ期临床试验研究设计和给药剂量方案的确定提供依据。此阶段的研究设计可以根据具体的研究目的,采用多种形式,包括随机盲法对照临床试验。

1. 试验步骤

根据试验研究的流程和内容不同，可将Ⅱ期临床试验划分为临床试验前的准备、启动临床试验、临床试验过程、中期协调会和结束临床试验五个阶段。

临床试验前阶段的工作内容：试验研究用品（药品、文件、研究人员和设备、培训）的准备、发放和确认；受试者的筛选和入选；药品的导入期；模拟首批受试者；知情同意和知情同意书的签署等。临床试验研究过程中，根据研究周期的长短，确定随访（布药）时间点，及时收集、记录和报道受试者的信息和数据，同时回收、清点试验研究用品和产生的新的文件、资料，确保试验研究数据和信息的及时、完整、准确和一致。对不良事件尤其是严重不良事件应妥善安置受试者，及时跟踪、随访、记录和报道，并妥善保存原始记录。临床试验后及时、完整地回收试验研究用品、文件和记录，回收完整的病例报道表（case report form，CRF）、知情同意书等资料，对数据进行统计分析，妥善安置受试者，对尚未缓解的不良反应继续跟踪、随访、记录和报道。

2. 试验设计

（1）基本原则：临床试验的全过程必须始终遵循对照、随机和重复的基本原则，避免临床试验中偏倚的产生。偏倚又称偏性，是指在设计临床试验方案、执行临床试验、分析评价临床试验结果时，有关影响因素引起的系统误差，导致对疗效或安全性的评价偏离真值。

（2）基本方法：临床试验必须遵循对照、随机和重复的基本原则，采取各种可能的方法尽量避免临床试验中偏倚的产生。采用随机化和盲法的对照试验，一般能最大限度地减少研究者和受试者的偏倚。

（3）基本类型：

1）随机平行组对照设计：随机平行组对照设计是将受试者随机地分配到临床试验的各组中同时进行试验。平行对照不一定只有试验组与对照组与对照组两个组别，可为试验药设置多个对照组，也可按若干剂量分组。本方法的优点是贯彻随机化的原则，有利于避免非处理因素的影响，增强了试验组和对照组的均衡可比性，有利于控制试验误差和偏倚，更重要的是可满足统计学假设检验的要求。

2）交叉设计：交叉设计是一种特殊的自身对照设计，将每个受试者随机地在两个或多个不同试验阶段分别接受指定的处理。交叉设计有利于减少个体间的差异和受试者人数。最简单的交叉设计是 2×2 形式，每个受试者安排两个试验阶段分别接受两种药物处理，第一阶段接受的处理方式是随机确定的，第二阶段接受与第一阶段不同的另一种处理。每个受试者经历准备阶段、第一试验阶段、洗脱期和第二试验阶段。交叉设计数据分析时需检测延滞效应即每个试验阶段处理因素对后一阶段试验的影响。每个试验阶段后需安排足够长的洗脱期，以消除该阶段延滞效应对后一阶段试验的影响。

3）析因设计：析因设计是通过试验用药品剂量的不同组合对两个或多个试验用药品同时进行评价，可检验出每个试验用药品剂量间的差异及是否存在交互作用，或探索两种药物不同剂量的最佳组合。当交互作用存在时，表明各因素不是相互独立的，而是一个因素的水平改变时，另一个或几个因素的效应也相应有所变化；反之，如果不存在交互作用，表明各因素具有独立性。在评价联合用药效应的临床试验中，可考虑采用析因设计。

4）成组序贯设计：指把整个临床试验分成若干个连贯的分析段，每个分析段受试者人数相等且试验组与对照组的受试者人数比例与总样本中的比例相同。当各处理之间确实存在差异时采用成组序贯设计可较早地得出结论，从而缩短试验周期。比如试验药物与对照药品的疗效相差较大且病例稀少及临床观察时间较长，或者怀疑试验药物有较高的不良反应发生率的情况。每一个分析段完成后应对主要变量(包括有效性和安全性)及时进行分析，一旦可作出结论(差异有统计学意义)即可停止试验，否则继续进行下一个分析段的试验。如果进行到最后一个分析段差异仍无统计学意义则以差异无统计学意义结束试验。成组序贯设计的盲底要求一次产生，分批揭盲。由于多次重复进行假设检验会使Ⅰ型误差增加，所以需对每次检验的名义水准进行调整，以控制总的Ⅰ型误差不超过预先设定的水准。

(4)对照组的设置：对照是临床试验设计的基本原则之一，对比研究是临床试验的重要方法，为了证明新药的有效性和安全性，必须重视对照组的选择。临床试验中的对照组设置的方法有阳性药物对照、安慰剂对照和剂量-反应对照。

3.给药方案

(1)给药剂量和途径：参考Ⅰ期临床试验的结果，根据药理实验量效研究的结果、药物的有效血药浓度以及既往临床经验和文献资料，推算出临床有效剂量范围。在有效剂量范围内确定几个剂量组进行临床研究，找出适宜的临床给药剂量。给药途径应与临床试验批文的给药途径相同，不得随意变更。

(2)合并用药：为了协同增效、降低毒性作用或治疗并发症及医学伦理的需要，在临床上某些情况下需要合并用药。比如单纯使用受试药物疗效不佳，为了证实如与现有的某些治疗药物或方案合用，可以提高现有治疗的治疗效果；预期受试药物只是在疾病的某一环节上发挥疗效，只能在该疾病的综合治疗中考察受试药的作用；试验药物只是一种辅助药物；试验药物在应用时需要一些辅助治疗等。某些合并用药并不影响试验研究所要观察的药物效应，而一些合并用药则会对观察药物效应产生一定的影响。临床试验方案中应明确规定研究过程中的禁用药品和慎用药品。在严格控制禁用药品的同时，还应对试验研究过程中允许使用的药品作出相应规定，尤其是在试验研究过程中出现相应的急性症状和体征，如泌尿结石症治疗中出现的疼痛、尿道阻塞等的处理，高血压治疗过程中出现冠心病心绞痛等。对于临床试验过程中的合并用药，应给予相应的分析和记录，尤其对出现不良事件时的合并用药情况，应及时记录和报道。

(3)依从性：指研究者和受试者的行为(如服药、控制饮食、改变不良生活习惯等)与临床研究计划相符合的程度。依从性问题是临床试验研究工作中的一个关键环节，一个设计良好的临床研究方案，如果研究者和受试者不予依从，就有可能导致整个临床研究的失败。临床研究中应采取适当的措施提高研究者和受试者的依从性。通常采用计数法监控受试者依从性，其公式为：受试者用药依从性＝(实际用药量/应该用药量)×100%；实际用药量＝发药量－(剩余归还量＋丢失量)；应该用药量＝试验疗程(天)×每天服药量。一般用药依从性应在80%～120%范围内。研究者对试验方案的依从性主要体现在合格受试者的选择、施加因素的控制和效应指标的测量及评价三个主要环节。

4.观察指标的范围和时点

(1)观察指标:

①人口学指标:包括性别、年龄、种族、身高、体重、健康史、病史、用药史等,人口学指标反映的是受试者的人口学特征,并非试验的效应指标,通常不需做试验后观察。

②一般体格检查:如呼吸、脉搏、心率、血压等。

③安全性指标:包括试验中出现的不良反应,与安全性评价相关的实验室数据和理化检查,与预期不良反应相关的检测指标。

④疗效指标:如相关的症状与体征,相关的理化检查,特殊检查项目如病理、病原学检查等。

(2)观察时点:包括基线点、试验终点、访视点和随访终点,应严格按照试验方案规定的不同观察时点的时间窗完成各项指标的观察、检测和记录。时间窗是指临床试验指标实际观察时点与试验方案规定的观察时点之间的允许的时间变化范围,应根据试验研究的周期、指标的性质和访视时间间隔进行合理设计,使时间窗既能反映药物的作用特点和性质,又不浪费有限的医药卫生资源。

(3)随访:随访是指试验疗程结束后,继续对受试者进行追踪直至终点或观察结束。随访是临床试验的一个重要过程,对于观察和评价药物的疗效及安全性起着重要作用。根据药物的作用特点和试验目的不同,选择相应的随访指标,可分别随访远期疗效、疗效的稳定性、控制疾病复发作用、生存率和生存时间、迟发或蓄积的不良反应和其他安全性指标等。随访的间隔时间与次数、期限,应根据疾病的自然史和随访终点的要求并参考有关文献资料制定。随访期间受试者病情、药物使用情况发生变化时,应客观报道和评价随访结果,并作出统计学分析。

5.受试者的选择与退出

(1)受试者例数(样本含量):样本含量的大小应根据试验的主要目的、试验设计类型、比较类型和统计学原理等来确定。样本含量的确定与以下因素有关,即主要指标的性质(定量指标和定性指标)、临床上认为有意义的差值、检验统计量、检验假设、Ⅰ型和Ⅱ型错误等。样本含量的具体计算方法及计算过程中所需的统计量的估计值应根据预试验或文献资料的结果估算,当根据统计公式估计的样本量低于《药品注册管理办法》中所要求的样本含量时,应以《药品注册管理办法》为准。

(2)受试者的选择:

①诊断标准:包括西医诊断标准,中医辨证标准,症状、体征分级量化标准,西医病情程度分级标准和西医单一体征量化分级标准等。

②入选标准:临床试验方案中应明确制定受试者的入选标准,包括疾病诊断标准、症状诊断标准、入选前受试者相关的病史、病程和治疗情况要求;其他相关的标准,如年龄、性别等。为了保障受试者的合法权益,签署知情同意书应作为入选的标准之一。

③排除标准:根据试验目的可考虑以下因素,如年龄、并发症、妇女特殊生理期、病因、病型、病期、病情程度、病程、既往病史、过敏史、生活史、治疗史、家族史和鉴别诊断等方面的要求。

(3)受试者的退出:如果研究者从医学角度考虑受试者有必要中止试验或受试者自己

要求停止试验，受试者均可以中途退出临床试验，所以制定退出标准应从研究者和受试者两方面考虑。

①研究者决定的退出：已经入选的受试者在试验过程中出现了不宜继续进行试验的情况，研究者可决定该病例退出试验。制定退出标准在一些危重病、可能带来不良后果的疾病的临床试验中对于受试者及时获得有效治疗是非常有必要的。在制定退出标准时可考虑病情控制程度，如在某些临床试验中，使用受试药物的受试者在一定时间内病情未达到某种程度的改善，虽然尚未完成规定的疗程，但应让该受试者退出试验接受其他已知的有效治疗；并发症及特殊生理变化情况，如在临床试验中，受试者发生了某些并发症或特殊生理变化，可能不适宜继续接受试验；受试者的依从性情况，如受试者在药物的使用、接受随诊等方面违背临床试验方案；双盲的试验中破盲或紧急揭盲的情况；发生不良事件及严重不良事件不适宜继续接受试验。

②受试者自行退出：根据知情同意书的规定，受试者有权中途退出试验，或受试者虽未明确提出退出试验，但不再接受用药及检测而失访，也属退出(或称脱落)。此时应尽可能了解其退出的原因，并加以记录，如自觉疗效不佳或无疗效对某些不良反应感到难以耐受，因工作生活环境变动或因意外事故不能继续接受试验，经济因素或者未说明原因而失访等。

(4)病例的脱落与处理：所有填写知情同意书并筛选合格进入随机化试验的受试者，无论何时何因退出试验研究，只要未完成试验方案所规定的观察周期，均为脱落病例。未满1个疗程症状自行消失而停药者，不作为脱落病例。当病例脱落后，研究者应采取多种形式如登门、预约随访、电话、信件等，尽可能与受试者取得联系，询问理由，记录最后一次服药时间，完成所有评价项目。因过敏反应、不良事件、治疗无效而退出试验者，研究者应根据实际情况妥善安排受试者，以保障受试者的权益。对于脱落病例，必须在病历报道表中填写脱落的原因，如因不良事件而脱落者，经随访最终判定与试验药品存在因果关系，必须记录在病历报道表中，并通知申办者。

6.病例报道表

病例报道表(case report form，CRF)是按试验方案所规定设计的一种文件，用以记录每一名受试者在试验过程中的数据。

一个完整的病例报道表一般包括以下内容：

(1)题目页：研究题目、研究方法、研究目的、用药编号、随机号、临床试验单位或编号、药品申报单位、试验的开始时间等。

(2)填表要求：对使用笔的要求、如何填写、填错时的更正方法和填写时间等。

(3)临床试验流程表：列出临床试验的研究流程并列表表示。

(4)治疗第0天记录：列出受试者的基本数据如姓名、汉语拼音名、性别、出生年月、年龄、民族、职业、住址、邮政编码、联系电话、吸烟、饮酒疾病史、家族史、入选前服药记录及治疗情况，入选时间和接受试验药物的时间，试验需要导入期的导入期记录，入组前的临床表现、体征和实验室检查结果等。

(5)用药后记录：①随访记录：用药后每次随访均需逐项记录试验方案中规定的访视项目。②用药记录：按日期记录受试者所使用的药物，需合并使用试验方案中未禁止使用的伴随药物时应记录药物的名称、使用时间和剂量，从第二次访视起应有药品的回收记录。③不良事件记录：临床表现、出现时间、频率、严重程度、与试验药品的因果关系判断、对试验的影响、处理措施、转归、处理结果和报道方法等，如发生严重不良事件应填写专门的严重不良事件报道表，及时向药品监督管理部门、申办者和伦理委员会报道，并签名、注明日期。④依从性记录：受试者是否按时、按量服药，有无遗漏，是否遵医嘱等；试验中途退出记录——退出原因和日期等。

(6)知情同意书记录：知情记录采用知情同意书的方式，受试者入组前必须取得知情同意书，有导入期的应在导入期前取得知情同意书。

(7)结束页记录：注明结束日期、受试者是否完成整个临床试验，如未完成，应说明原因并注明最后一次和受试者联系的时间，尽量取得安全性评价数据。

(8)实验室检查报道单、化验单粘贴栏。

(9)签名页：临床试验单位、监察员、数据管理员、研究者、中心试验负责人的签名和日期。

7. 数据管理与统计分析

在临床试验研究中，应及时、准确和完整地收集数据并进行科学合理的数据管理，这是临床试验结论真实性和可靠性的重要保证。临床试验的每个阶段均需有生物统计专业人员的参与，包括试验方案的制订和修订、病例报道表的设计和数据管理；制定统计分析计划；完成临床试验资料的统计分析；提供试验结果的统计学分析报道和解释；协助主要研究者完成临床试验的总结报道等。

8. 质量控制与质量保证

(1)质量控制(QC)：

①实验室的质控措施：建立实验室检测项目指标的标准操作规程(SOP)和质量控制程序，各项实验室检测项目必须填写齐全，保证各试验中心实验室正常值的一致性，采用国家法定的计量单位。

②研究单位和研究者的资质和资格：试验研究单位必须是SFDA临床药理研究基地或在SFDA注册登记的医院，研究项目所在科室应具备相应的人员、设备和急救设施，试验研究过程中研究者应相对固定。

③研究者的培训：临床试验开始前，应对参加临床试验的研究人员进行GCP和临床试验方案的培训，保证研究人员对临床试验方案理解的一致性。

④保证研究者和受试者的依从性：研究者对试验方案的依从性主要体现在严格遵守临床试验法规、试验方案和SOP；遵循随机化和盲法原则减少试验研究过程中的偏倚；选择合适的受试者并签署知情同意书；严格按随机化顺序入组受试者；进行合理的治疗，施加因素和其他措施等产生的效应均可测量、评估和判断；对不良事件尤其是严重不良事件及时地处理、记录和报道；进行科学合理的数据管理和统计分析。为了保证受试者的依从性，研究者应向受试者做知情同意说明，使受试者充分了解试验研究过程及其义务，从而配合试验研究工作，比如遵从医嘱按时服药、按时就诊、及时归还剩余药品和合并用药等。

⑤不良事件的跟踪、随访、记录与报道：研究者应对发生的不良事件给予跟踪处理、随访和记录，并对产生不良事件的原因和与试验药物的因果关系进行评估分析，对于严重不

良事件还应在 24 小时内报道 SFDA、申办者和各研究中心。

(2)质量保证(QA):

①GCP 和《世界医学大会赫尔辛基宣言》:参与临床试验的任何人员(尤其是申办者或申办者派出的监察、稽查人员)发现任何与 GCP 和《世界医学大会赫尔辛基宣言》相违背的行为及临床处理均有权指正,当受试者的权益得不到保护时有权中止试验。

②临床试验方案:临床试验方案是临床试验的指导性文件,是指导研究者如何启动和实施临床试验的研究计划书,也是试验结束后资料收集、记录、报道和统计分析的重要依据。科学、周密的临床试验方案是临床试验能否取得成功的重要基础。

③临床试验统计分析计划书:在合格受试者的选择、施加因素的控制及效应指标的观察和评定三个主要环节,保障临床试验质量管理数据。

④伦理委员会和知情同意书:伦理委员会是受试者权益的重要保障,知情同意书是临床试验过程中保障受试者权益、安全和健康的试验文件之一。

⑤多中心试验研究协调委员会:由各中心临床专家组成多中心试验研究协调委员会,负责多中心试验研究的协调和组织工作,建立组织、定期沟通、协调关系、发现问题、协商一致、组织实施、记录报道。同时加强与监察员的沟通,协调与申办者的关系。

⑥监察员:监察不仅可以提高研究者对试验方案的依从性和受试者用药的依从性,保证受试者的权益受到保障,而且可加强研究者和申办者的交流和沟通,监察员是申办者和研究者之间的主要联系人。

⑦试验机构和试验研究管理制度:国家药品临床研究基地应建立健全试验机构和试验研究各种管理制度,同时加强对试验机构研究人员 GCP 和相关政策的培训,以保障试验研究工作的顺利进行。

⑧标准操作规程:制定试验研究过程每一项研究工作的 SOP,并在实际试验研究工作中实施和完善,使整个试验研究工作制度化、程序化和标准化。

9. 伦理学要求

基于受试者的合法权益,临床试验应遵循《世界医学大会赫尔辛基宣言》,对受试者的权益给予充分的保障,受试者的权益、安全和健康必须高于对科学和社会利益的考虑。伦理委员会(ethics committee,EC)和知情同意书是保障受试者权益的主要措施。试验方案需经伦理委员会审议同意并签署批准意见后方可实施。在试验进行期间,试验方案的任何修改均应经伦理委员会的批准;试验中发生严重不良事件,应及时向伦理委员会报道。研究者或其指定的代表必须向受试者说明有关临床试验的详细情况,经充分和详细解释试验的情况后获得知情同意书。

(三)Ⅲ期临床试验

Ⅲ期临床试验(phase Ⅲ clinical trial)系治疗作用确证阶段。其目的是进一步验证药物对目标适应证患者的治疗作用和安全性,评价利益与风险关系,最终为药物注册申请的审查提供充分的依据。Ⅲ期临床试验是Ⅱ期临床试验的延续,一般为扩大的多中心试验。

1. 多中心试验

多中心试验是由多位研究者按同一试验方案在不同地点和单位同时进行的临床试

验。多中心同时开始与结束试验。多中心试验由一位主要研究者总负责，并作为临床试验各中心间的协调研究者。主要研究者所在的单位称为组长单位或牵头单位。

多中心试验的规划和组织实施通常应考虑以下几点：试验方案由各中心的主要研究者与申办者共同讨论认定，伦理委员会批准后执行；在临床试验开始时及进行的中期应组织研究者会议；各中心同期进行临床试验；各中心临床试验样本大小及中心间的分配应符合统计分析的要求；保证在不同中心以相同程序管理试验用药品，包括分发和储藏；根据同一试验方案培训参加该试验的研究者；建立标准化的评价方法，试验中所采用的实验室和临床评价方法均应有统一的质量控制，实验室检查也可由中心实验室进行；数据资料应集中管理与分析，应建立数据传递、管理、核查与查询程序；保证各试验中心研究者遵从试验方案，包括在违背方案时终止其参加试验。

多中心试验可在较短的时间内搜集到研究所需的受试者数，且受试者范围广、用药临床条件广泛，试验结果更具有代表性。多中心试验应当根据参加试验的中心数目和试验的要求以及对试验用药品的了解程度建立管理系统，协调研究者负责整个试验的实施。各中心应在统一的组织领导下，按共同制订的研究方案开展临床试验。若各中心实验室化验结果有较大差异或参考值范围不同时，需采取措施取得一致的数值，对于实验室指标作为主要指标的项目尤为重要。

2.试验报道格式

首篇；引言；试验目的；试验管理；试验设计和试验过程（试验总体设计及方案的描述、对试验设计及对照组选择的考虑、适应证范围及确定依据、受试者选择、分组方法、试验药物、给药方案及确定依据、试验步骤、观察指标与观察时间、疗效评定标准、数据质量保证、统计处理方案、试验进行中的修改和期中分析）；试验结果（受试者分配、脱落及剔除情况描述，试验方案的偏离、受试者人口学、基线情况及可比性分析，依从性分析，合并用药结果及分析，疗效分析，安全性分析和安全性小结）；试验的讨论和结论；有关试验中特别情况的说明；临床参加单位的各中心的小结；主要参考文献目录；附件。

（四）Ⅳ期临床试验

Ⅳ期临床试验是上市后进一步扩大的临床试验，也称为上市后监测。其目的在于考察新药上市后，临床广泛使用的最初一段时间内的疗效和不良反应，评价在普通或者特殊人群中使用的利益与风险关系，以及改进给药方案，指导临床合理用药等。

一个新药虽完成Ⅰ期、Ⅱ期和Ⅲ期临床试验，但由于上市前临床研究的病例数少、研究时间短等缺陷，与上市后药品在社会范围内广泛人群中临床应用的实际情况可能会有较大差异。因此，Ⅳ期临床试验是Ⅰ期、Ⅱ期和Ⅲ期临床试验的补充和延续，是新药临床研究的一个重要组成部分。

1.试验内容

(1)广泛的应用研究：获得新药在临床应用范围人群中的疗效（包括药品长期效应、发现新的适应证）和不良反应（包括发病率较低的不良反应和一些迟发性不良反应等），同时发现临床实践中药物的相互作用等问题。

(2)补充的临床试验：上市前临床试验考察不全的新药应按要求补充临床试验，有的重点为补充适应证的安全有效性观察,有的重点为不良反应考察。

(3)特殊对象的临床试验:新药上市后在其安全有效性基本肯定的条件下,应对小儿、孕妇、哺乳期妇女、老人及肝肾不全患者等特殊对象的不同情况设计临床试验方案,进行已知有效药为阳性对照的随机对照试验。

2.试验特点

Ⅳ期临床试验具有以下几方面特点:要求的病例数较多,一般为上市前临床试验的5～8倍;以观察药品的安全性和长期有效性为主要目的,注重对不良反应、禁忌证、长期疗效和使用注意事项的考察,以便及时发现可能的远期副作用,并对远期疗效加以评估;注重对特殊人群(如老人、儿童、孕妇、肝肾功能不全者)及临床药物相互作用的研究;临床评价方法除临床试验外还可采用流行病学法,根据不同要求采用不同的评价方式。

3.试验方法

Ⅳ期临床试验为上市后开放试验,一般不要求设置对照组,但不排除根据需要对某些适应证或试验对象进行小样本随机对照试验。Ⅳ期临床试验的病例入选标准、排除标准、退出标准、疗效评价标准、不良反应评价标准、判定疗效和不良反应的各项观察指标等可参考Ⅱ期临床试验的设计要求。

4.不良反应监测

新药不良反应(adverse drug reaction, ADR)的监测是进行有组织、系统和规范的报道、记录和评价,其目的是有效地控制不良反应,防止药害事件发生,保障用药安全。合格药品在正常用法用量下出现的与用药目的无关的有害反应即药品不良反应。临床试验中,试验药品的不良反应是通过对临床试验过程中发生的不良事件与试验用药品因果关系的判断来确定的。严重药品不良反应,是指因使用药品引起以下损害情形:导致死亡;危及生命;致癌、致畸、致出生缺陷;导致显著的或者永久的人体伤残或者器官功能的损伤;导致住院或者住院时间延长;导致其他重要医学事件,如不进行治疗可能出现上述情况。

(1)临床表现和分类:药品不良反应的主要临床表现有副作用、毒性反应、后遗效应、变态反应、继发反应、特异质反应、过度反应、首剂效应、停药综合征、药物依赖性及致畸、致癌、致突变等。

1)按照药品不良反应的类型,可分为A型不良反应、B型不良反应和C型不良反应。A型不良反应是由药物的药理作用增强所致,与剂量有直接关系,停药或减量后症状很快减轻或消失,发生率高、死亡率低,通常包括副作用、毒性作用、后遗效应、继发反应等。B型不良反应是与正常药理作用无关的异常反应,一般很难预测,常规毒理学筛选难以发现,发生率低、死亡率高。B型不良反应又可分为药物异常性和受试者异常性两种。特异性遗传素质反应、药物过敏反应以及致癌、致畸、致突变作用均属于B型不良反应,一般中药过敏反应多属于此类型。C型不良反应一般发生在长期用药后,潜伏期较长,没有明确的时间关系,难以预测。

2)按照药品不良反应的严重程度分,可分为轻度不良反应、中度不良反应和重度不良反应。轻度不良反应,受试者可以忍受,不影响治疗,无须特别处理,对受试者康复无影响;中度不良反应,受试者难以忍受,需要停药或特殊处理,对受试者康复有直接影响;重度不良反应，危及受试者生命，致死或致残，需立即停药或做紧急处理。

(2)不良反应的评价：临床试验中，试验药品的不良反应是通过对临床试验过程中发生的不良事件与试验用药品因果关系的判断来确定的。判定不良事件与药物是否存在因果关系，可从以下几个方面进行分析：不良事件的发生与试验用药是否和合理的时间顺序；不良事件的表现是否符合该药已知的不良反应类型；停药或减量后反应是否减轻或消失；再次给药后反应是否再次出现；不良事件是否可用合并用药的作用、患者病情的进展、其他治疗的影响来解释。

关联性评价按照肯定、很可能、可能、可能无关、待评价及无法评价的 6 级评价标准进行评价。①肯定：用药与反应发生时间顺序合理；停药后反应停止或迅速减轻或好转(根据机体免疫状态某些 ADR 反应可出现在停药数天以后)；再次使用，反应再现，并可能明显加重，即激发试验阳性；有文献资料佐证；已排除原患疾病等其他混杂因素的影响。②很可能：无重复用药史，余同“肯定”，或虽然和合并用药，但基本可排除合并用药导致反应发生的可能性。③可能：用药与反应发生时间关系密切，同时又文献资料佐证；但引发 ADR 的药品不止一种，或原患疾病病情进展因素无法排除。④可能无关：ADR 与用药时间相关性不密切，反应表现与已知该药 ADR 不相吻合，原患疾病发展同样可能有类似的临床表现。⑤待评价：报表内容填写不齐全，等待补充后再评价，或因果关系难以定论，缺乏文献资料佐证。⑥无法评价：报表缺项太多，因果关系难以定论，资料又无法补充。

(3)不良反应的监测：在“反应停事件”发生后，各国政府开始对药品安全性高度重视，现代意义上的 ADR 监测报道制度在各国相继建立。药品不良反应监测是药品再评价工作的一部分，主要是监测药品上市后的不良反应事件，并及时作出评价和制定控制措施，保障公众用药的安全合理。

药品不良反应监测的方式有：自发呈报；处方事件监测；医院集中监测；药物流行病学研究；强制性报道系统。结合我国的国情，国内主要采用的是强制性报道系统。SFDA 主管全国药品不良反应报道和监测工作，地方各级药品监督管理部门主管本行政区域内的药品不良反应报道和监测工作；各级卫生行政部门负责本行政区域内医疗机构与实施药品不良反应报道制度有关的管理工作。

四、新药注册

新药注册申请指未曾在中国境内上市销售的药品的注册申请。此外，《药品注册管理办法》规定，生物制品按照新药申请的程序申报；已上市药品改变剂型、改变给药途径、增加新适应证的，按照新药申请管理；改变剂型但不改变给药途径，以及增加新适应证的注册申请获得批准后不发给新药证书，但靶向制剂、缓释、控释制剂等特殊剂型除外。CFDA鼓励创制新药，并对创制的新药、治疗疑难危重疾病的新药实行特殊审批。2009 年 1 月发布的《新药注册特殊管理规定》，明确了实施特殊审批的具体办法。

1. 新药注册的流程

依据现行的《药品注册管理办法》，新药的注册申请要经过新药临床研究注册和新药生产注册两个阶段的申报、审评和审批后，才能获得 CFDA 批准的新药证书(批准文号)。

因此，新药注册的流程也分为两种，即新药临床研究注册流程（见图 1-10）和新药生产注册流程（见图 1-11）。

新药临床前研究（需 GCP 认证的安全性评价）完成以后，必须经过 CFDA 批准，获得《药物临床试验批件》，方可进行新药临床试验研究。

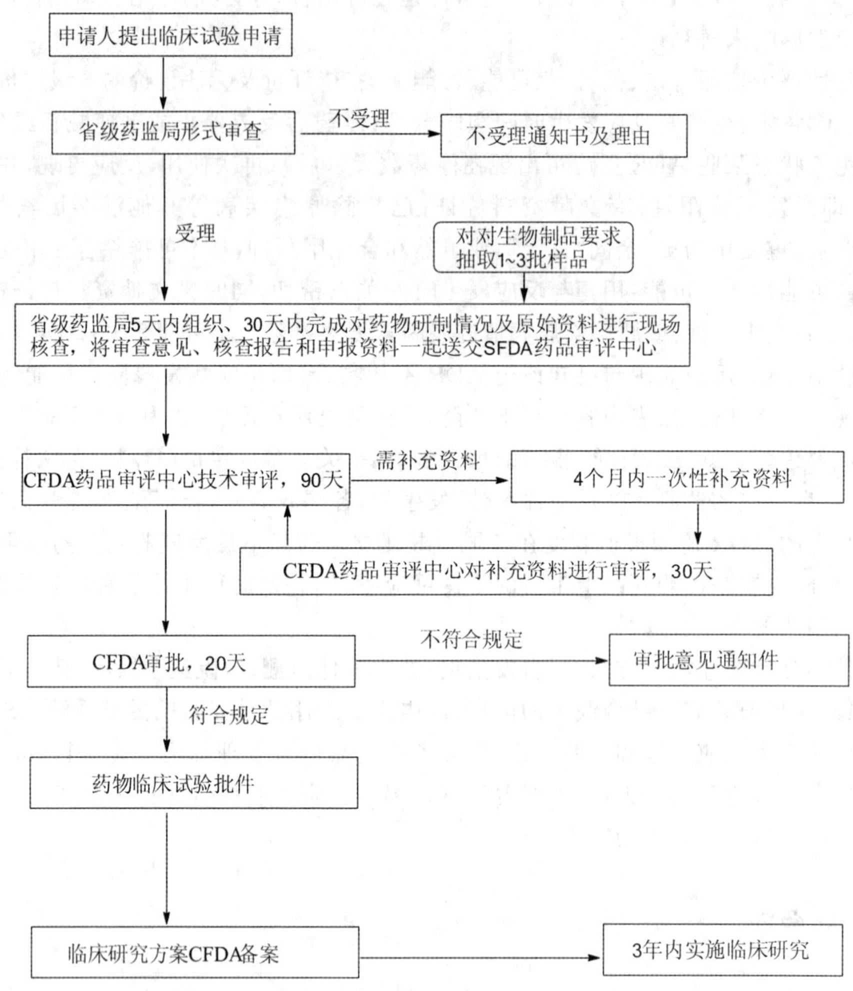

图 1-10　新药临床研究注册流程

《药物临床试验批件》的申报与审批程序为：完成临床前研究（药学、药理毒理）⟶报送《药品注册申请表》（包括申请临床试验的申报资料、样品等）⟶省级药品监督管理局初审（形式审查、现场核查、样品抽验）⟶技术审评（CFDA 药品审评中心）⟶CFDA 审批决定（批准或退审）。

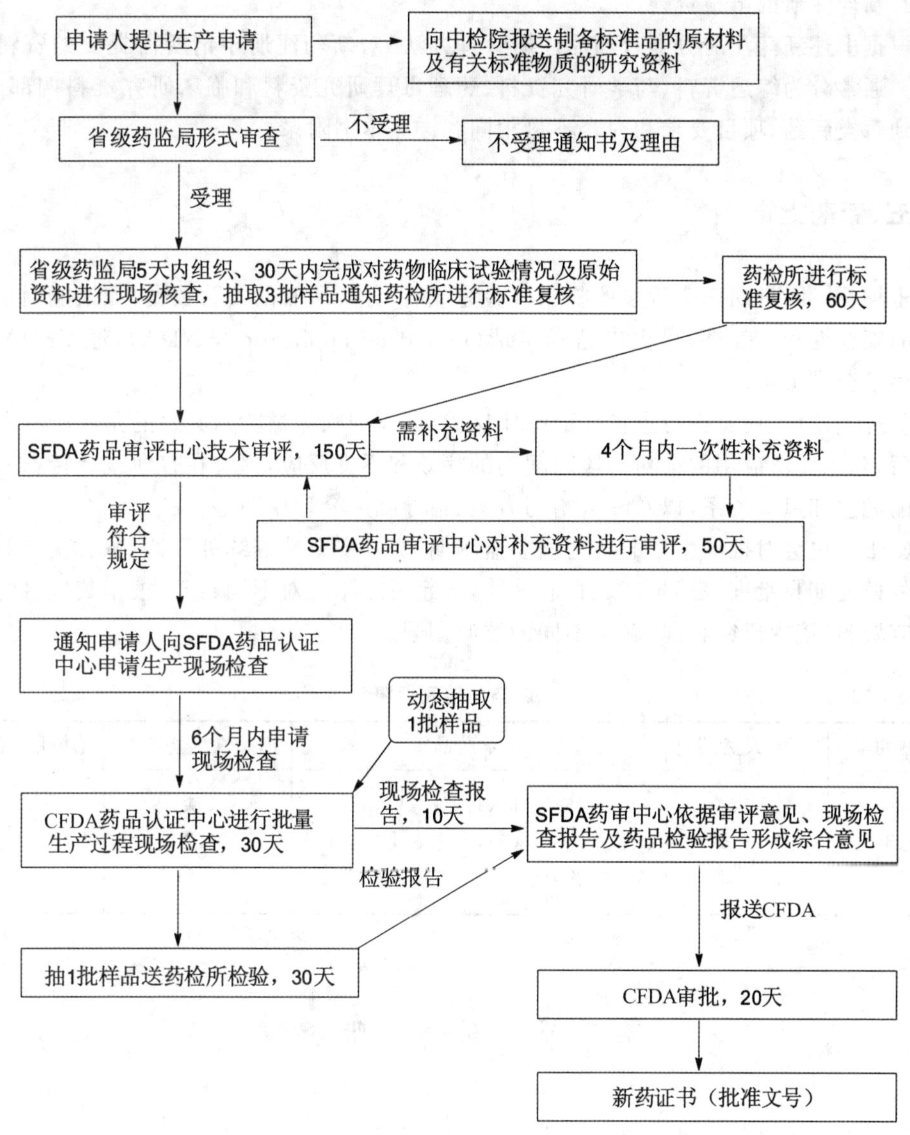

图 1-11　新药生产注册流程

新药临床试验(需 GCP 认证)完成后,符合规定的发给新药证书,已持有《药品生产许可证》并具备生产条件的同时发给药品批准文号。

《新药证书》及药品批准文号的申报与审批程序为:完成临床研究(Ⅰ、Ⅱ、Ⅲ期临床试验)→报送《药品注册申请表》(包括申请生产的申报资料、向中国食品药品检定研究院报送制备标准品的原材料及有关标准物质的研究资料等)→省级药品监督管理局初审(形式审查、现场核查、标准复核)→技术审评及现场检查检验(CFDA 药品审评中心,CFDA 药品认证管理中心)→CFDA 审批决定(批准或退审,对持有《药品生产许可证》并具备生产条件的,批准发给新药证书的同时发给药品批准文号)。

2. 新药注册的申报资料

根据上述新药注册分类,《药品注册管理办法》对新药注册申请所需提交的资料作出规定。通常分为综述资料、药学研究资料、药理毒理研究资料和临床研究资料四部分,但具体到每类新药,项目要求和内容不尽相同。详见本书附录。

五、新药上市

Ⅰ期、Ⅱ期、Ⅲ期三个阶段的临床试验完成后,分析所有的实验数据,如果能确切证明药物的安全性和有效性,可提出新药申请(new drug application, NDA),经 CFDA 审查合格后已获准上市。

新药上市后,还要进行进扩大的临床试验(即Ⅳ期临床试验),其目的是在于考察新药上市后,临床广泛应用的最初一段时间内的疗效和不良反应,评价在普通或者特殊人群中使用的利益和风险关系,以及改进给药方案、指导临床合理用药等。

CFDA 也会对批准生产的新药设立监测期,对其安全性继续进行监测(详见表1-24)。新药的监测期自批准该药生产之日起计算,不超过 5 年。对不同新药,根据其现有的安全性研究资料、境内研究状况,确定不同的监测期限。

表 1-24　新药的监测期限

监测期限	中药、天然药物	化学药品	治疗性生物制品	预防用生物制品
5 年	1 类	1 类中的(1)、(2)、(3)	1 类	1 类
4 年	2～6 类	1 类中的(4)、(5),2 类,3 类中的(1)	2～12 类	2～8 类
3 年	7～8 类	3 类中的(2)、(3),4～5 类	14 类	9～11 类

第三节　新药注册分类

法规含义上的新药品种范围较为宽泛,其创新程度差别又较大,显然不适合按照同一模式进行研究和审批。为此,《药品注册管理办法》采用分类审批管理的办法。以下列出具体分类情况。

一、中药、天然药物注册分类

中药是指在我国传统医药理论指导下使用的药用物质及其制剂。天然药物是指在现代医药理论指导下使用的天然药用物质及其制剂。中药、天然药物注册分为 9 类,1～6 属新药范畴,7、8 按新药申请程序申报,如表 1-25 所示。

表 1-25　　中药、天然药物注册分类及说明

注册分类	说明
1.未在国内上市销售的从植物、动物、矿物等物质中提取的有效成分及其制剂	指国家药品标准中未收载的从植物、动物、矿物等物质中提取得到的天然的单一成分及其制剂，其单一成分的含量应当占总提取物的 90%以上
2.新发现的药材及其制剂	指未被国家药品标准或省、自治区、直辖市地方药材规范（统称“法定标准”）收载的药材及其制剂
3.新的中药材代用品	指替代国家药品标准中药成方制剂处方中的毒性药材或处于濒危状态药材的未被法定标准收载的药用物质
4.药材新的药用部位及其制剂	指具有法定标准药材的原动植物新的药用部位及其制剂
5.未在国内上市销售的从植物、动物、矿物等物质中提取的有效部位及其制剂	指国家药品标准中未收载的从单一植物、动物、矿物等物质中提取的一类或数类成分组成的有效部位及其制剂，其有效部位含量应占提取物的 50%以上
6.未在国内上市销售的中药、天然药物复方制剂	包括：中药复方制剂，天然药物复方制剂，中药、天然药物和化学药品组成的复方制剂 (1)中药复方制剂应在传统医药理论指导下组方。主要包括：来源于古代经典名方的中药复方制剂、主治为症状的中药复方制剂、主治为病症结合的中药复方制剂等 (2)天然药物复方制剂应在现代医药理论指导下组方，其适应证用现代医学术语表述 (3)中药、天然药物和化学药品组成的复方制剂包括中药和化学药品，天然药物和化学药品，以及中药、天然药物和化学药品三者组成的复方制剂
7.改变国内已上市销售中药、天然药物给药途径的制剂	指不同给药途径或吸收部位之间相互改变的制剂
8.改变国内已上市销售中药、天然药物剂型的制剂	指在给药途径不变的情况下改变剂型的制剂
9.仿制药	指注册申请我国已批准上市销售的中药或天然药物

二、化学药品注册分类

化学药品注册分为 6 类。1～4 属新药范畴，5 按照新药申请管理，如表 1-26 所示。

表 1-26　　化学药品注册分类及说明

注册分类	说明
1. 未在国内外上市销售的药品	(1)通过合成或者半合成的方法制得的原料药及其制剂 (2)天然物质中提取或者通过发酵提取的新的有效单体及其制剂 (3)用拆分或者合成等方法制得的已知药物中的光学异构体及其制剂 (4)由已上市销售的多组分药物制备为较少组分的药物 (5)新的复方制剂 (6)已在国内上市销售的制剂增加国内外均未批准的新适应证
2. 改变给药途径且尚未在国内外上市销售的制剂	
3. 已在国外上市销售但尚未在国内上市销售的药品	(1)已在国外上市销售的制剂及其原料药和(或)改变该制剂的剂型，但不改变给药途径的制剂 (2)已在国外上市销售的复方制剂和(或)改变该制剂的剂型，但不改变给药途径的制剂 (3)改变给药途径并已在国外上市销售的制剂 (4)国内上市销售的制剂增加已在国外批准的新适应证
4. 改变已上市销售盐类药物的酸根、碱基(或者金属元素)，但不改变其药理作用的原料药及其制剂	
5. 改变国内已上市销售药品的剂型，但不改变给药途径的制剂	
6. 已有国家药品标准的原料药或者制剂	

三、生物制品注册分类

生物制品包括治疗用生物制品与预防用生物制品两大类。注册分为 15 类。1～14 属新生物制品，15 按新药申请程序申报，如表 1-27 所示。

表 1-27　　生物制品注册分类

治疗用生物制品	预防用生物制品
1. 未在国内外上市销售的生物制品	1. 未在国内外上市销售的疫苗
2. 单克隆抗体	2. DNA 疫苗
3. 已上市销售疫苗变更新的佐剂，耦合疫苗变更新的载体	3. 基因治疗、体细胞治疗及其制品
4. 变态反应原制品	4. 由非纯化或全细胞（细菌、病毒等）疫苗改为纯化或者组分疫苗
5. 由人的、动物的组织或者体液提取的，或者通过发酵制备的具有生物活性的多组分制品	5. 采用未经国内批准的菌毒种生产的疫苗（流感疫苗、钩端螺旋体疫苗等除外）
6. 由已上市销售生物制品组成新的复方制品	6. 已在国外上市销售但未在国内上市销售的疫苗
7. 已在国外上市销售但尚未在国内上市销售的生物制品	7. 采用国内已上市销售的疫苗制备的结合疫苗或者联合疫苗
8. 含未经批准菌种制备的微生态制品	8. 与已上市销售疫苗保护性抗原谱不同的重组疫苗
9. 与已上市销售制品结构不完全相同且国内外均未上市销售的制品（包括氨基酸位点突变、缺失，因表达系统不同而产生、消除或者改变翻译后修饰，对产物进行化学修饰等）	9. 更换其他已批准表达体系或者已批准细胞基质生产的疫苗；采用新工艺制备并且实验室研究资料证明产品安全性和有效性明显提高的疫苗
10. 与已上市销售制品制备方法不同的制品（例如采用不同表达体系、宿主细胞等）	10. 改变灭活剂（方法）或者脱毒剂（方法）的疫苗
11. 首次采用重组 DNA 技术制备的制品（例如以重组技术替代合成技术、生物组织提取或者发酵技术等）	11. 改变给药途径的疫苗
12. 国内外尚未上市销售的由非注射途径改为注射途径给药，或者由局部用药改为全身给药的制品	12. 改变国内已上市销售疫苗的制剂，但不改变给药途径的疫苗
13. 改变已上市销售制品的剂型但不改变给药途径的生物制品	13. 改变免疫剂量或者免疫程序的疫苗
14. 改变给药途径的生物制品（不包括上述 12 项）	14. 扩大使用人群（增加年龄组）的疫苗
15. 已有国家药品标准的生物制品	15. 已有国家药品标准的疫苗

第四节 药物的命名

药品的名称是药品标准化、规范化的主要内容之一，也是药品质量标准的重要组成部分。药品名称的不规范造成药物存在同物异名、异物同名或者一药多名，易导致不合理用药，最终影响人体用药安全有效。目前我国药品名称的种类有三种，国际非专利名、通用名、商品名，它们分别具有不同的性质。国际非专利名是世界卫生组织（WHO）制定的药物（原料药）的国际通用名，使世界药物名称得到统一，便于交流和协作。按中国国家药典委员会药品命名原则制定的药品名称为药品的通用名称，收载于药典和药品标准的通用名称（approved names）为药品的法定名称。通用名是国家规定的统一名称，其特点在于其具有通用性，同种药品的通用名一定是相同的。商品名又称商标名，商标名通过注册即为注册药品的商品名。

一、国际非专利名称

药品的国际非专利名称（International Nonproprietary Names for Pharmaceutical Substances, INN）是由 WHO 制定的一种原料药或活性成分的唯一名称，也称为通用名称（generic names）。鉴于各国药品名称混乱，WHO 一直要求“发展、制定和推行代表生物制品、药品以及类似产品的国际标准”，并组织专家委员会从事统一药名工作，制定 INN 命名原则，与各国专业术语委员会协作，数次修订，为每一种在市场上按药品销售的活性物质起一个世界范围内都可以接受的唯一名称。INN 命名的主要原则有两条：①药品名称的拼写和发音应清晰明了，全词不宜太长，避免与已经通用的药名混淆；②对于同属一类药理作用相似的药物，在命名时应适当表明这种关系；避免采用能使病人从解剖学、生理学、病理学或治疗学暗示的药名。例如：INN 使用的部分词干的中文译名如表 1-28所示。

二、中国药品通用药名

根据国家药典委员会的“药品命名原则”制定的药品名称为中国药品通用名称。中国药品通用名称（Chinese Approved Drug Names，CADN）是中国法定药物的名称，由药典委员会负责制定。

中国国家药典委员会“药品命名原则”主要遵循如下通则：药品名称包括中文名、汉语拼音名、英文名三种；药品的名称应科学明确、简短，不用代号、政治性名词及容易混同或夸大疗效的名称；药品的英文名应尽量采用世界卫生组织拟定的国际非专利药名；药品的商品名（包括外文名和中文名）不能用作药品通用名称。

表 1-28　　INN 使用的部分干的中文译名

词干		药物举例		药物类型
英文	中文	INN	通用名	
-azepam	西泮	diazepam	地西泮	镇静催眠药
-caine	卡因	procaine	普鲁卡因	局部麻醉药
-cef	头孢	cefalexin	头孢氨苄	抗生素
-cillin	西林	amoxicillin	阿莫西林	抗生素
-conazole	康唑	fluconazole	氟康唑	抗真菌药
-dipine	地平	nifedipine	硝苯地平	钙通道阻断剂
gli-	格列	gliquidone	格列喹酮	磺胺类降血压药
-mycin	霉素	telithromycin	泰利霉素	抗生素
-nidazole	硝唑	metronidazole	甲硝唑	抗菌药
-olol	洛尔	propranolol	普萘洛尔	β-肾上腺素受体拮抗药
-oxacin	沙星	norfloxacin	诺氟沙星	合成抗菌药
-oxetine	西汀	fluoxetine	氟西汀	抗抑郁药
-profen	洛芬	ibuprofen	布洛芬	消炎镇痛药
-relin	瑞林	gonadorelin	戈那瑞林	多肽激素类
-prost	前列素	carboprost	卡前列素	前列素类
-sartan	沙坦	losartan	氯沙坦	ACEⅡ受体拮抗剂
-tidine	替丁	cimetidine	西咪替丁	H_2-受体拮抗剂
-vastatin	伐他汀	lovastatin	洛伐他汀	调血脂药

1. 原料药命名原则

(1)中文名尽量与英文名相对应。可采取音译、意译或音意合译,一般以音译为主。

(2)无机化学药品,如化学名常用且较简单,应采用化学名;如化学名不常用,可采用通俗名,如盐酸、硼砂。酸式盐以“氢”表示,如碳酸氢钠,不用“重”字;碱式盐避免用“次(sub-)”字,如碱式硝酸铋,不用“次硝酸铋”。

(3)有机化学药品,其化学名较短者,可采用化学名,如苯甲酸;已习用的通俗名,如符合药用情况,可尽量采用,如糖精钠、甘油等。化学名较冗长者,可根据实际情况,采用下列方法命名。

①音译命名:音节少者,可全部音译,如 Codeine 可待因;音节较多者,可采用简缩命名,如 Amitriptyline 译为阿米替林。音译名要注意顺口、易读,用字通俗文雅,字音间不得混淆,重音要译出。

②意译(包括化学命名和化学基团简缩命名)或音、意结合命名。在音译发生障碍,如

音节过多等情况下，可采用此法命名，如 Chlorpromazine 译为氯丙嗪，Cefadroxil 译为头孢羟氨苄。

(4)与酸或盐或酯类的药品，统一采取酸名列前，盐基(或碱基)列后，如：Streptomycin Sulfate 译为硫酸链霉素，Hydrocortisone Acetate 译为醋酸氢化可的松。

与有机酸成盐的药名，一般可略去“酸”字，如 Poldine Metisulfate 译为甲硫泊尔定；Sorbitan Laurate 译为月桂山梨醇。

英文词尾为“-ate”的酯类药，可直接命名为“××酯”，如 Fedrilate 译为非屈酯。与缩合基加合成酯类的药亦可将××酯列后，如 Cafcanel Daloxate 译为头孢卡奈达酯。

(5)季铵盐类药品，一般将氯、溴置于铵前，如：Benzalkonium Bromide 译为苯扎溴铵。除沿用已久者外，尽量不用氯化×××，溴化×××命名。与有机酸组成的季铵类药名，酸名列于前，一般亦略去“酸”字，如 Amezinium Metilsulfate 译为甲硫阿镁铵。

(6)生化药的英文名一般仍以 INN 为准；如 INN 未列入的，可参照国际生化协会命名委员会(NC-INB)及生化命名联合委员会(ICBN)公布的名称拟定。其中文译名，除参照中国生化协会名词审定委员会列出的生化名词外，尚需结合药学的特点或常规使用名称拟定。如 Urokinase 译为尿激酶；Trypsin 译为胰蛋白酶；Adenosine Triphosphate 译为三磷腺苷，不译为腺苷三磷酸。

生长素类药根据其来源和药学特点等，采用音、译结合拟定中文译名，如 Somatorelin 译为生长释素，Somavubove 译为牛亮氨生长素，Somenopor 译为猪诺生长素。

(7)单克隆抗体和白介素类药，采用音、意结合简缩命名，如 Dorlimomab Aritox 译为阿托度单抗；Biciromab 译为比西单抗；Teceleukin 译为替西白介素。

(8)放射性药品在药品名称中的核素后，加直角方括号注明核素符号及其质量数，如碘[^{125}I]化钠。

(9)化学结构已确定的天然药物提取物，其外文名系根据其属种来源命名者，中文名可结合其属种名称命名，如 Artemisinin 译为青蒿素；Penicillamine 译为青霉胺。外文名不结合物种来源命名者，中文名可采用音译，如 Morphine 译为吗啡，Amikacin 译为阿米卡星。化学结构不完全清楚者，可根据其来源或功能简缩命名，如 Bacitracin 译为杆菌肽。配糖体缀合词根的命名采用以“苷”取代过去的“甙”命名，以便与化学命名相一致。

2. 制剂命名原则

(1)制剂药品的命名，药品名称列前，剂型名列后，如 Indometacin Capsules 译为吲哚美辛胶囊。

(2)制剂药品名称中说明用途或特点等的形容词宜列于药名之前，如 Absorbable Gelatin Sponge 译为吸收性明胶海绵。

(3)单方制剂的命名，应与原料药名一致，如 Bumetanide Tablets 译为布美他尼片。

(4)复方制剂根据处方组成的不同情况可采用以下方法命名。

①以主药命名，前面加“复方”二字，如 Compound Iodine Solution 译为复方碘溶液。

②以几种药的名称命名或简缩命名，或采用音、意简缩命名，如 Glucose and Sodium Chloride Injection 译为葡萄糖氯化钠注射液，Paracetamol and Codeine Tablets 译为氨酚

待因片，Caffeine and Sodium Benzoate Injection 译为安钠咖注射液。若主药名不能全部简缩者，可在简缩的药名前再加“复方”二字。

③对于由多种有效药物组成的复方制剂，难以简缩命名者，可采取药名结合品种数进行命名，如由 15 种氨基酸组成的注射剂，可命名为复方氨基酸注射液(15)，若需突出其中含有支链氨基酸，则可命名为复方氨基酸注射液(15-HBC)。对于组分相同但比例不同的氨基酸制剂可增列序号予以区别，如复方氨基酸注射液(15-1)。对含多种维生素或维生素与微量元素的复方制剂，可参照此项原则命名，如多种维生素片(15)、多维元素片(31)。

三、商品名

商品名也称专用名，是厂商为药品流通所起的专用名称，有专利性，不得仿用。商标名通过注册即为注册药名(registered names)，常用 R 表示。如对乙酰氨基酚(通用名)是一种退烧药，不同药厂对本厂生产的制剂商品名有泰诺林、百服宁、必理通等。因为存在同种通用名的药品有很多不同商品，人们常常会有不同药的概念，容易造成重复吃药，从而导致服药过量，造成不良反应。药品包装说明书上的为正式批准的商品名。

思考题

1. 先导化合物的发现有哪些途径？举例说明如何综合利用现有的先导化合物发现方法进行创造性地发掘先导化合物。

2. 先导化合物的优化方法有哪些？如何利用所学的优化方法进行全新化合物的成药性开发(举例说明)？

3. 新药临床前的药理毒理学研究包括哪些内容？如何将新药研究中的药理毒理研究结果与质量标准中杂质限度有机地结合起来？

4. 质量标准研究包含哪些内容，如何根据药物性质制定一份科学合理、质量可控的新药标准？

5. 简述新药临床研究的主要内容及不同阶段的临床试验的主要区别。

6. 新药申报生产的审批过程中，需要通过哪些部门的审批或审评？各个部门在新药审批过程中充当何种角色？其主要工作的职责和作用是什么？

第二章

药物的化学结构与生物活性的关系

学习要求

1. 了解影响药物活性的主要因素。
2. 掌握药物的理化性质与药物活性之间的关系。
3. 了解药物晶型与药物活性的关系；熟悉我国晶型药物的管理。
4. 掌握立体结构对药效的影响。

药物为什么会有生物活性？不同化学结构类型的药物为什么会产生不同类型的药理作用？有些同一化学结构类型的药物，只是结构上细微差别，为什么其生物活性强弱不同，甚至药理作用的类型也截然不同？而有些药物的化学结构大不相同，为什么却有着相同或相似的生物活性？随着人们对机体认知水平的不断提高以及各相关学科的不断发展，使得我们在分子水平上来探讨药物对机体的作用成为可能，这种研究药物化学结构与生物活性之间的关系称为构效关系（structure-activity relationship，SAR），已成为新药设计与开发的基础。

第一节　影响药物活性的主要因素

药物进入体内后，要经过一系列的过程如吸收、分布、代谢、组织结合以及在作用部位产生作用，才能发挥其生物活性，在这些因素中，决定药物药效的主要因素可归纳为两点：①药物必须以一定的浓度到达作用部位，才能产生应有的药效，如口服抗疟药必须先通过胃肠道黏膜吸收，进入血液，再通过红细胞膜，最后还要穿过疟原虫的细胞膜，才能引起抑制或杀灭疟原虫的作用。该作用与药物的转运（吸收、分布、代谢、排泄）密切相关。转运以药物的理化性质和结构为基础。在转运的过程中，药物的代谢还可以使药物的结构发生变化，使药物活化或失活。②在作用部位，药物和受体形成复合物，产生生物化学和生物物理的变化，这依赖于药物的特定的化学结构，以及它与受体的空间互补性，与受体结合点的化学键合等性质。这两个主要因素均与药物的化学结构有着密不可分的联系。

一、药物的转运

药物的化学结构决定了它的理化性质并直接影响药物分子在体内的吸收(absorption)、分布(distribution)、代谢(metabolism)和排泄(excretion)。

(一)药物吸收

药物吸收受许多生理因素的影响,同时也取决于药物分子自身的许多理化性质。大多数从胃肠道吸收的药物都是通过非离子化形式穿过脂质膜的扩散过程;解离常数、脂溶性和吸收部位的 pH 决定了从一种溶液中吸收的程度。这些系数之间的相互关系称为 pH 分配理论(pH-partition theory)。该理论为理解药物从胃肠道吸收和药物跨生物膜转运提供了一个基础理论框架:①胃肠道及其他生物膜的作用好比是脂质屏障;②酸性或碱性药物的非离子化形式更易被吸收;③大多数药物都是通过被动扩散吸收;④药物吸收的速率和量与药物的脂水分配系数有关(脂溶性越大,吸收越快);⑤弱酸性或中性药物可在胃中吸收,碱性药物不能在胃中吸收。

当一个药物经静脉注射给药,可迅速经体液分布到作用部位;其他的血管外给药途径,包括口服、肌注、舌下、皮下、皮肤、直肠和鼻腔等,药物必须在给药部位能够被吸收;如果以固体形式如片剂或胶囊剂给药,药物必须在给药部位溶解,然后再吸收。药物的溶解速率会影响药物的整体治疗作用。

许多因素影响药物从固体剂型中的溶出速率,从而影响吸收速率,进而影响药物的作用强度和作用时间。这些因素包括药物的溶解度、药物粒子的粒径和表面积、药物的晶型以及崩解速率。

药物的药理作用强弱和持续时间不仅取决于药物活性,还取决于药物到达作用部位的数量和速度。药物在作用部位的浓度几乎不能测定,但可以测定血浆或血清和尿中的药物浓度。

药物吸收与其化学结构、理化性质相关,最重要的是水溶性和亲脂性。非解离药物吸收与亲脂性密切相关;可解离药物与其中未解离分子的亲脂性有关,实际上取决于药物分子的 pK_a 及吸收部位的 pH。

药物在溶液中非离子化形式的分数是药物的解离常数和吸收部位溶液的 pH 决定的。在胃液低 pH 条件下,大多数弱酸性药物主要以非离子化形式存在,因此可以在胃和肠吸收。

大多数弱碱性药物在胃中很少吸收,因为在 pH 1~2 的条件下它们大多数以离子化的形式存在。

有些药物在胃肠道中虽然主要以非离子化的形式存在,但是它们经口服给药后吸收很少,原因是这些药物具有低的脂溶性。药物可以在水相和亲脂性的细胞膜之间分配,例如,抗生素能从体液向微生物体内分配。

虽然脂溶性高的药物吸收好,但是药物还必须具有某种程度的水溶性。因为吸收部位的生物液体是水溶性的，药物吸收的前提条件是药物分子以溶液的形式存在，因此，药物必须既具有亲水性又具有亲脂性。

（二）药物分布

药物进入血液后，需要经过一条通道到达生物作用部位。身体由各种各样的组织组成，药物与各种组织的亲和力不同，因此药物的组织分布必然对其生物活性产生巨大影响。

药物在体内各组织的分布很大程度上取决于药物的理化性质，药物的分布与下列因素有关：①药物分子的亲脂性和组织的亲脂性；②药物分子的解离度；③与血液和组织成分的结合程度。还需注意蛋白结合和分布的相互依赖关系。

药物在中枢神经系统的分布取决于药物的脂溶性和解离度。药物通过血-脑屏障的速度与在生理 pH 7.4 时药物的脂水分配系数成正比，药物的脂水分配系数低（或解离度高），进入中枢神经的速度也低。

药物在血浆与脂肪之间的分布，取决于它们的脂水分配系数，这种分布影响药物作用的强度和持续时间。下面以静脉麻醉药硫喷妥（thiopental）为例，说明药物分布与持续时间的关系。该药物在生理 pH 7.4 时的分配系数为 2，静脉注射几分钟内，在许多组织达到较高的药物浓度，包括中枢神经系统，从而迅速催眠。但血药浓度在 10 分钟后迅速下降，催眠作用消失，原因是药物通过再分布积累于脂肪和肌肉中，而不是由于药物的代谢和排泄。

（三）药物的蛋白结合

药物进入体循环血液之后，随着血液流经各器官或组织，药物分布于血液与器官或组织之间达到动态平衡。血浆中有 6%～8%的蛋白，有的药物能与血浆蛋白结合，称为蛋白结合，使药物的一部分从游离型变为结合型。

药物蛋白结合分可逆和不可逆两种。不可逆的药物蛋白结合一般是化学反应的结果，在反应中，药物通过共价键与蛋白结合。大多数药物与蛋白的结合是可逆的过程，药物以氢键、范德华力、疏水键或离子键与蛋白结合。

蛋白结合药物是一个大的复合物，不容易通过细胞膜，所以其分布受到限制。此外，蛋白结合药物没有药理活性，不能发挥治疗作用。而游离或未结合的药物能够通过细胞膜，有治疗活性。药物的蛋白结合对药物的作用强度影响大；在有蛋白结合存在时，药理作用的强弱取决于游离药物的浓度，而不是取决于总的药物浓度。

药物和蛋白的结合还会影响药物作用的持续时间。如果一个药物有很强且可逆的蛋白结合，由于药物储存于药物-蛋白复合物中，可能有较长的作用持续时间。

（四）药物的消除

药物消除过程包括代谢和排泄。当血液循环把药物分布到能代谢药物的器官或能从体内排泄药物的器官时，药物的消除过程就开始了。绝大多数药物在体内经历生物转化。经过生物转化，所吸收的药物有所减少。药物的生物转化是药物消除的组成部分。

药物生物转化的主要部位在肝脏。药物经生物转化生成的代谢物，可能有活性，也可能完全无活性。活性代谢物的作用可能比母体药物强，也可能弱；作用可能与母体药物相似，也可能不相似。代谢物的代谢与消除动力学可能与母体药物不同，因为官能团的添加或改变导致代谢物与母体药物的理化性质有差异。

肾主要负责排泄原型药物及其代谢物。它涉及肾小球滤过、肾小管重吸收和肾小管的分泌三个过程。

只有游离药物才能被过滤，而结合药物不能被过滤。被过滤的药物中，亲脂性药物可在肾小管重吸收，而极性大的和离子型药物则随尿排出体外。弱酸和弱碱的重吸收取决于肾小球液体的pH。血浆的pH为7.4，尿液pH为4.5～8.0。因此这些药物的消除与尿的pH有关。如弱酸性的磺胺(sulfanilamide)(见图2-1)和磺胺乙二唑(sulfaethidole)(见图2-2)，当尿pH保持在5时，其半衰期为11.4小时，尿碱化至pH 8时，半衰期为4.2小时。磺胺在pH 5时76%未解离，而在pH 8时仅剩0.3%未解离。

肾小管的分泌是主动转运。青霉素的迅速消除即由主动转运所致。丙磺酸(probenecid)(见图2-3)为一弱酸，它竞争抑制青霉素的肾小管分泌，从而延长了青霉素的作用持续时间。

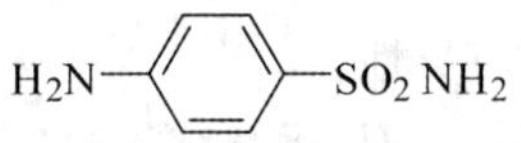

H_2N—⟨苯环⟩—SO_2NH_2

图2-1 磺胺

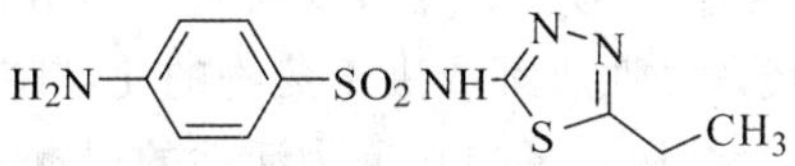

H_2N—⟨苯环⟩—SO_2NH—(1,3,4-噻二唑环，N—N，S)—CH_2CH_3

图2-2 磺胺乙二唑

HOOC—⟨苯环⟩—$SO_2N(CH_2CH_2CH_3)_2$

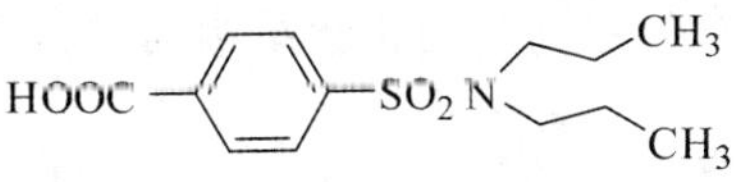

图2-3 丙磺酸

当药物随血液经过肾和胆时，部分药物随尿和胆汁排泄。药物的排泄和代谢使药物在体内消失，即为消除。一部分药物也可能经肾小管和肝肠循环重新进入血液循环，称为重吸收。

药物的胆汁排泄经历肝细胞、胆和肠。有的药物经肝肠循环可重吸收。胆汁排泄主要是消除一些有机阴离子和阳离子，即在肠pH条件下解离，不能被重吸收的离子。

药物经历这样一个转运过程，最后只有一部分药物到达作用部位，与靶组织的受体相互结合产生预期的药理作用。了解药物在体内的转运过程，对于认识药物的构效关系进而从各种途径优化药物的生物利用度，满足治疗对药物的各种要求有很大的意义。

二、药物与受体的结合

药物的化学结构不是空洞的概念，它是化合物组成元素的种类、数量、一定的连接方式、原子团的空间排列、彼此间的相互影响，以及所显示出的特定的理化性质来具体体现的。根据药物化学结构对生物活性的影响，以及药物在分子水平上的作用方式，宏观上可以把药物分成两种类型，即结构非特异性药物和结构特异性药物。结构非特异性药物的特点是药物的活性与化学结构类型的关系较少，主要是受理化性质的影响，如借助于渗透压、脂溶性、络合作用等改变细胞周围的理化条件而发挥药效，作用机制相对比较简单。如甘露醇在体内不能被代谢，利用静脉注射其高渗溶液可缓解、消除肺水肿、脑水肿等组织水肿。肠壁对 Mg^{2+} 和 SO_4^{2-} 吸收速度慢，口服硫酸镁后其在肠道内形成高渗溶液，从而阻止水分吸收，使肠道容积增大，刺激肠蠕动而导泻。氢氧化铝、三硅酸镁等可中和胃酸，治疗胃酸过多、消化性溃疡等。二巯丁二酸钠可与汞、砷等重金属离子形成络合物，随尿液排出，以治疗重金属中毒。全身麻醉药对中枢神经系统的麻醉作用，主要是受药物脂溶性的影响。

大多数临床使用的药物属于结构特异性药物，其生物活性与化学结构密切相关，并与体内特定的受体的相互作用有关。受体是具有弹性三维结构的生物大分子（主要为蛋白质），具有识别配体的能力，与配体结构互补，可相互结合成复合物，将信息传递或传导，产生一系列特定生理生化反应，或拟似天然底物产生激动效应，或拮抗天然的底物产生拮抗效应。这类药物的作用是依赖于分子的特异性的化学结构及其按某种特异的空间相互关系排列，所以这类药物的化学反应性、分子形状、体积和表面积、立体化学状况、功能基配置、电荷分布（共轭或诱导效应），以及同受体结合的可能模式，都会对活性产生不同程度的影响，而上述各种性质都取决于药物的化学结构的特异性。

药物的化学结构是影响其生物活性的根本所在，一方面，化学结构决定了药物的各种理化性质，从而影响药物的吸收、代谢及转运等生化过程，进而影响其生物活性；另一方面，药物的化学结构决定了药物与受体的相互作用，进而影响其活性的高低。因此，新药的设计就是基于构效关系的研究，针对药物的化学结构而进行的先导化合物的发掘及先导化合物的结构优化。

第二节　物理化学性质对活性的影响

对结构非特异性药物，其活性主要受其理化性质的影响。结构特异性药物的活性大小取决于其与受体结合的能力，也取决于药物能否到达作用部位或到达作用部位时的浓度，而药物的理化性质如溶解度、分配系数及解离度及其药物的分子结构会影响药物分子的吸收、分布、代谢及排泄（ADME），进而对药物的活性产生影响。为了更好地进行新药的设计，研究者需要知道每一个官能团对化合物分子全部物化性质的贡献，以便更好地对化合物进行构效关系的研究。

一、脂水分配系数与药物活性的关系

正常情况下，人体内水的含量占体重的 70％～75％。血液、体液及细胞液实质都是水溶液，药物要转运扩散至血液或体液，需要有一定的水溶性（亲水性）。而药物要通过各种脂质生物膜时，又需要具有一定的脂溶性（亲脂性）。因此，药物的亲水性或亲脂性过大

或过小均不利于药物的吸收和转运，都会对药物活性产生不利的影响。掌握药物的脂-水分配系数与药物活性之间的关系，有利于研究者有针对性地对化合物的结构进行改造，提高新药设计与开发的成功率。

药物的化学结构决定了其水溶性及脂溶性。药物分子的水溶性与分子中官能团形成氢键的能力和官能团的离子化程度有关，即每一个能给予或接受一个氢键的官能团都能增加该化合物的整体水溶性。当研究者分析有机盐溶液时，离子-偶极键、分子间离子键的因素对药物分子的水溶性也有重要影响。

药物的脂溶性和水溶性的相对大小一般以脂水分配系数(lipid-water partition coefficient)表示。脂水分配系数 P 为化合物在非水相和水相中分配平衡后，在非水相中的浓度 C_o 和水相中的浓度 C_w 的比值，即：

$$P=\frac{C_o}{C_w}$$

P 值的大小表示化合物脂溶性的大小，因其数值通常较大，常用其对数 $\lg P$ 表示。目前，广泛采用正辛醇来测定药物在非水相中的浓度。这是因为正辛醇性能近似于生物膜，且化学性质稳定，可与药物分子形成氢键，本身无紫外吸收。

不同药理活性的药物，对脂水分配系数的要求不同。作用于中枢神经系统的药物，需要通过血-脑屏障，故需要较大的脂水分配系数，如全身麻醉药物属于非特异性结构药物。定量构效关系的研究发现，麻醉作用的强度与它们的脂水分配系数呈非线性正比关系，其 $\lg P$在 2 左右时活性最强，即全身麻醉药必须是亲脂性强的化合物，但其亲脂性不宜过大。抗癫痫药普罗加比(见图 2-4)，其结构由两部分组成，其中氨基丁酰胺部分为活性部分，二苯亚甲基为载体部分，正是载体部分增加了其脂溶性，使之更易通过血-脑屏障进入脑内，在中枢神经系统的内外被代谢而发挥作用。而局部麻醉药作用于神经末梢或神经干，不需要通过血-脑屏障，因此对脂溶性的要求与全身麻醉药不同，局部麻醉药必须有一定的脂溶性才能穿透神经细胞膜到达作用部位；而为了保持较高的局部浓度，维持较长的作用时间，药物的脂溶性又不能太大，否则药物将易于穿透血管壁，被血流带走，使局部浓度很快降低。因此，局部麻醉药则要求其结构中亲水性部分和亲脂性部分应保持一定的平衡。

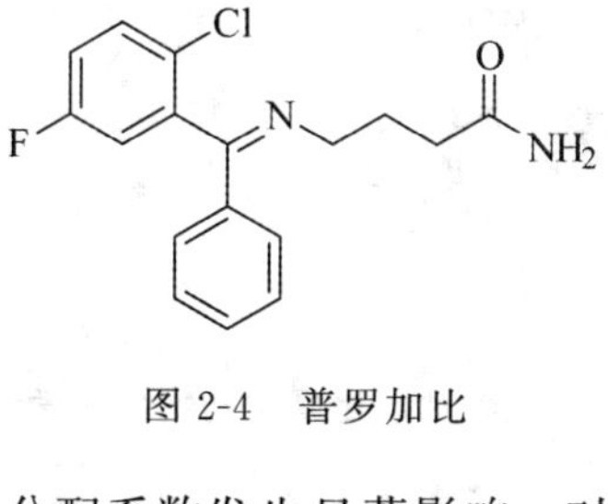

图 2-4　普罗加比

分子结构的改变将对脂水分配系数发生显著影响。对于脂肪烃化合物来说，引入下列基团后，其 $\lg P$ 的递降顺序大致为：$C_6H_5>CH_3>Cl>R>-COOCH_3>-N(CH_3)_2>OCH_3>COCH_3>NO_2>OH>NH_2>COOH>CONH_2$；对于芳烃化合物来说，引入下列基团后，其 $\lg P$ 的递降顺序大致为：$C_6H_5>C_4H_9>I>Cl>Ar>OCH_3>NO_2\geqslant COOH$

$>COCH_3>CHO>OH>NHCOCH_3>NH_2>CONH_2>SO_2NH_2$。

巴比妥类药物中，己锁巴比妥与硫喷妥钠(见图 2-5)为超短时镇静催眠药。分析其结构可知，前者因其在酰亚胺氮原子上引入甲基，后者因将基本结构中 C-2 上的氧原子以硫原子代替，均使药物脂溶性增加，更容易透过血-脑屏障到达作用部位而快速起效。对比茄科生物碱类药物阿托品、东莨菪碱、樟柳碱和山莨菪碱的化学结构，它们的区别只是 6、7 位氧桥和 6 位或莨菪酸 α 位羟基的有无，而氧桥和羟基的存在与否，对脂水分配系数的影响起关键作用，正是因为脂水分配系数的不同，导致了药物中枢作用强弱的差异。氧桥使分子亲脂性增大，中枢作用增强，羟基使分子极性增强，中枢作用减弱。东莨菪碱有氧桥，中枢作用最强，对大脑皮层明显抑制，临床作为镇静药，是中药麻醉的主要成分，并且对呼吸中枢有兴奋作用。阿托品无氧桥，无羟基，仅有兴奋呼吸中枢作用。樟柳碱虽有氧桥，但莨菪酸 α 位还有羟基，综合结果就是中枢作用弱于阿托品。山莨菪碱有 6 位羟基，脂溶性较小，中枢作用最弱。

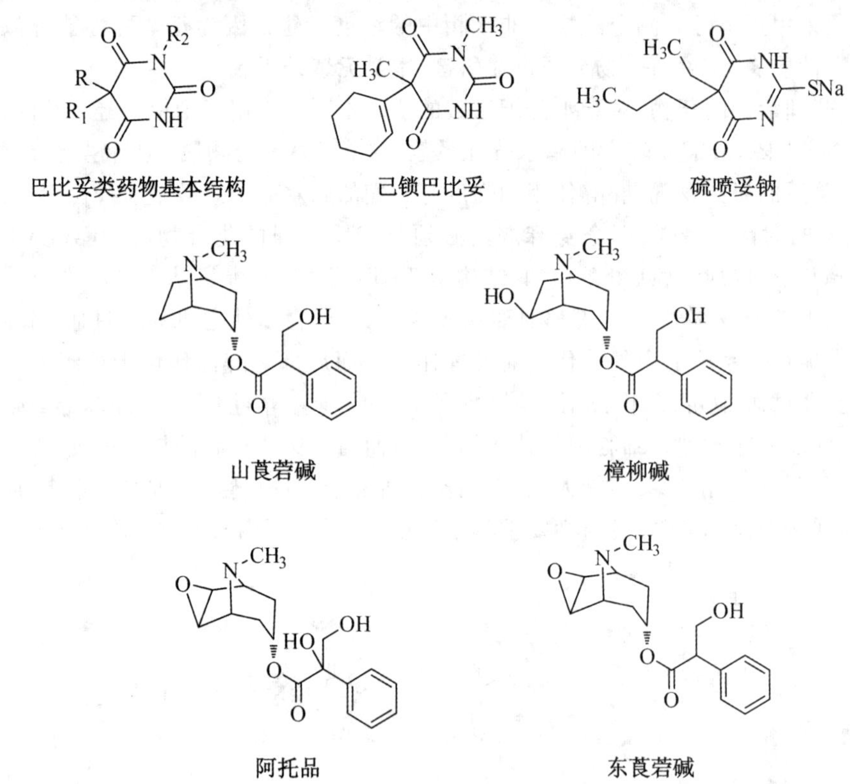

图 2-5 各种巴比妥类药物的化学结构

二、药物解离度与药物活性的关系

有机药物多数为弱酸或弱碱，在体液中只能部分解离，以解离的形式(离子型、水溶性)或非解离的形式(分子型、脂溶性)同时存在于体液中。通常药物以非解离的形式被吸收,通过生物膜进入细胞,在膜内的水介质中解离成离子型而起活性作用,因此,药物应有适宜的解离度。

按照 Bronsted-Lowry 理论,任何可以产生质子的物质都是酸,任何可以接受质子的物质都是碱,当一个酸给出质子时,就转变为该酸的共轭碱,同样,一个碱接受质子后就转变为该碱的共轭酸。

$$\underset{酸}{RCOOH} + \underset{碱}{H_2O} \rightleftharpoons \underset{共轭碱}{RCOO^{\ominus}} + \underset{共轭酸}{H_3O^{\oplus}}$$

$$\underset{碱}{RNH_2} + \underset{酸}{H_2O} \rightleftharpoons \underset{共轭酸}{RNH_3^{\oplus}} + \underset{共轭碱}{OH^{\ominus}}$$

酸失去一个质子或碱变成它的共轭酸的过程均可称为解离。弱酸或弱碱类药物在体液中解离后,离子与未解离分子的比率由酸(或碱的共轭酸)的解离常数 pK_a 和体液介质的 pH 决定。可用下列公式进行估算:

弱酸类:$pK_a = pH + \lg \frac{[RCOOH]}{[RCOO^{\ominus}]}$

弱碱类:$pK_a = pH + \lg \frac{[RNH_3^{\oplus}]}{[RNH_2]}$

药物的解离度一般由解离常数 pK_a 表示,pK_a 对于任何一个给定的分子来说都是常数,因此,该分子的解离程度决定了溶液的 pH,同样,给定一个 pH 也可以确定该分子的解离百分比。根据解离常数可计算出药物在胃及肠道内的离子化程度,这决定了药物在胃及肠道中的吸收情况。弱碱性药物如麻黄碱在胃液中几乎全部呈离子型,很难被吸收,在 pH 较高的肠内才被吸收。弱酸性药物如水杨酸类,在酸性的胃液中几乎不解离,呈分子型,容易在胃中吸收。完全离子化的季铵盐类和磺酸类药物,脂溶性差,消化道吸收也差,更不容易通过血-脑屏障到达脑部。

药物的解离度的大小由其化学结构决定,不同的解离常数影响药物活性的大小、作用的快慢。在生理 pH 7.4 的条件下,各种巴比妥类药物在体内解离的程度不同,透过细胞膜和通过血-脑屏障进入脑内的药物量也有差异,因此表现在镇静、催眠作用的强弱和作用的快慢也就不同。常见的巴比妥类药物的 pK_a 和未解离百分比如表 2-1 所示。

表 2-1　常见的巴比妥类药物的 pK_a 和未解离百分比

	巴比妥酸	苯巴比妥酸	苯巴比妥	丙烯巴比妥	异戊巴比妥	戊巴比妥	己锁巴比妥
pK_a	4.12	3.75	7.40	7.70	7.90	8.00	8.40
未解离百分比	0.05	0.02	50	67	76	80	91

经分析巴比妥类药物结构可知,巴比妥酸与苯巴比妥酸的 5 位无取代或仅有一个取代基,有至少 1 个活性氢,能互变异构成一稳定的芳环结构(见图 2-6),在生理 pH 条件下,有 99%以上为离子状态,几乎不能透过细胞膜和血-脑屏障进入中枢神经系统,故无

镇静、催眠作用。当 5 位双取代后不能转变成芳环结构，减少一个可解离的酸性羟基，其 pK_a为 7.0～8.5，在生理 pH 条件下，部分解离，如苯巴比妥和己锁巴比妥未解离分子分别为 50%和 91%，易于吸收并可进入中枢系统而发挥作用，且后者比前者起效快。

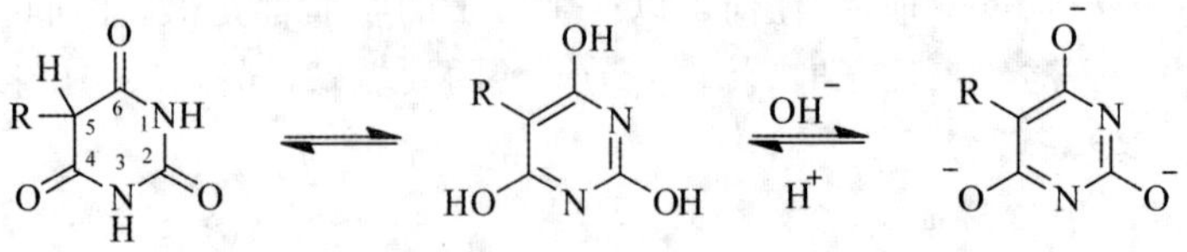

图 2-6 巴比妥类药物 5 位无取代或单取代时的结构互变

一个分子中可能含有多种官能团，而具有酸碱两性。例如，喹诺酮类抗菌药环丙沙星(ciprofloxacin)(见图 2-7)含有一个烷基仲氨和一个羧酸基，根据溶液的 pH，这个分子既可以接受一个质子，也可以给出一个质子，或同时发生，因此它既是一种酸，又是一种碱，是一个两性化合物。在胃肠不同部位，有不同的酸碱性，因此环丙沙星有不同的解离形式，在 pH 5.6～7 时，烷氨基和羧基均被离子化；在 pH 1.0～3.5 时，只有烷氨基团离子化(见图 2-8)。

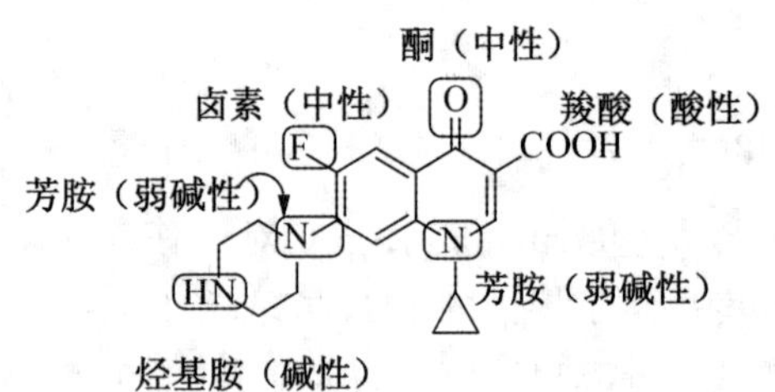

图 2-7 环丙沙星的化学结构

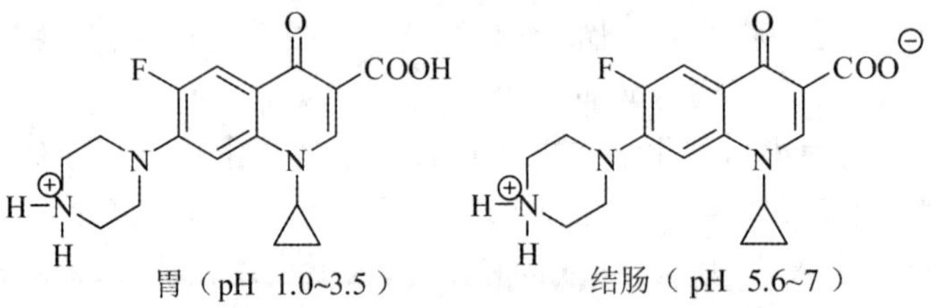

胃（pH 1.0~3.5） 结肠（pH 5.6~7）

图 2-8 环丙沙星在胃肠道中不同部位的主要存在形式

三、各官能团对药物理化性质及活性的影响

一些特定基团的改变可以影响药物分子的理化性质，影响转运代谢，也可使整体分子结构发生变化，影响与受体或酶的结合，使其生物活性有所改变。从官能团的角度讨论其对药物结构、性质及活性的影响，有助于对各官能团特性的认识，更深入全面地了解药物的构效关系，从而使新药的设计与结构改造更有方向性。

1. 烃基的引入

烷基链的改变，例如增加或缩短烷基链，形成支链或改变环的大小，都能深刻影响分子的药理活性和强度。烷基链上仅改变一个—CH_2—的长度，或增加一个支链，都能改变分子的亲脂性，从而改变其吸收、分布和排泄。如果烷基链直接参与受体的相互作用，那么碳链长度或支链的变化，能影响与受体的结合。如果在一个烷基链的关键位置引入一个支链，将使较易改变构象的分子的构象不易改变。构象的变化能影响分子中官能团的空间位置，从而能影响与受体的结合。

烷基的给电子效应会影响到化合物中电子的分布，因而影响其解离度，进而影响生物活性。例如磺胺嘧啶(sulfadiazine)(见图 2-9)，由于嘧啶环的吸电子效应，使磺酰氨基有较大的解离度，磺胺甲嘧啶和磺胺二甲嘧啶，由于嘧啶环上一个甲基和两个甲基的给电子效应，同时甲基的存在阻碍了分子间氢键和偶极－偶极相互作用，减少了分子间的缔合，从而使解离度降低，如表 2-2 所示。

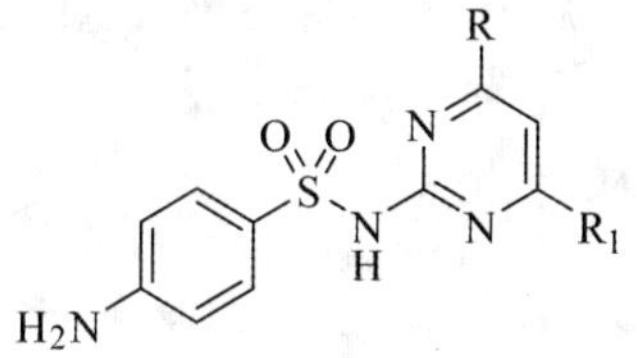

图 2-9　磺胺嘧啶

表 2-2　磺胺嘧啶类药物的结构、物理性质和离解度

药物	R	R_1	pK_a	离解度(%,pH 5.2)
磺胺嘧啶	H	H	6.5	3.9
磺胺甲嘧啶	H	CH_3	7.1	1.4
磺胺二甲嘧啶	CH_3	CH_3	7.4	0.7

药物分子中引入烃基，可增大药物的脂溶性，可增大位阻而使稳定性增加。雌二醇(见图 2-10)口服后在肝及胃肠道中迅速失活，因而口服无效，而在其 17α 位引入乙炔基之后，得到炔雌醇(见图 2-11)，其 17β 位羟基空间位阻增加，而使其在肝中的硫酸酯化代谢受阻，其口服活性是雌二醇的 10～20 倍。

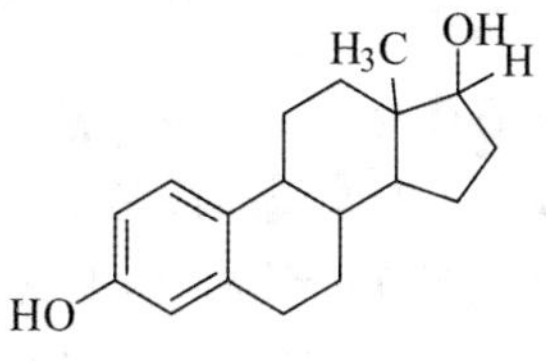

图2-10　雌二醇

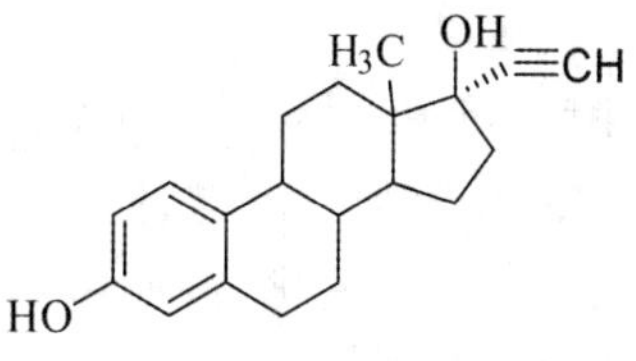

图2-11　炔雌醇

2. 卤素的引入

卤素为电负性大于碳的疏水性原子(脂肪族化合物中氟原子为亲水性的)，同时，除氟原子外，卤素的体积均大于氢，卤素的电负性随原子序数的增大而减小，而疏水性及体积均随原子序数的增大而增大。卤素的引入多增大脂溶性，但氟原子有些例外，引入芳香族化合物中，增大脂溶性；引入脂肪族化合物中，却降低脂溶性，如表 2-3 所示。

表 2-3　卤素的电负性、原子半径及疏水性参数

元素	原子序数	电负性	原子半径(nm)	芳香族取代基的疏水性参数
F	9	4.0	6.4	0.14
Cl	17	3.0	9.9	0.71
Br	35	2.8	11.4	0.86
I	53	2.5	13.3	1.12

芳环上引入卤素可增加药物的脂溶性，增大空间位阻，使药物作用变强，体内稳定性增加。在普鲁卡因(见图 2-12)芳环结构中氨基的间位引入氯原子，得到氯普鲁卡因(见图 2-13)，其局麻作用比普鲁卡因强约 2 倍，穿透力强，作用迅速、持久。

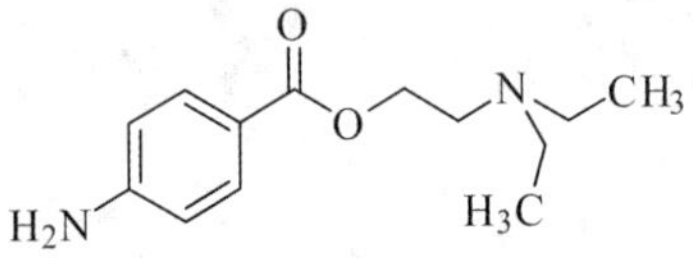

图2-12　普鲁卡因

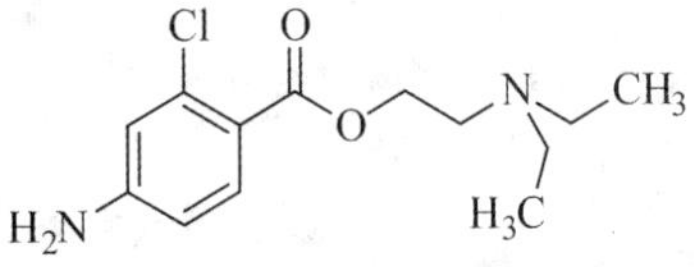

图2-13　氯普鲁卡因

卤素取代氢原子形成碳-卤键，由于卤素的电负性大于碳原子而显示出吸电子的诱导效应。又由于卤原子有三对未共享电子，可以与 π 体系产生共轭效应。因此，以卤素取代化合物碳原子上的氢时，分子中的电子分布将发生变化，如果化合物的生物活性与电子分布情况有关时，则生物活性将发生变化。例如吩噻嗪类药物，2 位没有取代基时，几乎没有抗精神病作用；当 2 位引入氯原子或三氟甲基时，活性增强。

有些卤素原子的引入并非活性所必需，而是为了防止和减慢芳环羟基化过程，从而延长作用时间，如苯氧乙酸类调节血脂药物氯贝丁酯(见图 2-14)。

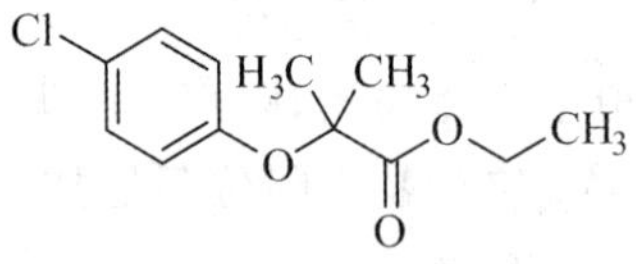

图2-14　氯贝丁酯

3. 羟基和醚的影响

由于羟基中的氧原子电负性大于碳原子，且氧原子有两对未共享电子，在脂肪链上羟基表现为吸电子的诱导效应，在芳环上的羟基由于 p-π 共轭效应而成为供电基团，使化合物的理化性质发生了较大变化，进而影响和改变药物的生理活性。例如，山莨菪碱(anisodamine)在 C6 上比阿托品(atropine)多一个羟基，其脂溶性降低，对中枢的作用也随之降低。

引入羟基可增强与受体的结合力，或可形成氢键，使水溶性增加，生物活性也随之改变。如肾上腺素(见图 2-15)结构中，β 碳上的醇羟基在激动剂与受体相互结合时，通过形

成氢键发挥作用，苯环上酚羟基的存在一般使作用增强，但也容易受儿茶酚氧位甲基转移酶(COMT)的代谢而口服活性较低。而麻黄碱(见图 2-16)没有酚羟基，不受 COMT 的影响，作用强度较肾上腺素为低，但作用时间比肾上腺素大大延长，苯环上没有酚羟基，使化合物极性大为降低，所以麻黄碱具有较强的中枢兴奋作用。

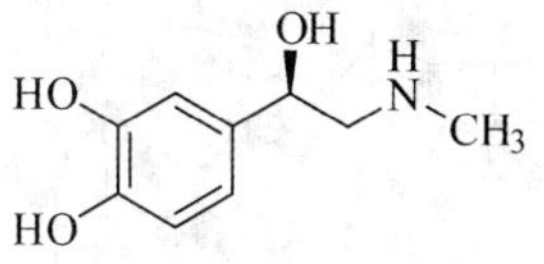

图2-15 肾上腺素

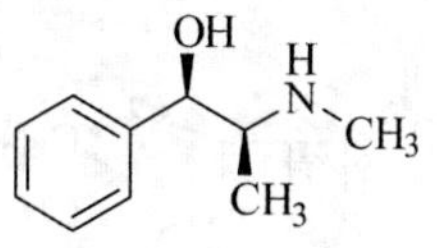

图2-16 麻黄碱

巯基有较强的亲和性，可与金属离子形成络合物。如卡托普利(captopril)分子中的巯基与酶分子中的锌离子络合，抑制血管紧张素转移酶，而发挥抗高血压作用。

醚中氧的孤对电子能吸引质子，有一定的亲水性，烃基则有亲脂性，故醚类化合物能定向排列于脂、水两项之间，易于通过生物膜。当结构中的羟基为活性必需基团时，把羟基醚化可使其活性降低，同时也可降低其副作用。吗啡(见图 2-17)为阿片受体激动剂，作用于阿片受体而发挥其镇痛、镇咳、镇静作用，临床主要用于抑制剧烈疼痛，亦用于麻醉前给药。可待因(见图 2-18)是把吗啡结构中 3 位的酚羟基进行甲醚化得到的衍生物，其镇痛活性降低的同时，成瘾性也大大降低。临床上广泛用于中等到微弱疼痛的治疗，也可作为中枢麻醉性镇咳药，是临床上最有效的镇咳药之一。

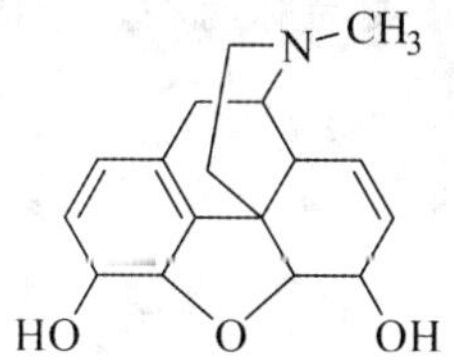

图2-17 吗啡

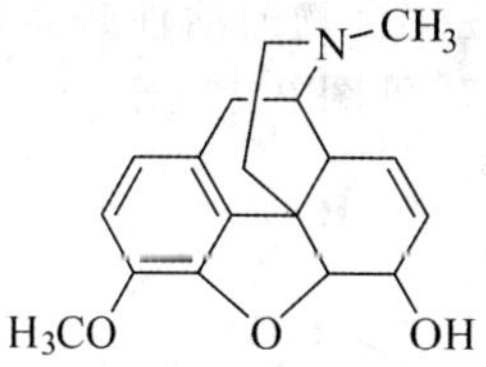

图2-18 可待因

4. 羧基及酯的影响

羧基的水溶性和解离度较高，有时为了增加水溶性，可引入羧基或磺酸基。抗组胺药西替利嗪(见图 2-19)为在安定药羟嗪(见图 2-20)的结构中，用羧基取代羟基而制成，由于其水溶性强，易离子化，不易透过血-脑屏障，进入中枢神经系统的量极少，属于非镇静性抗组胺药，临床用作抗过敏药。

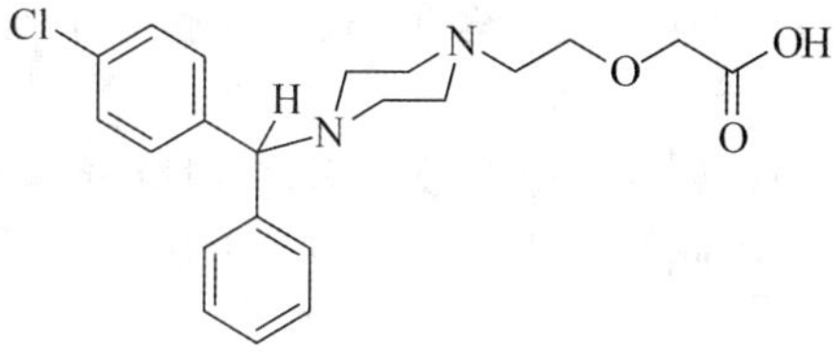

图2-19 西替利嗪

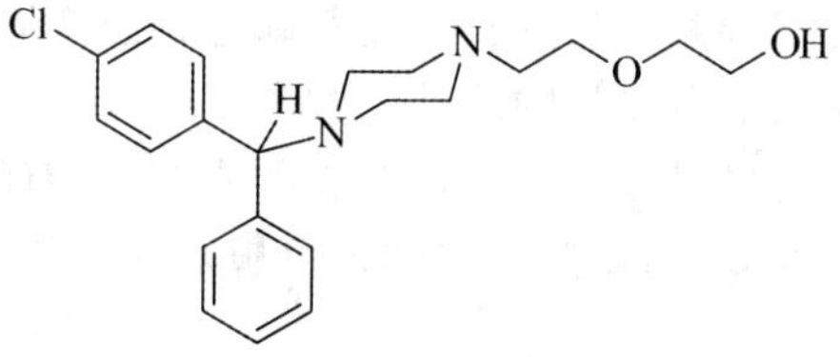

图2-20 羟嗪

将羧基或羟基进行酯化后，化合物不能解离，常作为前药设计的策略，提高药物脂溶性。如广谱青霉素氨苄西林(见图 2-21)结构中带有羧基，将其酯化后，得到了匹氨西林(见图 2-22)，抗菌谱与氨苄西林相似，口服吸收完全，血药浓度高。氟奋乃静(见图 2-23)

为抗精神病药物，将其结构中的羟基与长链脂肪酸如庚酸成酯后，得到氟奋乃静的长效前药氟奋乃静庚酸酯（见图 2-24），增加了药物的脂溶性，延长了药物作用的时间，可制成供肌注的长效药物，特别适用于拒服药、服药不合理以及需要长期治疗的患者。

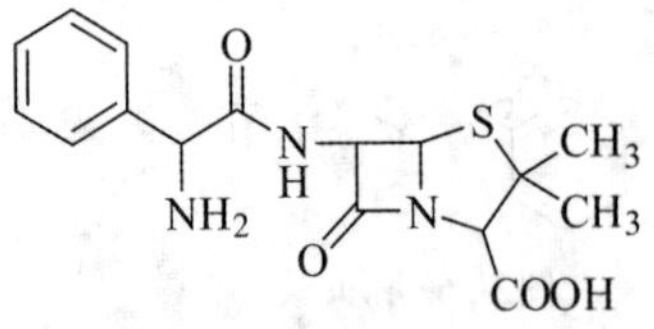

图2-21 氨苄西林

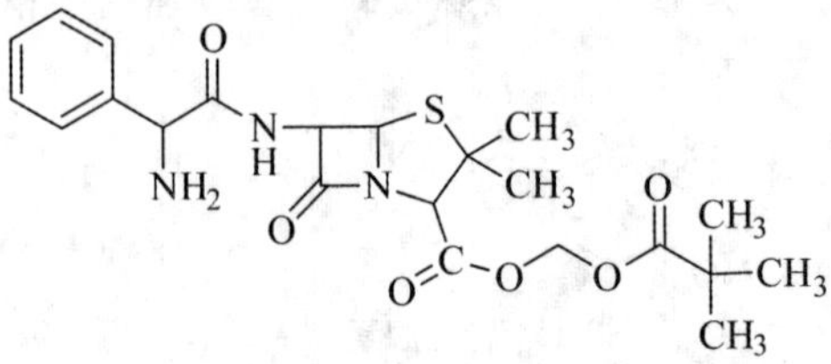

图2-22 匹氨西林

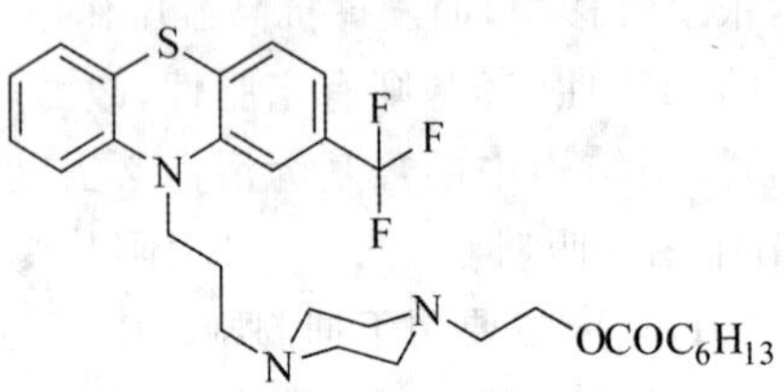

图2-23 氟奋乃静

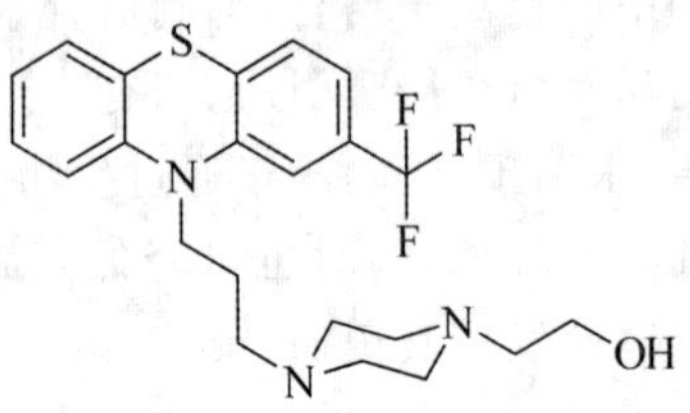

图2-24 氟奋乃静庚酸酯

5. 酰胺及胺类的影响

肽为酰胺结构，酰胺能与生物大分子形成氢键，易与受体结合，常显示结构特异性。酰胺基团是许多活性化合物的活性必需基团，如酰胺类局麻药利多卡因（见图 2-25），β-内酰胺类抗生素青霉素（见图 2-26）等。

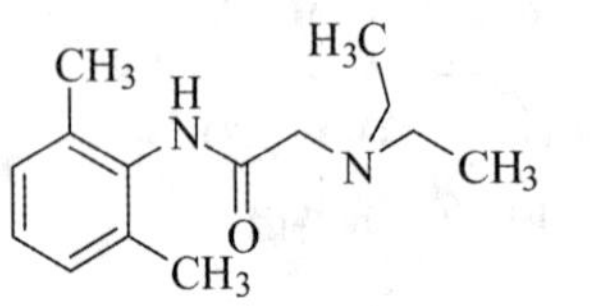

图2-25 利多卡因

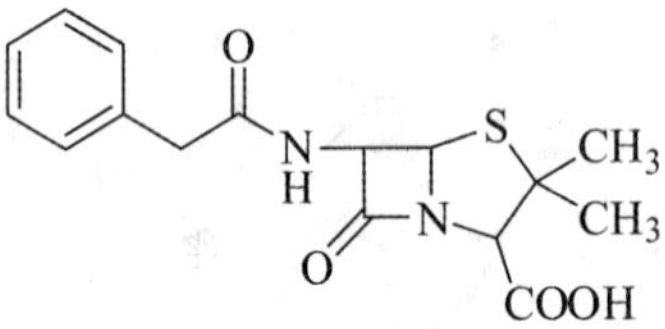

图2-26 青霉素

胺具有碱性，易与核酸或蛋白质的酸性基团发生作用。在生理环境下胺易形成铵离子，可与部分受体的负电部位通过静电相互作用。氮原子通常参与氢键的形成，易与多种受体部位结合，因此，胺类有多种生物活性。季铵易电离成稳定的铵离子，作用较强，但水溶性较大，不易通过生物膜及血-脑屏障，以致口服吸收不良，也无中枢作用。内源性的去甲肾上腺素、多巴胺、乙酰胆碱等神经递质和外源性的吗啡、利舍平、长春新碱等生物碱，都是具有重要生物活性的胺类。

氨基酰化可提高化合物的脂溶性，有利于药物在体内的吸收及转运，同时降低了原药的毒性，又由于酰胺在体内可被水解，释放出氨基，因此是做成前药的一种方法。

第三节　药物的晶型与生物活性

自 19 世纪 20 年代发现磷酸钠有两种晶型以来，药物多晶型现象引起了人们极大的兴趣。尤其是20世纪60年代以后,药物晶型的研究得到了长足的发展。我国在晶型药物的研究和认识方面,已有一定的基础,但在管理方面,还存在明显的不足,这也是导致我国药物质量和质量控制水平低下的主要原因之一。在我国,普遍存在的同一药物国产药与进口药之间疗效差异显著的主要原因之一,就是药物的晶型问题。

一、药物多晶型与生物活性

药物多晶型是固体药物的重要科学内涵。它通常是指化合物在晶格中按照不同的分子排列方式或构象的不同而形成不同晶型的现象,一般表现为药物原料在固体状态下的存在形式,这种形式在固体制剂中同样会存在。晶体中药物分子间的结合主要依靠分子间作用力(如氢键、盐键、配位键及范德华力等),以此维系分子在空间的稳定排列。固体药物在结晶过程中因重结晶条件的变化,而产生其分子在晶胞中的对称规律的不同,导致药物分子之间、药物分子与溶剂分子之间相互作用力或结合方式的不同,以及某些化合物的化学键旋转、局部构象变化等等,这些因素均可使药物的晶体出现两种或两种以上的空间群和晶胞参数,产生多晶型现象。

一种药物可以有多种晶型存在,同一种药物的不同晶型,在体内的溶解和吸收可能不同,也会影响其制剂的溶出和释放,进而影响临床疗效和安全性。因此,固体药物多晶型研究在新药设计与开发中的作用越来越关键。它有利于控制药物在制备、储存过程中晶型的稳定性;通过多晶型研究,可以发现有利于发挥药物作用的药用优势晶型,可以改善药物的溶出速度和生物利用度,提高药物的治疗效果,减小药物毒性;根据晶型的特点确定制剂工艺,改善固体药物制剂的性能,可有效保证生产的批间药物等效性。药物多晶型的研究和认识,直接关系到固体口服药物制剂的质量和疗效。

二、药物晶型研究的现状

自20世纪中期以来,人们逐渐在临床医学中发现,一种化学药物由于来源不同,如不同企业生产的药品、同一企业生产的不同批次药品等存在着临床治疗作用差异现象。这一现象引起了国内外药学家的广泛关注,并对此进行了深入研究,发现造成不同来源药物临床差异的根本原因是药品中使用的药物原料为不同晶型固体物质状态。

为了保证药物的疗效稳定,国外各大制药企业早已经开始对其生产的创新化学药物进行相关的晶型研究,并取得了重要的突破性进展,雷尼替丁晶型药物就是一个成功的范例。通过药物晶型研究,不仅可以获得最佳的适合临床应用的晶型物质,而且可以有效控制药品质量,保证了药物产品质量和疗效的稳定。此外,通过对药物晶型的研究,还可以形成具有重要保护价值的知识产权产品。因此,对药物晶型的研究越来越受到国内外药物研究人员的高度重视。通过对药物原料的晶型固体物质状态和药物制剂进行深入研究,出现了一批具有优势药物晶型特点的药物投放市场,仅美国药典就收载了70余种晶型药物品种,有效控制了药物的疗效,提高了药物质量。例如,美国药典中指出头孢呋新酯固体化学药物有两种晶型状态,由于两种晶型物质的溶解性质不同,因此在临床制剂中需要明确说明片剂所使用的晶型种类,若使用的晶型种类为二者混合型,则应注明晶型的混合比例。这说明尽管两种晶型都可以药用，但它们的确存在疗效作用差异。虽然这里没有明确指出哪一种是优势药物晶型，但是对药品制剂中的晶型种类与晶型含量提出了产品质量控制标准要求。事实上，所有用于制备临床应用制剂的晶型药物原料，都应具备优势药物晶型的基本特征，而真正的优势药物晶型仍需要我们进行更多的深入研究工作。

对于药物晶型的研究，国内研究人员给予了极大关注，并做了一定有意义的工作。20世纪80年代后期到90年代初期，由于进口药物的大量引进和仿制药物的大量出现，人们发现，一些国产与进口的同一种药物产品可以产生不同的临床治疗效果，有些药物的临床疗效可相差数倍乃至数十倍。例如，我国仿制的心血管疾病防治药物尼莫地平片剂，开始阶段国产与进口产品的临床作用相差3倍以上，通过深入研究发现，造成国产与进口尼莫地平片剂药物临床作用差异的真正原因是制剂使用了不同晶型的尼莫地平固体药物原料。这也是我国首次从临床上发现不同晶型药物治疗作用差异的实例。这种现象也引起了我国药品管理机构的重视，并开始关注固体化学药物的晶型问题。

由于我国仅有少数研究机构和企业进行晶型药物研究，加之国家制定的质量标准不适应晶型药物发展的要求，我国药物晶型研究绝大多数仍处于随意和偶然的自发研究状态。在2000年版《中华人民共和国药典》(简称《中国药典》)中，仅有甲苯达唑等极少数几个品种有关于晶型的标准要求，对于固体药物晶型鉴别和检查的技术与方法收载甚少，说明当时我国在管理方面还没有认识到晶型研究的重要性。到2010年版的《中国药典》，对药物的晶型研究有所重视，相关内容也有所增加，但仍然没有形成完整的技术体系，收载的晶型药物品种仍极为有限，这也是导致大批国产药质量低于进口同样产品质量的原因之一。我国专利法实施以后，药物晶型可以得到专利保护，对药物晶型研究产生了促进作用。对药物新晶型的专利保护就意味着新药市场保护时间的延长，因此，药物晶型的专利申请受到了极大关注，晶型药物研究也取得了显著成效。前些年，我国的药物晶型专利几乎全部是由国际制药公司申请。近年来，我国制药企业申请药物晶型专利的数量也在逐渐增加，甚至在与国际大型制药公司的专利纠纷中成为赢家，例如阿德福韦酯E晶型专利权之争，就以我国晶型研究获得专利权而告终。

三、晶型药物的管理

针对固体药物晶型问题，我国行政管理机构在《化学药物原料药制备和结构确证研究的技术指导原则》《化学药物稳定性研究的技术指导原则》《化学药物质量控制研究技术指导原则》等文件中增加了对固体晶型药物研究的要求，促进了我国对药物晶型的重视。但是，由于我国在管理、研发、生产、应用领域受到对晶型药物认识的局限性限制，直至今日，在晶型药物的研究意识、技术方法和管理规定等方面均处于初级探索阶段。

(一)晶型药物的分类管理

纵观目前我国实施的《药品管理法》和《药品注册管理办法》，还没有针对晶型药物进行分类管理的具体规定。分析其中原因，一方面，我国对晶型药物的研究不够深入，因此申请此类药物的数量较少；另一方面，药品管理部门对药物晶型的重要性认识不足，因此未进行严格的规范管理。《药品注册管理办法》中规定药品注册申请包括新药申请、仿制药申请、进口药品申请及其补充申请和再注册申请。在药品审评过程中，针对申请注册的晶型药物，也逐渐形成了不成文的审评技术要点。有专家认为应针对不同的晶型药物进行分类管理：①对于新化合物的晶型，对晶型的研究应参照新药申请的要求。②对于仿制药的晶型，如为上市晶型以外的晶型，参照新药申请的要求。③如与上市晶型相同的晶型，对晶型的研究应参照仿制药申请的要求。显然，对于已上市药品新晶型药物的研究，中国食品药品监督管理总局(SFDA)有更严格的要求，除进行生物利用度试验外，尚需增加临床前动物实验和临床试验。例如，阿德福韦酯E晶型就参照新药申请的要求。

(二)原料药和制剂研究中的晶型管理

虽然《药品管理法》和《药品注册管理办法》中未提及药物晶型的问题，但随着认识的逐步深入，SFDA在2007年制定的《化学药物原料药制备和结构确证研究的技术指导原则》和《化学药物制剂研究基本技术指导原则》中就对化学药物原料药和制剂研究中涉及的晶型问题进行了相关规定，但并不全面，实际审评过程中遇到的晶型问题往往超出指导原则的范畴，审评专家在审评此类药物时及时总结经验，形成不成文的审评技术要点，为晶型药物的研究和管理提供了宝贵的实践指导。

1.原料药研究中的晶型管理

综合《化学药物原料药制备和结构确证研究的技术指导原则》和审评专家的审评技术要点进行总结和归纳，对多晶型药物的原料药晶型研究可按如下分类管理。新化学实体药物的晶型管理：应进行药物在不同结晶条件下(溶剂、温度、结晶速度等)是否存在多种晶型的研究。通过不同晶型对药物活性和毒性等影响的研究，可为其临床应用晶型的选择提供依据。在目标晶型确定后，应采用该化合物的目标晶型进行后续的药理毒理及临床试验，如结果显示所选晶型生物利用度不好，达不到有效治疗浓度，还需进行进一步的晶型研究。已上市药物再开发研究的晶型管理：对于已有国家标准的药品或国外已上市的药品，可先查阅与药物晶型有关的文献，了解其是否有晶型选择性，是否存在专利保护问题：①已有文献报道存在多晶型的药物，应明确药物晶型的类型和纯度。对于混晶药物，应测试其晶型组成(种类、比例)，并与文献数据比较。对于因晶型影响药物的溶解性、稳定性、生物利用度和活性的药物，在无相应药理毒理等研究证明该晶型的安全性和有效性时，应确证自制品与国外上市药品晶型的一致性。②对于仅有多晶型报道而无晶型选择性的药物，在与已上市药品制备工艺文献等比较的基础上，只要能保证晶型的一致性，可不进行晶型方面的研究和控制。③对于仿制尚不明确上市晶型及晶型选择性的药物，若自制品的临床研究结果显示治疗不等效或生物不等效，在排除其他因素后应考虑是否为晶型的影响，研发者应反过来进行晶型研究，以保证自制品与上市品治疗等效或生物等效。④对于无任何晶型报道和晶型选择性的药物，一般可不考虑晶型问题。最后应进行连续多批样品晶型一致性的研究，这是判断药物制备工艺是否稳定的依据之一。

2.制剂研究中的晶型管理

综合《化学药物制剂研究基本技术指导原则》和药审专家的建议，对制剂过程中涉及晶型问题的要求进行总结如下：①制剂的处方研究。处方研究中应充分考虑原料药晶型可能对制剂质量及生产造成的影响。在原料药晶型对保证制剂质量非常重要时，需要对原料药质控标准进行完善，其限度的制定尚需依据临床研究的结果。②制剂的工艺设计。

可根据剂型的特点，结合已掌握的药物理化性质和生物学性质，设计几种基本合理的制剂工艺。如晶型对药物稳定性和(或)生物利用度有较大影响，可通过粉末衍射(X-ray powder diffraction，XRPD)、红外吸收光谱(infrared spectrophotometry，IR)等方法研究粉碎、制粒等过程对药物晶型的影响，避免药物晶型在工艺过程中发生变化。例如对湿不稳定的原料药，在注意对生产环境湿度控制的同时，制备工艺宜尽量避免水分的影响，可采用干法制粒、粉末直接压片工艺等。如发现制剂过程中有转晶现象，应考虑采用其他适宜的方法制剂，以免影响药物在体内的溶出和吸收。

3. 原料药和制剂质量研究与稳定性研究中的晶型管理

SFDA 制定的《化学药物质量标准建立的规范化过程技术指导原则》和《化学药物稳定性技术指导原则》对晶型问题的要求很少，也没有具体的实施指导和规定。审评专家和药品检验人员针对工作中遇到的晶型问题进行总结，便于对晶型药物进行更好的质量控制。原料药和制剂质量研究中的晶型管理。对难溶性药物，其晶型如果有可能影响药物的有效性、安全性及稳定性时，则必须进行晶型研究。对具有多晶型现象，且为晶型选择性的药物，应确定其有效晶型，并对无效晶型进行控制。除水溶性较大的药物外，必须每批都作 X 射线衍射图以确定所报新药的晶型归属。如果多晶型药物的不同晶型产品，其生物活性不同，则需要考虑在质量标准中对晶型进行控制。在原料药的质量标准中增加晶型鉴别或纯度检查项目，如熔点、IR、XRPD、偏振光显微镜、电镜等；在制剂的质量研究中，在保证晶型在制剂过程中不会发生改变的前提下，应要求其制剂的溶出性质与被仿制制剂完全一致；其稳定性应等于或优于被仿制剂。原料药和制剂稳定性研究中的晶型管理。在原料药的稳定性研究中如发现样品的晶型超出了标准规定，则应改变条件再进行试验。在对晶型的稳定性考察中，采用质量研究中拟定的晶型纯度检测方法，对样品在高温、高湿及光照下的晶型变化进行测定，确定晶型的影响因素，并通过加速及长期留样试验确定样品晶型的稳定性，以选择适宜的包装及储存条件。若晶型稳定性较差，则应在制剂的工艺条件筛选及稳定性试验中继续对晶型的稳定性进行考察。这时可借鉴原料药的稳定性研究结果，有针对性地设计工艺条件和选择研究方法，从而为工艺条件及包装、储存条件的选择提供科学依据。

(三)药物晶型质量控制技术

过去几十年中，常用的固体药物晶型鉴别分析技术有热分析法、红外光谱法、显微镜等法，这些技术至今仍然被广泛使用。近十年里又涌现了一些新的技术如固态核磁共振法、近红外光谱、拉曼光谱等，特别是粉末与单晶 X 射线衍射分析方法成为定量确定多晶型类型及含量的新方法。这些新分析技术的介入为固体药物晶型研究提供了更多的定量信息。

1. 热分析法(thermal analysis)

热分析法包括热重法、差热分析法和差示扫描量热法。热分析法是观察待测物的相变(包括熔融、升华和晶型转变等)和化学反应产生的特征吸热和放热峰。各种吸热和放热峰的个数、形状和位置及相应的温度可定性地鉴别待测物质是否存在晶型问题。此外，热分析法也是测定多晶型样品稳定性数据的主要手段，在获得热力学参数的基础上，可判断晶型系统是单变性(相转移温度高于熔点)还是互变性(相转移温度低于熔点)。该方法用样量少，简便灵敏，重现性好，在药物晶型分析中经常用到。

2. 显微镜法（microscopy）

光学显微镜能够反映固体药物的光学特点以及晶体的宏观形态特点。与熔化法相结合的热载台显微镜法是观察多晶型样品变化的有效定性分析手段，仅需少量样品便可进行相变点的测定，观察稳定和不稳定多晶型的产生。电子显微镜的分辨率比光学显微镜要高，可快捷地鉴别某些外形不同的多晶型药物样品。电子显微镜和同步辐射联用技术更适合于鉴别复杂的（低对称性、大晶胞、小尺寸）多晶型药物样品。近年来出现的原子力显微镜，可用于晶型样品的晶体生长机制的研究。

3. 红外吸收光谱（IR）

由于晶态药物中晶胞内部分子之间存在着较弱的相互作用力（如氢键、络合键等），使得不同晶型分子内共价键强度存在一定差异。红外吸收光谱是针对分子中共价键运动能级跃迁的结果，共价键强度的差异必然会导致红外吸收光谱的变化。不同晶型固体药物的红外光谱存在的差别主要包括峰形变化、峰位偏移及峰强改变等，但在多晶型化合物中通常的变化不是十分明显。制备红外样品时，KBr 压片法因其在压片过程中可能导致晶型转变，应慎用。近红外光谱法（NIR）是研究多晶型的新方法，其技术优势是速度快，不破坏样品，不需试剂，可透过玻璃或石英测定样品，能应用于在线测定，适用于药物生产过程的监测。

4. 拉曼（Raman）光谱

拉曼光谱是以拉曼效应为基础研究分子振动的一种方法。一般红外吸收不明显的非极性基团在拉曼光谱中吸收很明显。在红外光谱中难以反映的振动在拉曼光谱中会很强。拉曼光谱样品不需要制备可以直接使用，它对分子水平的环境很灵敏，所以固体药物的不同晶型或晶态与非晶态之间的差异很容易在拉曼光谱中看出。不需样品的专门制备以及对固体药物晶型变化的灵敏性，使得拉曼光谱成为理想的晶型定性分析方法之一。

5. 固态核磁共振法（SS-NMR）

一般核磁共振法是指液态核磁法，对于固体药物必须制成溶液后才能检测，无法进行固体药物的晶型分析。而新发展的固态核磁共振，可反映固态下原子环境的变化，为固体晶型药物研究提供了方便，特别是由于化合物的构象变化而引起的多晶型问题。在药物研究的研发阶段，每种多晶型药物的单晶结构未知时，固态核磁共振可给出有效的提示信息。它也是研究固体药物多晶型分子运动和相转移的有利工具，还能为溶剂化物和水合物的分子环境差异提供信息。

6. X 射线衍射法（XRD）

当单色 X 射线照射粉末（晶）样品时，由不同的晶面（hkl）产生的衍射线在全空间构成一幅衍射图谱，采用晶面间距（dhkl）或掠射角及衍射峰强度（I）来定量表示衍射图谱。不同的化合物或同一化合物的不同晶型均具有独立的衍射图谱，即拥有其特定的、专属的、由全部衍射线构成的指纹性图谱。粉末 X 射线衍射分析因其样品制备方便，成为一种常用的成分分析技术。许多国家药典已将粉末 X 射线衍射分析列入控制固体药物晶型的有效技术。粉末图谱所具有的指纹性与特征性规律表现在其衍射峰位置与强度上，因而成为物相分析鉴定的基础。它能够区分晶态与非晶态物质，鉴别不同晶型物质，还能测定混晶样品中每种晶型的含量，在晶型定性与定量鉴定分析中发挥着重要的作用。如尼莫地平的 H 和 L 两种晶型的粉末 X 射线衍射的特征峰间存在显著差异。单晶 X 射线衍射结构分析是一种直接、准确和最有效的晶型分析方法，它可以直接获得晶体的晶胞参数、空间群、晶胞内分子数、分子（含溶剂）的立体结构信息，进而计算分子的构型与构象、晶体中分子的排列、分子内和分子间的氢键、盐键与配位键等。只要获得适合 X 射线实验使用的最小尺度为 0.1～0.01 mm 的一颗单晶体，即可获得上述信息。如沙力度胺有两种晶型，α 晶型的空间群为 $P2_1/n$，β 晶型的空间群为 C2/c，两种晶型的空间群以及晶胞参数截然不同，晶型间的差异一目了然。近年来，随着高强度同步辐射源，高灵敏度的 CCD 与 IP 探测器，低温数据收集，高度智能化的结构解析软件等相关技术的发展使得这一传统的分析技术更为成熟。从单晶结构分析数据（空间群、晶胞参数、原子坐标）可以准确地计算出相应粉晶图谱的理论计算值，成为粉末图谱的唯一性识别的权威佐证，同时也是鉴别混晶样品存在的准确方法。上述分析手段在固体药物多晶型的鉴别与定量分析方面起着重要的作用。X 射线衍射分析（单晶与粉末）方法是全面提供固体晶型药物分子结构、分子排列规律、分子构象变化、分子间作用力和晶型指纹性图谱等信息量最多的权威方法，而其他分析方法则只能定性反映固体多晶型药物的某一侧面特征，是一种辅助手段。

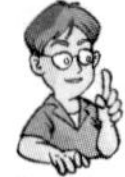

案例分析

利巴韦林晶型研究

利巴韦林（ribavirin）属 2010 年版《中国药典》收载临床一线抗病毒治疗的化学药物，临床用于病毒引起的病毒性肺炎、支气管炎、皮肤疱疹等病毒感染治疗。利巴韦林（见图 2-27）存在多晶型现象，早在 1976 年 Prusiner 等发现利巴韦林存在两种晶型：晶 A 型及晶 B 型，中国医学科学院北京协和医学院药物研究所药物晶型研究中心通过对利巴韦林多晶型筛查技术研究，首次发现了两种利巴韦林新晶型物质状态，被命名为晶 C 型、晶 D 型。

（一）晶型样品制备

晶 A 型样品制备：取 1 g 利巴韦林样品，加 15 mL 的甲醇，在 50 ℃条件下回流 2 小时助溶，室温放置 1 天析晶，过滤后常温减压干燥 2 小时，获得无色透明片状晶体样品。

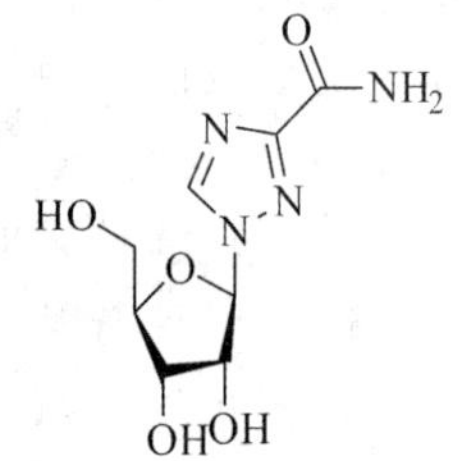

图 2-27 利巴韦林

晶 B 型样品制备：取 1 g 利巴韦林样品，加 18mL DMF-丙酮（1∶3），在 65 ℃条件下回流 2 小时助溶，室温放置 2 天析晶，过滤后常温减压干燥 2 小时，获得无色透明柱状晶体样品。

晶 C 型样品制备：取 1 g 利巴韦林样品，加 15 mL 的 DMSO-乙酸乙酯（1∶4），在70 ℃条件下回流 2 小时助溶，室温放置 2 天析晶，过滤后常温减压干燥 4 小时，获得无色透明柱状晶体样品。

晶 D 型样品制备：取 1 g 利巴韦林样品（晶 A 型或晶 B 型）置于玻璃培养皿中，放置在

170 ℃恒温箱中将样品完全熔融，后在 10 ℃条件下骤冷 0.5 小时，获得玻璃状透明样品。

（二）晶型状态分析

1. 单晶 X 射线衍射法（single-crystal X-ray diffraction method）

采用单晶 X 射线衍射法获得了利巴韦林三种晶态晶型样品（晶 A 型、晶 B 型、晶 C 型）的晶体学参数（见表 2-4）。

表 2-4　利巴韦林三种晶型的晶体学参数

化合物	晶型 A	晶型 B	晶型 C
尺寸（mm×mm×mm）	0.01×0.20×0.5	0.32×0.43×1.29	0.32×0.62×1.00
分子式	$C_8H_{12}N_4O_5$	$C_8H_{12}N_4O_5$	$C_8H_{12}N_4O_5C_2 \cdot H_6S$
晶体系统	斜方晶系	斜方晶系	单斜晶系
空间群	$P2_12_12_1$	$P2_12_12_1$	$P2_1$
Z	4	4	2
晶胞（nm）	0.5289	0.7510(1)	0.8264(1)
b(nm)	0.7719	0.8817(2)	0.7728(2)
c(nm)	2.5034	1.4876(3)	1.1802(2)
β(°)	90.00	90.00	105.47(3)
体积（nm^3）	1.0220	0.9851(3)	0.7264(2)

采用单晶 X 射线衍射法研究结果揭示利巴韦林形成多晶现象原因，主要表现为：①利巴韦林化合物存在晶态和无定型的固体物质状态，其中晶 A 型、晶 B 型、晶 C 型属晶态，晶 D 型属无定型态。②溶剂介入可使利巴韦林产生多晶型现象，如晶态下的晶 A 型和晶 B 型样品中不含结晶溶剂；晶 C 型样品中含有 DMSO 结晶溶剂，与利巴韦林的分子比例为 1∶1。③分子对称性变化可使利巴韦林产生多晶型现象，如晶 A 型，晶 B 型样品属正交晶型，而晶 C 型则属于单斜晶型。④晶胞参数变化可使利巴韦林产生多晶型现象，如晶 A 型和晶 B 型样品均属于正交晶型，空间群均为 $P2_12_12_1$，但二者的晶胞参数不同。⑤分子排列规律不同可使利巴韦林产生多晶型现象，如晶 A 型，晶 B 型，晶 C 型，D 型样品从分子有序性和分子排列方式上均不同。⑥分子构象和分子间作用力不同可使利巴韦林产生多晶型现象，晶 B 型分子间存在氢键联系：$O_3 \cdots N_3(-x-1/2, -y, z+1/2)$：0.287 2 nm，$O_4 \cdots N_2(x-1, y, z)$：0. 291 7 nm，$N_4 \cdots O_3(-x+1/2, -y, z-1/2)$：0.298 7 nm，晶 C 型分子间存在氢键联系：$N_4 \cdots N_3(-x-1, y-1/2, -z-1)$：0.287 2 nm，$N_4 \cdots O_5(-x-1, y+1/2, -z-1)$：0.291 7 nm；晶态下分子以氢键作用力和范德华作用力维系其在空间的稳定排列；晶 D 型样品分子间无作用力。通过单晶 X 射线衍射技术，揭示了利巴韦林形成多晶型现象的成因来自于分子构象分子有序与无序排列规律、结晶溶剂的介入、晶胞参数、分子对称性等变化。

2. 粉末 X 射线衍射法（powder X-ray diffraction method）

以单晶 X 射线衍射数据为基础，通过理论计算可获得晶型纯品的理论粉末 X 射线衍射图谱，并与制备获得的三种晶型样品的实验图谱比对二者一致，即可知制备获得的晶型样品为晶型纯品。晶 D 型样品呈无定型态，只能通过 X 粉末射线衍射实验获得而无法通过计算得到理论粉末图谱。采用粉末X射线衍射法对实验制备获得4种利巴韦林晶型样品分析,结果证明,3种晶态晶型样品和1种无定型态样品均为晶型纯品,这些样品可用于后续的晶型物质状态表征和药动学研究。利巴韦林4种晶型的理论和实验粉末X射线衍射图谱如图2-28所示。

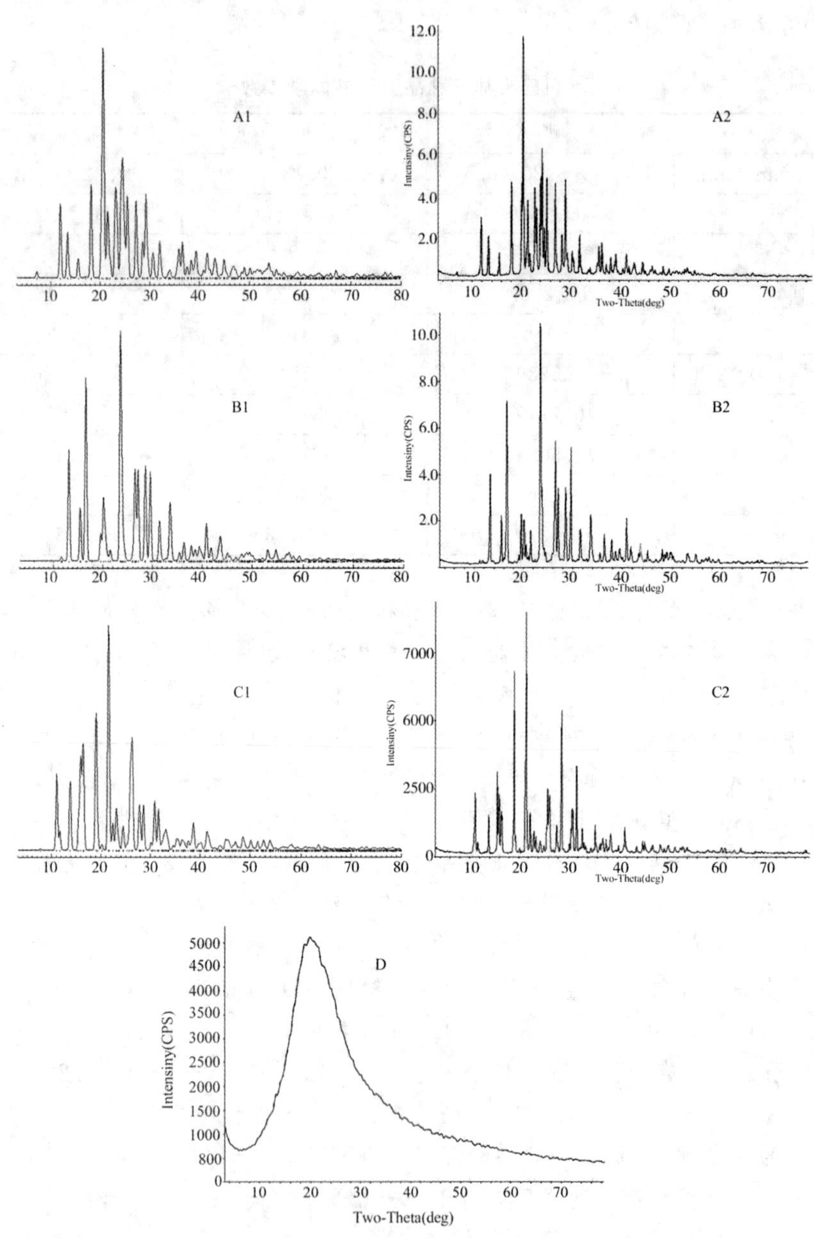

图 2-28　利巴韦林4种晶型样品的理论与实验粉末X射线衍射图谱

3. 差示扫描量热法(differential scanning calorimete method)

采用差示扫描量热法,利用利巴韦林 4 种晶型样品的吸热峰位置差异很大,可有效区别利巴韦林不同晶型物质状态。DSC 图谱如图 2-29 所示,主要表现为:①晶态晶型物质存在明显的吸热峰,无定型态物质的吸热峰不明显(甚至不存在),二者不同表现为热焓值差异显著。②不同晶态晶型物质间的吸热峰位置存在明显差异,据此可作为不同晶型物质鉴别特征。③不同晶态晶型物质间的吸热峰宽度存在明显差异,表明晶型样品中物质成分发生变化,当样品中含有其他结晶成分时(如含结晶溶剂),通常会出现吸热峰变宽现象。采用差示扫描量热法可有效进行晶态与无定型态样品的晶型物质状态鉴别,及对晶型样品中是否含有结晶溶剂进行鉴别分析。

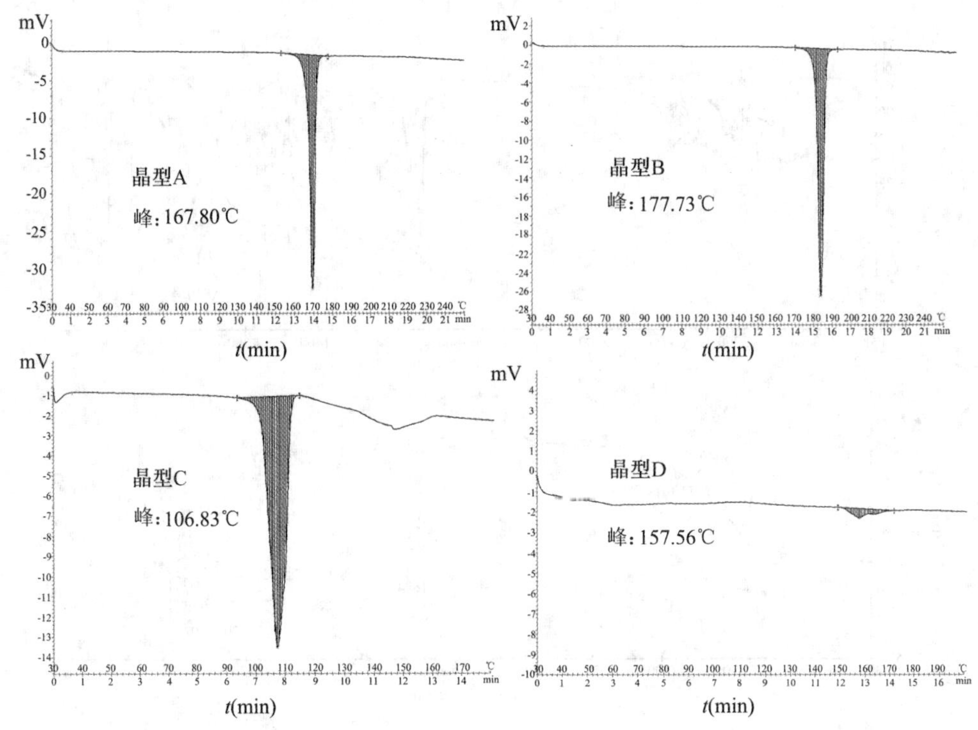

图 2-29 利巴韦林 4 种晶型样品的 DSC 图谱

4. 红外光谱法(infrared spectroscopy method)

采用红外光谱法对利巴韦林 4 种晶型样品的分析,结果表明,不同晶型物质在 650～4000 cm^{-1} 内存在明显的吸收峰位置或强度差异(见图 2-30):①晶态晶型样品的红外吸收光谱峰为锐锋、无定型态样品多为钝峰,且二者吸收峰数量存在较大差异性;②不同晶态晶型样品的红外吸收光谱峰位置和强度间存在较大差异,主要原因是晶型样品中分子作用力不同;③晶型物质成分变化,如结晶溶剂的介入,也会对红外吸收峰位置和强度产生影响。据此,采用红外光谱法可有效进行晶态与无定型态样品的晶型物质状态鉴别及样品晶型种类鉴别分析。

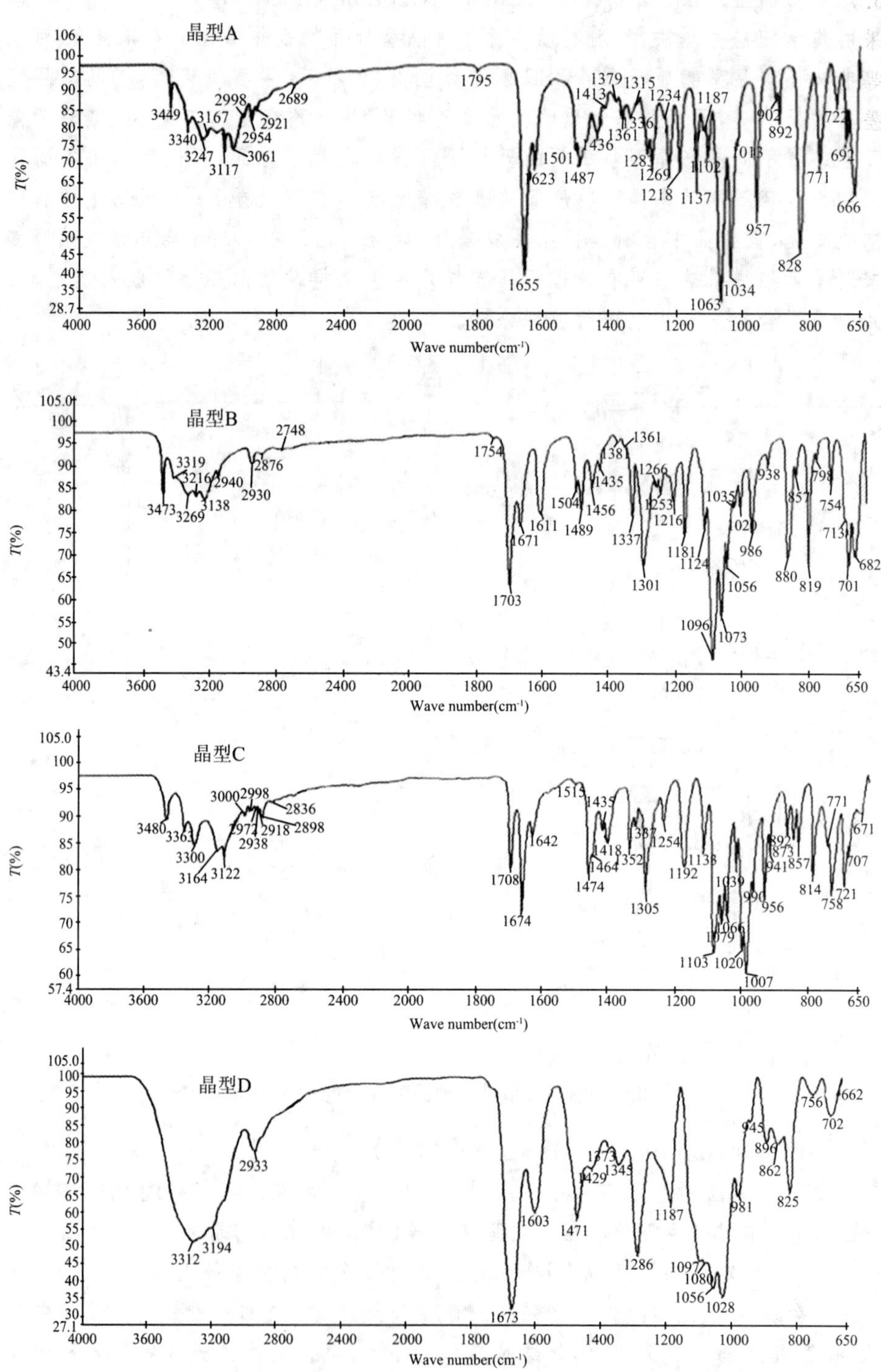

图 2-30　利巴韦林 4 种晶型样品的红外光谱图

5. 熔点法(melting-point method)

采用熔点分析方法研究利巴韦林4种晶型物质热能变化特征，4种晶型的初熔值、终熔值等信息如表2-5所示。采用熔点分析结果表明：①利巴韦林3种晶态晶型样品的熔点值差异较大，熔点值顺序为晶B型＞晶A型＞晶C型；利巴韦林晶D型熔点值低于40 ℃，说明该晶型样品的稳定性较差，当存储温度高于35 ℃时会发生转晶现象，应低温保存。②熔距不仅可以反映样品的化学纯度状态，也可以反映晶型纯度状态，当晶型样品呈晶态物质时，其熔距值小于1 ℃时说明样品的化学纯度和晶型纯度高。但无定型态样品一般有比晶态样品更宽的熔距，其样品的化学纯度和晶型纯度无法采用熔点法有效判定。

表 2-5　　利巴韦林4种晶型的熔点数据

序号	初熔(℃)	终熔(℃)	熔距(℃)
晶型A	166.3	167.0	0.7
晶型B	176.1	176.6	0.5
晶型C	99.5	100.0	0.5
晶型D	37.2	39.4	2.2

(三)药代动力学评价

评价方法采用高效液相-质谱法(high performance liquid chromatography-mass spectrometry method)。

1. 方法

SD大鼠，24只，禁食不禁水12小时，固体灌胃给予利巴韦林100 mg/kg，给药后立即灌胃给予每只鼠2 mL水，然后分别于5、15、30分钟，1、1.5、2、3、4、6、8、12、24小时眼内眦取血置肝素化管中，离心，取上层血浆100 μL，置于1.5 mL离心管中，加入200 μL乙腈，沉淀蛋白，振荡3 min，离心(13 400 r/min，10分钟)，然后吸取上清进样10 μL上机测定。晶型样品药动学参数数据如表2-6所示。以上结果表明，大鼠口服利巴韦林不同晶型后在体内同一时间点的血药浓度存在一定差异，表明不同晶型物质状态在大鼠体内的吸收量和吸收速率存在一定差异。利巴韦林晶A型样品从吸收量和速度均表现出一定优势，其血药浓度峰值最高，晶B型血药浓度峰值仅为晶A型的2/3，所以利巴韦林晶A型是该药物的优势药用晶型物质。

表 2-6　　利巴韦林4种晶体口服给药的药动学参数($n=6$，$\bar{x}\pm s$)

参数	晶型A	晶型B	晶型C	晶型D
$AUC_{0\sim t}$(μg·h/L)	15 568.709± 7 216.345	9 546.495± 1 206.669	8 747.645± 1 508.653	8 879.016± 1 560.759

续表

参数	晶型 A	晶型 B	晶型 C	晶型 D
$AUC_{0\sim\infty}$ (μg·h/L)	16 015.399± 7 468.137	9913.224± 1 370.246	9221.587± 1 624.965	9302.814± 1 618.519
$t_{1/2z}$(h)	3.683± 1.364	4.256± 1.65	5.416± 0.352	5.134± 0.248
t_{max}(h)	2.333± 0.816	2.417± 1.855	1.917± 1.158	2.333± 1.889
ρ_{max}(μg/L)	1 621.013± 604.061	1 078.484± 234.492	924.405± 332.255	834.934± 207.224

2. 结论

通过一系列的研究证明，利巴韦林的晶 D 型属不稳定型，晶 C 型含有溶剂，而晶 B 型的生物利用度低，均不适合作为药物原料使用，因此可以确定利巴韦林晶 A 型为优势药用晶型物质。利巴韦林的不同晶型影响药物的质量和疗效，应该是利巴韦林质量控制的重要指标之一，但到目前为止，我国生产的利巴韦林尚未对其晶型进行质量控制，这可能是影响临床疗效的因素之一。

第四节　药物与受体的相互作用对药效的影响

结构特异性药物发挥药效的本质是药物与受体的有效接触。在结构特异性药物与受体的相互作用中有两点特别重要，一是药物与受体分子中电荷的分布与匹配，通过各种键的作用使两者相互结合，进而引起构象的改变，触发机体微环境产生与药效有关的一系列生物化学反应；二是药物与受体分子中某个基团和原子的空间排列与构象互补，犹如“锁-钥”关系。药物与受体互补性程度越大，则其特异性越高，作用越强，该互补性随着药物-受体复合物的形成而增高。

一、电子云密度分布对药效的影响

受体是以蛋白质为主要成分的具有三维结构的生物大分子，蛋白质分子从组成上来讲是由各种氨基酸经肽键结合而成，在整个蛋白质的链上存在各种极性基团造成电子云密度的分布不均匀，有些区域的电子云密度较高，形成负电荷或部分负电荷；有些区域电子云密度比较低，即带有正电荷或部分正电荷。如果药物分子中的电子云密度分布正好和受体的特定位点相适应时，由于电荷产生的静电引力，有利于药物分子与受体结合，形成比较稳定的药物-受体复合物。

在氨基酯类局麻药的结构中，分子中苯环与酯基中的羰基共轭，通过共轭效应使羰基进一步极化，羰基氧原子由于电负性大，带有部分负电荷，羰基碳原子带有部分正电荷，通过偶极-偶极相互作用与受体结合，苯环上取代基可通过共轭诱导对酯羰基上电子云的密度分布产生影响，苯环的对位引入供电子基团氨基时，如普鲁卡因（见图 2-31），该对位氨基上的电子云通过共轭诱导效应，增加了酯羰基的极性，使药物与受体结合更牢，比没有取代基的类似物美普卡因（见图 2-32），麻醉作用增强，作用时间延长。若是在苯甲酸酯的苯环对位引入吸电子基团硝基时，如硝基卡因（见图 2-33），由于硝基的吸电子效应，导致羰基的电子云流向苯环，使极性降低，故对硝基苯甲酸酯与受体的结合能力比母体化合物弱，麻醉作用降低。

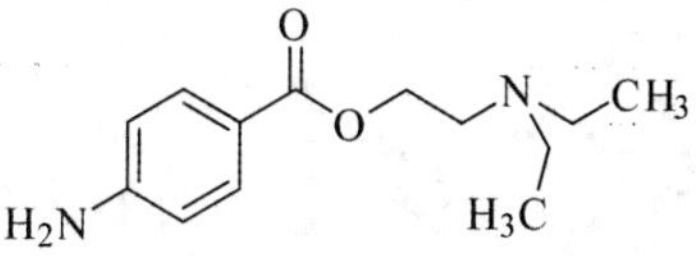

图2-31　普鲁卡因

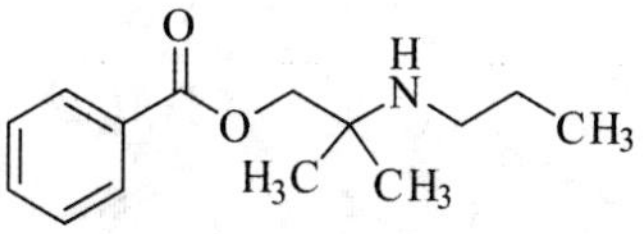

图2-32　美普卡因

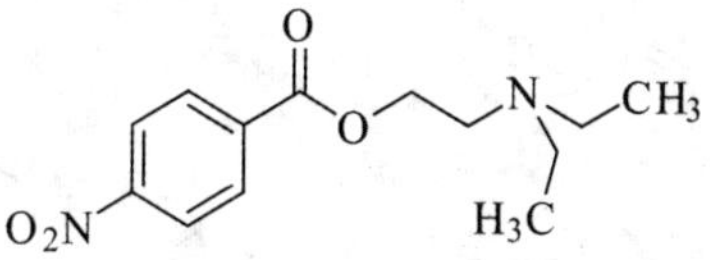

图2-33　硝基卡因

二、键合特性对药效的影响

当一个药物和一个受体相互作用时，通常是与生物大分子（如受体或酶）发生相互作用形成药物-受体复合物，才能产生药理作用。当一个化合物被一个受体大分子吸引时通常被认为该化合物对该受体有亲和力，并被分为激动剂和拮抗剂。当一个化合物与受体分子相互接近时，各种各样的化学键能使这种药物-受体复合物稳定。这些化学键可分为可逆和不可逆两类。药物与受体以共价键结合是不可逆的，但在大多数情况下，药物与受体结合是可逆的。这些化学键的总强度决定药物与受体之间的亲和力大小。关于化学键分类及介绍，详见本书第六章第二节。

三、立体结构对药效的影响

药物分子的性质不仅取决于分子中的官能团，还取决于这些基团的空间排列。因为蛋白质和其他生物大分子在性质上都是非对称的，所以一个特定的药物分子如何与这些生物大分子相互作用，取决于这些官能团的三维空间位置。如果关键的官能团不能占据生物大分子周围的适当空间位置，不能形成适合与受体相互作用的化学键，从而生物活性较低。如果这些官能团的立体位置适合，药物与受体基团的空间互补性越大，则其特异性越高，作用越强。因此，在新药的设计与开发工作中，不仅要考虑官能团的作用，还应考虑这些基团的三维空间结构。

(一)几何异构

几何异构是由双键或环等刚性或半刚性系统导致分子内旋转受到限制而产生的。几何异构体中的官能团与受体互补的药效团的排列相差较大,理化性质和生物活性都有较大差别。如己烯雌酚结构中存在双键,而使其产生顺(或 Z)反(或 E)异构体。构效关系研究表明,反式己烯雌酚的活性比顺式要大很多,可能跟结构中两个羟基的距离有关,反式己烯雌酚两羟基之间的距离与雌二醇相似(见图 2-34)。抗组胺药物苯丙烯啶具有顺、反两种构型,顺式的苯丙烯啶的活性是其反式活性的 1000 倍,顺式与反式异构体活性的差别表明两个芳香取代基在与受体作用时有不同的结合环境。

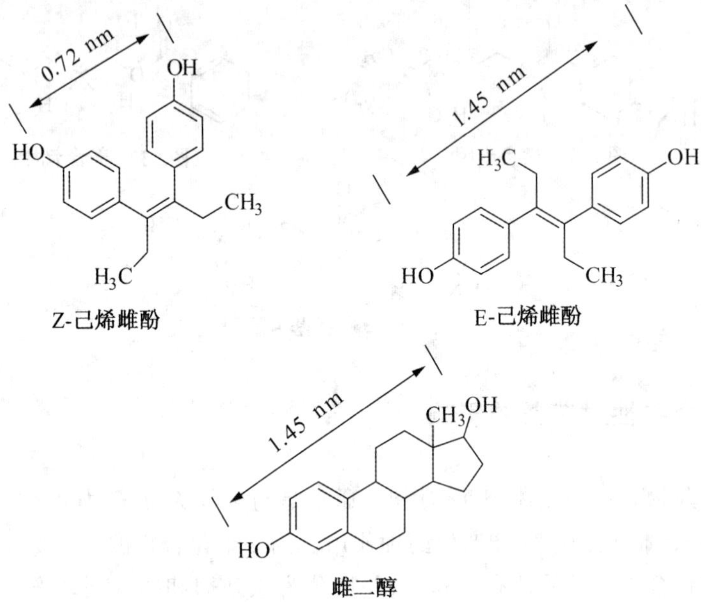

图 2-34 己烯雌酚的几何异构

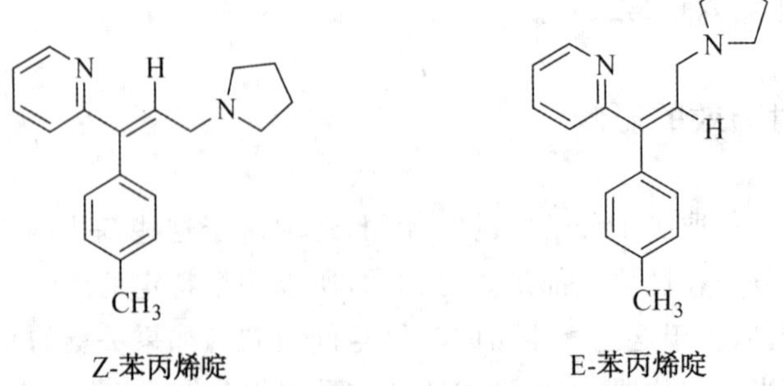

图 2-35 苯丙烯啶的几何异构

（二）光学异构

光学异构是由于分子中原子或基团的排列方式不同，使两个分子无法叠合的一种立体异构现象，二者具有实物和镜像的关系，称为光学对映体。光学异构分子中存在手性中心，除了旋光性以外，理化性质均相同，其生物活性的差别更能反映受体对药物的立体选择性。

在有些药物中，光学异构体的药理作用相同，例如左旋和右旋氯喹（chloroquine）具有相同的抗疟活性。但在很多药物中，左旋体和右旋体的生物活性并不相同，例如D-（－）-异丙基肾上腺素（isoproterenol）作为支气管舒张剂，比 L-（＋）-异丙基肾上腺素强 800 倍；D-（－）-去甲肾上腺素（norepinephrine）的支气管舒张作用比 L-（＋）-去甲肾上腺素强 70 倍；D-（－）-肾上腺素（Epinephrine）的血管收缩作用比 L-（＋）-肾上腺素强 12～20 倍；L-（＋）-乙酰基-b-甲基胆碱对痛风的作用比 D-（－）-异构体约高 200 倍。

一般认为，肾上腺素类药物通过下列三个基团与受体在三点结合：①氨基；②苯环及其二个酚羟基；③侧链上的醇羟基。由分子式可见，D-（－）-肾上腺素三个基团均能和受体表面上的三个互补的结合点相互作用，从而刺激了受体。而 L-（＋）-肾上腺素，只有两个基团能与受体结合，侧链的羟基占据了不同的空间而无法与受体发生适当的作用，因此其升压作用比 D-（－）-肾上腺素要弱（见图 2-36）。

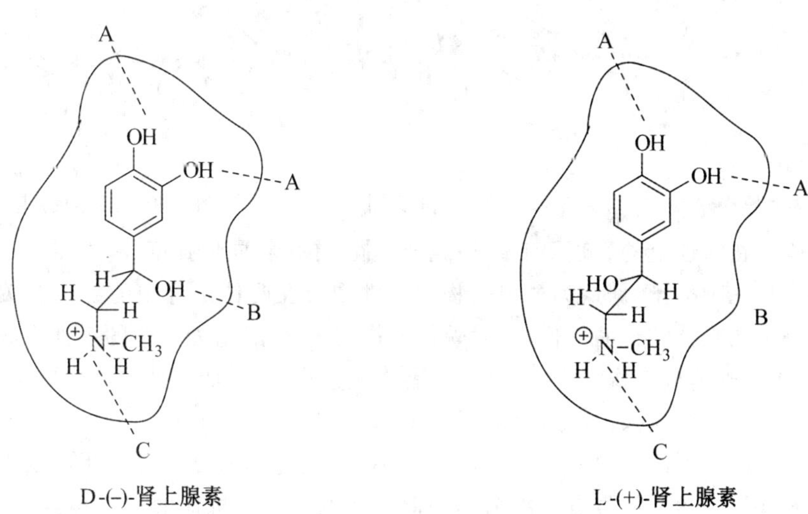

图 2-36　肾上腺素的光学异构

具有两个手性碳原子的药物具有更高的立体特异性。如拟肾上腺素药物麻黄碱因为均有两个手性碳，所以共有 4 个异构体，它们是（－）-麻黄碱、（－）-伪麻黄碱、（＋）-麻黄碱、（＋）-伪麻黄碱（见图 2-37），4 种异构体均具有拟肾上腺素作用，但强度有所区别。以 β 碳为 C1，α 碳为 C2，（－）-麻黄碱的绝对构型是 1R2S，其活性是 4 个异构体中最强的，为临床主要药用异构体。β 碳构型反转的（＋）-伪麻黄碱（1S2S），没有直接作用，但中枢副作用较小，有些复方感冒药中用其作鼻充血减轻剂。

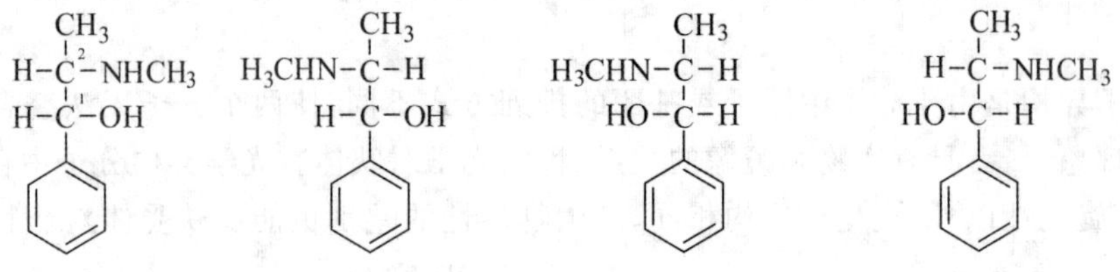

(-)-麻黄碱　(-)-伪麻黄碱　(+)-麻黄碱　(+)-伪麻黄碱

图 2-37　麻黄碱的立体异构

某些药物的左旋体与右旋体不仅是强度上的差异，其生物活性的类型都不一样，如甲丙哌酚（见图 2-38）为既具有阿片激动活性，又有拮抗活性的苯哌啶镇痛药，分子中存在手性中心，其中（＋）型为激动活性，与吗啡相当；（－）型为拮抗活性，约为纳洛酮的 1/10。

扎考必利（zacopride）通过拮抗 5-HT_3 受体而起作用，为一类新型的止吐药。深入的研究证明，R-异构体为 5-HT_3 受体的拮抗剂（见图 2-39），而 S-异构体则为 5-HT_3 受体的激动剂。

又如 S-（－）-依托唑啉（etozolin）具有利尿作用（见图 2-40），R-（＋）-依托唑啉则有抗利尿作用。这类药物中，一个对映体能抵消另一对映体的部分药效。

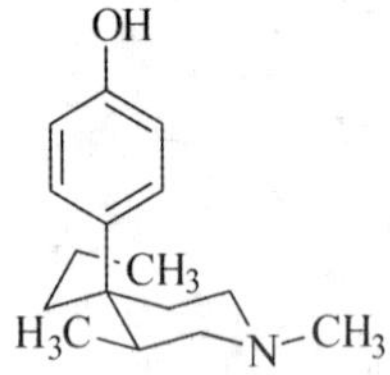

图2-38　甲丙哌酚 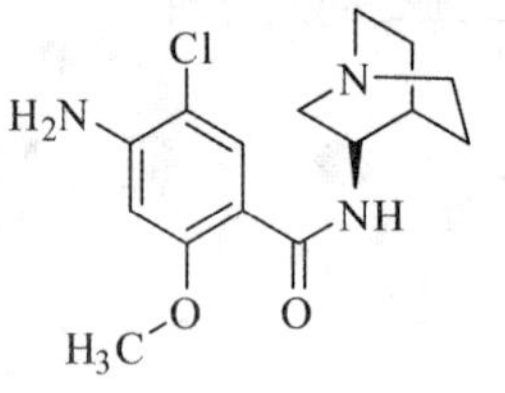　　图2-39　R-(+)-扎考必利 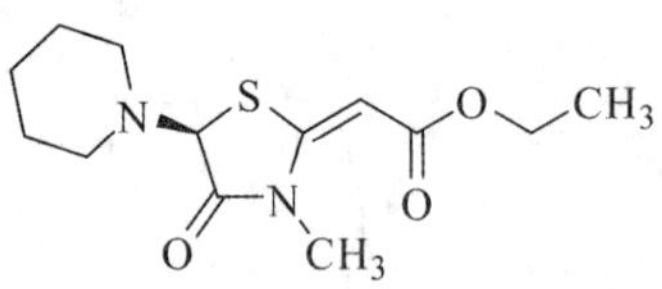　　图2-40　S-(-)-依托唑啉

光学异构体在活性上的表现可有作用完全相同、作用相同但强度（有无或大小）不同、作用方式不同等几种类型，据认为这与药物的手性中心在受体结合中的部位有关。如药物的手性中心不在受体结合的部位，则对映体的作用完全相同；如药物的手性中心在受体结合的部位，则对映体或者作用强弱不同，或者作用方式不同，如由拮抗剂变成了激动剂。作用方式不同的对映体应该拆分后供药用。

受体位点反应活性的差异并不一定都是对映体立体选择性所导致。生物活性差异也可能是因为对映体到达受体位点的能力不同而引起的。因为机体的非对称性，所以在药物进入机体后的吸收、分布和排泄过程均有立体选择性的优先通过和结合的情况，导致药效上的差别。胃肠道对 D-葡萄糖、L-氨基酸、L-甲氨蝶呤和 L（＋）-维生素 C 等有立体选择性，可优先吸收，主动转运。在药物代谢过程中，代谢酶多为光学活性的大分子，对药物的立体选择性亦可导致代谢速率和药效、毒性的差异。

（三）构象异构

由于碳碳单键的旋转或扭曲（键不断开）而引起的分子中原子或基团在空间的不同排列形式称为构象（conformation）。构象异构是一种动态过程，即异构化是通过一个或多个单键的旋转形成的，这种旋转的结果是分子中原子的空间位置发生改变，从而形成不同的构象（构象异构体）。自由能低的构象，由于稳定、出现概率高，为优势构象（preferential conformation）。只有能为受体识别并与受体结构互补的构象，才产生特定的药理效应，称为药效构象（pharmacophoric conformation）。和受体结合的药物构象，有时为能量最低的优势构象，有时需由优势构象转变为药效构象再与受体结合，但这一转变的能障一般不高。

神经递质乙酰胆碱可以用来说明构象异构体的概念。该分子中的每一个单键都可以旋转，并且在室温下这种旋转很容易发生。仔细观察可以发现，围绕中心 C2-C3 键的旋转比围绕其他单键的旋转，能产生更多的原子空间排列。实际上，分子中几个可以旋转的单键都能产生很多构象，只是由于某些键的一端连接的原子相同，而导致原子的空间排列看上去没有变化。当沿着 C2-C3 键观察时，乙酰胆碱分子可以画成纽曼投影式。当醚和三甲基胺基团相距 180°时，该分子被认为是反式或对位交叉构象。这种构象中官能团的距离最远，因此，从能量上来说，是一种最稳定的构象。当 C2-C3 键的一端旋转 120°或 240°时，可以形成邻位交叉构象，通常认为它们的稳定性要比反式构象低。当旋转 60°、180°或 300°时产生的构象中所有的原子都重叠，被称为重叠构象，这是最不稳定的构象（见图 2-41）。

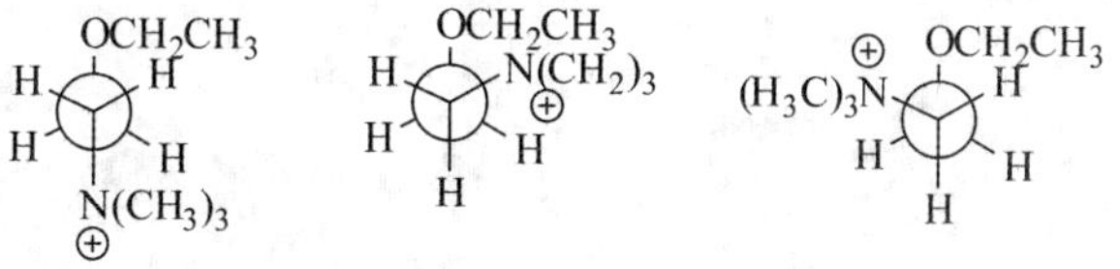

图 2-41　乙酰胆碱的反式和扭式构象

药物分子的基本结构不同，但可能会以相同的作用机制引起相同的药理或毒理效应，这是由于它们具有共同的药效构象，即构象等效性（conformational equivalence），从而以相同的作用方式与受体部位相互作用。构象等效性不仅存在于同系化合物或（和）同型化合物，而且在结构差异很大或化学类型不同的化合物之间，也可能有相同的药效构象。

一些结构相似的药物，往往由于某个部位取代基的变化使化合物的构象发生了重大改变，进而使活性强弱发生改变，甚至显示出不同的生理活性。经典的抗精神病药物是多巴胺受体阻断剂，要求其构象和多巴胺（dopamine）有一定的构象相似性，才能和多巴胺受体更好的结合发挥效应。氯丙嗪（chlorpromazine）正是由于苯环 2 位的氯原子引起了分子的不对称性，使侧链倾斜于含氯原子的苯环方向，X-射线衍射测定表明氯丙嗪这一构象和多巴胺的构象能部分重叠（见图 2-42）。失去氯原子则不能保持这一构象，化合物也无抗精神病作用。

为了保证能够与受体有高度的亲和力，药物必须具有一定的与受体结构的互补性，这就决定了分子构象和立体化学因素在药物作用中所起的重要作用。药物的受点通常是具有高级三维结构的受体生物大分子中的一个小的区域，在三维空间上它具有一定的特异性，带有一定的刚性结构。尽管由于与结构特异性药物的结合会引起整个受体大分子构象的改变，生成一种能够发挥生物效应的优势构象，但受体区域本身不会产生大的构象改变。这样就能解释为什么结构特异性药物多数需要具有与假设受体互补的构象。

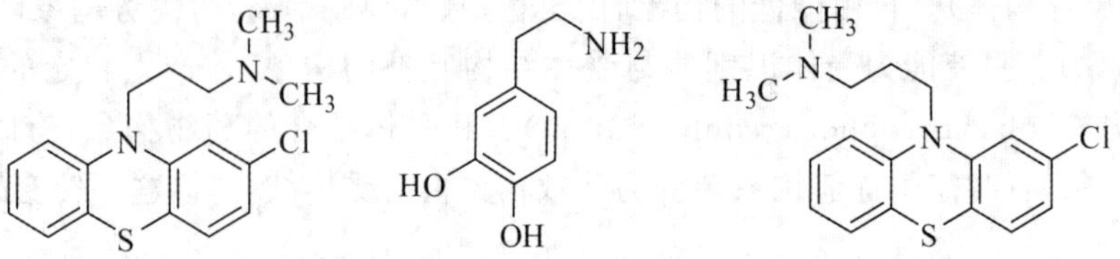

氯丙嗪顺式构象　　多巴胺　　氯丙嗪反式构象

图 2-42　构象相似性

思考题

1. 简述药物-受体相互作用的化学键类别及特点。

2. 如何理解药物与受体的互补性?

3. 简述药物晶型质量控制技术。

4. 试述官能团对药物理化性质及活性的影响。

5. 阿替卡因(卡铁卡因,ultracaine)是在欧洲和加拿大使用的一种牙科麻醉药物,据说其没有利多卡因和其他酰胺类局麻药的中枢神经系统和心血管毒性。请解释原因。

第三章

先导化合物的发现

学习要求

1. 掌握先导化合物、配体效率的概念，先导物来源的几种途径。
2. 熟悉计算机筛选先导物的方法及理论。
3. 了解案例中先导物产生的过程，体会其在药物化学中的重要作用。

先导化合物(lead compound)简称先导物，又称原型物，是通过各种途径得到的具有一定生物活性和化学结构的化合物。在药物发现与发明中，先导化合物为研究工作选择结构类型和确定治疗目标锁定方向。先导化合物的临床前景往往是模棱两可，既可能发展为优秀的临床药物，也可能在药物开发的过程中被淘汰。导致先导化合物在药物开发过程中被淘汰的因素有很多，包括作用特异性的高度、毒副反应、生物活性强度、药代动力学性质等等。通过克服先导化合物的上述缺点，可以获得具有明确临床前景的药物。一般而言，先导化合物的发现是新药研究的起始点。先导化合物的发现有多种途径和方法。

第一节　从天然产物得到先导化合物

从植物、微生物、海洋动植物及爬行类和两栖类动物中可以得到先导化合物。从植物中发现先导结构不仅是药物化学的永恒史话，也确实具有普遍的现实意义。例如从青蒿中发现青蒿素，从罂粟中发现吗啡，从洋地黄中发现洋地黄毒苷，从萝芙木中发现利舍平，从柠檬中发现维生素 C，从柳叶中发现水杨酸，从紫杉中发现紫杉醇，从银杏中发现银杏苷等等，都是从植物中发现先导化合物的经典范例。

一、植物来源的先导物

大约在公元前 440 年，希波克拉底(Hippocrates)就用柳树皮泡制的制剂治疗关节炎。这样粗糙的制剂常常能缓解患者的炎症症状。许多个世纪之后，才知道柳树皮中含有水杨苷(glycoside salicin)。水杨苷在一定程度上可以抑制炎症。意大利的皮里亚(R. Piria)于1838年从柳树皮中提取并分离到一种化合物,该化合物被命名为水杨酸(salicylic acid)(见图3-1),即邻羟基苯甲酸(o-hydroxybenzoic acid)。1838年,首次化学合成了水杨酸。1839年,默克(Merck)制药公司就以每盎司1.25个荷兰银币的价格在市场上销售水杨酸。1875年,发现水杨酸钠(sodium salicylate)具有解热镇痛作用和抗风湿作用,并在临床应用。水杨酸曾被作为一种可以治疗各种各样的风湿性疾病的神奇药物广泛销售和服用。

临床应用发现水杨酸存在一些先天缺陷,例如剂量太大、味道极差和胃部刺激。德国拜耳(Bayer)药厂的年轻化学家霍夫曼(Hoffmann)因为父亲总是抱怨水杨酸的这些缺陷而对水杨酸进行了结构改造。1898年,霍夫曼从水杨酸的衍生物中发现了具有历史意义的乙酰水杨酸(acetyl-salicylic acid)。乙酰水杨酸于1898年上市,用于治疗风湿性疾病,并以阿司匹林(aspirin)(见图3-2)的商品名驰名天下。

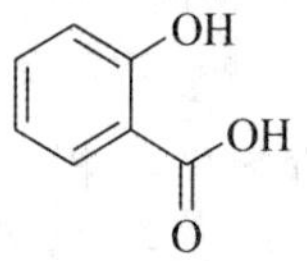

图3-1 水杨酸

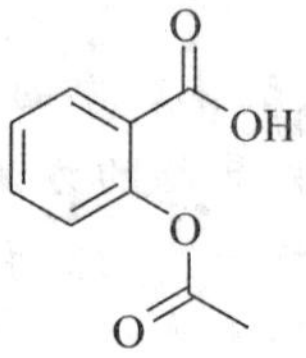

图3-2 阿司匹林

青蒿素(artemisinin)(见图3-3)是从中药青蒿中分离出的抗疟有效成分,为新型结构的倍半萜过氧化物。实验证明其对耐氯喹的疟原虫有极高的杀灭作用。后采用结构修饰的方法合成了抗疟效果更好的蒿甲醚(artemether)(见图3-4)和青蒿素琥珀酯(artesunate)(见图3-5),疗效比青蒿素高5倍,且毒性比青蒿素低。

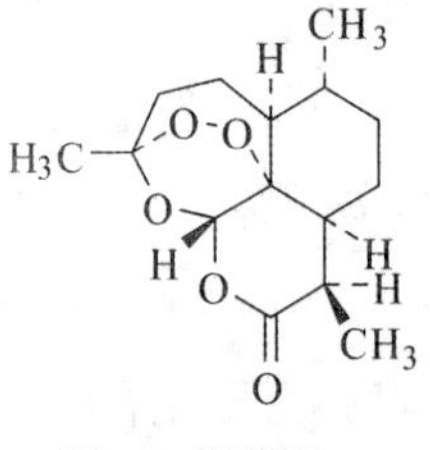

图3-3 青蒿素

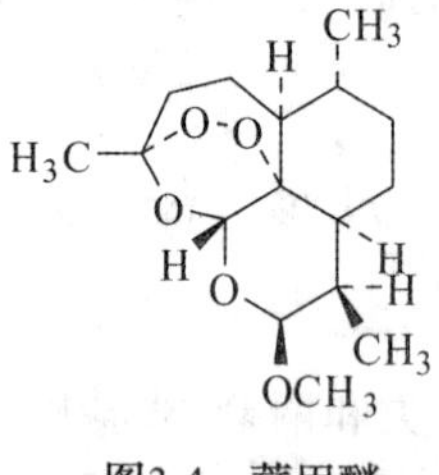

图3-4 蒿甲醚

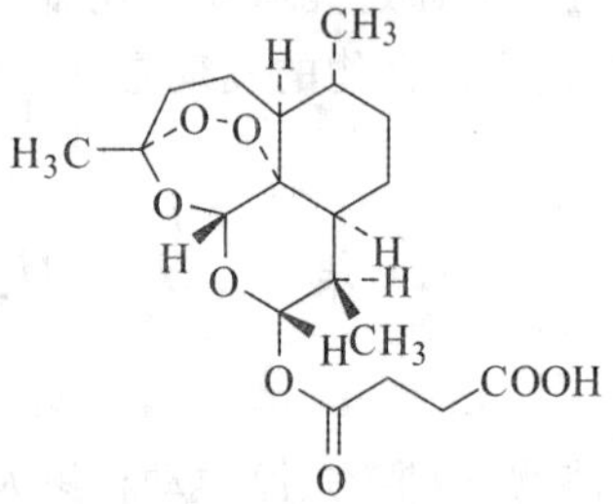

图3-5 青蒿素琥珀酯

二、微生物来源的先导物

从微生物资源的开发中,能获得新药和供研究用的先导化合物,例如青霉素和磺胺的发现就是经典的成功例子。

亚历山大·弗莱明(Alexander Fleming)于1928年发现在金黄色葡萄球菌的培养基上生长有绿色霉菌,若两种菌落聚集在一起时,会发生溶菌作用,从而发现了由该霉菌产生的青霉素。其实,弗莱明并不是第一个观察到该现象的人。早在1870年,约翰·伯顿-

桑德森(John Burdon-Sanderson)就发现了此现象。有讽刺意味的是,他与后来弗莱明发现的地点竟同在伦敦圣玛丽医院。李斯特(Lister)曾用青霉治疗伤病员,后来证明这就是青霉素产生菌株[他所发现的菌株先于弗莱明发现的菌株,虽然不产生青霉素,但产生另一个抗生素——霉酚酸(mycophenolic acid)]。弗莱明发现这个现象后,曾多次重复却均未获成功,而他的同事黑尔(Hare)却能够重复该现象,这一现象需要所有的综合因素同时发生时,才能出现。经黑尔研究发现,需要在非常特殊的条件下,才能重现弗莱明最初观察到的现象。虽然弗莱明认为青霉素可用作局部抗菌防腐药,但他未能将青霉素制成适于治疗感染症的制剂。直到弗洛里(Florey)在牛津大学重新研究,才解决了青霉素的制剂形式。弗洛里在1940年虽然成功地制备出能够局部和全身用药的青霉素,但直到20世纪40年代末才揭示出青霉素的全部应用价值。关于青霉素的结构曾经激烈地争论多年,正确的结构是牛津的霍奇金(Hodgkin)用X线晶体结构解析的,该晶体结构直到1949年才发表。早期还分离出青霉素的一些类似物(不同的R基),其中只有两个早期的类似物($R=PhOCH_2$,青霉素V;$R=CH_2Ph$,青霉素G)今天还在应用(见图3-6)。

20世纪30年代,德国科学家多马克(Domagk)发现红色染料百浪多息(prontosil)能治疗小鼠的细菌感染,但在体外的试验中却无效。深入研究发现,百浪多息在体内受肝脏酶的代谢,生成磺胺(sulfonamide)(见图3-7)而产生疗效,从而开始了化学治疗的新纪元。进一步结构修饰和改造导致了20多个磺胺类抗菌药上市,它们不仅为人类提供了第一条全合成抗细菌感染药物,而对其化疗药物乃至整个药物化学的发展都有指导作用。

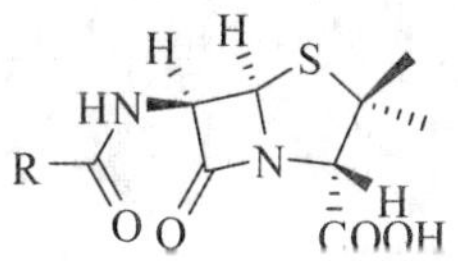

青霉素V($R=PhOCH_2$) 青霉素G($R=CH_2Ph$)

图3-6 青霉素类似物

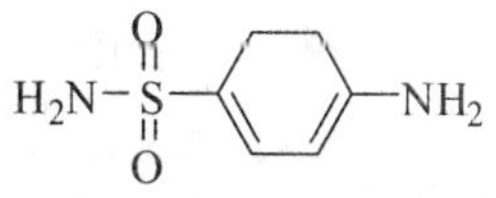

图3-7 磺胺

近代应用超敏菌株与特异靶方法发现了许多新的抗生素,例如用对β-内酰胺类抗生素特别敏感的菌株,并用不同β-内酰胺酶做区别实验,发现了β-内酰胺酶抑制剂克拉维酸(clavulanic acid)(见图3-8)。从橘青霉菌(penicillium citrinum)的代谢物中发现的羟甲戊二酰辅酶A(HMG-CoA)还原酶抑制剂美伐他汀(mevastatin)为新型降血脂药物的发现奠定了基础,洛伐他汀(lovastatin)(见图3-9)、普伐他汀(pravastatin)(见图3-10)相继问世。

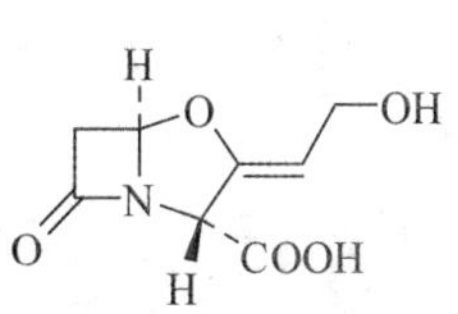

图3-8 克拉维酸

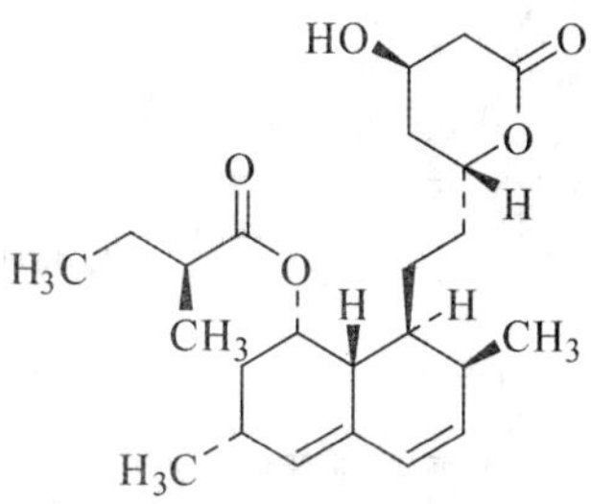

图3-9 洛伐他汀

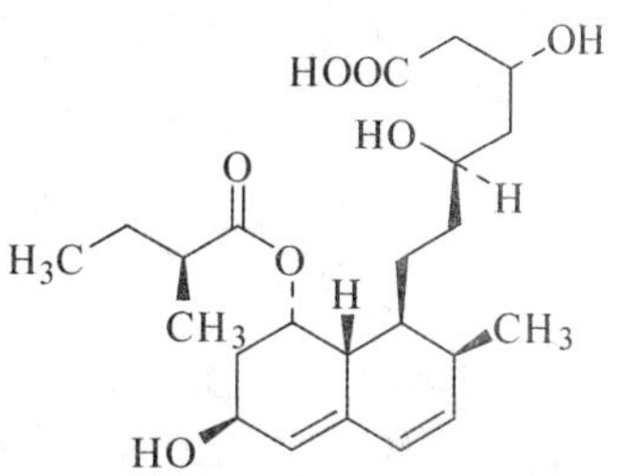

图3-10 普伐他汀

三、动物来源先导化合物

长期以来动物作为先导物的来源，一直被研究得最少，但也有不少令人感兴趣的成果，作为动物自我保护或者捕猎的毒液或者毒素，也可能作为先导化合物。例如卡托普利的发现就是典型的一个范例。1971 年，从巴西毒蛇的蛇毒中分离提取的结构为谷－色－脯－精－脯－谷－亮－脯－脯的小分子九肽化合物替普罗肽（teprotide）显示出对血管紧张素转化酶（ACE）有抑制作用。有意思的是，在这些蛇毒多肽和 50 多个类似物中，凡是 C 末端含有色－丙－脯、亮－脯－脯、苯丙－丙－脯的多肽都显示出很强的 ACE 抑制作用，但是口服替普罗肽无效。为了寻找结构简单且稳定的药物，通过对蛇毒肽的研究和 ACE 作用位点的分析，又在羧肽酶 A 抑制剂研究的启发下，采用传统的药物化学结构修饰方法发现了活性超过了替脯罗肽的卡托普利（captopril）。研发历程如图 3-11 所示。

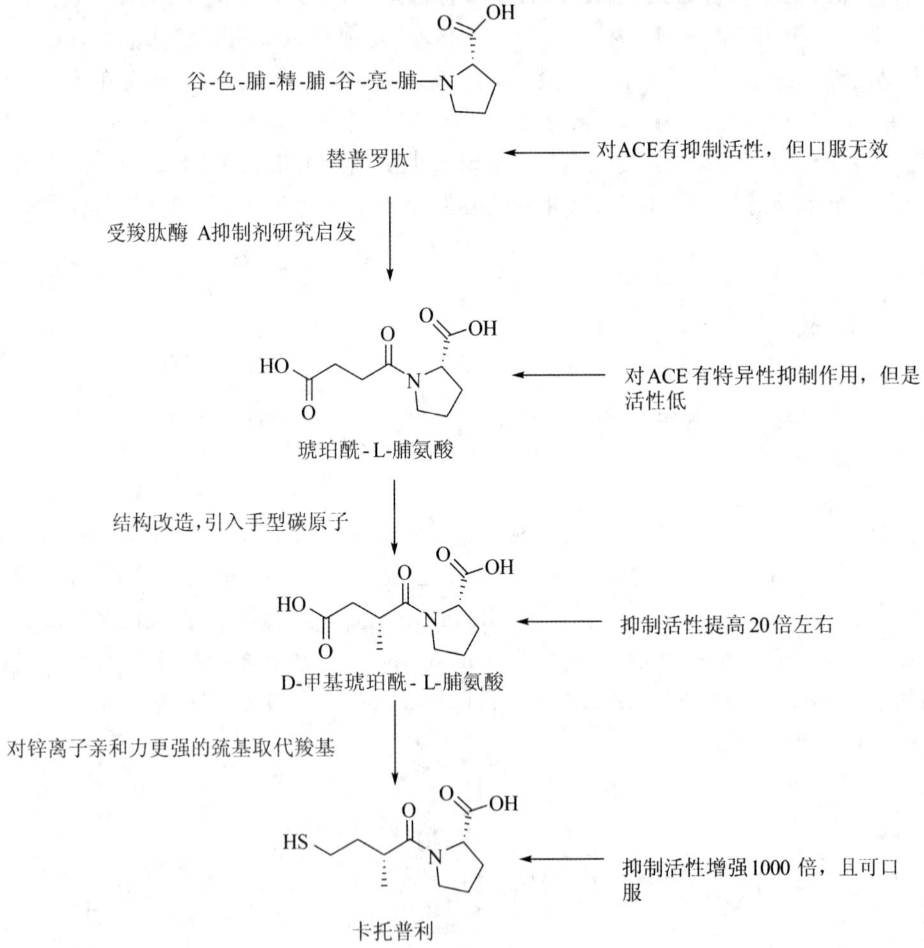

谷-色-脯-精-脯-谷-亮-脯—N (O, OH)

替普罗肽 ← 对ACE有抑制活性，但口服无效

↓ 受羧肽酶 A抑制剂研究启发

HO, O, O, N, O, OH

琥珀酰-L-脯氨酸 ← 对ACE有特异性抑制作用，但是活性低

↓ 结构改造，引入手型碳原子

HO, O, O, N, O, OH

D-甲基琥珀酰-L-脯氨酸 ← 抑制活性提高20倍左右

↓ 对锌离子亲和力更强的巯基取代羧基

HS, O, N, O, OH

卡托普利 ← 抑制活性增强1000 倍，且可口服

图 3-11 卡托普利研发历程

第二节　以现有药物作为先导化合物

上市的药物中有些可被选作先导物，进一步优化得到新药。主要有以下的几种类型。

一、药物副作用发现先导物

药物对机体常有多种药理作用，用于治疗的称治疗作用，其他的作用通常称为副作用。在药物研究中，常可以从已知药物的副作用出发找到新药，或将副作用与治疗作用分开而获得新药。在某些情况下，一药物的副作用可能对另一种疾病有治疗作用。这需要了解药物的药效学基础，如果副作用与治疗作用的药效学基础不同，就有可能将两者分开，否则就难以实现。例如吩噻嗪类抗精神失常药氯丙嗪（chlorpromazine）（见图 3-12）及其类似物，是由结构类似的抗组胺药异丙嗪（promethazine）（见图 3-13）的镇静副作用发展而来的。

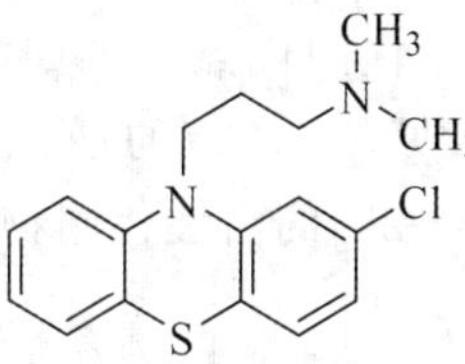

图3-12　氯丙嗪

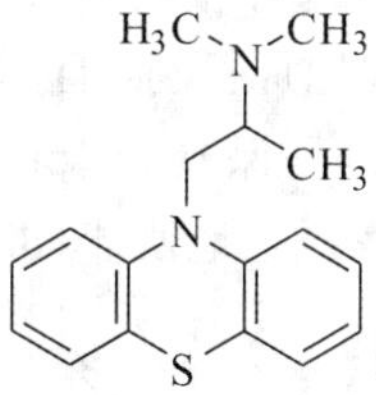

图3-13　异丙嗪

又如磺酰脲类降血糖药甲苯磺丁脲（tolbutamide），是根据磺胺类药物降血糖的副作用经结构改造而发现的。抗菌药氨磺丁脲（carbutamide）（见图 3-14）具有降低血糖的副作用，但不能用作降糖药，因为其抗菌作用会导致细菌的耐药性增强。将氨磺丁脲的氨基用甲基取代，得到甲苯磺丁脲（tolbutamide）（见图 3-15），消除了抗菌作用，成为第一代磺酰脲类降血糖药。而在发现了磺胺利尿的副作用系抑制碳酸酐酶的结果之后，先后合成了许多磺酰胺类利尿药，如呋噻米（furosemide）（见图 3-16）及吡咯他尼（piretanide）（见图 3-17）等都有很强的利尿作用。深入的研究还发现，呋噻米、吡咯他尼的利尿作用主要不是抑制碳酸酐酶。

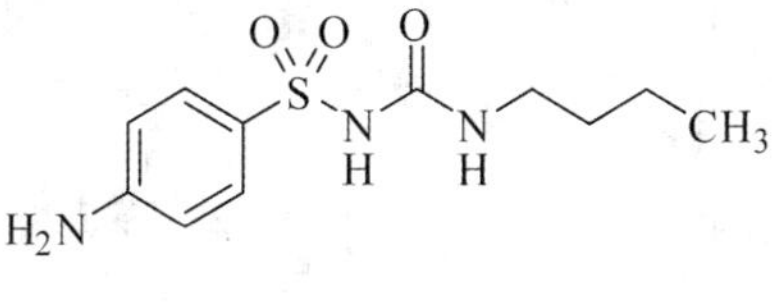

图3-14　氨磺丁脲

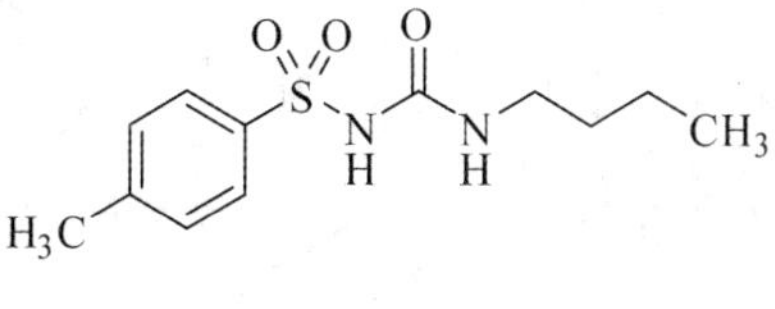

图3-15　甲苯磺丁脲

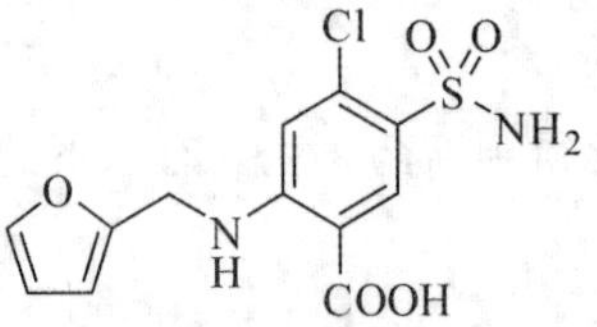

图3-16　呋噻米 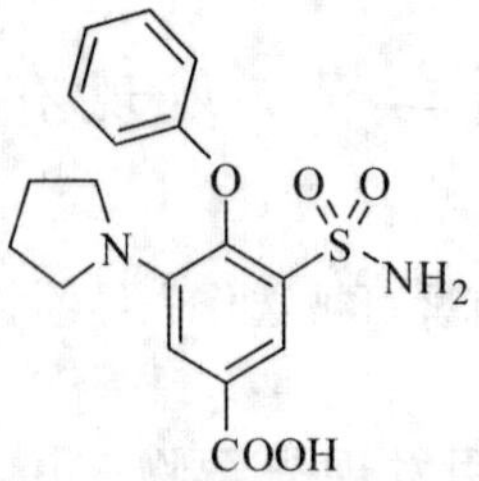　　　　图3-17　吡咯他尼

二、药物的代谢研究发现先导化合物

药物通过体内代谢过程，可能被活化，也可能被失活，甚至转化成有毒的化合物。在药物研究中，可以选择其活化形式，或考虑可以避免代谢失活或毒化的结构来作为药物研究的先导物。采用这类先导物，得到优秀的药物的可能性较大，甚至直接得到比原来药物更好的药物。例如，抗抑郁药丙咪嗪(imipramine)(见图 3-18)和阿米替林(amitriptyline)(见图 3-19)的代谢物地昔帕明(desipramine)(见图 3-20)和去甲替林(nortriptyline)(见图 3-21)，抗抑郁作用比原药强，且有副作用小、生效快的优点。再如，羟布宗(oxyphenbutazone)(见图 3-22)是保泰松(phenylbutazone)(见图 3-23)的活性代谢物，奥沙西泮(oxazepam)(见图 3-24)是地西泮(diazepam)(见图 3-25)的活性代谢物等等。

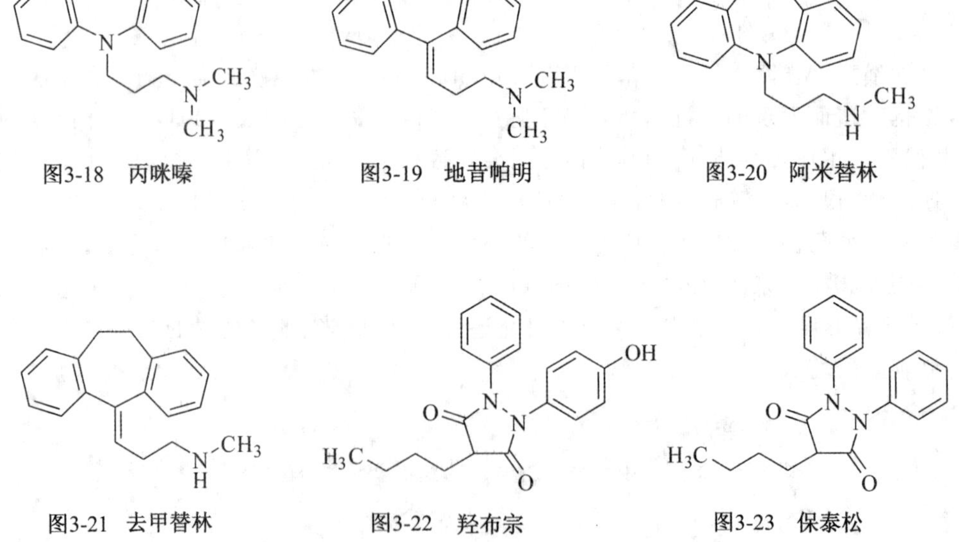

图3-18　丙咪嗪　　图3-19　地昔帕明　　图3-20　阿米替林

图3-21　去甲替林　　图3-22　羟布宗　　图3-23　保泰松

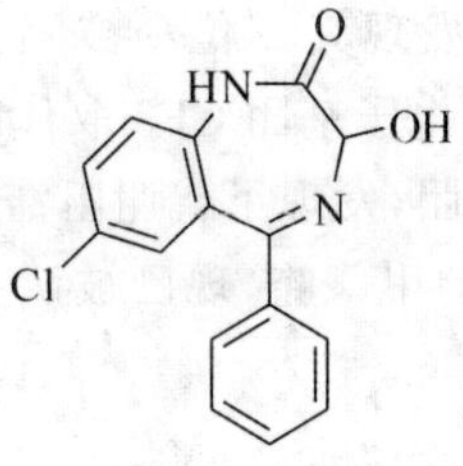

图3-24　奥沙西泮 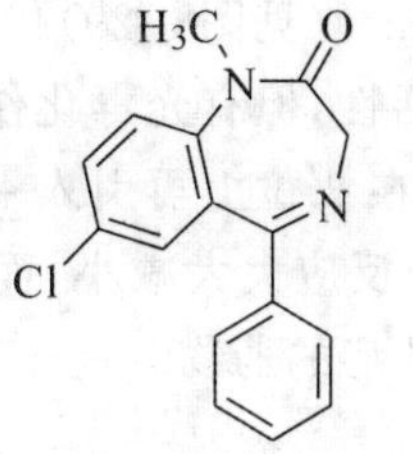　　　　图3-25　地西泮

在进行临床试验时候选药物有时会呈现多种药理活性,即产生副作用。这样,该化合物可作为第二种活性的先导物,如果幸运则可成为药物。1947 年,约翰・霍普金斯大学在试验抗组胺药茶苯海明(dimenhydrinate)(见图 3-26)的临床效果时,发现对晕车的患者也有效,进而研究证明茶苯海明对治疗晕船病和晕空病是有效的。

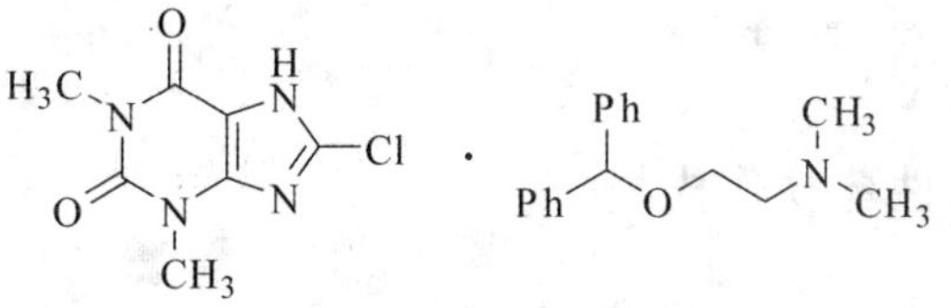

图 3-26　茶苯海明

通过临床观察发现药物的副作用还有其他为人熟知的例子。如盐酸安非他酮(bupropion)(见图 3-27)为抗抑郁药,却发现它可帮助患者戒烟,如今它是第一个上市的戒烟药(zyban)。抗阳痿药物枸橼酸西地那非(sildenafil)(见图 3-28)原设计抑制磷酸二酯酶-5 以治疗心绞痛和高血压病。磷酸二酯酶-5 催化水解环-磷酸鸟苷(cGMP),后者是血管舒张剂,可以增加血流量。西地那非于 1991 年进入Ⅰ期临床试验治疗心绞痛病。在Ⅱ期临床试验中,辉瑞公司发现其对心绞痛的治疗效果不如所希望的那样有效,这样又返回到Ⅰ期临床试验,以确定最大耐受剂量。这时志愿受试者称西地那非可提高勃起功能。既然对心绞痛的作用弱,就很容易得出结论,该药对勃起功能障碍的治疗是有效的。西地那非是依据抗心绞痛药物的机制而设计的,但它却抑制了阴茎中的磷酸二酯酶-5,而不抑制心脏中的磷酸二酯酶-5,性刺激引起了阴茎中一氧化氮的释放。一氧化氮是第二信使分子,对于催化三磷酸鸟苷转变成 cGMP 的鸟苷酸环化酶有刺激作用。cGMP 是血管舒张剂,可松弛海绵体中的平滑肌,血液进入到阴茎中,使之勃起。然而,磷酸二酯酶-5 可水解 cGMP,引起血管收缩,使血液从阴茎中流出。西地那非抑制磷酸二酯酶的活性,阻止了 cGMP 的水解,延长了舒张血管作用。

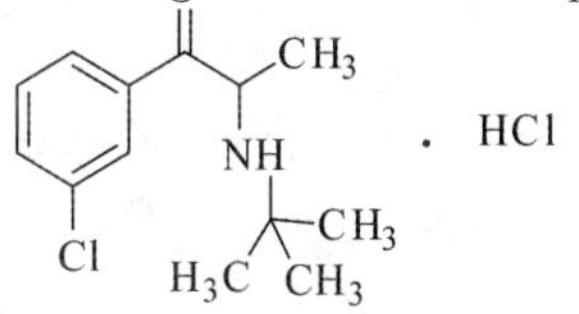

图3-27　盐酸氨非他酮 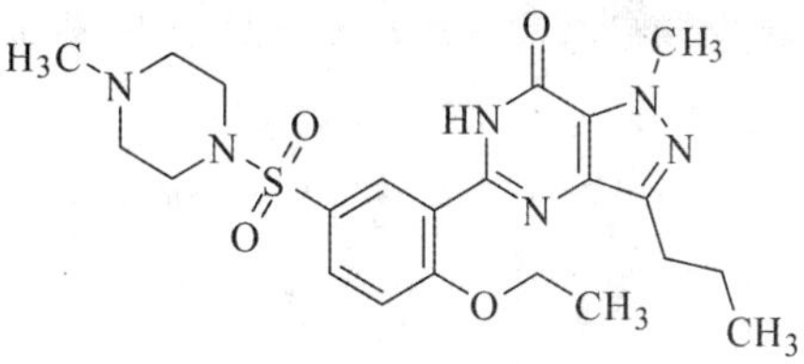　　　　图3-28　西地那非

在研究奎宁(quinine)(见图 3-29)代谢过程中,发现其 2′位易被氧化失活,用芳香基团封闭 2′位虽可增加活性,但有光毒化作用,当用吸电子基团 CF3 取代时,光毒化作用大大降低。以此为先导,在 8′位上再引入一个 CF3 基团,发现了代谢阻滞剂甲氟喹(mefloquine)(见图 3-30)。副反应大大减小,而活性更强的甲氟喹,现已被认为是安全有效、治疗有多重抗药性的恶性疟的药物。

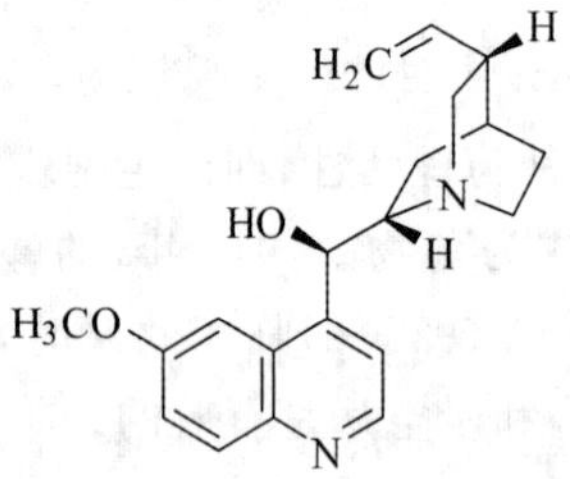

图3-29 奎宁

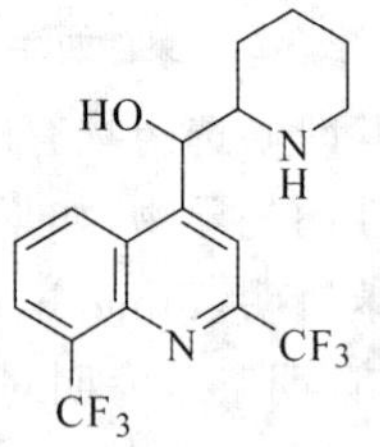

图3-30 甲氟喹

三、以现有突破性药物作先导

近年来随着对生理生化机制的了解,得到了一些疾病治疗的突破性的药物,这些药物不仅在医疗效果方面,而且在医药市场上也取得了较大的成功,这些药物通常被称为原型药物(prototype drug)。随之出现了大量的"me-too"药物。"me-too"药物是指对已有药物的化学结构稍作改变而得到的与已有药物的结构非常相似的一类药物。有时可能得到比原"突破性"药物活性更好或有药代动力学特色的药物。例如,兰索拉唑(lansoprazole)(见图 3-31)及其他的拉唑的研究是以奥美拉唑(omeprazole)(见图 3-32)为先导物的,其活性比奥美拉唑活性更强。

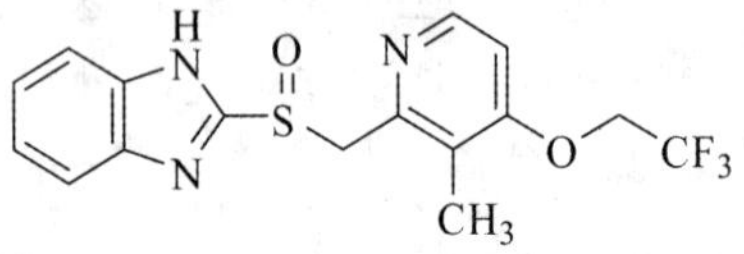

图3-31 兰索拉唑

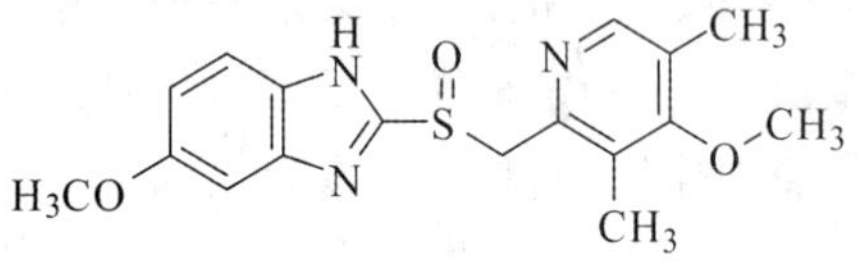

图3-32 奥美拉唑

抑制胃酸分泌药组胺 H_2 受体抑制剂西咪替丁(cimetidine)上市之后,一大批"me-too"药物出现,如雷尼替丁(ranitidine)、尼扎替丁(nizatidine)、法莫替丁(famotidine)等依次上市,经过一定的修饰,活性大大增强。

"me-too"药物的研究对于我国的新药研究有特别重要的意义。知识产权的保护促进了更多的高水平的新药研究,推动了药物研究的发展。

第三节　以活性内源性物质作先导化合物

现代生理学认为,人体被化学信使(生理介质或神经递质)所控制。体内存在一个非常复杂的信息交换系统，每一个信使都各具特殊的功能，并在其作用的特定部位被识别。患病时机体失去了平衡，而药物治疗，就是用外源性的化学物质（信使），来帮助机体恢复平衡。

例如，以生物体内合成 DNA 或者 RNA 的核苷酸尿嘧啶为先导物，通过将其 5 位的氢原子用氟取代得到的氟尿嘧啶成为机体正常代谢物的拮抗剂，而被用作抗肿瘤药（见图 3-33）。

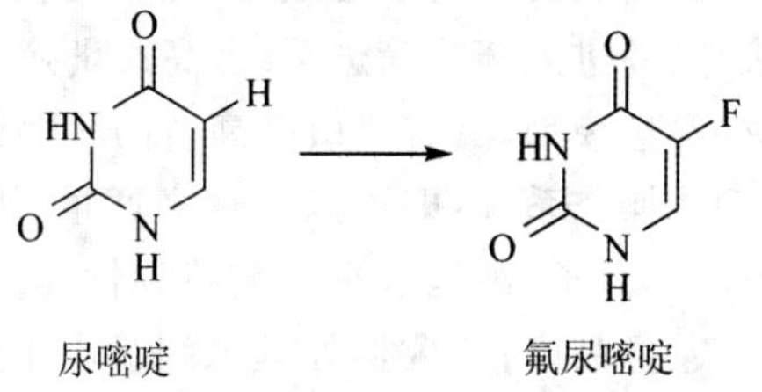

尿嘧啶　　氟尿嘧啶

图 3-33

根据对生理病理的了解来研究新药，通常是针对与该生理活动有关的酶或受体来设计药物，被称作合理药物设计（rational drug design）。内源性的神经递质，受体或酶的底物就是初始的先导化合物。例如，避孕药炔诺黄体酮（norgesterone）和 17α-炔雌醇（ethynylestradiol）的先导化合物是甾体激素黄体酮（progesterone）和 17β-雌二醇（estradiol）。以炎症介质 5-羟色胺（serotonin，5-hydroxytryptamine，5-HT）（见图 3-34）为先导化合物研发了抗炎药吲哚美辛（indomethacin）（见图 3-35）。

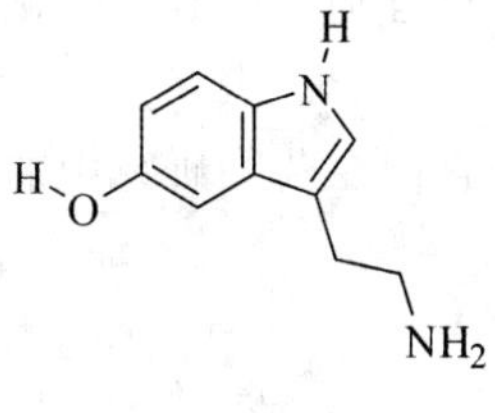

图3-34　5-羟色胺 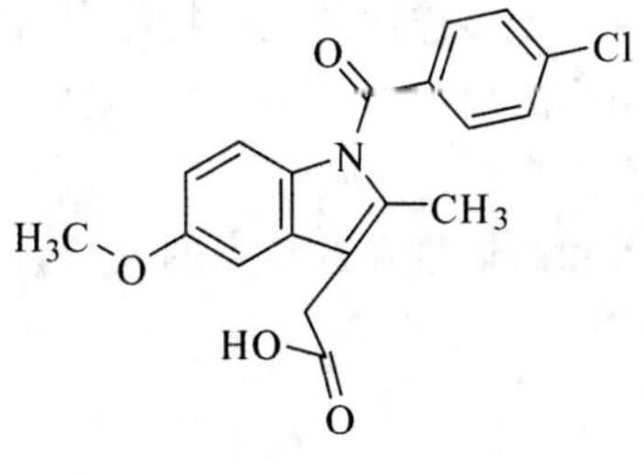　　图3-35　吲哚美辛

5-羟色胺是重要的神经递质，由色氨酸在体内代谢产生。从发现 5-羟色胺与炎症有关之后，希望找到它受体的拮抗剂，最终优选出吲哚美辛作为关节炎和解热镇痛的治疗药物，但有胃肠道的副作用。研究发现，前列腺素 H 和前列腺素 G 是重要的炎症介质，且与花生四烯酸有关，利用计算机辅助的方法比较吲哚美辛与花生四烯酸的构象，发现两者极其相似，都竞争性与环氧合酶结合，进而反推出环氧化酶活性部位的拓扑模型，并将其作为非甾体抗炎药的模板，设计合成了舒林酸（sulindac）。

第四节 利用组合化学和高通量筛选得到先导化合物

高通量筛选(high throughput screening，HTS)是以随机筛选和广泛筛选为基础的。随着近二三十年来生物化学、分子生物学、分子药理学和生物技术的研究进展，已经阐明了影响生命过程的一些环节的酶、受体、离子通道等，越来越多被当作药物作用的靶标的分离、纯化、鉴定、克隆和表达，并进入药物筛选系统，高通量筛选是由此建立起来的分子、细胞水平的高特异性的体外筛选模型，具有灵敏度高、特异性强、需用药量少、快速筛选的特点。在此基础上加上自动化操作系统，即可以实现高通量、快速、微量的筛选。高通量筛选是由以下五个方面构成：①分子、细胞水平的高特异性体外筛选模型；②自动化操作系统；③高灵敏度检测系统；④样品库；⑤数据处理系统。由于药物筛选技术与发现新药的效率之间存在着直接关系，高通量筛选技术则突破了传统的药物筛选模式，极大地提高了新药的研究效率。

在计算机和分子生物学的发展带动下，高通量筛选技术得到很好的发展，使得化合物的活性测定变得快速。这便对化合物的多样性和数量提出了要求，这也对传统的合成药物化学和天然药物化学提出了挑战，由此，组合化学技术应运而生。组合化学(combinational chemistry)是近十几年发展起来的新合成技术与方法。组合化学的化合物库的构建是将一些基本小分子，如氨基酸、核苷酸、单糖等通过化学或生物合成的手段装配成不同的组合，由此得到大量具有结构多样性的化合物分子。组合化学融合了新型合成技术，能够快速产生具有分子多样性的化合物库，打破了以前从天然来源中分离提纯的天然产物作为药物先导结构的局限性，使一次合成数百个化合物甚至数万个化合物成为可能，使研究工作效率极大提高。

组合化学技术和高通量筛选技术的发展，以及它们在药物研究中的应用，极大地提高了新药的研究效率。

第五节 利用计算机辅助设计发现先导化合物

以生物靶点为基础，利用计算机软件对化合物进行靶向合理筛选和从头设计已成为发现先导化合物的一个重要手段。计算机辅助药物设计(computer-aided drug design，CADD)就是利用计算机的快速计算功能、全方位的逻辑判断功能、一目了然的图形显示功能，将量子化学、分子力学、药物化学、生命科学、计算机图形学和信息科学等学科交叉融合，从药物分子的作用机制入手进行药物设计。受体是生物体的细胞膜上或细胞内的特异性大分子，药物小分子称为配体(ligand)。在产生药理作用时，配体首先要分布到受体部位，并与受体结合(binding)。受体与配体结合部位(binding site)是计算机辅助药物设计的重点研究问题，一般只涉及受体中的几个氨基酸残基。计算机辅助药物设计就是利用计算机技术研究发现能够与靶酶或受体结合的新的配体，因此，也称为计算机辅助配体设计(computer-aided ligand design)。如果靶酶或受体的三维结构已知,可进行直接药物设计(direct drug design);如果受体的三维结构未知,可采用间接药物设计(indirect drug design)。

一、直接药物设计

直接药物设计(direct drug design)又称基于靶点结构的药物设计,该法的最基本要求是必须清楚了解作用受体(靶点)的三维空间构型,根据受体结合位点的形状和性质要求,借助计算机自动构造出形状和性质互补的新的配基分子的三维结构。其理论基础是受体结合位点与配基之间的互补性。靶受体的三维结构可用X-射线衍射法或蛋白质同源模建得到。最简单的方法是从互联网上的蛋白结构数据库(protein data bank,PDB)查到,最常用的网址是 http://www.rcsb.org/pdb,可方便地将蛋白质结构下载。

直接药物设计常用的方法有分子对接法和从头设计法。

1. 分子对接法

分子对接(docking)是预测小分子配体与受体大分子相互匹配、相互识别而产生相互作用的一种方法。分子对接的理论基础是受体学说理论,其一是占领学说,认为药物产生药效首先需要与靶标分子充分接近,然后在必要的部位相互匹配,这种匹配表现在药物与受体的互补性(complementarity),包括立体互补、电性互补和疏水性互补。其二是诱导契合学说,认为大分子和小分子通过适当的构象调整,得到一个稳定的复合物构象。因此,分子对接的过程就是确定复合物中两个分子的相对位置、取向和特定的构象,作为设计新药的基础。

用于分子对接比较常用的软件有Dock,Autodock和Surflex-Dock。Dock是1982年扎茨研究小组开发的程序,该程序考虑了配体与受体的柔性对接、配体与受体形状与性质互补以及配体在受体活性位点的精确定位,并引入了经验势能函数作为配体与受体结合强弱的评价函数。AutoDock是由美国斯克里普斯(Scripps)研究院开发的一款免费的分子对接软件,其4.0版本遵循GNU通用公共许可证协议。作为经典的对接程序组件,AutoDock有对接结果准确,速度较快的优点。Surflex-Dock是Sybyl软件包中的一个模块,该方法在配体和受体之间结合评价中采用基于半经验方程的结合自由能函数。目前可用于分子对接的小分子数据库很多,常用的数据库有剑桥结构数据库(Cambridge Structure Database, CSD)、现有化合物库(Available Chemicals Directory, ACD)、美国国立癌症研究所数据库(National Cancer Institute Database,NCID)、中国天然产物数据库(CNPD)等。

在数据库中,通过对接,搜寻与靶标生物大分子有较好亲和力的小分子。不同分子对接软件的操作有区别,一般过程是:①把库中的配体小分子放在受体活性位点的位置,逐一与靶标分子进行对接。②按照几何互补、能量互补以及化学环境互补的原则,寻找小分子与靶标大分子作用的最佳构象,计算其相互作用能。③找出两个分子之间的最佳的结合模式,评价药物和受体相互作用的好坏。

通过分子对接虚拟筛选出来的化合物大都为已知化合物,大部分可通过购买获得,为快速寻找先导化合物提供了方便。

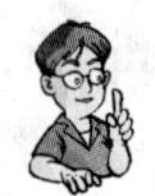

案例分析

分子对接

艾滋病病毒又称人体免疫缺陷病毒(HIV)。HIV有两个亚型(HIV-1,HIV-2),其中HIV-1是艾滋病的主要病原体。HIV-PR属于天冬氨酸蛋白酶,是HIV生长、发育的关键酶。研究表明HIV-PR由两条含有99个氨基酸残基的单体组成,且它催化的水解反应,对于HIV病毒侵入人体有非常重要的作用。通过借助X-衍射波谱和对HIV-1酶与天冬氨酸蛋白酶的结构进行比较,研究者获得了精度达到1.8 nm的HIV-1的三维结构,并且还建立了此酶的结构模型。后来Desjarlar等人运用计算机辅助药物设计Dock程序将剑桥结构数据库中小分子与HIV-1酶进行对接,按照预先设置好的限制条件打分,并按高低顺序排列。然后考察打分值最好的200个分子是否与Asp25发生相互作用。最后得到Dock评分排51的溴氟哌啶醇(见图3-36)。经过酶学测试结果表明,溴氟哌啶醇对HIV的两个亚型能有很好的抑制作用,其K_i值达到100 μm/L,且具有很高的选择性,对胃蛋白酶仅有极弱的抑制作用。

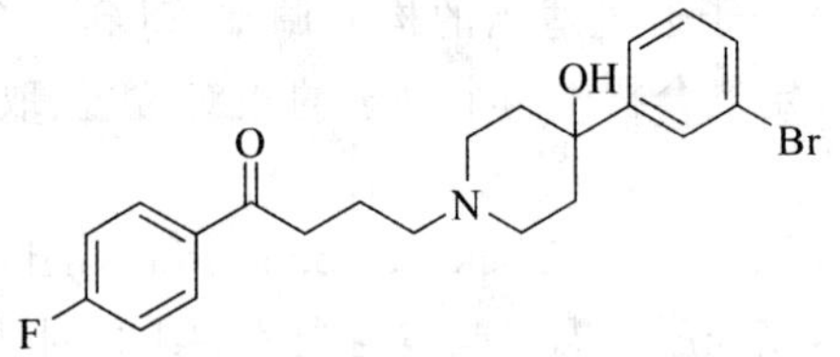

图3-36 溴氟哌淀醇

2.从头设计法

头药物设计(de novo drug design)是基于受体结构的全新药物设计,根据受体活性位点的形状和性质要求,利用计算机在化合物的整个化学空间寻找与靶点形状和性质互补的活性分子。大多数情况下,这种设计基于靶受体的三维结构。与三维结构数据库搜寻相比,全新配体设计策略可以设计出适合靶蛋白活性位点的新结构。

从头设计方法一般包括五个过程:①获取受体三维结构极其活性部位;②计算活性部位的结构性质;③在关键活性位点设置与之匹配的原子或基团;④在原始基团的基础上产生完整的分子,或用连接基团将上述原子或基团连接成完整的分子;⑤预测所设计的一系列化合物分别与靶点的亲和性等。

从头设计的核心是通过与靶点结构和性质的基本构建块获得新结构。根据构件块的不同,从头设计方法可分为原子生长法、分子碎片法和模板定位法。

(1)原子生长法:原子生长法是根据靶点性质,如静电、氢键和疏水性等,逐个增加原子最终完成与靶点结构和性质互补的分子的构建。原子生长法的基本构建单元是各种类型的原子,如sp^3杂化的碳、sp^2杂化的碳以及各种类型的化学键。属于原子生长法的设计程序有 LEGEND 和 GenStar 等。

原子生长法的起始点是与靶活性位点易形成氢键的原子如 O、N 等，或是与活性位点对接的配体。从起始原子（种子原子）或起始结构出发逐个进行原子生长时，一般遵循如下规则：新原子的类型、键型和空间取向根据新生成原子的势能来确定。如果新原子与已生成的原子之间的范德华半径不合理，或作用能过高，则重新产生新原子。如果反复多次仍失败，程序则返回到前一步，重新产生新原子。原子生长时如果有两个或两个以上方向的均有利，则可产生分支。如果新原子处于环合成环的位置上，则优先成环。当原子所有可能的生长都能量很高时，原子生长达到死角，或者当产生的骨架原子数目达到指定值时，设计程序停止原子生长而进入分子阶段的完善阶段，即对获得的结构进行结构合理化，如在空余的价键上补上氢原子，补上形成芳环可能缺失的碳原子等。当结构完成后，设计程序将利用分子力学计算优化新结构与靶点的相互作用，并对各结构的优劣打分进行评判。

（2）分子碎片法：分子碎片法（molecular fragment approach）的基本构建单元为碎片（fragment），碎片是指单一个官能团，如羟基、羰基或苯环等。依各碎片的连接增长方式不同，又分为碎片连接法和碎片生长法。

碎片连接法就是将与靶点活性位点有较好作用的功能团利用适当的方式连接构成新结构。连接两功能团的碎片称为连接子。因此，碎片连接法的前提条件是有一个碎片库或连接子库。在进行设计时，首先要利用探针原子对活性位点进行表面性质分析，然后再根据性质的不同，搜寻碎片库并在各位点置入结构或活性互补的碎片。如在氢键受体的表面置入带—NH 或—OH 的碎片，在疏水性的表面置入疏水性基团等。然后再搜寻连接子库，找到合适的连接子将各分子碎片连接起来构成完整的分子。最后进行分子力学优化。

碎片生长法与原子生长法类似，只是这里的生长单元是分子碎片而不是原子，起始位点可以是从碎片库中搜寻的与活性位点的某部位结构与性质匹配的碎片，或者是在活性位点上指定的种子原子。生长碎片的取舍也是依据能量的高低，根据作用能量的大小，逐一生长碎片，并最终构建出新结构。最后同样利用分子力学计算新结构与靶点的亲和性，对设计的新结构进行评价。

由于分子碎片法是以碎片作为分子设计的基本模块，与原子生长法相比在化学结构上更具有合理性。分子碎片法是当前从头药物设计的主流，代表性的软件有 LUDI、GROW、LEAPFROG 等。

与三维结构数据库搜寻相比，这种以受体结构为基础的从头药物设计具有以下优点：第一，全新设计策能产生新结构包括新骨架。第二，像三维结构数据库搜寻方法这样将整个分子一次对接到靶点活性部位的方法有如下不足：所考察的化合物的构象数目有限；有些功能团在生理条件下（pH 7.4）呈离子形式，对接策略常只考虑中性形式，而在全新设计策略中，功能团的构象已不是一个重要问题，因为它是通过适当的形式和构象与蛋白质表面接触后而产生功能团。

如果靶酶或受体的三维结构已知，配体的结合位点和结合方式已知，利用计算机图形学和计算机化学即可直接研究生物大分子-配体复合物。将新配体对接到结合部位

(binding site)即可知道该配体是否以理性的方式与受体结合。该过程称为基于结构的配体设计(structure-base ligand design)。

由X-射线衍射,特别是与配体的共结晶,靶酶或受体的三维结构已知,配体的结合部位和结合模式便可知,可以用计算机图形和计算化学直接方式研究生物大分子与配体复合物,便可得到配体与受体/酶相互作用的详细信息。新的候选配体对接到结合部位以便去研究新结构能否以理想的方式对接到结合部位。此过程称为基于结构的配体设(structure-based ligand design)。

基于受体结构的药物设计方法存在的主要问题:①模拟出的受体结构可能完全不同于在体内的实际结构。②配体的活性构象未知,在对接操作中用的小分子构象可能是不适宜的。③忽略了药代动力学。由于这种方法的不确定性,需要反复进行分子模拟、化学合成、活性测定、再模拟等过程。基于受体结构的药物设计应该是药物化学家的一种手段,它不能解决药物发现的全部问题,而是药物发现过程中的一个重要部分。

二、间接药物设计

间接药物设计(indirect drug design)是指在受体三维空间结构未知的情况下,利用计算机技术对同一靶点具有活性的各种类型生物活性分子进行计算分析,得到三维构效关系模型,通过计算机显示其构象来推测受体的空间构型,并以此虚拟受体的三维空间结构,并进行药物设计,因此又称为基于配体结构的药物设计。在下一章的三维定量构效关系中介绍的分子形状分析法、距离几何方法和比较分子场分析法也属于间接药物设计方法,在此主要介绍药效团模型法(pharmacophore modeling)。

在药物分子和靶点发生相互作用时,药物分子为了能和靶点产生良好的几何与能量的匹配,会采用特定构象与靶点结合,即活性构象。对于一个药物分子,分子中的不同基团对其活性影响不同,有些基团的改变对分子活性影响甚小,而有一些则对药物分子与靶点的结合至关重要。这些药物活性分子中对活性起重要作用的"药效特征元素"及其空间排列形式即为药效团(pharmacophore)。从不同类的先导化合物出发可以构建药效团模型,得到与生物活性有关的重要药效团特征,这些药效团特征是对配体小分子活性特征的抽象与简化,即小分子拥有药效团特征,就可能具备某种生物活性,而这些活性配体分子的结构未必相同。因此药效团模型方法可以用来寻找结构全新的先导化合物。

目前用于识别药效团模型的软件很多,国内计算机辅助药物设计工作站最常用的商业软件有两类:一类是Accelrys公司开发的CATALYST模块,在Insight Ⅱ上使用;另一类是DISCO和DISCOtech,是Sybyl操作系统的一个模块,DISCO是距离比较(distance comparisons,DISCO)法,其最新版为DISCOtech。

1. 药效团识别的方法及基本步骤

(1)选择两组已知活性的化合物,分别作为训练集和测试集。化合物的选择直接影响研究结果的可靠性。选择训练集原则一般是活性好的,结构多样性的,其中一些化合物最好是刚性或部分刚性结构,使分子的构象相对减少,便于下步操作。测试集中应包括活性由强到弱个层次及无活性的化合物。

(2)分子构象分析及分子叠合。将训练集的每个分子进行构象分析,搜索最低能量构象及其他合理的构象，存入数据库。然后将所有分子的构象按一定规则进行叠合，由于叠合方式的不同，叠合结果是多样化的。

(3)计算三维药效团模型。在叠合的基础上，计算机可识别出属于同一活性级别化合物的共同结构模式，建立分子三维药效团模型(见图 3-37)。

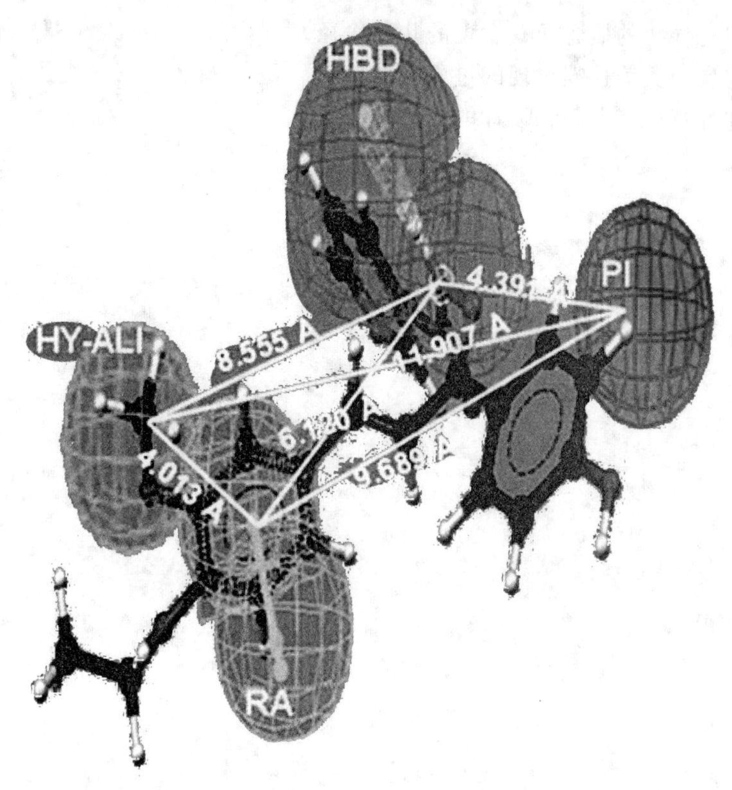

图 3-37

2. 药效团模型的描述符

药效团是用一些分子描述符来表达，一般用球表达药效团的特征。描述符包括七个方面：①氢键给体(hydrogen bond donor，HBD)。②氢键受体(hydrogen bond acceptor，HBA)，包括带孤对电子的 N、O、F、S 等。③疏水中心或极性小的原子及原子团，如疏水烷基(hydrophobic aliphatic，HYALI)、芳环(ring aromatic，RA)等片段。④亲水中心或极性大的片段。⑤负电荷中心(negative ionizable，NI)。⑥正电荷中心(positive ionizable，PI)。⑦上述各元素的几何约束特征，包括特征元素间的距离、夹角、二面角等。

对药效团模型进行必要的和合理的修正。一般初步得到的药效团模型有一些误差，而且往往得到数个模型，所以要对药效团模型进行检验。应用测试集，根据打分情况及观察构象的实际叠合情况进行模型的评价，进行必要的和合理的修正，以确定最合理的药效团模型。

应用药效团模型进行合理的新药设计和虚拟筛选。药效团模型的成功构建可以用来设计新的配体,该方法既可用于先导物的优化,也可用来设计新的先导化合物。药效团模型不能定量预测与受体的亲和力,而是在研发过程中用来选择出新的分子进行合成。

思考题

1.简述先导物的概念及其发现的几种途径。
2.简述说明奥美拉唑出现的过程。
3.简述计算机辅助药物设计的几种方法。

第四章

先导化合物的优化

学习要求

1. 掌握先导物优化的目的，各种优化方法的原理，先导化合物优化的几种方法及各自的特点。

2. 熟悉现代优化先导化合物的方法及其特点。

3. 了解案例中先导物优化的方法的具体应用及其在药物化学中的应用。

先导化合物优化过程就是利用结构变换将先导物转化成药物，将非药演化成候选药物乃至新药的过程，优化的总体目标是寻找并确定可供开发的候选药物。先导物的优化就是采用药物化学原理和方法进行结构优化和改造，使先导物的药效学、药代学、安全性、物理化学性质、代谢稳定性等性质和谐统一地体现在分子结构之中，进而使其成为人体可接受的、具有治疗价值的新化学实体(new chemistry entity，NCE)。因此，优化是在多维度的性质空间中将先导物变换成药物的分子操作。

在新药研究过程中，发现的先导化合物可能存在某些缺陷，如活性不够高，化学结构不稳定，毒性较大，选择性不高，药代动力学性质不合理等，需要对先导化合物进行结构改造或修饰，使之成为理想的药物，这一过程称为先导化合物物的优化。

对先导化合物的优化有多种方法，大体可分为两大类：传统的药物化学方法和现代的方法。现代的方法指利用利用计算机辅助药物设计的手段和利用定量构效关系的方法，这些新方法在药物设计中发挥的作用越来越重要，是发现和优化先导化合物的常用手段。

通常用于先导化合物结构修饰的方法有：拼合原理、局部修饰、采用生物电子等排体变换、前药设计(详见第五章第三节)、软药设计(详见第五章第四节)、定量构效关系研究等等。

第一节　拼合原理

在 19 世纪中期后，随着人们对很多药物的深入研究，在明确了它们的主要药理作用所依赖的基本结构后，就设想通过将两个药物的基本结构拼合在一个分子中，获得药理效应增加，毒副作用减少的新药。但是由于受当时科学技术的限制，成功的例子并不是很多。目前，随着分子药理学、生物化学、有机化学以及药学等相关生命学科的发展，已经渐渐将这样方法称为拼合原理。

一、拼合原理的含义

拼合原理的主要含义是将两个药物分子的基本结构或者两者的药效团经过纯化学的方法拼合或者兼容在一个分子中，使形成的新分子兼备两者的活性，药理作用加强，减少各自的毒副作用，或者使两者发挥各自的药理活性，两者取长补短产生协同作用加强治疗效果。特别需要指出的是，经过拼合而成的新分子，在体外一般没有生物活性，然而在体内经过一系列的酶促反应才能发挥相应的药理活性。所以从这个层面上说，经拼合原理形成的新药其实属于前药(详见第五章)的范畴，两个分子拼合形成一个具有新型结构的化合物分子，从结构层面上说，这种新分子其实属于孪药(详见第五章孪药)的范畴。

采用拼合原理设计的药物，在某些药物的设计方面起到了重要的作用。根据设计的目的和手段的不同，两个药效结构单元拼合的方式主要有直接结合、链状结合和重叠结合，且结合之间的连接链可以是单链、芳环、聚合链等。

二、拼合方式

拼合的两个分子可以利用不同的连接基(linker)连接(D1-Cn-D2，又称 linker mode)，以调整两个药效团间的空间距离，如类山梗酮碱(lobelanine)；也可不经连接基团而直接连接(D1-D2，又称 no linker mode)，如双香豆素(dicumarol)；甚至可以将分子中的某些结构重叠而键合(overlap mode)，如醋氨沙洛(醋氨沙罗，acetaminosalol)(见图 4-1)。

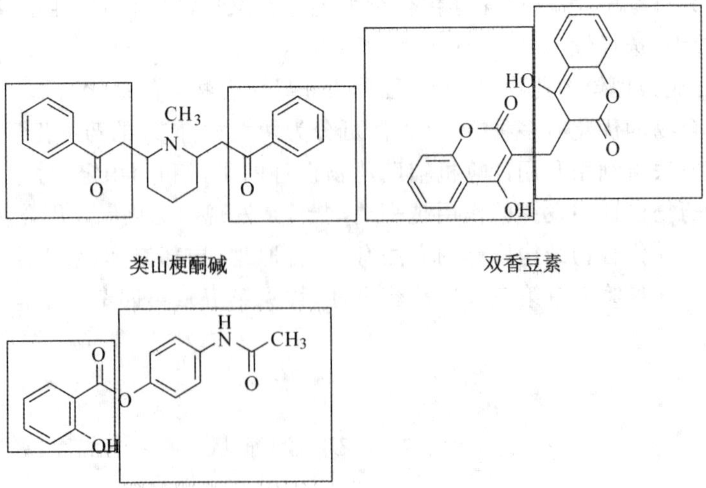

图 4-1 各类拼合方式

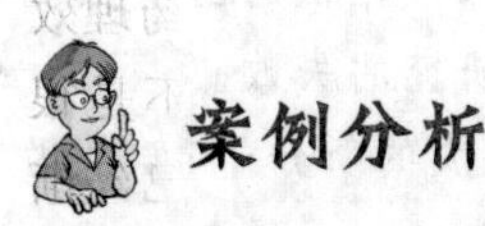

案例分析

拼合原理的应用

1. 贝诺酯的设计——阿司匹林和对乙酰氨基酚(扑热息痛)的拼合

阿司匹林和对乙酰氨基酚都是解热止痛药，阿司匹林分子中的羧基对胃黏膜有刺激性，长期服用易引起溃疡。由于酚羟基的作用，长期服用对乙酰氨基酚，易导致肾脏毒性。将前者的羧基与后者的酚羟基作用成酯，口服对胃无刺激，在体内经酯酶分解后，又重新分解为原来的药，共同发挥解热镇痛作用，用药剂量小，毒副作用大大降低。该物已用于临床，即贝诺酯(benorilate)(见图 4-2)。

2. 舒他西林(sultamicillin)的设计

氨苄西林(ampicillin)是半合成β内酰胺类广谱抗生素，由于其耐酸可用于口服而广泛用于临床。但研究发现，金黄色葡萄球菌等产生的青霉素酶或β内酰胺碱，能催化氨苄西林的β内酰胺环开裂而丧失抗菌活性。舒巴坦(青霉烷砜，sulbactam)是β内酰胺酶抑制剂，对革兰阳性菌或阴性菌均有作用，将二者通过次甲基拼合成双酯，即为舒他西林(见图 4-3)。由于舒巴坦分子中的砜基的氧原子与碳 6 原子上的α-构型的氢形成氢键，增加了β内酰胺环上羰基碳原子的正电性，与β酶的负电中心结合力提高，导致β内酰胺酶失活，从而保证了氨苄西林抗菌活性的发挥。同时拼合产物的口服吸收好，生物利用度相对较高。

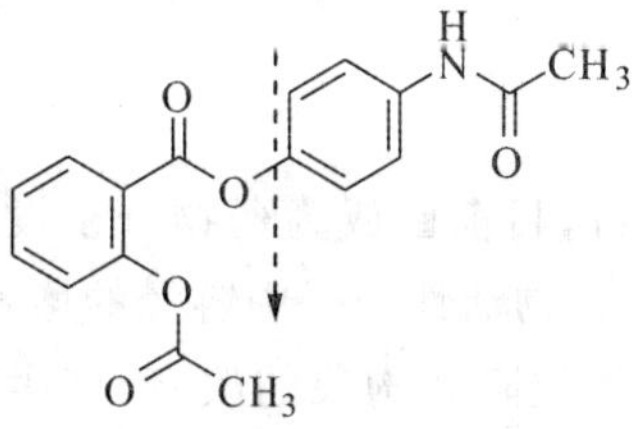

扑热息痛　　阿司匹林

图4-2　贝诺酯

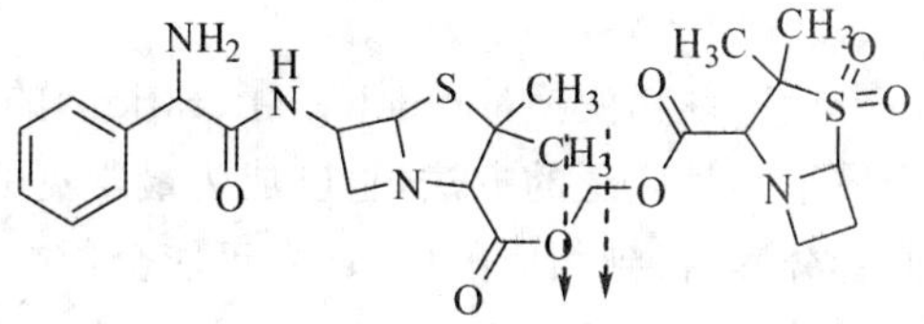

氨苄西林　　青霉烷砜

图4-3　舒他西林

3. 拼合原理存在的问题

虽然有许多成功的例证，但是利用拼合原理进行药物设计时仍然存在一些问题，主要包括以下几点。

(1)相对于单活性化合物而言，拼合设计困难很大，成功率较低。

(2)如果连接键的稳定性足够强，新分子中的一个药效团被其受体识别和结合，而可能会由于另一药效团的存在而减弱或消失。

(3)药物经拼合后结构改变，不再被受体所识别和结合，导致生成无活性的产物，有时甚至会导致完全相反的结果。

(4)高活性药物达到适宜活性时,低活性者达不到有效剂量;反之,活性低的药物呈现活性时,高活性的超过有效剂量可能产生无法预知的毒副作用,导致研究的失败。

(5)原来的两个药物的有效摩尔剂量不同,按1∶1化学计量拼合成的新分子,如果仍保持原药的活性,却难以调节有效剂量或浓度;

鉴于上述情况,在进行拼合以前,有必要充分掌握各药效结构单位的构效关系(相互作用形式、位阻敏感区域、局部亲水性和疏水性区域等)以及正确选择两个药效结构单位之间的连接部分等,尤其是在两个药效结构单位的构效关系正好相反时更应该如此。固然存在着很多困难和限制,但拼合的方法仍然不失为有效的设计方法之一,尤其是在心血管系统和胃肠道系统药物方面应用得较多,相对而言,在中枢神经系统方面应用较少。

第二节 局部修饰

局部修饰(local manipulation,或局部变换)是目前结构改造和修饰先导化合物使用最广的方法之一。局部修饰包括很多修饰的方法,例如:基团方向或位置的改变,除去或改变具有空间障碍的大体积基团,与空间位置相关的分子的改变,与物化性质相关的柔性一刚性的互换,改变饱和碳原子数目,环的开裂,大小改变,位置的改变以及链状化合物的闭环,不对称中心或者不饱和键的引入,引入或去掉功能基,改变分子的电荷分布或状态的等等。

一、同系物变换

由于同系物变换(homolog alteration)的操作简便易行,目前已成为药物分子设计中应用最早和最广泛的方法,也已成为最常见的优化方法。生物活性分子中链烃的增长、缩短或者分叉,得到相应的同系物,可能会影响化合物的空间位阻和构象的改变,产生化合物疏水性和立体性改变,将烷基引入到芳香环或者杂原子上对化合物生物活性的影响可能更大,这是由于位阻的增加、氢键的形成、电性的改变、代谢方式以及构象的改变,产生药效学和药动学上明显改变。

注意:同系物变换对于化合物的药理性质影响不大,而主要通过改变药物的药动学或者药代学性质如吸收、分布、排泄等而改善药物的作用强度。

不同的碳链的改变对活性的影响不同,并没有固定的规则。大致可以分为以下几种情况:

(一)活性反转

化合物的生物体内可能由于碳链数目的不同导致作用模式正好相反(活性逆转)。例如,肾上腺素衍生物(见图4-4),如N上被高碳链数目的烷基取代时,具有降低血压的作用;反之,其被H或者低链烷烃取代时,具有升高血压的作用(见表4-1)。

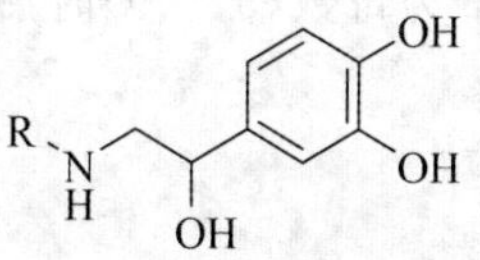

R-NH-CH2-CH(OH)-C6H3(OH)2

图4-4 肾上腺素衍生物

表 4-1 肾上腺素衍生物的作用

R	H	CH_3	C_2H_5	nC_3H_7	$CH(CH_3)_3$	nC_4H_9
升压	++	++	+	−	−	−
降压	−	−	+	+	++	++

（二）抛物线形的方式增长

先导化合物的活性可能随着取代基碳链的增加活性增加，但是达到一定程度以后，其生物活性反而骤然下降，活性随碳原子数目增加呈现出呈抛物线形状（见图 4-5）。如神经氨酸苷酶抑制剂。

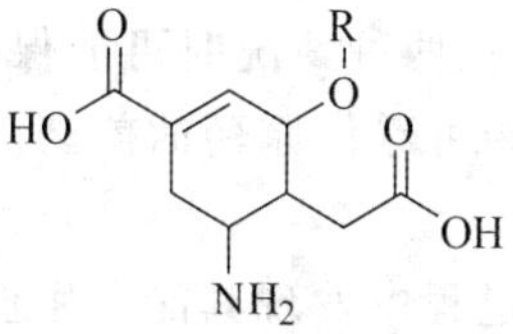

R	Me	Et	n-Pr	n-Bu	CH_2CHMe_2	$CH(CH_3)CH_2CH_3$	$CH(Et)_2$	$CH(Pr)_2$
IC_{50}(nmol/L)	6300	3700	2000	180	300	200	1	16

图 4-5 先导化合物活性随碳原子数目的变化

（三）饱和现象

有时先导化合物的活性可能会随着取代基碳链的增加而无规律的增加，但是当碳链达到一定长度后，化合物的活性达到"饱和"状态，并不再随碳原子变化而增加。

（四）交替变化

有时候当先导化合物的取代基为奇数和偶数碳原子时，化合物的活性呈现出有交替变化。如喹啉衍生物（见图 4-6）的抗疟疾作用。

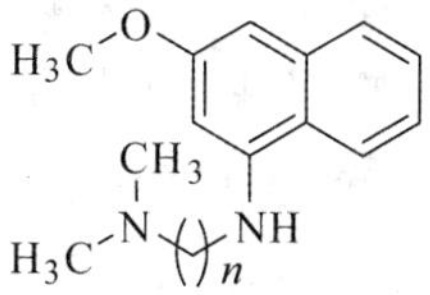

图4-6 奎宁衍生物

奎宁衍生物的抗疟疾作用原子为奇数(5、7、9)时活性高于碳原子为偶数(6、8、10)。

二、环结构的改变

含有环结构的先导化合物,可以采用多种方法对其结构进行修饰,如开环与闭环,环的扩大与缩小,新环的引入,环的消除以及非环化合物的环化,环状化合物与非环化合物的结合。常用的方法包括:不影响先导化合物环结构部分整体复杂性的情况下类似物转换法,即环的缩小或者扩大,链环之间的转换,等环转换修饰;引入新环或形成环结构的方法,固定先导化合物结构的连续变换法以及对先导化合物进行结构简化,最终确定先导物产生生理活性所必需的最小结构单元的分裂变换法等等。在此仅介绍第一种优化方法。

(一)开环法产生环状化合物的类似物

将化合物的环打开,便可以得到对应的开环衍生物,但是只有两种情况时开环类似物才可能保持活性:①拟环状化合物即是开环化合物在体内拥有与环状物类似的构象。②开环化合物经过生物体内的各种代谢作用脱水或者氧化成环而显示出药效,此开环物可以看作原化合物的前药。

例如:将环打开可得到相应的开环衍生物,只有在两种情况时可能保持活性:①药物在体内代谢酶作用下氧化或脱水成环而显效,开环物可看作原药的前药。②开环物在体内具有与环状化合物类似的构象(拟环状化合物)。

1942 年,在临床上用异丙磺胺噻唑治疗伤寒的过程中发现其能产生血糖浓度降低的致命副作用。药物化学家们便以它为先导物来设计新的治疗糖尿病药物,通过对噻唑环进行开环修饰(变为硫脲),继之用生物电子等排体原理用氧代替硫得到氨磺丁脲(carbutamide)(见图 4-7)及甲苯磺丁脲(tolbutamide)(见图 4-8),并且后续还研究出 12000 多种磺酰脲衍生物,且有 20 多种用于临床。它们的作用是促进胰腺的胰岛素释放机制,为临床提供了一大类控制糖尿病安全有效的口服药物。

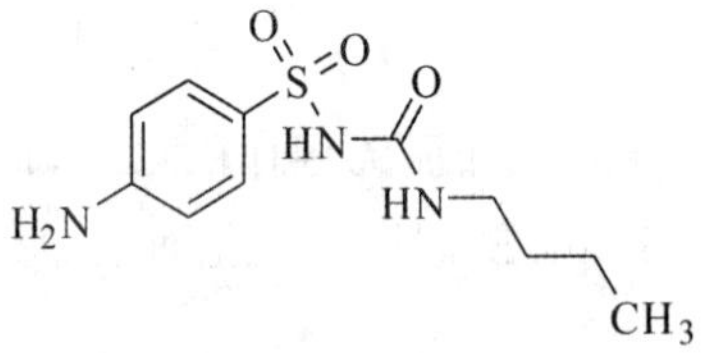

图4-7 氨磺丁脲

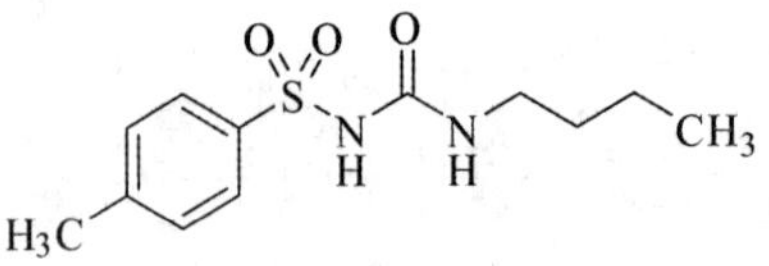

图4-8 甲磺丁脲

大多数开环类似物产生药理作用的方式是形成与环状物类似的构象,而不是在体内经系列的酶促反应被环合。例如,甾体分子骨架对雌激素(雌二醇,estradiol)来说不是必需的,许多反式 1,2-二苯乙烯类衍生物均具有强雌激素活性,如己烯雌酚(diethylstilbestrol)、阿仑雌酚(allenestrol)、迈斯托醇(coumestrol)、金雀异黄素(genistein)等(见图 4-9),它们是环状的生物电子等排体。

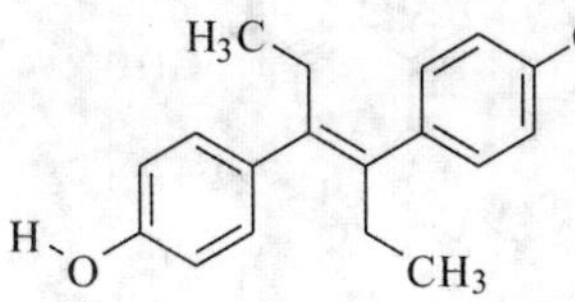

己烯雌酚 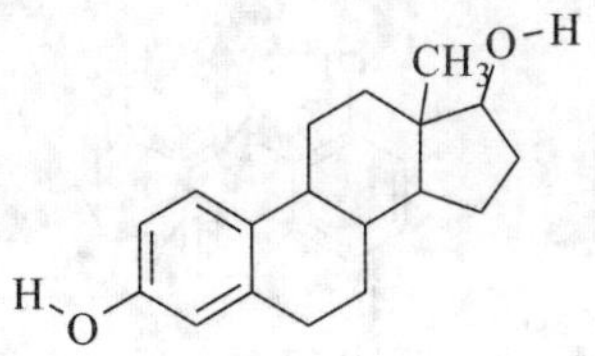　　阿仑雌酚

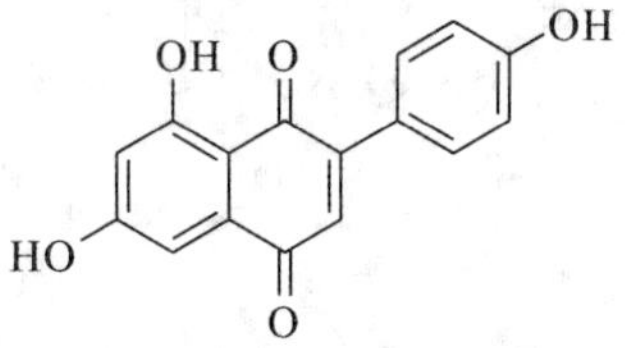

迈斯托醇 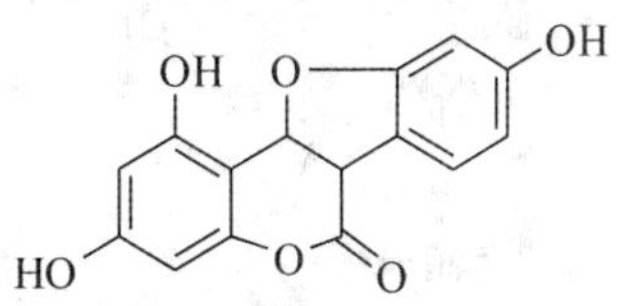　　金雀异黄素

图 4-9　反式 1,2-二苯乙烯类衍生物

少数潜在的环状化合物,如坎利酮(canrenone)是醛甾酮受体拮抗剂,具有利尿作用。将坎利酮分子中的 D 环的螺内酯开环得到的 γ 羟基酸盐,本身无活性,但是经注射进入体内后经过一系列的酶促作用,环合成内酯而显示活性。抗疟药氯胍(proguanil)在体外无活性,在体内生成环状代谢物环氯胍(cycloguanil)而具有活性,且半衰期延长。如图 4-10 所示。

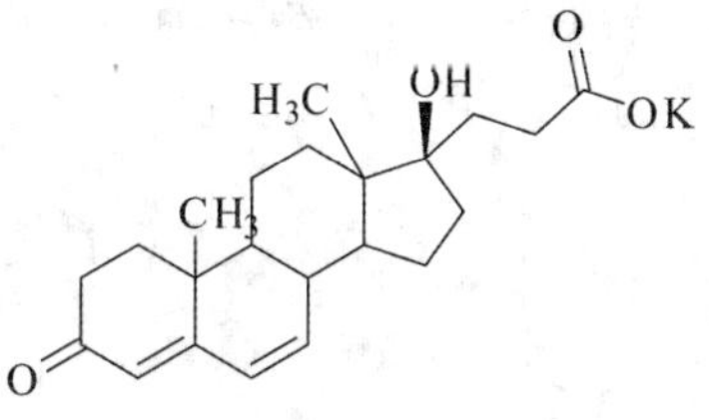

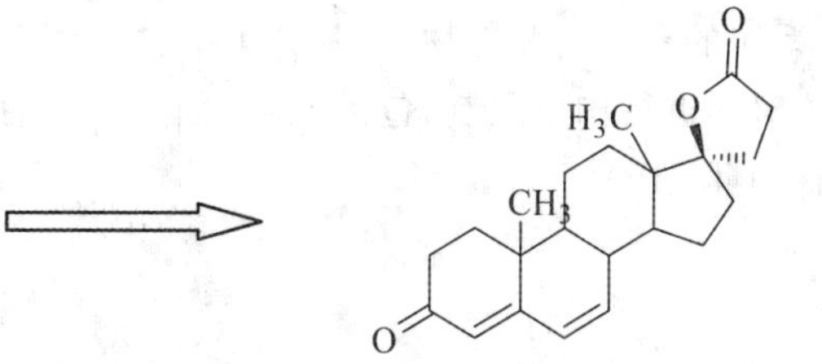

坎利酮

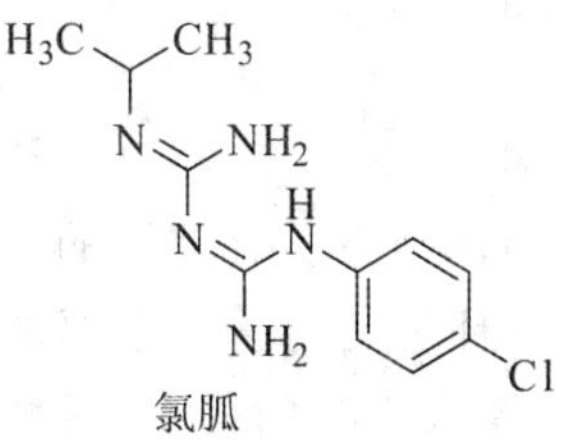

氯胍 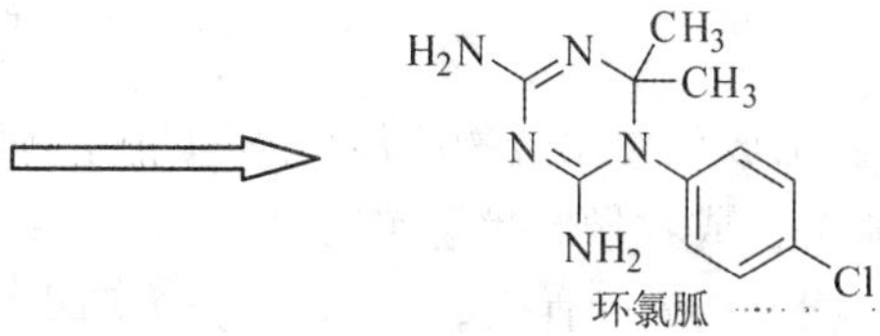　　环氯胍

图 4-10　体内环化

通过开环修饰方法产生的新化合物的生物活性有时会降低,如可乐定(clonidine)和色满卡林(cromakalim)(见图 4-11)。它们分别是 α-受体激动剂和钾离子通道开放剂,将它们开环后,其生物活性都很大程度降低。

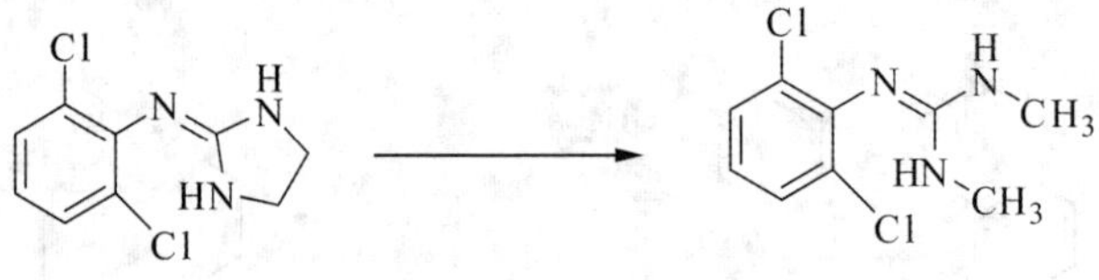

可乐定

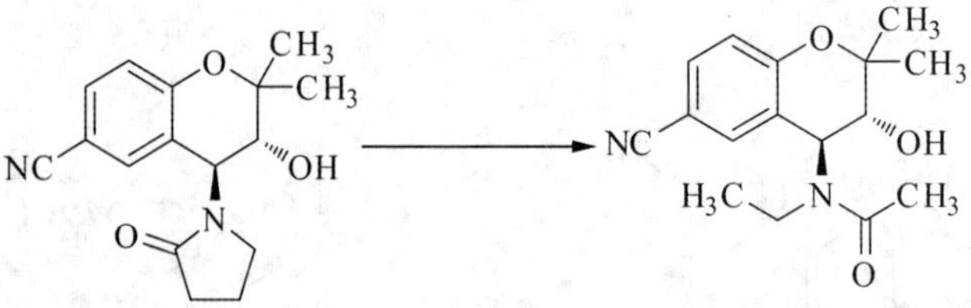

色满卡林

图 4-11　开环修饰

（二）通过成环得到先导物的类似物

在先导化合物中引入新的环系或者将开链结构的先导物环合也是一种重要的修饰方法。成环的新化合物分子减少并限制了分子的构象，产生的新构象可用来推断药物的活性构象，但是也可能带来立体异构现象。柔性的分子，能产生多种分子构象，可能会多种药理活性，成环后的新分子与成环前的分子相比，分子的柔性减少，多样性减少，作用特异性增加，副作用相对减少。例如，γ氨基丁酸（GABA）是中枢神经递质，它能介导抑制枢神经系统的重要内源性物质，其分子中含有 4 个可旋转的键，能够产生多种构象（见图 4-12）。对其进行构象限制，包括成环，固定了柔性分子的活性构象，可得到强效 GABA 激动剂（如 THIP）。

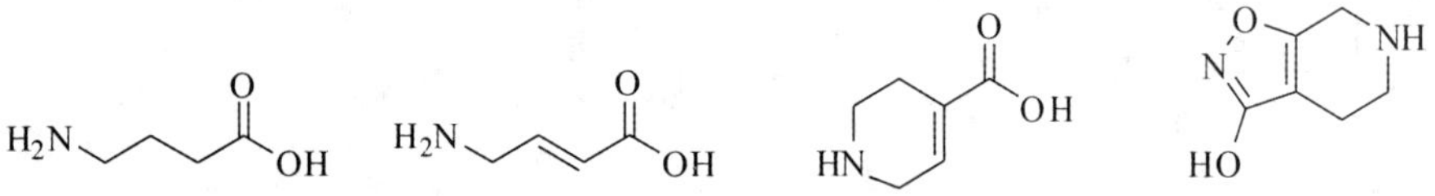

GABA　　trans -4-氨基巴豆酸　　异去甲槟榔次碱　　THIP

图 4-12　GABA 的各类构象

环结构的改变对化合物的活性不明显，然而其可能对药代动力学有重要的影响。例如，增加脂溶性或者降低代谢作用，从而更加有效。此外，成环可能将基团束缚成为更有利的构象，提高药效学性质。当然，对分子的束缚也有可能变成不利的构象，活性可能下降（如舒必利，如图 4-13 所示）。

舒必利是具有止吐作用和神经阻断作用的多巴胺受体拮抗剂。它是在硫必利中引进一个五元环得到的，进而使分子中引进了一个不对称中心。虽然活性较高的是(S)-(－)-舒必利，但是临床上应用的是其外消旋体。经过研究发现，制约舒必利构象的因素是甲氧基的氧与酰胺氮原子上的氢之间形成的氢键，利用共价键代替氢键形成的闭环衍生物活

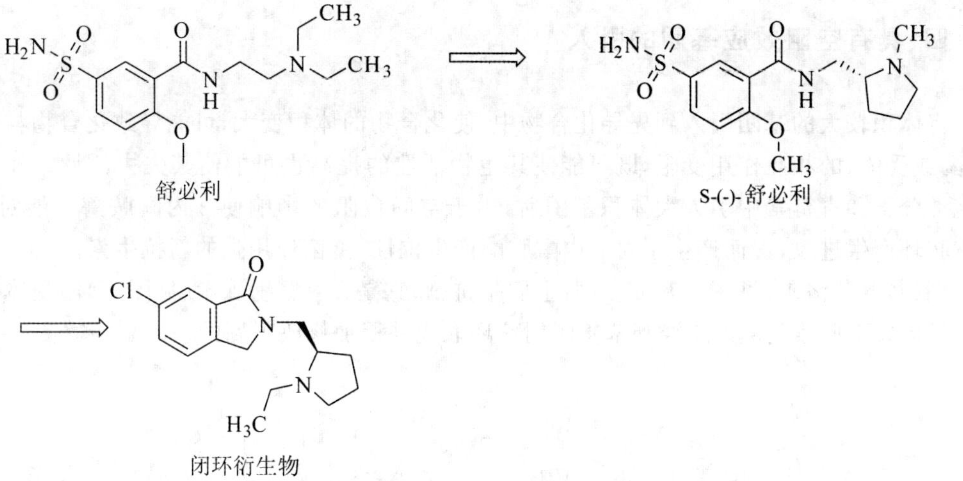

舒必利　S-(-)-舒必利

闭环衍生物

图 4-13　舒必利环结构改变

性类似，且从合成上考虑易得。

改变环结构的修饰方法包括环的扩大或缩小，链环之间的转换，环体系引入或者重新组合等。与同系物修饰不同的是，它既可以考察药物一受体作用，也可能得到具有新的药理作用的先导化合物。

三、不饱和基团的引入

在先导化合物中引入多不饱和基团能够改变化合物的立体化学性质、电性、分子构型和构象等，进而使化合物的生物活性、毒性以及代谢等产生影响。不饱和化合物与相应的饱和化合物相比，不饱和基团具有吸电子效应，也有可能产生供电子效应，因而能够使化合物的化学环境发生改变。不饱和基团的插入尽管对化合物的电荷分布影响较小，但是立体性质分子长度发生改变，容易发生代谢降解，也很可能增加毒副作用，因此在引用时应该特别注意。

不饱和基团的引入既可以应用在饱和化合物上，也可应用于不饱和体系和芳香体系，如插入亚氨基、乙炔基、芳杂环基、苯基等。经典的做法就是形成插烯物(vinylogue)(见图 4-14)，即在饱和链上引入双键。但是，实际上除了较为稳定的 GABA 氨基转氨酶抑制剂奎宁(quinine)、氨己烯酸(vigabatrin)等以外，乙烯基在药物化学中并不常用。

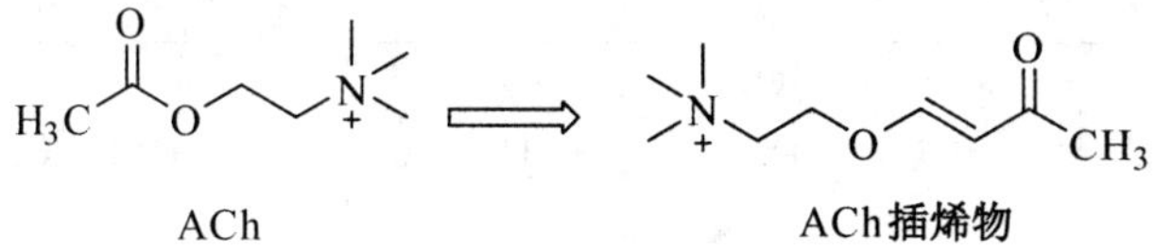

ACh　ACh插烯物

图 4-14　ACh 插烯物

四、具有空阻效应基团的引入

将体积较大的基团引入到先导化合物中，使化合物的体积变大，可能导致化合物与靶标(酶或受体)的相互作用受阻，既可能使其生物活性的提高也可能使其失去活性。如在头孢类分子和青霉素中引人大体积基团后，由于空间位阻的影响使β内酰胺酶不能对β内酰胺环产生进攻，进而产生了对β内酰胺酶产生抗性、抗菌作用强的新抗生素。

例如，普萘洛尔(见图4-15)为β肾上腺拮抗剂，它是在β肾上腺素(见图4-16)受体激动剂异丙肾上腺素的3,4-二羟基苯基团用萘环取代并稍加修改得到的。

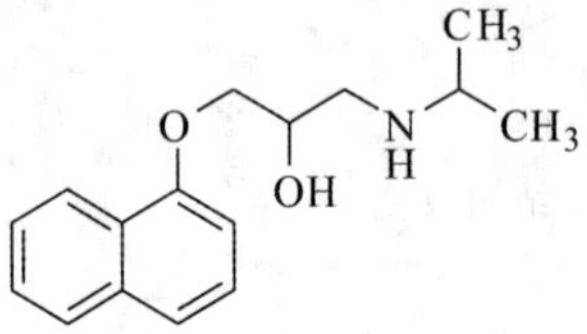

图4-15　普萘洛尔

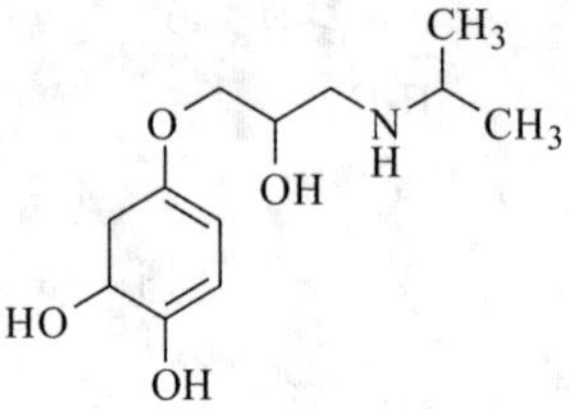

图4-16　异丙肾上腺素

五、基团电性的改变

当化合物的分子中的取代基发生改变时，常常伴随着电荷在整个分子内的重新分配，基主要是产生诱导效应(inductive effect)和共轭效应(conjugative effect)作用，但是无论哪种情况，都能够引起分子整体电性的改变，并导致分子物化性质的改变，最终影响化合物的生物活性。根据生物靶标电性的不同，在分子骨架中引入相应的供电子基团，将导致化合物分子局部或整体的电子云密度分布不均，反之分子中引入吸电子基团，使化合物骨架的局部或者整体的电子云密度下降，而吸电子基团处的电子云密度增加；而是化合物产生相应的效应。同理，在化合物分子中引入能产生共轭效应的基团也能使化合物的电子云密度发生再度分配，而影响化合物的活性。值得引起注意的是，有的基团既具有诱导效应，也存在共轭效应，此两种效应的作用可能是协同作用，也可能正好相反。

可作为电子接受体和电子供体的取代基团如表4-2所示。

表 4-2

吸电子基团	供电子基团
$-NH_2$，$-NO_2$，$-CN$，$-COOH$，$-CHO$，$-X$，$-OH$，$-COR$，乙烯基，炔基，$-SH$，$-SR$	$-CH_3$，$-CH_2R$，$-CHR_2$，$-CR_3$，$-COO-$

具有共轭效应的取代基团如表4-3所示。

表 4-3

增加共轭体系电子云密度的基团	降低共轭体系电子云密度的基团
同时具有正诱导效应：—O—，—S—，$-CH_3$，$-CR_3$ 同时具有负诱导效应：—X，—OH，—OR，—OCOR，—SH，$-NH_2$，$-NR_2$，—NHCOR	同时具有负诱导效应：$-NO_2$，—CN，—CHO，—COR，—COOH，—COOR，$-CF_3$，$-CONH_2$，$-SO_2R$

六、光学异构

光学异构分子中存在手性中心，两个对映体互为实物和镜像，又称为对映异构体。除了偏振光向不同的方向旋转外，光学异构体有着相同的物理性质和化学性质。但其生理活性则有不同的情况。

在有些药物中，光学异构体的药理作用相同，例如左旋和右旋氯喹具有相同的抗疟活性。但在很多药物中，左旋体和右旋体的生物活性并不相同。例如，D-(－)-异丙基肾上腺素作为支气管舒张剂比 L-(＋)-异丙基肾上腺素强 800 倍，D-(－)-去甲肾上腺素的支气管舒张作用比 L-(＋)-去甲肾上腺素强 70 倍，D-(－)-肾上腺素的血管收缩作用比 L-(＋)-肾上腺素强 12～20 倍，L-(＋)-乙酰基-甲基胆碱对痛风的作用比 D-(－)-异构体约高 200 倍。

药物中光学异构体生理活性的差异反映了药物与受体结合时的较高的立体要求。一般认为，这类药物需要通过三点与受体结合，如图 4-17 中 D-(－)-肾上腺素通过下列三个基团与受体在三点结合：①氨基；②苯环及其二个酚羟基；③侧链上的醇羟基。而 L-异构体只能有两点结合。

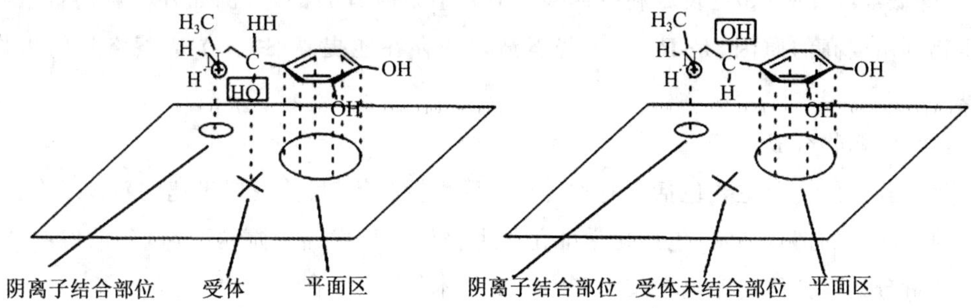

图 4-17　D-(－)-肾上腺素的结合位点

有一些药物，左旋体和右旋体的生物活性类型都不一样，如扎考必利(zacopride)是通过拮抗 $5\text{-}HT_3$ 受体而起作用，为一类新型的止吐药。深入的研究证明，R-异构体(见图 4-18)为 $5\text{-}HT_3$ 受体的拮抗剂，而 S-异构体则为 $5\text{-}HT_3$ 受体的激动剂。

又如 L-(－)-依托唑啉(etozolin)(见图 4-19)具有利尿作用，D-(－)-依托唑啉则有抗利尿作用。这类药物中，一个对映体能抵消另一对映体的部分药效。

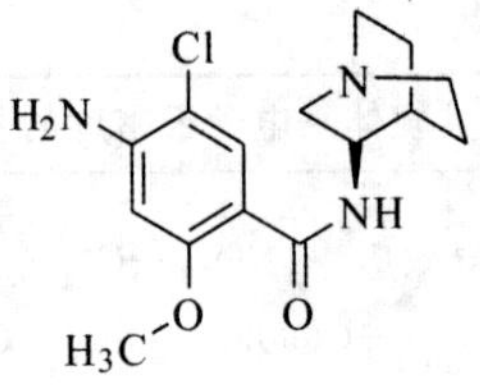

图4-18 R-(+)-扎考必利

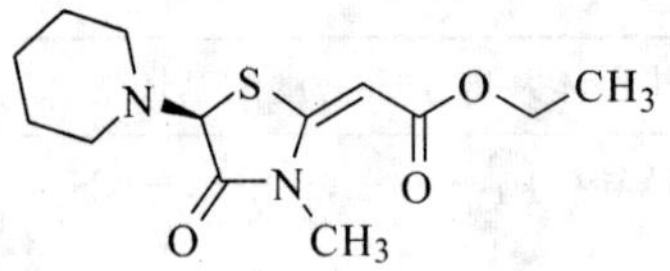

图4-19 L-(-)-依托唑啉

光学异构体在活性上的表现可有作用完全相同、作用相同但强度(有无或大小)不同、作用方式不同等几种类型,据认为这与药物的手性中心在受体结合中的部位有关。如药物的手性中心不在受体结合的部位,则对映体的作用完全相同;如药物的手性中心在受体结合的部位,则对映体或者作用强弱不同,或者作用方式不同,如由拮抗剂变成了激动剂。除了受体对药物的光学活性有选择性外,由于生物膜、血浆和组织上的受体蛋白和酶,对药物进入机体后的吸收、分布和排泄过程,均有立体选择性地优先通过与结合的情况,可导致药效上的差别。胃肠道对 D-葡萄糖、L-氨基酸、L-甲氨蝶呤和 L-(+)-维生素 C 等有立体选择性,可优先吸收,主动转运。在药物代谢过程中代谢酶对药物的立体选择性也可导致代谢差异,代谢酶多为光学活性的大分子,可导致代谢速率和药效、毒性的差异。综上所述,单一对映体药物的开发迫在眉睫,目前开发单一对映体药物的方法有外消旋转换、手性合成、消除不对称中心等。

1. 外消旋转换

外消旋转换(racemic switch)是采用化学或者物理等手段将已经上市的外消旋药物再开发成为单一对映体药物的方法。如 R-沙丁胺醇、S-氟西汀、S-酮洛芬、奥美拉唑、左氟沙星、西沙比利等。这样方法的优势是:①花费小,耗时少,经费也大幅度降低;②剂量减半,降低毒性反应;③延长专利权期限。但并不是所有的都好,例如外消旋的普萘洛尔的生物利用度高的原因,是 R-(－)-普萘洛尔的存在能提高 S-(－)-普萘洛尔的生物利用度。

2. 手性药物合成

手性药物的合成主要包括不对称合成与手性拆分等,目前发展迅速的新技术有:适用于不对称合成的催化技术,包括化学催化和生物催化技术;各种新拆分试剂的发明;适合于大量拆分的模拟移动床色谱技术和空心模技术等。

3. 消除不对称中心

随着分子药理学和病理学等学科的发展,以及对许多外消旋体和单一对应体的药理、毒理和临床研究发现,不对称性并非药理活性所必需的。因此寻找高亲和力、不存在手性中心的新分子将是最理想的。例如,镇痛药吗啡分子中含有 5 个手性中心,而活性高于吗啡,且成瘾性和毒性小的芬太尼分子中却没有手性中心。最常用的消除不对称中心的方法就是产生对称性,如 M_1 受体(见图 4-20)。

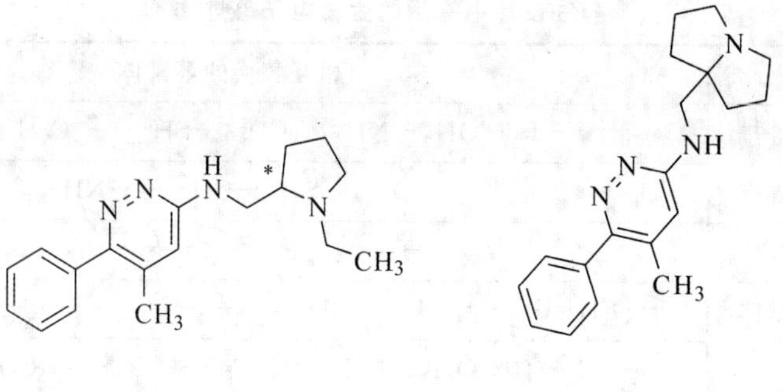

M_1 受体亲和力为 0.26 μmol/L　　M_1受体亲和力为 0.20 μmol/L

图 4-20　M_1 受体亲和力改变

第三节　生物电子等排替换

生物电子等排体(bioisostere)是由化学电子等排体(chemical isostere)演化而来。1919 年,朗缪尔(Langmuir)首先提出化学电子等排体的概念,提出具有相同原子数和价电子的原子或分子(如 N_2O 和 CO_2)电子数和排列方式,物理化学性质相似,是化学电子等排体。格林(Grimm)提出了氢化物取代规律,即元素周期表中 C、N、O、F 等原子每结合一个氢原子,即与下一列原子或基团互为电子等排体,如$-O-$、$-NH-$和$-CH_2-$互为电子等排体,$-F$、$-OH$、$-NH_2$和$-CH_3$互为电子等排体,它们价电子数相同而原子数不同。1951 年,弗里德曼(Friedman)提出了生物电子等排体的概念,用来描述结构相关和生物活性也相似的基团。其定义是:生物电子等排体是具有相似的物理和化学性质,并能产生相似或拮抗的生物活性的分子或基团。1970 年,伯格(Burger)等进一步扩大了这个定义:生物电子等排体是具有相似的分子形状和体积、相似的电荷分布,并由此表现出相似的物理性质(如疏水性),对同一靶标产生相似或拮抗的生物活性的分子或基团。

生物电子等排体可分为经典和非经典的生物电子等排体两类。经典的生物电子等排体包括外层价电子相同的原子或基团、元素周期表中同一主族的元素以及环等价体。非经典的生物电子等排体指具有相似的空间排列、电性或其他性质的分子或基团,相互替换会产生相似或相反的生物活性的。

药物设计中常用的生物电子等排体如表 4-4 所示。

生物电子等排体具有相近的物理化学性质,因而,采用生物电子等排体替换法优化得到的新化合物往往会与先导化合物具有类似的或具有相反的生物活性。利用生物电子等排体对先导化合物中的某一个基团逐个进行替换得到一系列的新化合物,是药物化学家设计研究药物的经典方法,有许多成功例子,并且近年来,发展迅速的“me-too”类药物,其主要修饰方法也是采用生物电子等排原理。

表 4-4　　药物设计中常用的生物电子等排体

生物电子等排体的分类		相互替换的等排体
经典电子等排体	一价电子等排体	$-F, -OH, -NH_2, -CH_3, -SH, -t-C_4H_9, -C_3H_7$
	二价电子等排体	$-O-, -S-, -CH_2-, -NH-,$
	三价电子等排体	$-N=, -P=, -CH=, -As=$
	环内等排体	$-CH=CH-, =CH-, -S-, =N-, -O-, -S-, -CH_2-, -NH-$
非经典电子等排体	羟基	$-OH, -CH_2OH, -NHCOR, -NHSO_2R, -NHCONH_2, -NHCN$
	羰基	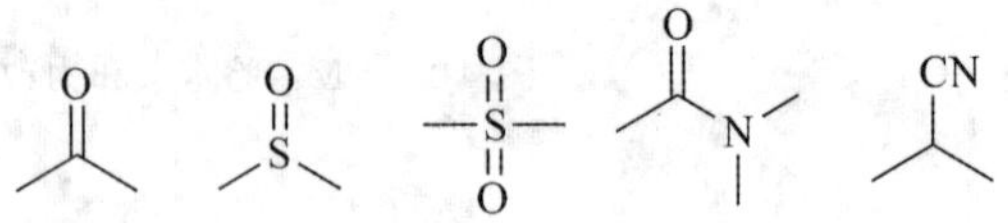 O　O　O S O　O N　CN
	羧基	$-COOH, -SO_2NHR, -SO_3H, -CONHOH, -CH_2ONHCN$ 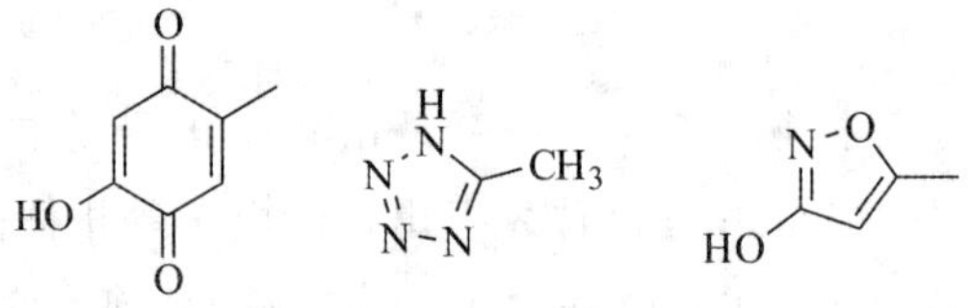 O HO O　H N N N N-N CH_3　N-O HO
	卤素	$F, Cl, Br, I, CF_3, CN, N(CN)_2, C(CN)_3$
	吡啶	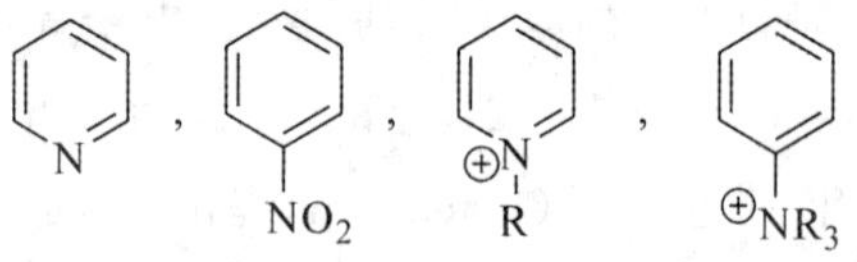 N ,　NO_2 ,　$\oplus$N R ,　$\oplus NR_3$
	环-链交换	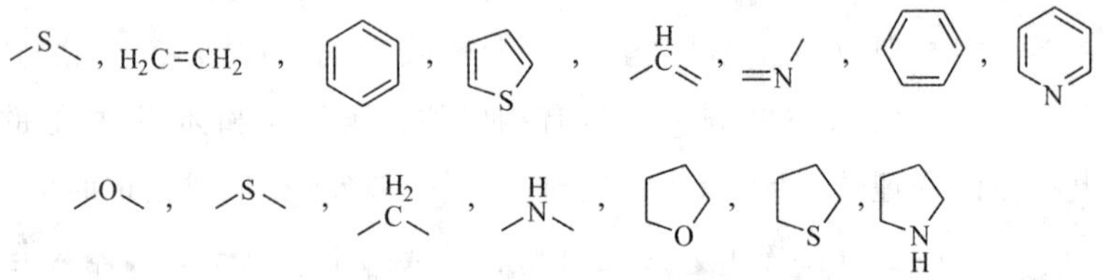 S , $H_2C=CH_2$, , S , H C , =N , , N O , S , H_2 C , H N , O , S , N H

将 H_2 受体拮抗剂西咪替丁(cimetidine)(见图 4-21)结构中的咪唑环用呋喃环和噻唑环替换得到雷尼替丁(ranitidine)(见图 4-22)和法莫替丁(famotidine)(见图 4-23),它们的 H_2 受体拮抗作用均比西米替丁强。

在研究高血压药物中,研究者们希望以现有药物可乐定为先导物来获得对 α_2 肾上腺素受体活性有低活性,增强其对 I_1 咪唑啉受体活性的高选择性化合物。通过利用生物电子等排体原理,将先导分子中的 $-NH-$ 依次用 $-O-$ 和 $-CH_2-$ 替换,分别得到雷美尼定和吡咯啉衍生物。

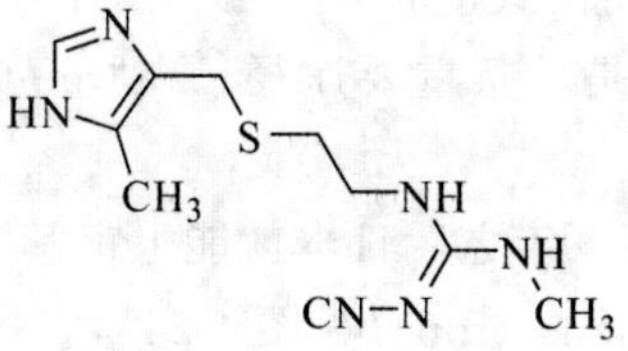

图4-21　西咪替丁

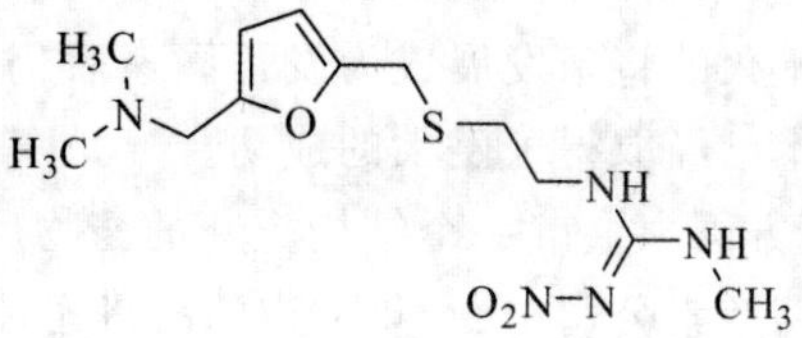

图4-22　雷尼替丁

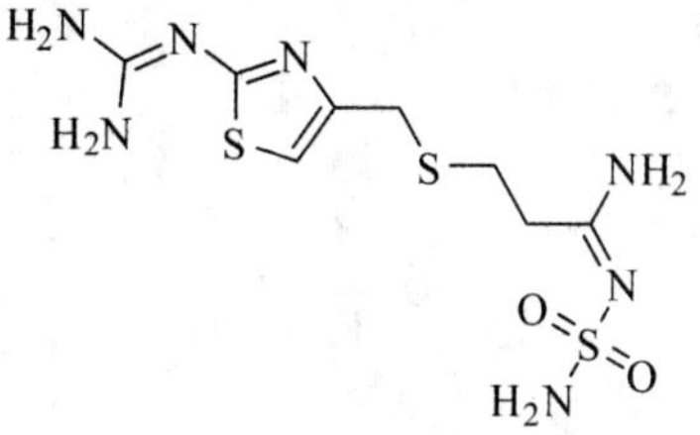

图4-23　法莫替丁

第四节　“me-too”药物

药物能作用于靶标(酶或受体),那么与其结构类似的化合物,特别是那些与药物构象相似的化合物,应该也能与相应的靶标(酶或受体)作用,进而产生相似或相反的药效。基于这样的一种认识,每一种结构新颖的药物上市,大量的药物研究工作者便将其化学结构作局部修饰,探索具有类似药理作用的新化合物药物。这是一种与传统药物研发模式不同的药物开发模式,并不是从某一靶标(酶或受体)开始摸索,而是通过简单的结构修饰,必然省时又省钱,而且又不受专利权的限制,又与全部抄袭别人化学结构的“仿制药”不同,已经成为开发新药一种新途径。以这样一种全新的探索模式开发出的新药称为“模仿”(me-too)药物。

虽然“me-too”这个词语具有讽刺的意味,但是这样一种避开专利限制的快速跟进(fast-follower)策略,仍然是目前世界上的许多大型药物研发公司经常采用的药物研发模式之一。“me-too”药物本质上是一类化学创新药,它以现有的药物的结构骨架为基础,经过取代基团或侧链的变化,使获得的新化合物在活性、生物利用度等方面提高,而毒性降低,且避开专利的药物。与全新结构类型的新化学实体(new chemical entity,NCE)相比,“me-too”药物的创新性略低。

据统计,1975～1994 年的 20 年间全球共上市的新药 1061 个,其中“me-too”药物就占了 76%。由此可见,“me-too”药物研发模式一直是药物研发的一条主要途径。

鉴于我们国家的基本国情和“me-too”药物具有低投入、低风险、高产出、成功率高、经济效益可观、周期短等特点;并且“me-too”药物与原药结构不完全相同,在避开专利和打破他人通过知识产权在此领域的垄断的同时,又可以利用专利权保护自己的知识产权,降低了新药开发的风险,还可以在技术领先性创新方面积累一定的技术基础。我们国家的新药研制正处于初级阶段，因此，“me-too”药物研发模式应该成为最主要的药物开发途径，即使在不久的将来发展成为发达国家后仍应该是一条重要途径。在“me-too”药物的研究中，日本已经取得了巨大的成功。

现在西方国家上市一个结构全新的药物后，3～4 年之后日本就能上市其“me-too”药物。例如，葛兰素公司 1990 年上市的昂丹司琼(ondansetron)(见图 4-24)，它是 5-HT_3 受体拮抗剂类止吐药，在 1994 年日本便上市了其“me-too”药物——阿扎司琼(azasetron)(见图 4-25)，并且 1996 年又上市了另一个“me-too”药物拉莫司琼(ramosetron)(见图 4-26)。

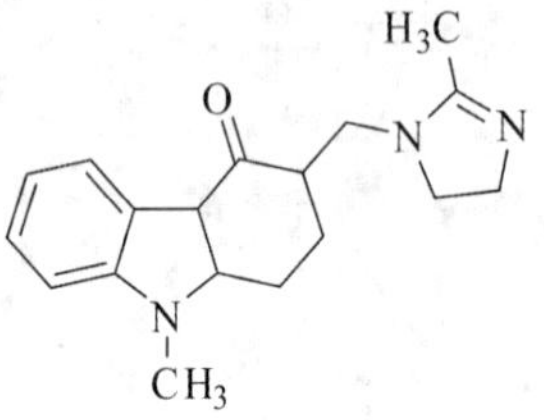

图4-24 昂丹司琼 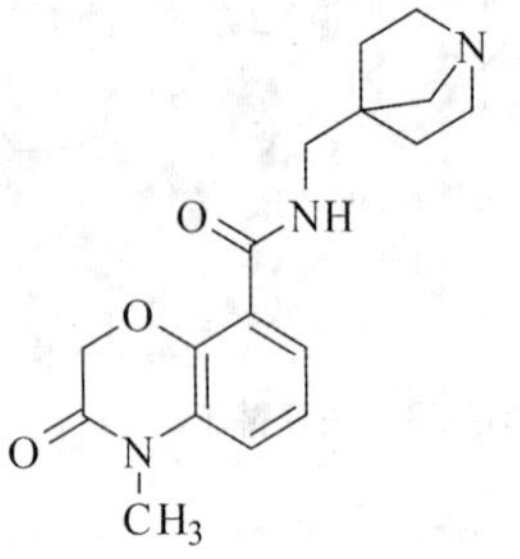　　图4-25 阿扎司琼 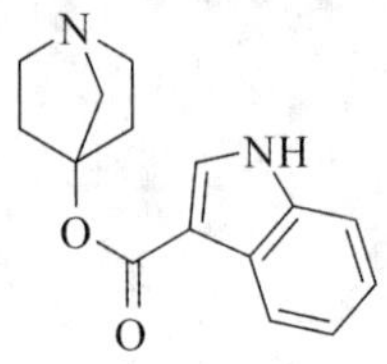　　图4-26 拉莫司琼

由于日本非常重视“me-too”药物的开发研究，所以每年上市的新药数增加很快。据统计，日本在 1984 年全球上市的新药总数中排名世界第四，1985 年仅次于美国居第二位，在 1986～1995 年这 10 年中，日本每年上市新药数位居世界首位。日本制药工业由弱变强的成功经验，就是从引进到模仿，从模仿到自主创新。

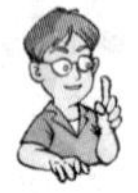

案例分析

“me-too”药物实例

兰索拉唑(lansoprazole)(见图 4-27)是日本 1991 年上市的一个“me-too”药物，它是第二个上市的质子泵抑制剂，而它是由阿斯特拉(Astra)公司研发的第一个上市质子泵抑制剂奥美拉唑(见图 4-28)经过结构修饰而来的，它们两者都申请了专利。从两者的化学结构可以看出，与奥美拉唑相比，兰索拉唑仅仅比奥美拉唑多一个三氟甲基，说明研究者是在仔细研究奥美拉唑专利权的保护范围后，经过专利边缘创新而获得的“me-too”药物。

咪康唑(miconazole)(见图 4-29)是 1991 年上市的抗真菌药，几年之后一系列的“me-too”药物也相继上市，如酮康唑(见图 4-30)、氟康唑、硫康唑等(见图 4-31)。这些“me-too”药物不仅开发费用低与咪康唑很多，毒副作用也大幅降低了，并且药效也比咪康唑强。

目前，“me-too”药物的研究设计中，生物电子等排原理是采用最为广泛的技术手段之一。

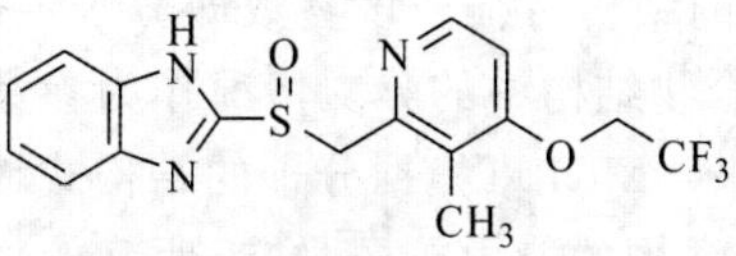

图4-27 兰索拉唑

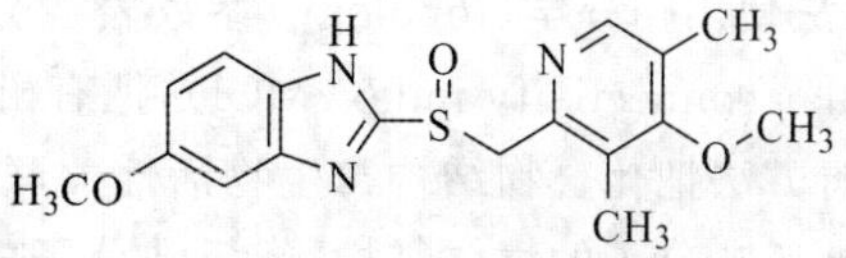

图4-28 奥美拉唑

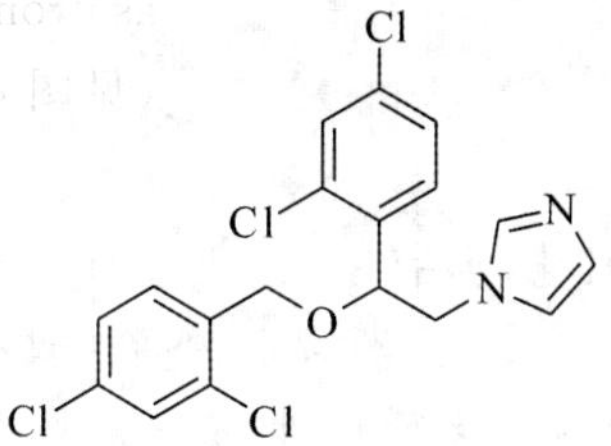

图4-29 咪康唑

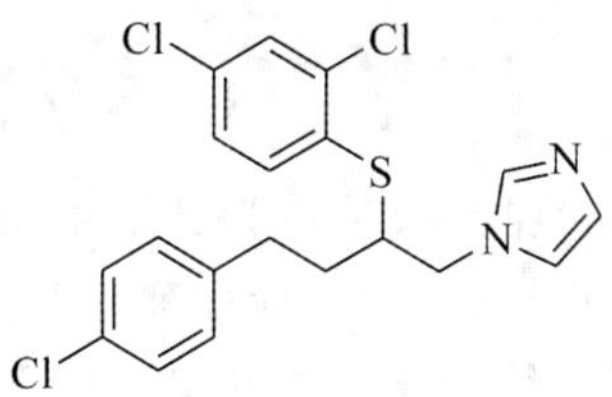

图4-30 酮康唑

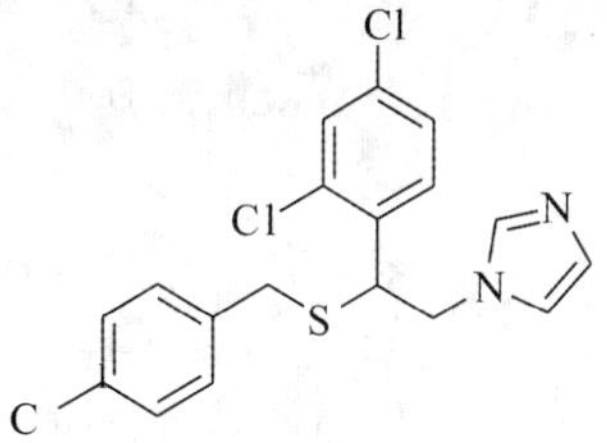

图4-31 硫康唑

第五节 定量构效关系

定量构效关系(quantitative structure-activity relationships,QSAR)是研究药物活性与化学结构之间的定量关系。定量构效关系研究是对药物分子的化学结构与其生物活性之间的关系进行定量分析,找出药物的化学结构与生物活性之间的量变规律,或得到构效关系的数学方程,为进一步结构优化提供理论依据。

早在19世纪中叶,有学者就曾提出化合物的生物活性 A 与化学结构 C 之间有某种函数关系:$A=f(C)$。直到20世纪60年代,随着学科的发展,三个研究组选择不同的数学模式,分别应用药物分子的物理化学参数、结构参数和拓扑学参数表示分子的结构特征,建立了三种不同的二维定量构效关系研究方法,即汉施(Hansch)方法,弗里-威尔森(Free-Wilson)方法和分子连接性方法。

Hansch 分析法在1962由美国 Hansch 和日本藤田共同开创,该方法假设同系列化合物的某种生物活性变化与它们的理化性质(疏水性、电性和立体性质)变化相联系,并假定这些因子是彼此孤立的,采用多重自由能相关法,借助多重线性回归等统计学方法得到定量构效关系模型。

Free-Wilson 方法在是1964年由 Free 和 Wilson 提出,用数学加和模型表达药物的结构特征,分析其定量构效关系。该方法认为一组有相同母核的同源化合物生物活性是其母核结构的活性贡献于取代基活性贡献之和。应用 Free-Wilson 方法不需要各种物化参数,可直接把结构和各种生物活性相关起来,在农药杀虫剂、除草剂和植物生长刺激素的构效关系研究中有不少成功的例子。但 Free-Wilson 方法只能应用于符合加和性的生物活性,且只能预测系列化合物中已经出现的取代基在新化合物中的生物活性。因此该方法的应用不像 Hansch 方法广泛。

分子连接性(molecular connectivity)方法在1976年由科尔(Kier)和霍尔(Hall)提

出，该方法使用拓扑学（topology）参数表达分子的结构特征。该参数即分子连接性指数（molecular connectivity index，MCI），把有机化合物结构中的分支情况作为参数，用多元回归分析方法把化合物结构与生物活性关联起来。MCI 可根据分子的结构式计算得到，能较强地反映分子的立体结构，但反映分子电子结构的能力较弱，缺乏明确的物理意义，应用受到限制。本节重点介绍广泛应用的 Hansch 方法。

一、Hansch 方法

Hansch 方法认为，药物经过结构改造成为其衍生物时，其生物活性的改变主要与结构改变后引起的疏水性、电子效应和空间效应的变化有关。当每一因素对生物活性具有独立的、加和性的贡献时，可通过统计学方法导出这些理化参数与生物活性的关系式，即 Hansch 方程：

$$\log(1/C)=K_1(\log P)^2+K_2\log P+K_3\sigma+K_4E_s+K_5 \quad (4\text{-}1)$$

对于系列化合物，如果只改变基本骨架的取代基时，可以用 π 代替 $\log P$：

$$\log(1/C)=K_1\pi^2+K_2\pi+K_4E_s+K_5 \quad (4\text{-}2)$$

或

$$\lg(1/C)=a\pi^2+b\pi+c\sigma+dE_s+K \quad (4\text{-}3)$$

式中，C 为化合物产生某种生物活性的浓度（如 ED50、ID50 或 MIC 等），P 为脂水分配系数，π 为疏水性参数，σ 为电性参数，E_s 为立体参数。

（一）疏水性参数

疏水性参数（hydrophobicity parameters）包括分子疏水性参数和取代基疏水常数。

分子疏水性参数，即分子的脂水分配系数 P（lipid-water partition coefficient）。如前所述，P 是化合物在有机相和水相中分配平衡时的摩尔浓度 C_o 和 C_w 之比值，即 $P=C_o/C_w$。一般以正辛醇和水为溶剂系统，采用摇瓶法测定脂水分配系数，多使用 P 的对数，即 $\log P$。Hansch 及其他研究组已对大量已知化合物进行了测定，从 Hansch 的数据手册或计算机辅助药物设计工作站数据库能查到有关数据。对新的化合物，目前比较快速的方法是在计算机工作站上构建化合物的二维结构，通过分子动力学优化，得到三维优势构象，用 CLOGP 商业软件模块计算，可自动得到化合物 $\log P$ 的数据。

取代基疏水常数（substituent hydrophobic constant）π。脂水分配系数 $\log P$ 反映的是整个分子的疏水性质，在比较母体结构相同的类似物时，分子中相同结构片段的疏水值可看作定植，只需比较各个取代基的相对疏水性即可。因此用取代基疏水常数 π 更方便。

化合物的脂水分配系数具有加和性，取代基疏水常数 π 可用下式表示：

$$\pi_X=\log P_X-\log P_H \quad (4\text{-}4)$$

式中，$\log P_X$ 和 $\log P_H$ 分别代表同源的取代化合物和未取代化合物的脂水分配系数。与 $\log P$ 相似，当取代基 π 值大于 0，表示该基团的疏水性较大；π 值小于 0，表示该基团是亲水性的，氢原子的 π 值为 0。取代基疏水常数的优点是可直接查表得到，表 4-5 列出了一些常用的芳香环取代基的疏水性、电性和立体结构参数。

由式（4-4）可知，取代化合物的 $\log P_X$ 可由下式计算：

$$\log P_X = \log P_H + \pi_X \tag{4-5}$$

如果有多个取代基，则上述计算公式变为：

$$\log P_X = \log P_H + \sum \pi_X + \sum F_X \tag{4-6}$$

式中，$\sum \pi_X$ 是各取代基 π 值的总和，$\sum F_X$ 是各取代基加和时，需进行校正的因素之和，如一个分支的校正值是－0.20，一个共轭双键是－0.30 等。计算机辅助药物设计中的 CLOGP 软件可以自动计算化合物的 log P，其基本原理就是上述的热力学加和原理。

表 4-5　一些常用的芳香环取代基的疏水性、电性和立体结构参数

取代基	π	MR	F	R	σ_m	σ_p	L(Å)	B_1(Å)	B_5(Å)
Br	0.86	8.88	0.45	−0.22	0.39	0.23	3.83	1.95	1.95
Cl	0.71	6.03	0.42	−0.19	0.37	0.23	3.52	1.80	1.80
F	0.14	0.92	0.45	−0.39	0.34	0.06	2.65	1.35	1.35
I	1.12	13.94	0.4	−0.19	0.35	0.18	4.23	2.15	2.15
NO_2	−0.28	7.36	0.65	0.13	0.71	0.78	3.41	1.70	2.44
NNN	0.46	10.20	0.30	−0.13	0.27	0.15	4.62	1.50	4.18
H	0.00	1.03	0.00	0.00	0.00	0.00	2.06	1.00	1.00
OH	−0.67	2.85	0.33	−0.07	0.12	−0.37	2.74	1.35	1.93
SH	0.39	9.22	0.30	−0.15	0.25	0.15	3.47	1.61	2.33
NH_2	−1.23	5.42	0.08	−0.74	−0.16	−0.66	2.93	1.50	1.84
CF_3	0.88	5.02	0.38	0.16	0.43	0.54	3.30	1.98	2.61
CN	0.56	6.33	0.51	0.15	0.56	0.66	4.23	1.60	1.60
COOH	0.37	6.93	0.34	0.11	0.37	0.45	3.91	1.60	2.66
CH_2Br	0.79	13.39	0.10	0.05	0.12	0.14	4.00	1.52	3.75
CH_2Cl	0.17	10.49	0.10	0.03	0.11	0.12	3.80	1.52	3.46
CH_3	0.56	5.65	0.01	−0.008	−0.07	−0.17	3.00	1.52	2.04
OCH_3	−0.02	7.87	0.26	−0.51	0.12	−0.27	3.98	1.35	3.07
CH_2OH	0.00	7.19	0.03	−0.03	0.00	0.00	3.97	1.52	2.70
C_2H_5	1.02	10.30	0.00	−0.15	−0.07	−0.15	4.11	1.52	3.17
n-C_3H_7	1.55	14.96	−0.05	−0.08	−0.07	−0.13	5.06	1.52	3.49
i-C_3H_7	1.53	14.96	−0.05	−0.10	−0.07	−0.15	4.11	2.04	3.17
—◁	1.14	—	−0.03	−0.09	−0.07	−0.21	4.14	1.98	3.24
C_6H	1.96	25.36	0.12	−0.13	0.06	−0.01	6.28	1.70	3.11

（二）电性参数

在药物与靶点相互作用时，电性作用的类型最为广泛。药物分子中不同电负性原子的存在使分子电荷分布不均匀，而且不同取代基也会影响分子中电荷的分布，形成离子键、离子-偶极、偶极-偶极等电性作用。电性参数（electronic parameters）是用来描述化合物的电性特征的参数。

电性参数是描述药物或取代基电荷分布特征、电量大小的描述符，可以通过这些描述分析结构中的电性作用与活性的关系，预测药物与受体的作用部位及作用模型。用来描述分子电性的参数有很多，其中可以可以用查表得方法直接得到的参数有 σ、F、R、σ^* 等（见表 4-5）。

1. 哈米特（Hammett）常数（σ）

1935 年，英国 Hammett 根据取代基对苯甲酸解离度的影响，提出了著名的 Hammett 方程及 σ 电性参数。他发现用一组取代的苯甲酸的解离常数（lg K_a）与苯甲酸的解离常数（lg K_H）作图可得到一条直线，方程如下。

$$\log K_X = \rho\sigma + \log K_H \tag{4-7}$$

式中，K_X 为取代苯甲酸的解离常数；K_H 为苯甲酸的解离常数；σ 为取代基电性常数；ρ 为与实验条件有关的系数，在标准条件（25℃，丙酮水溶液）下测定解离常数，ρ 值定义为 1，式（4-7）则为：

$$\sigma = \log K_X - \log K_H = pK_a(H) - pK_a(X) \tag{4-8}$$

由式（4-8）可见，H 的 σ 值为 0，当取代基为吸电子基团时，σ 为正值；当取代基为给电子基团时，σ 为负值。Hammett 常数 σ 与取代基的环境有关，芳香族和脂肪族的数值不同，需要查不同系统数据表，表 4-5 是芳香族取代基。在芳香族化合物中，间位取代基对反应中心的影响只有诱导效应；对位取代基则包括共轭和诱导两种效应。考虑到两种取代方式的电性效应不同，一般芳香族化合物的取代基 σ 值有两种，即 σ_m 和 σ_p。σ_m 为间位取代基的 Hammett 常数，σ_p 为对位取代基的 Hammett 常数。邻位取代基除电性效应外，还存在与邻位基团的位阻或氢键效应，情况更为复杂，一般需单独处理。

2. Taft 常数（σ^*）

Taft 以取代乙酸乙酯的水解速率常数计算诱导效应参数 σ^*。Taft 常数 σ^* 值与 Hammett 常数 σ 不同，只表示脂肪族取代基的诱导效应，也可以通过查相应的数据库得到。

3. 诱导效应（F）与共轭效应（R）的分离

由于 σ 电性参数包含两种不同的效应，20 世纪 60 年代，斯温（Swain）将 σ 参数中的诱导效应与共轭效应进行了分离，用 F 值表示取代基的诱导效应参数，用 R 值表示取代基的共轭效应参数。它们之间的关系是：

$$\sigma_p \approx F + R \tag{4-9}$$

一些芳香取代基的 F 和 R 值如表 4-5 所示。

其他电性常数除上述电性参数外，也可以将偶极矩（μ）、解离常数（pK_a）等作为电性参数。另外，各种红外、紫外、NMR 和 MS 等光谱数据都与分子的电荷分布有关，因此都可用来作构效关系研究的电性参数。

随着量子化学，尤其是计算机辅助药物设计学科的发展，电性参数得到了扩展，一些量化参数应用越来越广泛。例如，最早使用的量化参数有原子净电荷(q)和分子轨道能(HOMO，LUMO)，现在用计算机计算分子的电荷密度、各种电场、各种构象等都成为非常方便之手段，这些都可作为构效关系研究的依据。

(三)立体参数

当药物分子与靶点结合时，立体效应也是影响两者相互作用的重要因素。立体效应不仅涉及药物的立体结构与靶点三维结构的相互匹配，同时也涉及药物分子自身构象和特征变化。

1. 塔夫脱(Taft)立体参数(E_s)

20 世纪 50 年代，Taft 在研究取代的苯甲酸酯类水解反应时，发现取代基对酸性水解速率的影响主要是立体位阻的影响。他采用取代的乙酸甲酯与母体乙酸甲酯酸条件下水解速率的比值，来代表取代基的立体参数 E_s。

$$E_s = \log\ (K_X / K_H)_A \tag{4-10}$$

式中，K_X 和 K_H 分别是取代的乙酸甲酯和母体乙酸甲酯的水解速率常数，下标 A 表示在酸性条件下水解。从计算中可见，一般如果取代基的体积越大，水解速率越慢，则 E_s 值越负，故大部分的 E_s 值是负数。E_s 是间接的立体参数，可以从一些数据库查到。

2. 摩尔折射率(molar refractivity，MR)

是描述立体效应的一个物理量，MR 间接表示取代基的体积特征(表)，其数值越大，可视为取代基的体积越大。MR 具有加和性，可计算得到。另外，在同系物之间，取代基的摩尔折射率 MR 与疏水参数 π 值之间往往会出现共线性，故在计算中应该特别注意。

3. 范德华(van der Waals)体积

分子或取代基的范德华体积可直接描述取代基以及化合物的体积大小，可从原子半径计算求得。目前在一些计算机辅助药物设计的软件中，都附带这个数据库，应用方便，故在 QSAR 研究中是使用广泛的立体参数。它的缺点是在计算中由于会涉及多个原子间范德华体积的重叠问题，为了简化计算，只考虑两个成键原子间的体积重叠。而不考虑与第三、第四原子的体积重叠，所以严格来说，范德华体积只是一个近似的数值，使定量构效关系计算产生一定的误差。

4. Sterimol 参数

这个参数是威鲁普(Verloop)提出的多维立体参数，用五个参数，即一个长度参数(L)和四个宽度参数(B_1，B_2，B_3，B_4)来描述一个取代基的立体性状(见图 4-32)。

图中 L 是 Sterimol 长度，是母体与取代基连接的第一个原子在成键方向延长至取代基最边缘的位置，之间所形成的轴长，可视为取代基的量长度。$B_1 \sim B_4$ 是取代基在横切面上从轴到四面的垂直距离，$B_1 \sim B_4$ 依次表示最小到最大的宽度。后来 Verloop 又提出 B_5 宽度参数，B_5 是从轴到取代基边缘的最大距离。做定量构效关系计算时，由于 L、B_1 和 B_5 的差别较大，故使用价值较大，常见芳香环上取代基的 L、B_1 和 B_5 参数如表 4-5 所示。研究发现，Sterimol 立体参数与 E_s 之间没有很好的相关性，但与 MR 之间相关性较好。因此,在定量构效关系研究中若发现用 E_s 得不到好的相关方程时,可换用 Sterimol 立体参数。

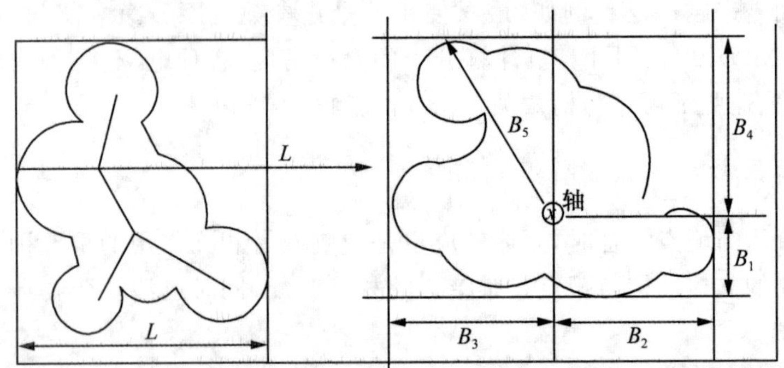

图 4-32 图 Sterimol 立体参数图解

(四)指示变量

指示变量(indicator variables)又称为虚拟参数(dummy parameter)。Hansch 方程常用 I 表示指示变量,属于一种经验性参数,在方程中表示某些特定结构对活性的贡献。赋值为 1 或 0,表示该结构特征的有无。例如具有光学活性的系列化合物,可将右旋体定义为 1,左旋体定义为 0。此外分子结构中具有顺反异构现象、分子内氢键等情况也可引入指示变量。

二、Hansch 方法在药物设计中的应用

Hansch 方程在优化先导化合物并预测同源物的生物活性、药物代谢动力学研究及了解药物作用机制等方面均取得了一定成绩。Hansch 方法的一般操作过程分四个步骤:第一,从先导化合物出发,设计并合成首批化合物,测得生物活性。第二,查表确定或计算化合物及取代基的各种理化参数。第三,用适当的计算机程序,输入结构参数及活性数据,回归分析计算得到多个 Hansch 方程,从中选择一个或几个显著相关的方程。第四,用 Hansch 方程定量地设计第二批新化合物,并预测活性,从中选择预测值高的化合物进行合成及活性测定,可检验第三步研究结果的准确性,并指导新一轮的新药设计。

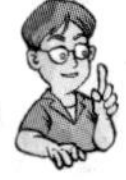

案例分析

Hansch 方法应用

以喹诺酮类抗菌药物(见图 4-33)为例,说明应用 Hansch 方法分析 QSAR,设计新化合物及预测活性的过程。

首先,从母体喹啉羧酸出发,合成 71 个同源物,并进行了体外抑菌活性实验,MIC 表

示各化合物对大肠杆菌的最低抑制浓度(mol/L)。以10个自变量包括各疏水参数、电性参数、立体参数和指示变量 I，对71个同源物进行构效关系回归分析，得到Hansch方程：

$$\lg(1/MIC)=-0.036(\pm0.25)(L_1)^2+3.036(\pm2.21)L_1-2.499(\pm0.55)(E_{s6})^2-3.345\pm(0.73)E_{s6}+0.986(\pm0.24)I_7-1.023(\pm0.23)(B_4(8))^2+3.724(\pm0.92)B_4(8)-0.205(\pm0.05)(\sum\pi_{6,7,8})^2-0.485(\pm0.10)\sum\pi_{6,7,8}-0.681(\pm0.39)\sum F_{6,7,8}-4.571(\pm0.271)$$

$n=71, r=0.964, s=0.274$

$L_1(0)=0.417\text{nm}, E_{s6}(0)=-0.67, B_4(0)=1.82, \sum\pi_{6,7,8}(0)=-1.18$

方程中 L_1 是1位取代基的Sterimol长度，从计算值可见，其 L_1 最佳量长度 $L_1(0)$ 为0.417 nm，分析认为环丙基的 L_1 最佳量长度($L_1=0.414$ nm)更接近最佳值，预测环丙基化合物的活性比相应乙基($L_1=0.411$ nm)化合物活性强，故设计1位环丙基取代。E_{s6} 是6位取代基的Taft立体参数，其最佳值 $E_{s6}(0)=-0.67$，氟原子最符合此值。I_7 是七位取代基的指示变量，定义为 R_7 是哌嗪取代时，$I_7=1$；当7位是其他基团取代时，$I_7=0$。由于 I_7 系数为正，表明7位哌嗪基的化合物活性比其他取代基的化合物活性大约强10倍。$\sum\pi_{6,7,8}$ 是6、7和8位取代基疏水性之和，其最佳 $\sum\pi_{6,7,8}(0)$ 值为-1.18，说明这三个取代基为亲水性时，有利于药物的转运和穿透细菌细胞。方程中 $\sum F_{6,7,8}$ 的系数为-0.681，显示6、7和8位的诱导效应之和是给电子作用时可增强活性，给电子诱导作用可增加4-位酮基的电荷密度而增强与酶的结合能力。

根据上述分析，设计新的药物环丙沙星(ciprofloxacin)(见图4-34)，合成并测定其活性。按方程计算，环丙沙星抗菌活性预测值 lg (1/MIC)为6.38，实测值为6.63。

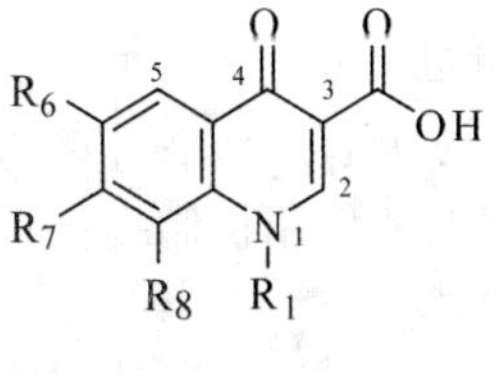

图4-33 喹诺酮类基本结构

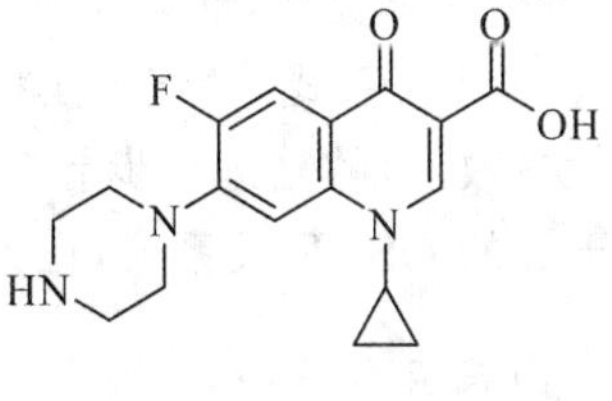

图4-34 环丙沙星

Hansch方法是二维QSAR研究方法，只考虑了化合物与受体作用的位点，没有考虑化合物与受体在结合时构象的变化，所有参数只能表达二维意义上的结构特点，对研究药物与受体的空间作用有一定的局限性。另外，Hansch方法不能研究药物构象和构型对活性的影响，故不全面解释生物活性的本质，不能描述三维结构与生物活性间的关系；只能优化先导化合物，不发现先导化合物。这些是Hansch方法的主要缺陷，可在三维构效关系方法中解决。

三、三维定量构效关系(3D-QSAR)

20世纪80年代，计算化学的发展和计算机图形工作站的出现为三维定量构效关系的实现提供了平台。随后陆续出现的多种考虑药物分子与靶点结合时三维结构性质的定量构效关系研究方法,统称为 3D-QSAR。3D-QSAR 与 Hansch 分析法的最大不同在于考虑了药物的三维结构信息,从而能够准确地反映出药物分子与靶点作用时的真实图像,更加深刻地揭示出生物活性分子与靶点的结合机制。

在建立 3D-QSAR 模型时,一般遵循以下步骤:①选择一组对特定靶点具有生物活性的化合物;②确定药效构象并按一定方式将分子叠加;③计算空间参数;④将分子的空间参数与对应的生物活性进行回归分析得到 3D-QSAR;⑤检验 3D-QSAR 模型的预测能力。

最经典的 3D-QSAR 方法有三种:分子形状分析法(molecular shape analysis,MSA)、距离几何法(distance geometry,DG)和比较分子力场分析法(comparative molecular field analysis,CoMFA)。其中克莱默(Cramer)于 1988 年提出的比较分子力场分析法仍然是目前应用最多的方法。随后还发展了其他几种方法,如比较分子相似因子分析(comparative molecular similarity indices,CoMSIA)、虚拟受体(pesudo recepter)等,近年来也开始在应用于科研工作中。

(一)分子形状分析法

分子形状分析法是霍普芬格(Hopfinger)于 1980 年提出了一种 3D-QSAR 方法。属于分子构象分析与 Hansch 方法结合的产物。分子形状分析法认为柔性分子可以有多种构象,而受体所能接受的形状是有限的。因此分子的活性就应该与该分子形状对受体腔的适应能力有关。MSA 使用一些可以表达分子形状的参数,如与参照分子之间重叠体积、共同重叠体积比例、非共同重叠体积比例和分子势场积分差异等作为变量,经统计分析求出 QSAR 关系式。MSA 法将经典的 QSAR 分析进一步扩展到包含三维结构信息的分子形状参数,目的是进一步寻找药物分子空间形状的相似性与活性的关系。这样既可以得到更好的 QSAR 关系式,也为深入研究药物一靶点的作用机制提供有益的参考。

(二)距离几何方法

距离几何方法认为,药物-靶点的相互作用是通过药物的活性基团和受体结合部位相应的结合点直接作用而实现的。因此药物的活性高低可通过其活性基团和受体结合位点的结合能来衡量,这一结合能与药物活性基团的性质和受体结合点的类型有关。通过选择合理的靶点结合点分布模型和药物分子的结合模式,建立药物分子结合能力与活性之间的关系,就可得到一套与药物活性基团和受体结合点类型相关的能量参数。确定新化合物结合模式后,使用这些能量参数,可定量预测其结合能,进而推知其药效程度。

距离几何方法的基本步骤如下:①定义药物分子中可能的作用位点,这些作用位点可能是与靶点直接作用的部位;②计算配体分子的距离矩阵,从原子的距离矩阵得到配体分子中作用位点的距离矩阵;③定义靶点结合位点的分布,靶点结合位点能直接和配体作用位点产生相互作用,这些结合位点间的相对位置也采用距离矩阵表示;④确定靶点结合位点的分布,通过配体分子结合位点以及靶点分子活性位点的距离矩阵来确定最佳结合模式以及靶点活性位点的空间分布。计算过程中只有配体分子的结合位点进入靶点活性位

点周围半径 r 的球形范围之内，才认为结合位点与活性位点产生了结合。通过计算，不断调整结合模式以达到最好的拟合程度。若调整结合模式后仍然结果很差，需返回第一步重新定义结合位点，直到取得最佳结果为止。

与传统的 2D-QSAR 相比，距离几何法除了提供活性预测模型外，还能够得到靶点与配体之间可能的结合信息。但其计算操作繁琐，定义配体作用位点有很大的主观性，因此 20 多年来一直应用较少。

（三）比较分子场分析法

比较分子场分析法是克拉默（Cramer）1988 年创立的三维定量构效关系研究方法。CoMFA 提出后不久，就作为 SYBYL 软件中的一个模块实现了商业化，是广泛应用的 3D-QSAR 方法。CoMFA 认为，当药物与受体产生相互作用时，主要是非共价键作用的立体和静电等相互作用。作用于同一靶点且结合模式相同的一系列药物分子，它们与受体之间的上述两种作用力场应该有一定的相似性。这样，在不了解靶点三维结构的情况下，研究这些药物分子周围两种作用力场的分布，把它们与药物分子的生物活性定量地联系起来，既可以推测受体的某些性质，又可依次建立一个模型来设计新的化合物，并预测新化合物分子的药效强度。

CoMFA 方法的一般操作过程：

1. 确定化合物的活性构象

刚性化合物的构象固定，因此活性构象易于确定。但对于柔性化合物来说，由于药物与靶点结合时构象会发生一定变化，因此在实际操作中如何确定化合物中柔性键较多的活性构象有很多困难。

2. 分子叠加

即按照一定规则将药物分子构象进行叠合。分子重叠方式及重叠程度对 CoMFA 影响很大，在计算过程中必须保证所有分子在三维网格中取向一致，通常以活性最大的化合物的最优构象作为模板，其余分子都和模板分子骨架上的相应原子相重叠。叠加过程中，如果已知该类化合物药效团，可直接把这些基团在空间上重叠起来即可；如果不知道其药效团，就需要分析该类化合物中哪些官能团或原子对生物活性影响较大，从而重叠其相应的基团和主要共同结构特征。

3. 建立网格，计算场效应

将重叠好的分子放置在一个足够大的三维网格中，该网格按照一定步长均匀划分产生格点；每个格点上用一个探针原子（一般用 sp^3 杂化、带＋1 价电荷的碳原子）在网格中以一定的步长移动（通常为 2），计算格点上探针与化合物相互作用能，以此确定化合物周围各种作用力场的空间分布。

4. 偏最小二乘法分析

将上步计算得到的分子场数值作为自变量，将分子的活性作为因变量，由于此时自变量数目远大于因变量，故采用偏最小二乘法进行回归。首先用交叉验证方法检验所得模型的预测能力，并确定最佳主成分数，再以得出的最佳主成分对变量进行回归分析，拟合 QSAR 模型（见图 4-35）。

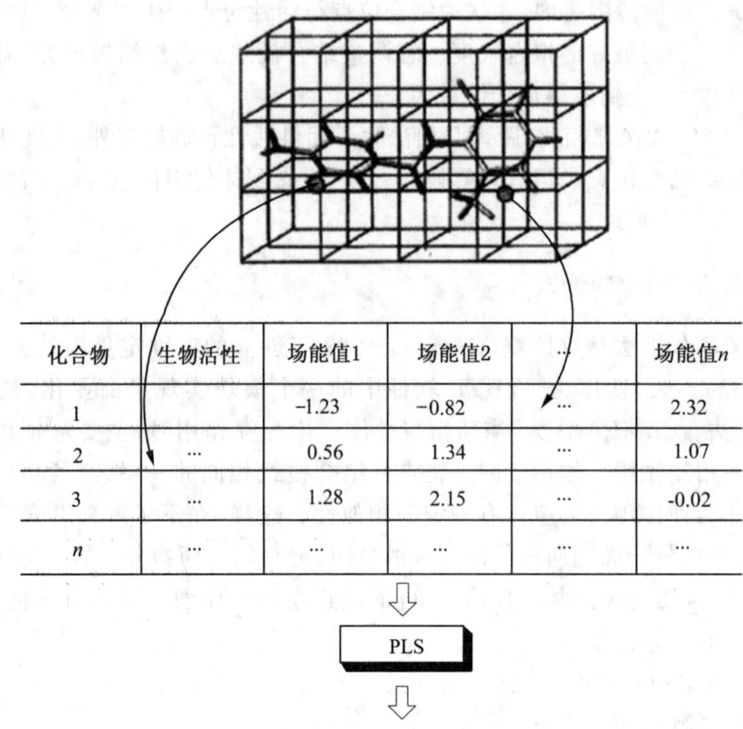

化合物	生物活性	场能值1	场能值2	…	场能值n
1		-1.23	−0.82	…	2.32
2	…	0.56	1.34	…	1.07
3	…	1.28	2.15	…	-0.02
n	…	…	…	…	…

$$Biol=a_0+a_1P_{001}+a_2P_{002}+a_3P_{003}+a_nP_n+\cdots\cdots$$

图 4-35　拟合 QSAR 模型

5. 用等势线系数图(contour maps)(见图 4-36)显示 QSAR 方程，表现结构和活性的关系

在三维立体图中，化合物各取代基性质及方位变化对活性的影响用红、蓝、黄、绿四种不同颜色表示。图中绿色和黄色表示立体场对活性的影响；蓝色和红色表示静电场对活性的影响。分子周围出现红色(蓝色)区域，提示该处连接带负电性基团有可能提高(降低)分子活性；分子周围出现黄色(绿色)区域，提示该处连接带空间体积较小基团有可能提高(降低)分子活性。如图 4-36 所示。

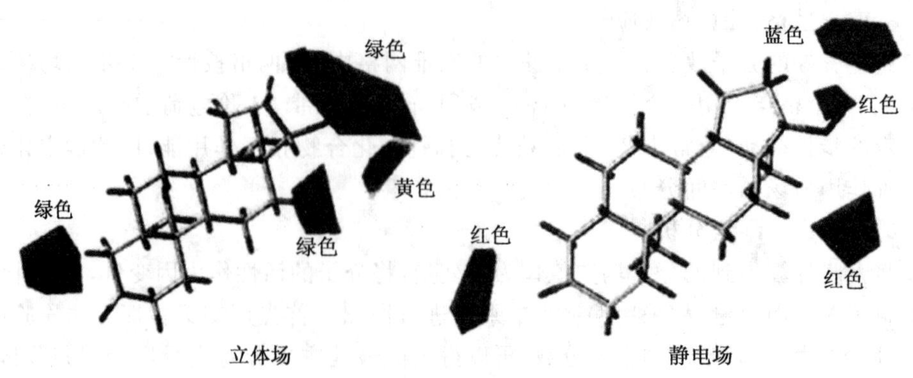

图 4-36　CoMFA 等势线系数图

（四）其他 QSAR 方法

1. 比较分子相似因子分析法

该方法于 1999 年由克勒贝（Klebe）等提出，该法与 CoMFA 方法最大的区别是分子场的能量函数采用的是与距离有关的高斯函数。CoMSIA 方法定义了五种分子场，即立体场、静电场、疏水场、氢键场（又分为氢键受体和氢键给体）进行定量构效关系研究，弥补了 CoMFA 方法的缺陷。

2. 4D-QSAR

该方法于 1997 年由霍普芬格提出，该方法采用遗传算法及一些统计学方法对由分子动力学产生的化合物构象集合进行计算，得到构效关系模型。与 CoMFA 的不同之处在于：①用化合物的构象集成参数（conformational ensemble profile，CEP）作为第四维；②用CEP 计算每个网格对应的原子占有率，替代 CoMFA 方法中的 PLS 的变量；③在分子叠合操作中，考虑多个原子的叠合方式，因此比 CoMFA 方法的结果更为准确。

3. 5D-QSAR 和 6D-QSAR

近年来，5D-QSAR 和 6D-QSAR 开始显露头角。维丹尼（Vedani）于 2002 年首次提出 5D-QSAR，即以化合物的构象等拓扑学图形为第四维，以受体与配体的诱导契合作用为第五维，构建一个虚拟的受体，进行构效关系的研究，该法被称为 Quaser 方法。到 2005 年，Vedani 进一步推出 6D-QSAR。在 Quaser 方法的基础上，考虑到受体和配体在相互作用中有溶剂化效应，故把相互作用中发生的水合和去水合溶剂化效应作为第六维。由于充分考虑到药物与受体的实际相互作用，这两类方法从理论上说比三维方法更合理，不过目前还需要更多的工作加以证明。

思考题

1. 什么是药物化学结构修饰，修饰的目的是什么？
2. 分别举例说明电子等排体和“me-too”药物的应用。
3. 简述先导化合物修饰的几种方法。

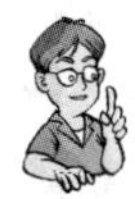

知识链接

配体效率简介

自 20 世纪 80 年代以来，新药创制主要策略已经发展为以靶标为核心的研发模式，这种模式的起始点便是通过采用离体的酶或受体来评价化合物的结合能力（Ki，IC_{50} 或 EC_{50}），经过功能性研究选择那些高亲和作用的分子作为苗头（hit）或先导（lead）化合物。尽管筛选的化合物尽可能地满足类药性，但将苗头转化为先导物（hit-to-lead）或先导化合物优化为候选药物时，往往出现各种各样的新问题。探究其原由，是人们在追求和关注高活性化合物时，往往忽略化合物分子的其他属性，便使化合物在分子尺寸和相对分子质量加大，在化学结构上逐渐复杂；在药代动力学性质上，代谢稳定性差，生物利用度低；在物理化学性质上，亲脂性增加，溶解度降低等。从更深层次上看，在将苗头化合物转化成先导化合物或先导化合物优化成候选药物的过程中，药物研究者多采用引入原子、片段或者基团，增加与靶标结合的机会，维持和提高活性强度，往往不愿或"不敢"去除一些基团或片段，以免丢失参与结合的原子或基团(即药效团特征)，降低活性，这样便无形中使物化和药代性质变差，降低了成功概率。因此，先导化合物的选择与优化，单单只强调活性强度而不顾及成药性质是有失偏颇的。

1. 分子大小是衡量苗头和先导物质量的重要尺度

通过考察临床用药的要求以及药物研发的全过程，发现成功的药物应兼备物化性质、药代、药效和安全等多维属性。但是在研发初期，由于首先关注的是生物活性，往往容易忽略其他性质。生物药理活性固然是非常重要指标，但并不是唯一的指标，先导物应该具有多元化品质。在研究初期，人们往往忽视分子的大小，经常将分子质量较大的分子作为先导物，必然将以牺牲药代和物化性质为代价，例如溶解性、吸收性、代谢稳定性等降低，减弱了化合物的效力。

考察以往 30 年来新药研究的状况，发现一些制药企业在进行临床研究的候选药物的相对分子质量在不断地增高，这种趋势是基于受体结构的分子设计方法或者高通量筛选(HTS)研发新药的共同特点。反观目前被批准上市的药物中，这些药物的相对分子质量并没有明显的增高。温洛克(Wenlock)等通过系统分析近 20 年来进入临床各期的候选药物、中止于各期的药物和上市的药物，发现一期临床的相对分子质量分布杂乱无章，且分子质量高的化合物出现的频率较大；上市药物的相对分子质量主要分布于 250～450，而且与一期临床研究的相对分子质量分布明显不同。统计学表明，进入二期的候选药物的相对分子质量低于一期被淘汰的候选药物，中止于二期的比三期的高，而最终上市的药物的相对分子质量多属于偏低者。

单单仅以药理活性作为选择先导化合物的指标，忽略其他因素存在潜在的不良后果。分子质量高的先导化合物与靶标相互结合的概率高，生物活性往往高于活性较弱的分子质量低的化合物，但"牺牲"了其他性质例如吸收性、过膜性和代谢性，以致对后期研发造成困境，导致难以正确判断研发的方向。因此，从这个方面上讲，药物研究者应该多关注作用较弱，但有研发潜力、口服利用度好、可优化成强效的先导化合物。

2. 原子或基团对结合能的贡献

在药物与受体的相互作用过程中，由结构片段连接的药效团才是药物呈现生物活性的物质基础，并非化合物中的所有原子或基团都是有用的。分子中无用的多余的原子不但对生物活性没有贡献，反而给物化和药代动力学性质带来负担，因此，应当分辨出配体中哪些原子或者基团是不必要和多余的，哪些是有用的、必要的。

安德鲁斯(Andrews)等采用统计学方法分析了 200 个药物和酶抑制剂的结合常数，计算得出了一些常见的原子和功能基对结合能贡献的平均值。表明基团与受体结合的贡献依次顺序是：带电荷的基团＞极性基团＞非极性基团，并且原子和基团与受体结合能具有加和性的属性。因此，新设计的分子可用加和各因素的贡献，预测化合物的最大结合能。孔茨(Kuntz)等总结了大约 150 个含有 1～67 个原子构成的离子或化合物与受体的结合常数，并且计算出来了结合常数与系统自由能变化的关系，进而推定出每个原子对结合的贡献。安德鲁斯和孔茨的研究为配体效率概念奠定了基础。

配体效率是由霍普金斯(Hopkins)等在前人的基础上提出的,计算方法是结合自由能(ΔG)是由复合物结合常数 IC_{50} 或者 K_d 换算得到,在 300 K 温度下,结合自由能与结合常数的关系如下:

$\Delta G = 1.37\ pK_d$

配体效率(ligand efficiency, LE)即每个原子的自由能贡献能:

$LE = \Delta G / N$

式中:ΔG 的单位是 kcal/mol,LE 的单位是 kcal/mol,N 代表非氢原子的数目。据统计,每个非氢原子的平均原子质量为 13.5,非氢原子包括 C、O、N、S、卤素、P 等除氢以外的其他原子。因此由公式可知,结合自由能与离解常数间呈对数关系,ΔG 改变 1.37 kcal/mol,结合强度变化 10 倍。

3. 配体效率

配体效率是指配体中每个原子对结合能的贡献,并且还隐含了化合物的活性强度和某些物化性质,在一定程度上预示了活性化合物的质量和开发前景。它是将配体与受体的结合能力同分子大小相结合的参数,是选取先导物和衡量优化过程中的有用的参数;它的用途是比较不同化合物的质量,而不是比较活性的绝对强度;它的意义在于综合考虑了化合物的分子大小与其生物活性强度,也内含着活性强度和分子活性的效率。因此,配体效率是将化合物的药理活性置于分子大小的尺度上进行表征的参数,不仅是选择先导化合物的一个指标,也是在优化过程中监测化合物的药理活性、成药性程度和物化性质的一个宏观粗略的指标,因而在新药研究中是个有用的参数。

大多数研究中的化合物的效率都远远低于每个原子的最大亲和力,说明有相当多的原子或基团是不必要的、多余的,并且它们的存在降低了整体分子的成药效率。因此,通过这种简单的计算就可以确定活性化合物对靶标的最起码的配体效率。如果想得到活性强度为 10 nmol/L、相对分子质量低于 500 的化合物,其 LE 值不应低于 −0.29 kcal/mol。由配体效率的公式可知活性强度与结合能之间呈对数关系,因此化合物之间对靶标的配体效率即使有很微小的差别,药理活性便会发生相对大的差别。

优化过程中某化合物中含 41 个非氢原子,化合物的相对分子质量 MW=540,LE=−0.27 kcal/mol 时,K_d=10 nmol/L。而当化合物含有 30 个非氢原子,分子质量为 MW=405,若要求活性轻度为 10 nmol/L,则化合物的 LE 值就要达到 −0.36 kcal/mol。因此,在进行化合物的粗筛时,选取先导物应具有较高的配体效率,而不是仅仅单纯考虑生物活性最强的化合物,若化合物的相对分子质量过大,即使活性非常高,配体效率也不会高,这样的先导物最终将很难被改造成优良的候选药物。其实,结构简单的相对分子质量小的化合物有提高活性的潜力。在新药研究中,活性化合物含有过多的冗余原子犹如分子患有“肥胖病”,与其减少原子给化合物减肥,不如从开始就注意不要过多地添加原子。

第五章

药物代谢与药物研发

学习要求

1. 掌握利用药物在体内代谢过程特征来对药物进行结构修饰成“前药”或“软药”设计的原理、方法与手段。

2. 熟悉药物在体内的生物转化过程及生物转化对药物及机体产生的影响。

3. 了解催化官能团化以及药物结合反应的酶及相关过程。

药物是进入人体的一类外源性化合物(xenobiotics),药物对机体产生作用,即药效;同时,机体对药物亦产生作用,在体内各种酶的作用下,发生一系列的化学反应,使药物的化学结构发生转变,即药物代谢(metabolism)。药物代谢又称生物转化(biotransformation),通常情况下代谢物的极性(或水溶性)较原药大,利于排出体外。药物在体内的代谢对其药理作用的发挥有较大的影响,药物代谢多使有效药物转化为低效或无效的代谢物,或由无效结构转变成有效结构。在这过程中,也可能将药物转变为毒副作用较高的产物。

药物在体内的代谢主要有两个步骤:第一步称为Ⅰ相代谢反应,药物在这相反应中被氧化、还原或水解;第二步称为Ⅱ相代谢反应,药物在这一相反应中与一些内源性的物质(如葡萄糖醛酸、甘氨酸、硫酸等)结合或经甲基化、乙酰化后排出体外。在上述的代谢反应中由P450酶所催化的Ⅰ相反应是药物在体内代谢转化的关键性步骤,因为这一步反应常常是药物从体内消除的限速步骤,它可以影响到药物的许多重要的药动学特性,如药物的半衰期、清除率和生物利用度等。

在新药设计与研发过程中,许多先导化合物,多数存在着影响其药剂学、药动学或者药效学方面的不足,如口服吸收差影响生物利用度,水溶性太差不能制成合适的制剂;有的由于肝脏“首过效应”导致半衰期非常短暂。这些缺点不能通过常规药学方法或者改变剂型、给药途径等所克服。因此,药物化学工作者们根据药物在体内的代谢特征对此类化合物进行结构修饰、优化,以提高治疗效果和安全性,提高该类化合物的成药性可能。在各种药物结构修饰的技术和方法中,利用前药原理和软药原理设计前体药物(prodrug)和软药(soft drug)是卓有成效的药物结构修饰策略。

药物代谢不仅对药效的强弱和持续时间的长短有直接影响,而且还会显著影响药物的安全性,因此,掌握药物代谢规律,对于药物研发具有重要意义。

第一节 药物的官能团化反应

药物的官能团化反应,即药物在体内的Ⅰ相代谢反应;催化Ⅰ相反应的酶主要为肝微粒体中的细胞色素P450(P450)酶,因此肝脏是药物生物转化的主要部位。官能团化反应主要有氧化、还原、羟基化和水解等类型;在药物分子中引入一个新的,或使药物分子暴露出已有的,易于进行Ⅱ相生物转化(即结合反应)的官能团。

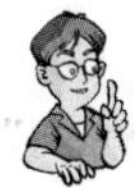

知识链接

催化官能团化反应的酶

(一)细胞色素P450

单加氧反应(monooxygenation reactions)是药物代谢中的重要反应,是由各种各样的酶催化进行的,其中,细胞色素P450(cytochromes P450)是催化这类反应最重要的酶。细胞色素P450存在于肝脏及其他肝脏外组织的内质网(endoplasmic reticulum)中,是一组血红素偶联单加氧酶(heme coupled monooxygenase)。细胞色素P450是由细胞色素基因超家族编码的一组酶的总称,命名时用CYP代表细胞色素P450,然后用一个阿拉伯数字表明家族序号(如CYP1,CYP2,CYP3),再用一个字母表示亚家族(如CYP1A,CYP2C,CYP2D),另一个阿拉伯数字代表不同的基因。CYP3A和CYP2C是参与临床相关药物代谢的最主要的家族,CYP2A2主要参与环境物质的生物转化。

细胞色素P450催化药物生物转化中的氧化反应,需要还原型烟酰胺腺嘌呤二核苷酸磷酸(reduced form of nicotinamide adenine dinucleotide phosphate,NADPH)和分子氧共同参与。细胞色素P450催化的反应(见表5-1)包括烯烃和芳烃化合物的氧化反应,烯烃、多环烃、卤代苯的环氧化反应,仲胺、叔胺胺和醚的脱烷基反应,伯胺的脱氨基反应,胺类化合物向N-氧化物、羟胺和亚硝基衍生物的转化,卤代烃的脱卤素反应;还催化硫代磷酸酯的氧化消除反应,硫醚的磺氧化反应,磷酸硫酯向磷酸酯衍生物的转化反应,以及把偶氮化合物和硝基化合物还原为芳香伯胺。

细胞色素P450催化药物生物转化中的氧化反应,通过活化分子氧,使其中一个氧原子和有机物分子结合,同时将另一个氧原子还原成水,从而在有机药物的分子中引入氧,细胞色素P450再活化,这一催化循环过程可概括为如下步骤(见图5-1):①含三价铁的细胞色素P450(Fe^{3+}-CYP450)可逆性的与底物分子(RH)结合形成复合物。②Fe^{3+}-CYP450-底物复合物被来源于NADPH的电子还原为Fe^{2+}-CYP450-底物复合物。③被

还原的 Fe^{2+}-CYP450-底物复合物易于和氧分子结合，形成氧-Fe^{2+}-CYP450-底物复合物。④电负性的氧使氧-Fe^{2+}-CYP450-底物复合物自动转换为 Fe^{3+}-CYP450-超氧-底物复合物。⑤Fe^{3+}-CYP450-超氧-底物复合物通过接受来自黄素蛋白（flavoprotein）的第二个电子进一步还原为过氧-Fe^{3+}-CYP450-底物复合物。⑥Fe^{3+}-CYP450-底物复合物通过过氧离子的异裂，生成水和高亲电性的高铁氧（$Fe^{5+}=O$）中间体，该中间体在反应中具有催化活性。⑦高铁氧中间体从底物获取一个氢原子，形成一个以碳为中心的自由基-高铁-氢氧化物复合物，自由基和 π 键加成或从杂原子获取一个电子形成以杂原子为中心的自由基-高铁离子中间体。⑧随后，自由基重组（氧重新结合）或电子转移（去质子化）生成羟基化产物，以及 Fe^{3+}-CYP450 复合物再生。

表 5-1　细胞色素 P450 催化的羟基化反应

羟基化反应类型	代表性反应
芳烃的羟基化反应	$CH_3CO—N—C_6H_5 \xrightarrow{[OH]} CH_3CO—N—C_6H_4—OH$
脂肪烃的羟基化反应	$R—CH_3 \xrightarrow{[OH]} R—CH_2OH$
脱氨基反应	$R—CH(NH_2)—CH_3 \xrightarrow{[OH]} [R—CH(OH)(NH_2)—CH_3] \longrightarrow R—COCH_3+NH_3$
O-脱烷基反应	$R—OCH_3 \xrightarrow{[OH]} [R—OCH_2OH] \longrightarrow R—OH+CH_3O$
N-脱烷基反应	$R—N(CH_3)_2 \xrightarrow{OH} [R—N(CH_2OH)CH_3] \longrightarrow R—NHCH_3+CH_3O$ $R—NHCH_3 \xrightarrow{[OH]} [R—NHCH_2OH] \longrightarrow R—NH_2+CH_3O$
N-氧化反应	$(CH_3)_3H \xrightarrow{[OH]} [(CH_3)_3NOH] \longrightarrow (CH_3)_3NO+H^{\oplus}$
硫氧化反应	$R—S—R' \xrightarrow{[OH]} \left[\begin{matrix}R—S—R' \\ \backslash \\ OH\end{matrix}\right] \longrightarrow \begin{matrix}R—S—R' \\ \backslash\backslash \\ O\end{matrix} +H^{\oplus}$

（二）其他氧化还原酶

醛还原酶（aldehyde reductase）分布于哺乳动物的许多组织，存在于细胞质和线粒体中。醇脱氢酶（alcohol dehydrogenase）是醛还原酶的一种，在哺乳动物的肝脏及多种肝外组织中都有分布，其在哺乳动物肝脏中以二聚体形式存在。酮还原酶（ketone reductase）包括 α-羟甾脱氢酶（α-hydroxysteroid dehydrogenase）和 β-羟甾脱氢酶（β-hydroxysteroid dehydrogenase）、前列腺酮还原酶（prostaglandin ketoreductase）。羰基还原酶（carbonyl reductase）是一组重要的还原酶。

在药物代谢中发挥一定作用的其他还原酶还有谷胱甘肽还原酶（glutathione reductase）和醌还原酶（quinone reductase）。

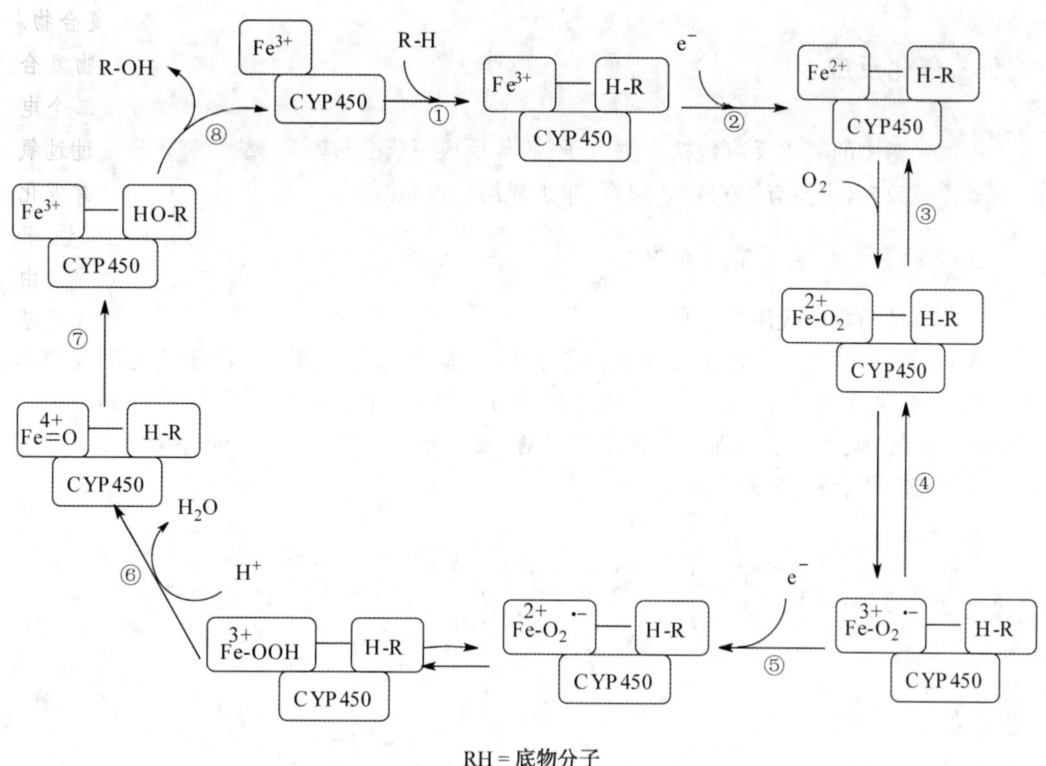

图 5-1　药物氧化过程中细胞色素 P450 的催化循环

在药物代谢中具有一定作用的其他氧化还原酶，还有存在于线粒体的血红蛋白（hemoglobin）和单胺氧化酶（monoamine oxidase）；胞浆钼羟化酶（黄嘌呤氧化酶，xanthine oxidase），黄嘌呤脱氢酶（xanthine dehydrogenase）；醛氧化酶（aldehyde oxidase）及多种含铜胺类氧化酶（copper-containing amine oxidase）。

除细胞色素 P450 外，其他重要的单加氧酶（monooxygenase）是黄素单加氧酶（flavin-containing monooxygenase，FMO）和多巴胺 β-羟化酶（dopamine β-hydroxylase）。各种过氧化酶（peroxidases）逐渐被发现在药物代谢中发挥重要作用。一些细胞色素 P450 酶显示具有过氧化酶活性。过氧化酶是血红蛋白，是与细胞色素 P450 单加氧酶最为类似的一种酶。这类酶以过氧化物作为氧的来源，在酶的作用下进行电子转移，通常是对杂原子进行氧化（如 N-脱烃基化反应）和 1，4-二氢吡啶的芳构化。

（三）水解酶

羧酸酯和酰胺类药物通常被血液、肝微粒体、肠、肾和其他组织的酶水解。与丝氨酸水解酶相关的酶主要包括羧酸酯酶（carboxylesterase）、胆碱酯酶（cholinesteras），芳香酯酶（arylesterase），以及许多丝氨酸内肽酶（serine endopeptidase）。芳磺酸酯酶（arylsulfatase），芳基磷酸二酯酶（aryldialkylphosphatase），β-葡萄糖苷酸酶（β-glucuronidase），环氧化物水解酶（epoxide hydrolase）等对药物代谢也具有一定作用。

一、氧化反应

药物代谢中的氧化反应包括失去电子、脱氢反应、氧化反应等。参与氧化反应的药物代谢酶种类较多，主要有 CYP450 酶系、单加氧酶、过氧化酶等。

（一）芳环及碳-碳不饱和键的氧化

1. 含芳环药物的代谢

含芳环药物的氧化代谢主要在细胞色素 P450 酶系催化下进行。由于氧化形成羟基化合物，因此又称羟基化反应。芳香化合物在酶的催化下首先被氧化成环氧化物，由于环氧化物较活泼，或在质子的催化下重排生成酚，或被环氧化水解酶（epoxide hydrolase）催化生成二羟基化合物（见图 5-2）。

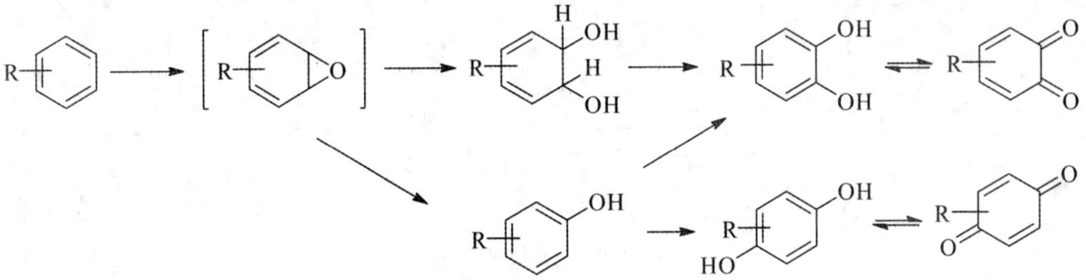

图 5-2　芳环化合物的主要官能团化反应

含一个或多个芳环药物的氧化代谢反应主要产物是酚，一般符合芳环亲电取代反应的原理，如果芳环上有供电子取代基，生成酚羟基的位置在取代基的对位或邻位；如果有吸电子取代基则削弱反应的进行，生成酚羟基的位置在取代基的间位。和一般芳环的取代反应一样，芳环的氧化代谢部位也受到立体位阻的影响，通常发生在立体位阻较小的部位。

如果药物分子中含有两个芳环时，一般只有一个芳环发生氧化代谢，如苯妥英（phenytoin）（见图 5-3）和保泰松（phenylbutazone）。保泰松在体内氧化代谢后生成的代谢产物羟布宗（oxyphenbutazone），与保泰松比较，抗炎作用强而毒性作用小（见图 5-4）。

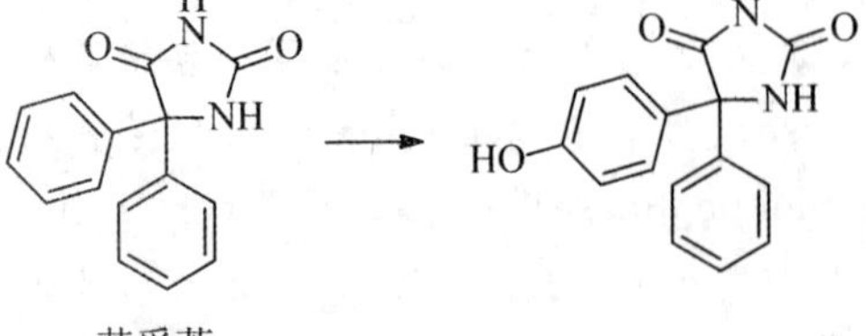

苯妥英

图 5-3　苯妥英的氧化代谢

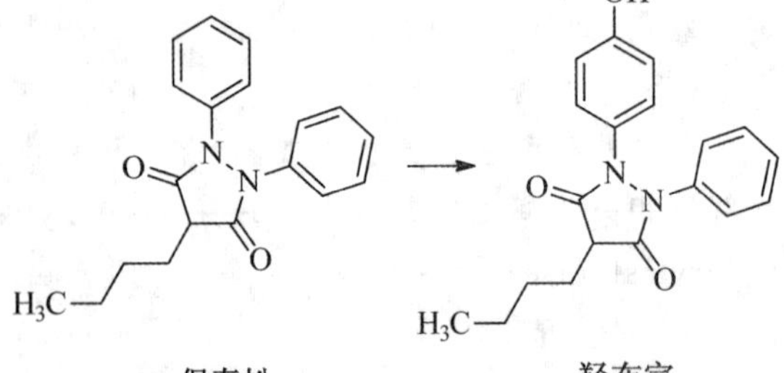

保泰松　羟布宗

图 5-4　保泰松的氧化代谢

若两个芳环上取代基不同时，一般是电子云较丰富的芳环易被氧化。例如，抗精神病药氯丙嗪(chlorpromazine)易氧化生成7-羟基化合物(见图5-5)，而含氯原子的苯环则不易被氧化。

芳环上含强吸电子基的药物，如可乐定(clonidine)(见图5-6)和丙磺舒(probenecid)(见图5-7)则不发生芳环的氧化代谢。

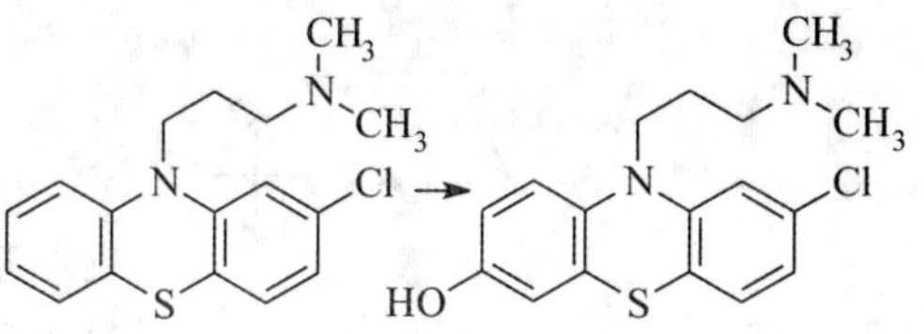

图5-5 氯丙嗪

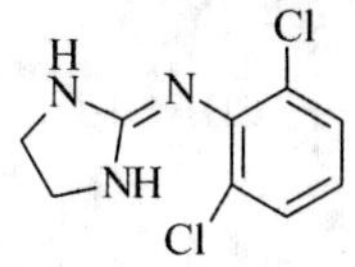

图5-6 可乐定

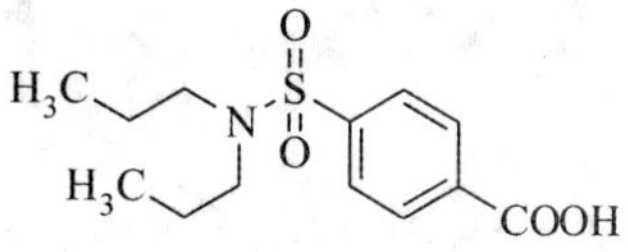

图5-7 丙磺舒

2.含烯烃和炔烃药物的代谢

在细胞色素P450催化下，烯烃化合物也会被代谢生成环氧化物。与芳香环环氧化物比较，烯烃环氧化物相当稳定，能被分离、鉴定，也能被环氧化酶水解产生二羟基化合物(见图5-8)。

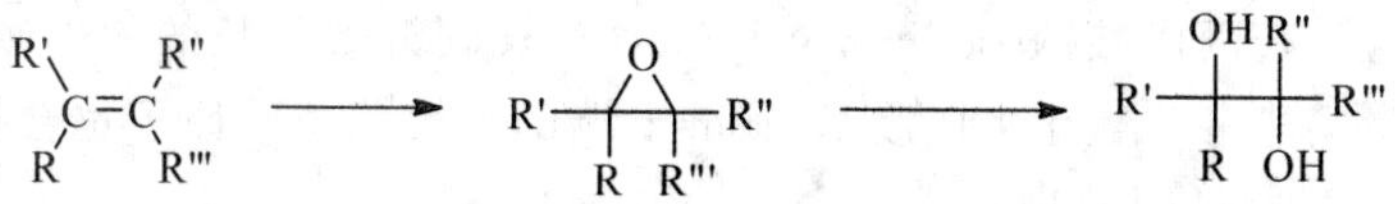

图5-8 烯烃化合物的官能团化反应

例如，抗癫痫药卡马西平(carbamazepine)，在体内代谢生成10,11-环氧化物。该环氧化物是卡马西平产生抗癫痫作用的活性成分，是活性代谢物。该环氧化合物会经进一步代谢，被环氧化酶水解生成无活性的二羟基化合物，经尿排出体外(见图5-9)。

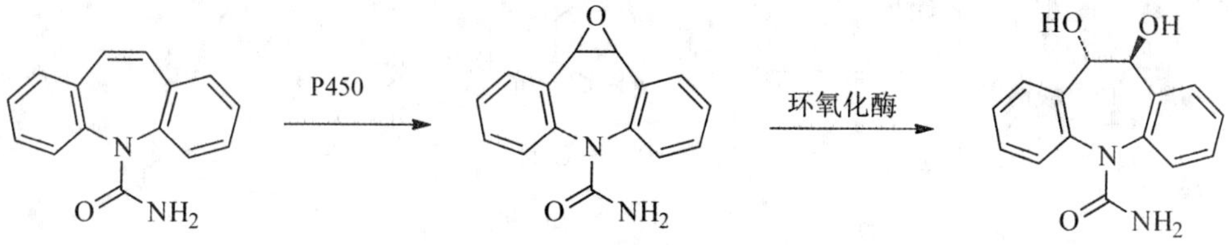

图5-9 卡马西平的代谢

细胞色素P450也能催化炔烃类药物发生氧化代谢反应，与炔基碳原子上连接的基团不同，可生成不同的产物。例如，末端炔烃可形成高活性的烯酮，再水解生成取代乙酸(见图5-10)。

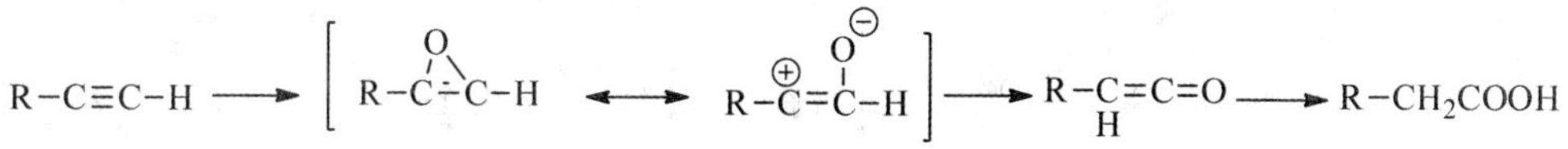

$$R-C\equiv C-H \longrightarrow \left[R-\overset{O}{C=C}-H \longleftrightarrow R-\overset{\oplus}{C}=\overset{O^{\ominus}}{C}-H \right] \longrightarrow R-\underset{H}{C}=C=O \longrightarrow R-CH_2COOH$$

图5-10 炔烃化合物的官能团化反应

（二）饱和碳原子的氧化

在细胞色素 P450 催化下，非活化的烷基碳原子可发生羟基化反应；烷基侧链的倒数第二个碳原子最易发生羟基化，烷基末端的碳原子也会发生羟基化反应；在脱氢酶作用下，产生羰基衍生物醛或酮；在醛脱氢酶作用下，生成羧酸代谢物。除了羟基化反应，细胞色素 P450 还能催化烷烃脱氢生成烯烃（见图 5-11）。

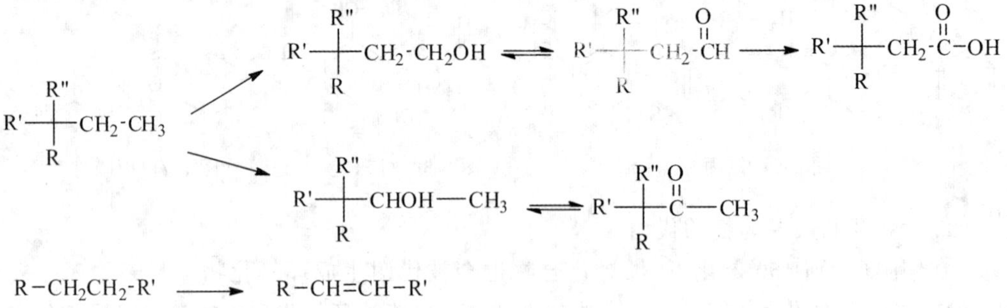

$$R{-}CH_2CH_2{-}R' \longrightarrow R{-}CH{=}CH{-}R'$$

图 5-11　饱和碳原子的氧化反应

例如，抗癫痫药丙戊酸钠（sodium valproate），长碳链烷烃长的末端碳原子氧化生成羟基，再被脱氢酶进一步氧化生成羧基；碳链末端倒数第二位碳原子也会被氧化，生成 2-丙基-4-羟基戊酸钠（见图 5-12）。

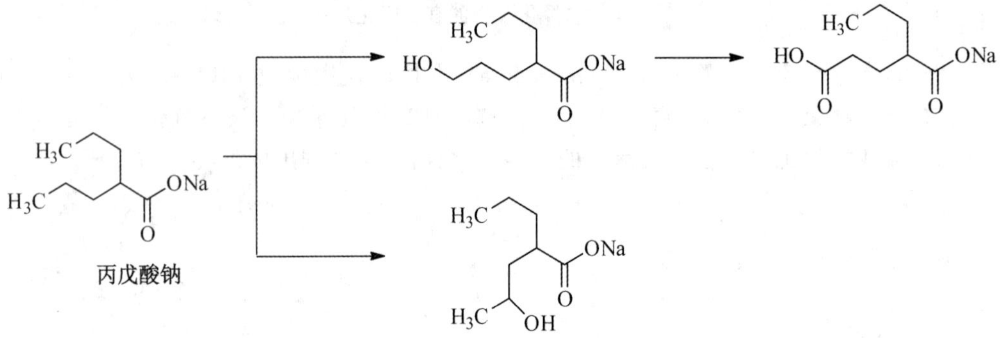

丙戊酸钠

图 5-12　丙戊酸钠的氧化反应

当烷基碳原子和 sp^2 碳原子相连时，如羰基的 α-碳原子、苄位碳原子及烯丙位的碳原子，由于受到 sp^2 碳原子的作用，使其活化反应性增强，在 CYP450 酶系的催化下，易发生氧化生成羟基化合物（见图 5-13）。

$$Y{-}CH_2{-}CH_3 \longrightarrow Y{-}CH_2OH{-}CH_3 \qquad Y = \text{Aryl},\ R'R''C{=}C(R){-},\ R'{-}C{\equiv}C{-}$$

图 5-13　与 sp^2 碳原子相连碳原子的氧化反应

例如，镇静催眠药地西泮（diazepam），处于羰基 α 位的碳原子易被氧化，经代谢后生成替马西泮（temazepam）（见图 5-14）；镇痛药喷他佐辛（pentazocine）与 sp^2 碳原子连接的碳原子被氧化产生羟基化代谢物（见图 5-15）。

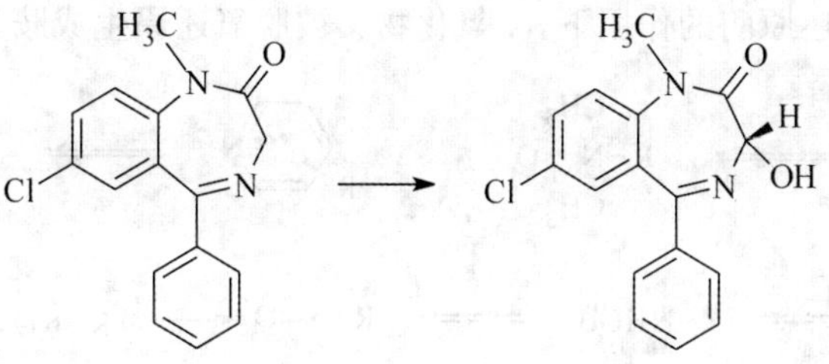

地西泮 替马西泮

图 5-14 地西泮的氧化反应

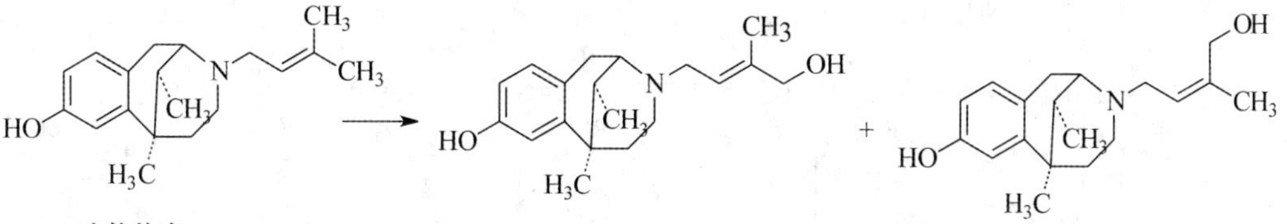

喷他佐辛

图 5-15 喷他佐辛的氧化反应

当烷基碳原子与 N、O、S 等杂原子相连时，该碳原子易被羟基化，羟基化的代谢物不稳定，立即进行消除反应，生成仲胺或伯胺，醇或酚，或者是硫醇，烷基部分裂解为醛或酮(见图 5-16)。

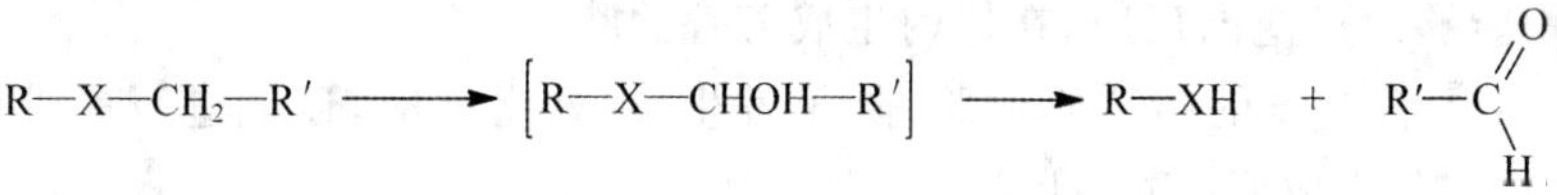

$$R—X—CH_2—R' \longrightarrow [R—X—CHOH—R'] \longrightarrow R—XH + R'—CHO$$

X═NR', O, S

图 5-16 与杂原子相连碳原子的氧化反应

氧化脱卤素反应是许多卤代烃常见的代谢途径。细胞色素 P450 催化氧化卤代烃，生成过渡态的偕卤醇，然后，再消除卤氢酸，生成脱卤素产物-羰基化合物。这一反应需被代谢的分子中至少有一个卤素和一个 α-氢原子(见图 5-17)。

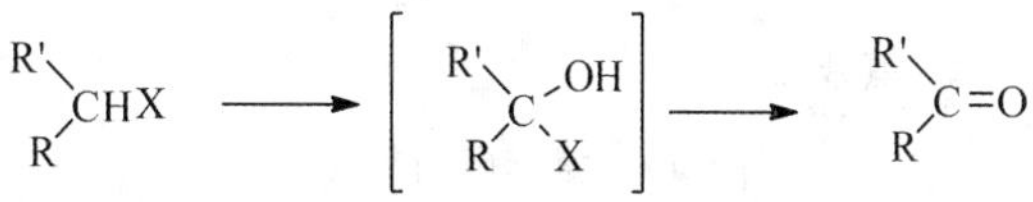

$$R'RCHX \longrightarrow [R'RC(OH)X] \longrightarrow R'RC=O$$

图 5-17 氧化脱卤素反应

(三)含氮化合物的氧化

1. N-氧化反应

药物分子中氮原子的主要代谢反应如图 5-18 所示，在大多数情况下，这些反应由细胞色素 P450 或黄素单加氧酶催化。脂肪族和芳香族的叔胺、含吡啶环或含氮芳杂环的药物分子在体内经氧化代谢生成极性更大、亲水性的 N-氧化物。这些 N-氧化反应是可逆的，在细胞色素 P450 或其他还原酶的作用下，N-氧化物又被脱氧还原生成胺类化合物。

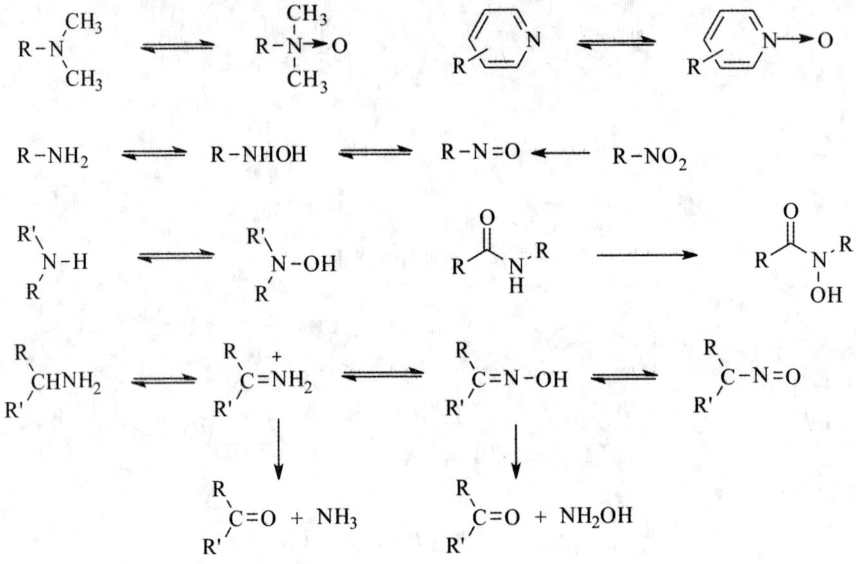

图 5-18　含氮化合物主要的官能团化反应

伯胺、仲胺和酰胺也能发生 N-氧化反应，生成羟胺衍生物。脂肪族伯胺的 N-氧化代谢物还能被氧化为亚硝基代谢物，但在体内不能进一步氧化为硝基化合物；然而，芳香族硝基化合物能够通过逆向反应，在体内生成芳香伯胺。

α-碳原子上含有氢的脂肪族伯胺，除了发生 N-氧化反应，还能进行另外的反应生成烯胺，进一步氧化生成肟，重排生成硝基化合物。

例如，抗麻风病药氨苯砜(dapsone)分子中的芳香伯胺，被氧化生成 N-羟基胺（见图 5-19）。

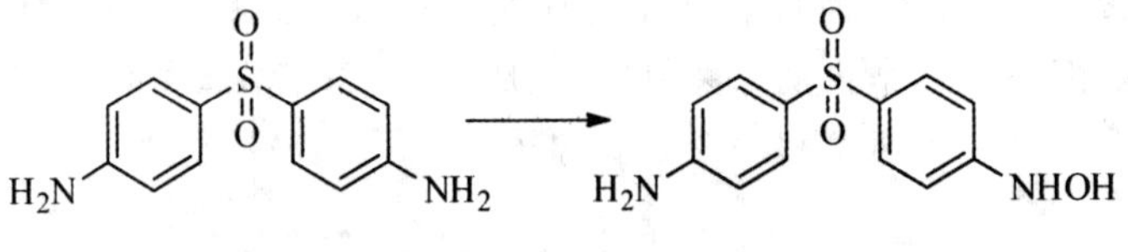

氨苯砜

图 5-19　氨苯砜的氧化反应

叔胺经 N-氧化后生成的 N-氧化物化学性质较稳定，不再进一步发生氧化反应。如抗高血压药胍乙啶(guanethidine)，在环上的叔胺氮原子氧化生成 N-氧化物（见图 5-20）。

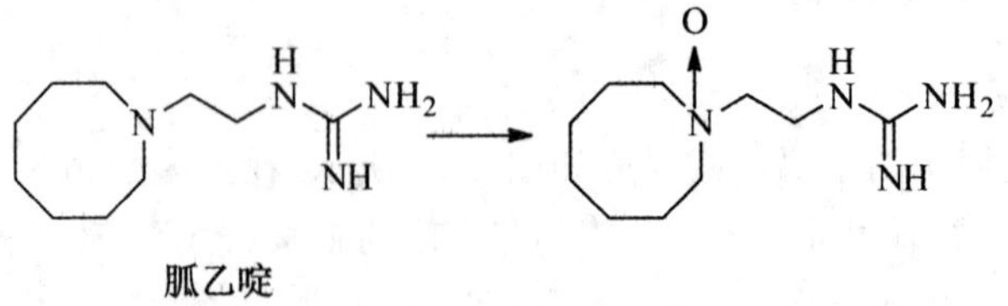

胍乙啶

图 5-20　胍乙啶的氧化反应

2. N-脱烷基化和脱氨反应

在细胞色素 P450 催化下进行的 N-脱烷基和脱氨反应，与氮原子相连的烷基碳原子上应有氢原子(即 α-氢原子)。首先该 α-氢原子被氧化成羟基，生成的 α-羟基胺是不稳定的中间体，会发生自动裂解，生成仲胺或伯胺，烷基部分裂解为醛或酮(见图 5-21)。

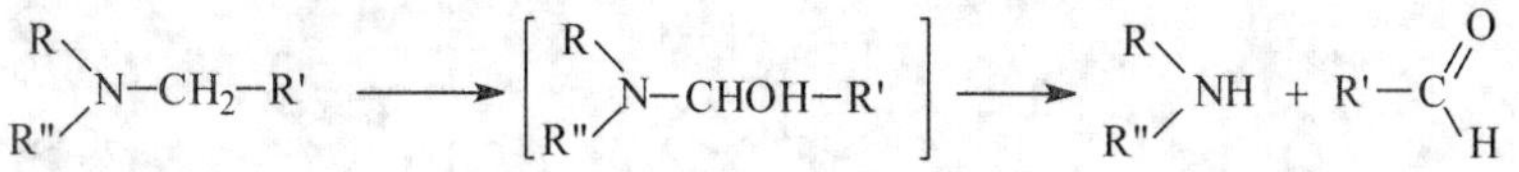

$$\mathrm{R(R'')N{-}CH_2{-}R'} \longrightarrow \left[\mathrm{R(R'')N{-}CHOH{-}R'}\right] \longrightarrow \mathrm{R(R'')NH} + \mathrm{R'{-}CHO}$$

图 5-21　N-脱烷基化和脱氨反应

例如，β 受体阻滞剂普萘洛尔(propranolol)分子中与氮相连的两个碳原子上都含有 α-氢，有两条裂解途径(见图 5-22)。

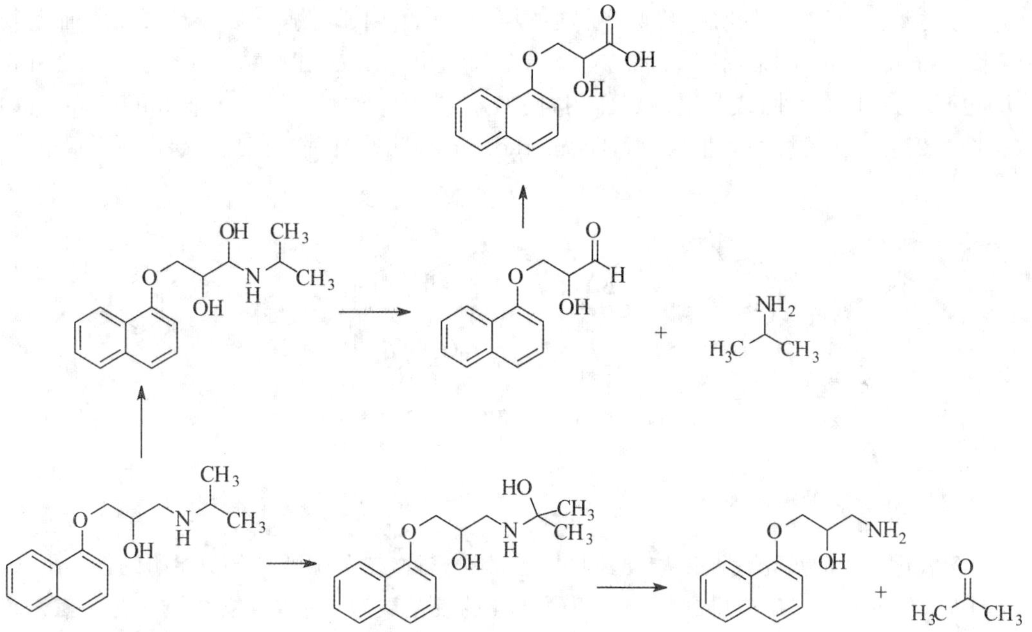

图 5-22　普萘洛尔的裂解

氯胺酮(ketamine)为甲基仲胺，代谢生成脱甲基产物(见图 5-23)。后者由于与氮原子连接的碳原子上无 α-氢，不能进行氧化羟基化。

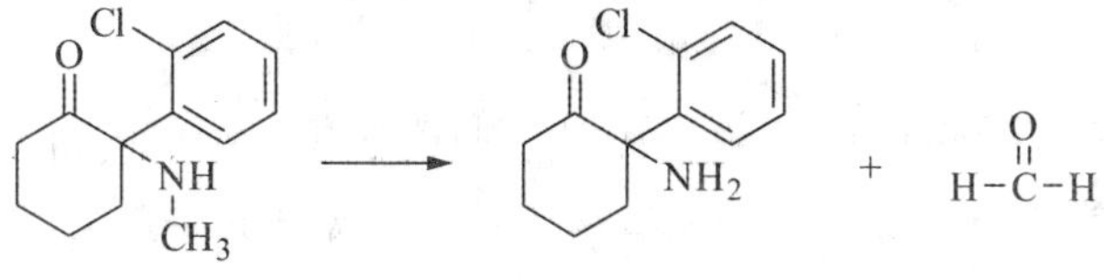

图 5-23　氯胺酮的脱烷基化反应

N-脱烷基化脱去的基团通常是甲基、乙基、丙基、异丙基、丁基、烯丙基和苄基，以及其他含 α-氢原子的基团。取代基的体积越小，越容易脱去。N-脱烷基化反应速度，叔胺比仲胺快。例如，利多卡因(lidocaine)的代谢，脱第一个乙基比脱第二个乙基容易(见图 5-24)。

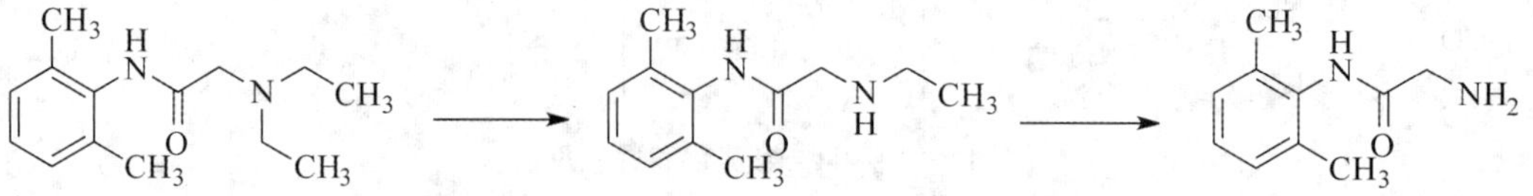

利多卡因

图 5-24 利多卡因的脱烷基化反应

胺类药物 N-脱烷基化后，代谢产物通常会产生活性代谢物，例如三环类抗抑郁药物丙米嗪(imipramine)(见图 5-25)经 N-脱甲基代谢生成地昔帕明(desipramine)(见图 5-26)也具有抗抑郁活性；或产生毒副作用，例如 N-异丙甲氧明(N-isopropylmethoxamine)(见图 5-27)经 N-脱烷基后生成甲氧明(methoxamine)(见图 5-28)，会引起血压升高。

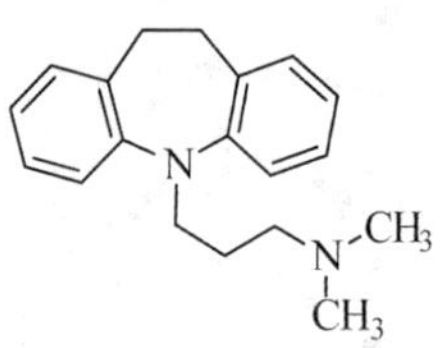

图 5-25 丙米嗪 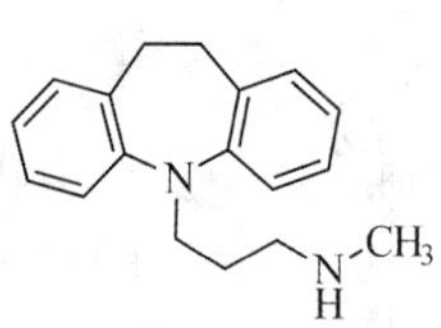 图 5-26 地昔帕明 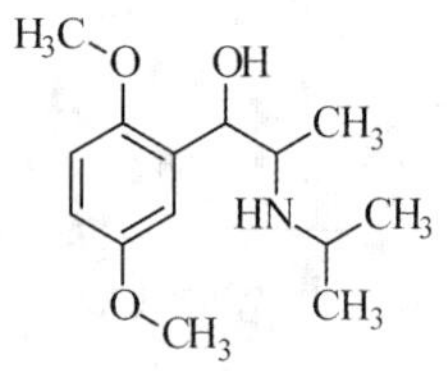 图 5-27 N-异丙甲氧明 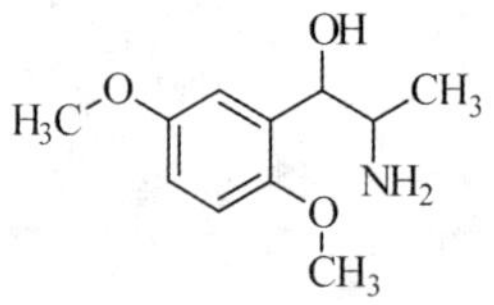 图 5-28 甲氧明

(四)含氧化合物的氧化

含氧化合物的氧化代谢以醚类药物为主，醚类药物在微粒体混合功能酶的催化下，进行 O-脱烷基化反应，反应机制是与氧原子相连的烷基碳原子上应有氢原子(即 α-氢)，该碳原子易被羟基化，羟基化的代谢物不稳定，发生 C—O 键断裂，生成羟基化合物(醇或酚)以及羰基化合物(见图 5-29)。

$$R-O-CH_2-R' \longrightarrow \left[R-O-CHOH-R'\right] \longrightarrow R-OH + R'-CHO$$

图 5-29 含氧化合物的氧化反应

例如，镇咳药可待因(codeine)经氧化代谢 O-脱甲基后生成吗啡(morphine)(见图 5-30)；非甾体抗炎药吲哚美辛(indomethacin)经氧化代谢后生成 O-脱甲基化合物(见图 5-31)。

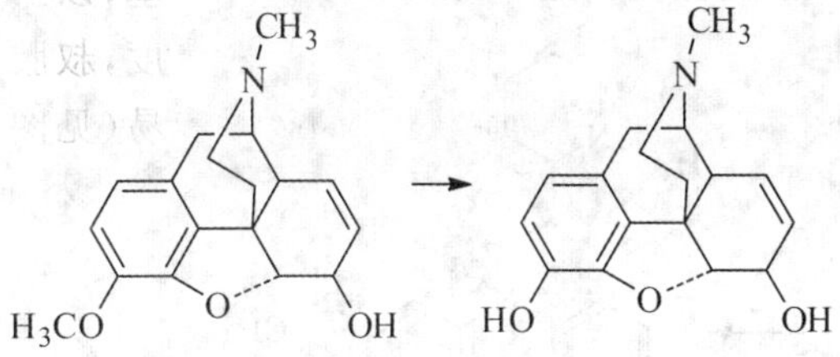

可待因 → 吗啡

图 5-30 可待因的氧化代谢

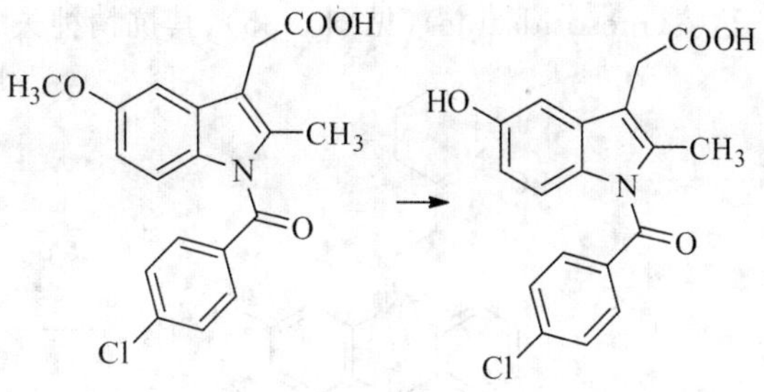

吲哚美辛 →

图 5-31 吲哚美辛的氧化代谢

（五）含硫化合物的氧化

含硫原子的药物主要经历三个氧化代谢反应：S-脱烷基、S-氧化和氧化脱硫。

1. S-脱烷基

S-脱烷基反应的机制与 O-脱烷基化反应相同，芳香或脂肪族的硫醚通常在细胞色素 P450 的催化下，经氧化 S-脱烷基生成巯基和羰基化合物（见图 5-32）。

$$R-S-CH_2-R' \longrightarrow [R-S-CHOH-R'] \longrightarrow R-SH + R'-CHO$$

图 5-32 S-脱烷基反应

例如，抗肿瘤药 6-甲巯嘌呤（6-methylmercaptopurine）经氧化代谢脱 6-甲基得巯嘌呤（mercaptopurine）（见图 5-33）。

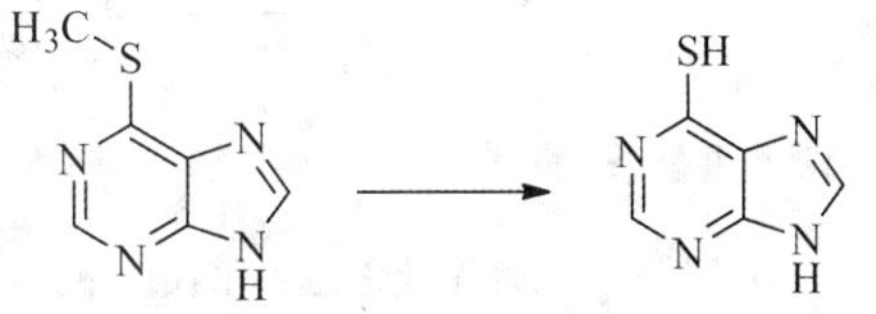

6-甲巯嘌呤 → 6-甲基得巯嘌呤

图 5-33 6-甲巯嘌呤的氧化代谢

2. S-氧化反应

黄素单加氧酶（flavin-containing monooxygenase，FMO）催化氧化杂原子 N 和 S，但不能催化杂原子的脱烷基化反应。在 FMO 催化下，含硫原子的药物通常被氧化生成亚砜，亚砜还会被进一步氧化生成砜（见图 5-34）。

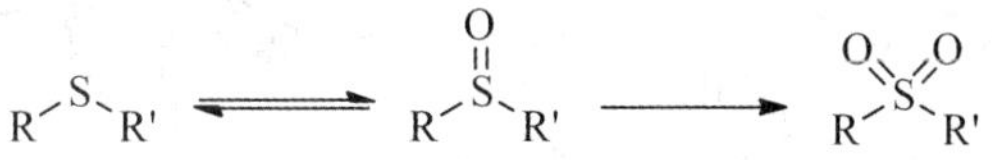

$$R-S-R' \rightleftharpoons R-S(=O)-R' \longrightarrow R-S(=O)_2-R'$$

图 5-34 S-氧化反应

例如，抗精神失常药硫利达嗪（thioridazine），经氧化代谢后生成亚砜化合物——美素达嗪(mesoridazine)(见图 5-35),其抗精神失常活性比硫利达嗪高 1 倍。

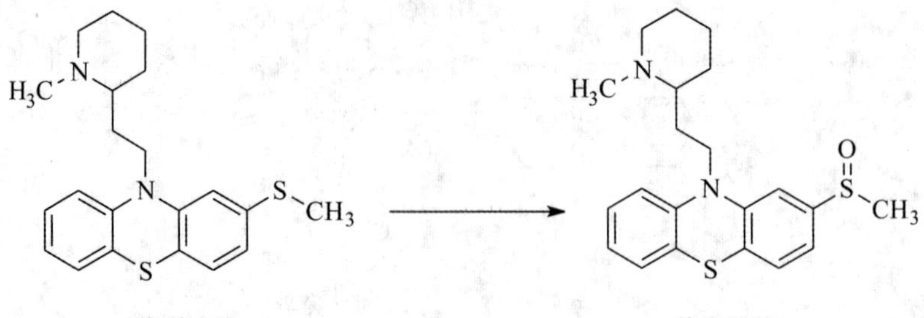

硫利达嗪　　美索达嗪

图 5-35　硫利达嗪的氧化代谢

驱虫药阿苯达唑(albendazole)经氧化代谢,生成亚砜化合物(见图 5-36),其生物活性均比氧化代谢前提高。

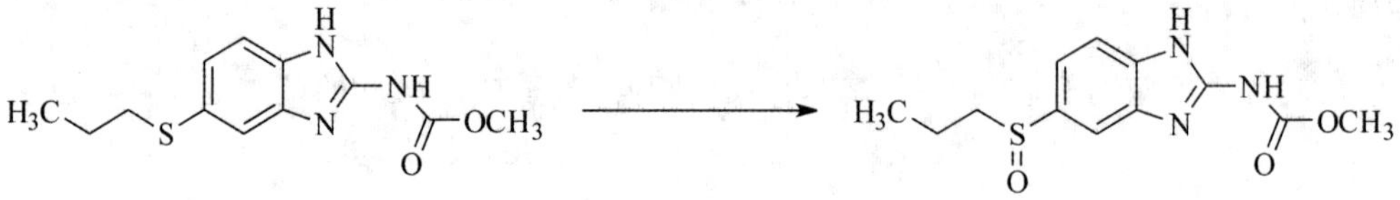

阿苯达唑

图 5-36　阿苯达唑的氧化代谢

免疫抑制剂奥昔舒仑(oxisuran),含亚砜结构,经代谢生成相应的砜化合物(见图 5-37)。

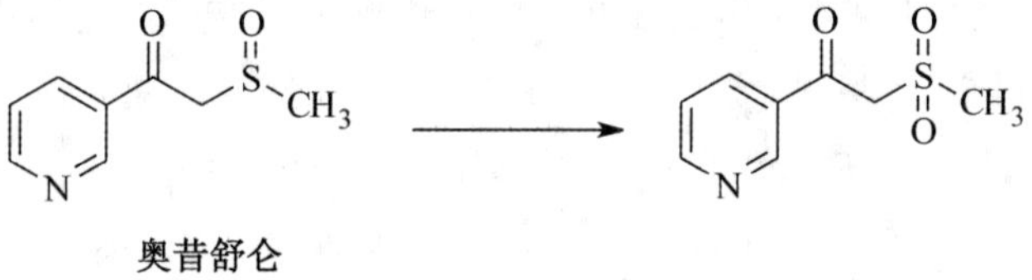

奥昔舒仑

图 5-37　奥昔舒仑的氧化代谢

3. 氧化脱硫

氧化脱硫反应主要是指对碳-硫双键和磷-硫双键的化合物经氧化代谢后生成碳-氧双键和磷-氧双键。例如,硫喷妥(thiopental)经氧化脱硫生成戊巴比妥(pentobarbital)(见图 5-38)。

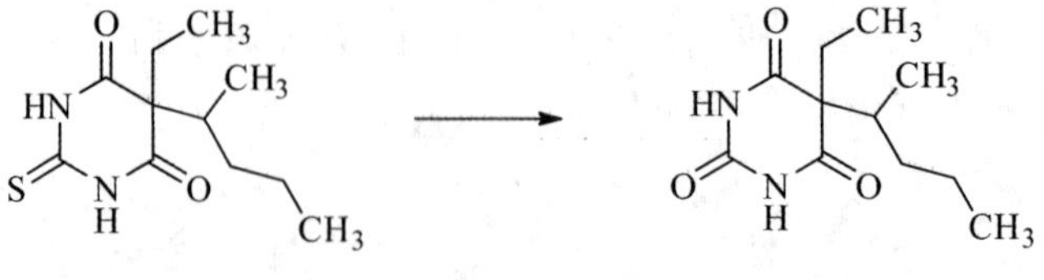

硫喷妥　　戊巴比妥

图 5-38　硫喷妥的氧化脱硫

（六）醇和醛的氧化

结构中含有羟基、醛基的药物在体内醇脱氢酶和醛脱氢酶的催化下被氧化，得到相应的羰基化合物。大部分伯醇在体内很容易被氧化生成醛，但醛不稳定，在体内醛脱氢酶的催化下进一步氧化生成羧酸；仲醇可被氧化生成酮，也有不少仲醇不经氧化而和叔醇一样经结合反应直接排出体外。

乙醇在体内经氧化生成乙醛和乙酸，乙酸是乙醇体内代谢的最终产物及排泄形式。当体内代谢生成的乙醛当大量积聚时，会和体内蛋白质等生物大分子反应生成加成物，减弱酶及蛋白质的功能，引起细胞毒性；此外，还会引起肝脏毒性及细胞膜的脂质过氧化。

甲醇的代谢速度比乙醇慢。甲醇进入体内后，被代谢生成甲酸，几乎检测不到血中甲醛的存在。甲酸的大量聚集，导致酸中毒及视神经损伤，使眼睛失明。

催化伯醇氧化生成醛的醇脱氢酶是双功能酶，既能催化伯醇氧化生成醛，也会催化醛还原生成醇。该反应的平衡和 pH 有关，pH 较高（约 pH＝10）条件下有利于醇的氧化；生理 pH 条件下有利于醛的还原。由醛氧化生成羧酸是一个降低能量的过程，因此，在体内的醛几乎全部氧化生成羧酸，只有很少一部分醛被还原生成醇。

二、还原反应

还原反应（reductions）在药物代谢中也起着非常重要的作用。还原反应主要发生于药物结构中的羰基、羟基、硝基、偶氮基等功能基。大多数情况下，药物经代谢生成相应的羟基、氨基化合物，这些含有羟基和氨基官能团的代谢物，极性增加，有助于第Ⅱ相的结合反应进行，而排出体外。

（一）羰基的还原

酮羰基是药物结构中常见的基团，酮在体内难于被氧化，通常在体内经酮还原酶的作用，生成仲醇。由于醛类易于氧化，因此，醛很少被还原为伯醇。脂肪族和芳香族不对称酮羰基在酶的催化下，立体专一性还原生成一个手性羟基。例如，降血糖药乙酸己脲（acetohexamide）经代谢后以生成 S-(－)-代谢物（见图 5-39）；镇痛药 S-(＋)-美沙酮（Methadone）经代谢后生成 3S，6S-α-(－)-美沙醇（见图 5-40）。

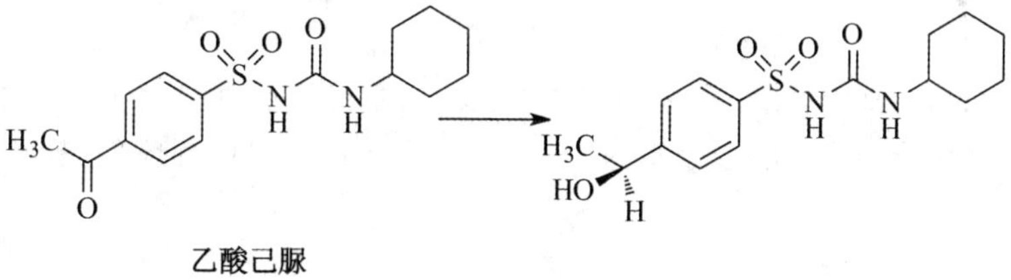

图 5-39　乙酸己脲的还原反应

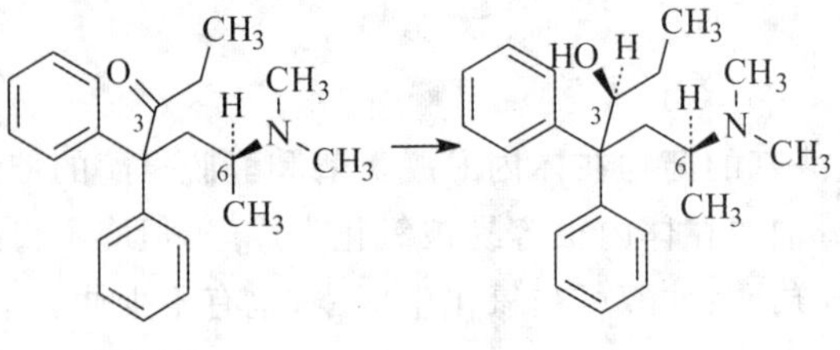

美沙酮

图 5-40 美沙酮的还原反应

(二)偶氮和硝基化合物的还原

肝微粒体包含有偶氮和硝基化合物还原成伯胺的还原酶系统。许多偶氮化合物都能通过肝微粒体中的偶氮还原酶转化为伯胺。例如,抗溃疡性结肠炎药物柳氮磺吡啶(sulfasalazine)被还原生成磺胺吡啶(sulfapyridine)和 5-氨基水杨酸(5-aminosalicylic)(见图 5-41);硝基化合物,如氯霉素(chloramphenicol),在硝基还原酶的催化下,生成亚硝基、羟胺等中间体,再生成芳香伯胺(见图 5-42)。

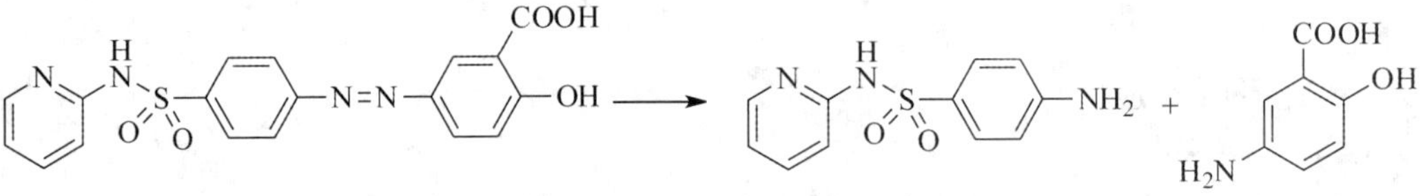

柳氮磺吡啶　　磺胺吡啶　　5-氨基水杨酸

图 5-41 柳氮磺吡啶的还原反应

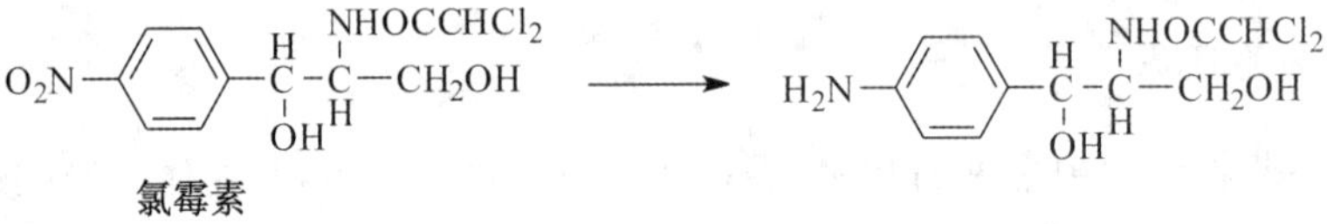

氯霉素

图 5-42 氯霉素的还原反应

三、水解反应

水解反应是具有酯和酰胺类药物在体内代谢的主要途径,主要反应物包括有机酸酯、无机酸酯(如硝酸酯、硫酸酯)以及酰胺,在酶的催化下代谢生成相应的酸及醇或胺(见图 5-43)。

$$R{-}COO{-}R' \longrightarrow R{-}COOH + R'{-}OH \qquad R{-}ONO_2 \longrightarrow R{-}OH + HNO_3$$

$$R{-}OSO_3H \longrightarrow R{-}OH + H_2SO_4 \qquad R{-}CONHR' \longrightarrow R{-}COOH + R'{-}NH_2$$

图 5-43 主要的水解反应(包括有机酸酯、无机酸酯及酰胺)

酯和酰胺的水解反应可以在羧酸酯酶的催化下进行，这些酶主要分布在血液、肝脏微粒体、小肠、肾脏及其他组织中，也可以在体内酸或碱的催化下进行非酶的水解。

羧酸酯酶包括胆碱酯酶(cholinesterase)、芳基羧酸酯酶(arylcarboxylesterase)、肝微粒体羧酸酯酶(liver microsomal carboxylesterase)等。胆碱酯酶催化水解琥珀胆碱(succinylcholine)(见图 5-44)、普鲁卡因(procaine)及阿司匹林(aspirin)(见图 5-45)。

具有立体位阻的酯水解较慢，在尿中能发现其原型药物。例如，大约 50%剂量的阿托品(atropine)(见图 5-46)以原形从尿中排泄。

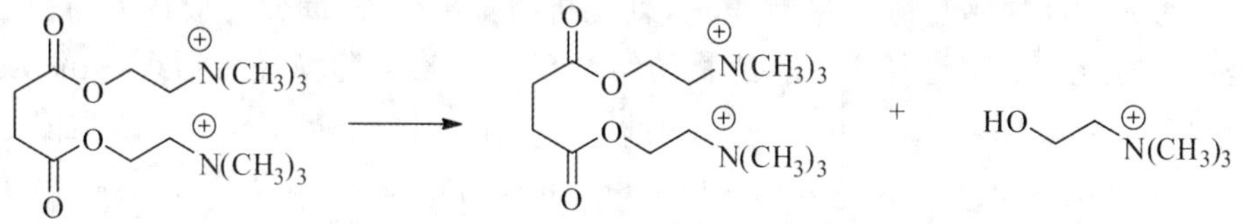

琥珀胆碱

图 5-44　琥珀胆碱的水解反应

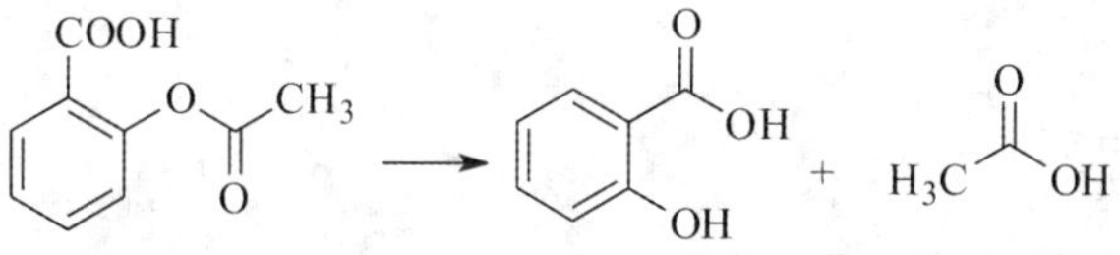

图 5-45　阿司匹林的水解反应

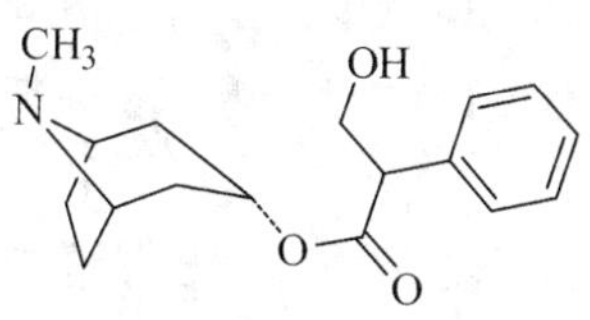

图 5-46　阿托品

按照一般规律，酰胺比酯稳定，较难水解，因此，酰胺大部分以原药形式排出。例如，普鲁卡因(procaine)(见图 5-47)在体内很快被水解，而普鲁卡因胺(procainamide)(见图 5-48)水解速度较慢，约有 60%的药物以原形从尿中排出。

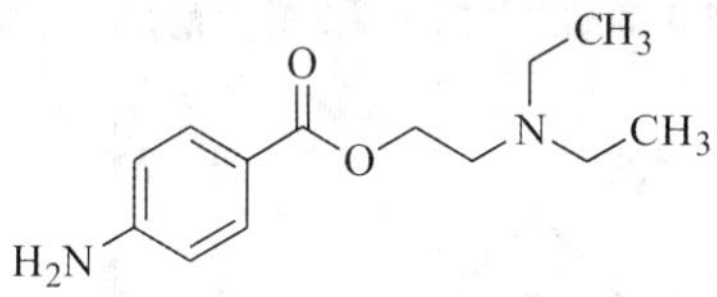

图 5-47　普鲁卡因

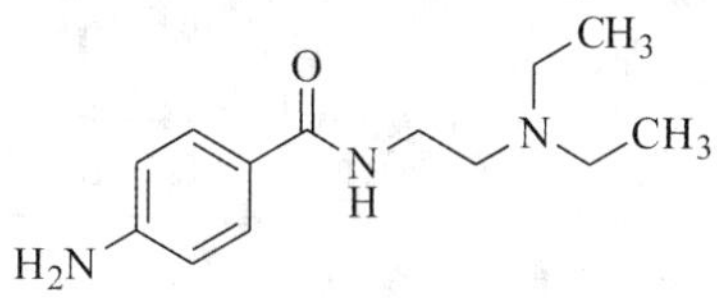

图 5-48　普鲁卡因胺

体内酯酶水解有时具有一定选择性，有些水解脂肪族酯基，有些只水解芳香羧酸酯。例如，可卡因(cocaine)在体内水解脂环羧酸酯基(见图 5-49)，不水解芳香羧酸酯基。

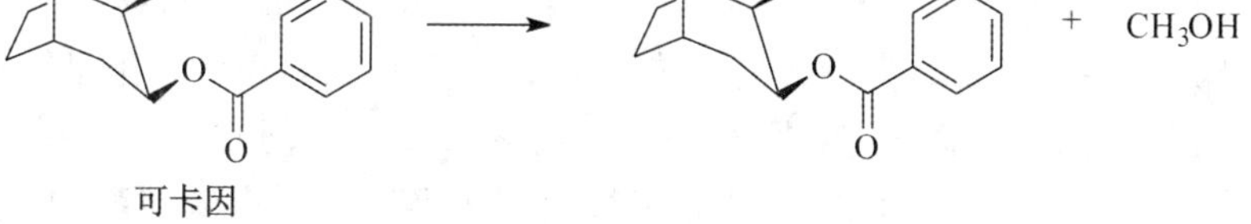

可卡因

图 5-49　可卡因的水解反应

第二节　药物的结合反应

结合反应(conjugation reaction)又称为Ⅱ相生物转化(phaseⅡbiotransformation),对药物及其代谢物的生物转化非常重要。催化Ⅱ相反应的酶有许多,其中主要的有葡萄糖醛酸转移酶、谷胱甘肽-S-转移酶、磺基转移酶和乙酰基转移酶等。药物的结合反应常常使其成为无活性的代谢物,且极性增加,以便药物排出体外,因此一般认为药物的结合反应是药物的重要解毒途径之一。药物的结合反应包括葡萄糖醛酸结合(glucuronidation)、硫酸化(sulfation)、乙酰化反应(acetylation)、甲基化(methylation)、谷胱甘肽反应(glutathione conjugation)、氨基酸结合(amio acid conjugation)以及缩合反应(condensation)等。其中以葡萄糖醛酸结合、硫酸化、乙酰化、甲基化反应较为常见。

结合反应分两步进行,首先是内源性的小分子物质被活化,变成活性形式,然后经转移酶(transferase)的催化与药物或药物在第Ⅰ相的代谢产物结合,形成代谢结合物。药物或其代谢物中被结合的基团通常是羟基、氨基、羧基、杂环氮原子及巯基。对于有多个可结合基团的化合物,可进行多种不同的结合反应,如对氨基水杨酸(p-aminosalicylic acid)。

常见的药物的主要结合反应特点如表5-2所示。

表5-2　　药物的主要结合反应特点

药物	反应类型	内源性反应物	催化酶	结合基团
萘普生、吗啡、奥沙西泮、可待因、丙戊酸、普萘洛尔、劳拉西泮	葡萄糖醛酸结合	活化的葡萄糖醛酸	葡萄糖醛酸转移酶	羟基、羧基、氨基、巯基
对乙酰氨基酚、雌激素类、异丙肾上腺素	硫酸化	活化的硫酸	硫酸转移酶	羟基
磺胺、异烟肼、氨苯砜、氯硝西泮	乙酰化	活化的醋酸	N-乙酰转移酶	伯氨基
去甲肾上腺素、组胺、儿茶酚胺类	甲基	活化的甲基	甲基转移酶	羟基

一、葡萄糖醛酸结合反应

药物和葡萄糖醛酸的结合反应(glucuronic acid conjugation)是药物代谢中最普遍的结合反应,生成的结合产物含有可解离的羧基和多个羟基,易溶于水和排出体外。

葡萄糖醛酸通常是以活化型的尿苷-5′-二磷酸-α-D-葡萄糖醛酸(uridine-5′-diphospho-α-D-glucuronic acid,UDPGA)(见图5-50)作为辅酶存在,在转移酶(UDP-glucuronyltransferase,UDPGT)的催化下,使葡萄糖醛酸和药物或代谢物结合。在UDPGA中葡萄糖醛酸以α-糖苷键与尿苷二磷酸相连，而形成葡萄糖醛酸结合物后，则以β-糖苷键结合，这是因为反应机制是亲核取代反应，使构象反转。几乎所有的官能团都能与葡萄糖醛酸结合，葡萄糖醛酸结合反应的产物可分为O-葡萄糖醛酸、N-葡萄糖醛酸、S-葡萄糖醛酸和C-葡萄糖醛酸(见图5-51)。

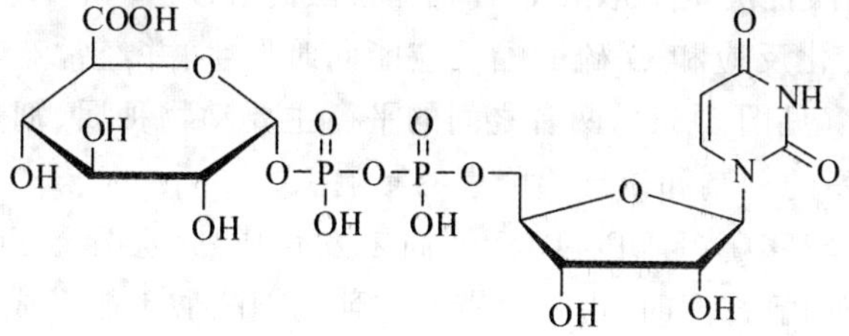

图5-50 UDPGA

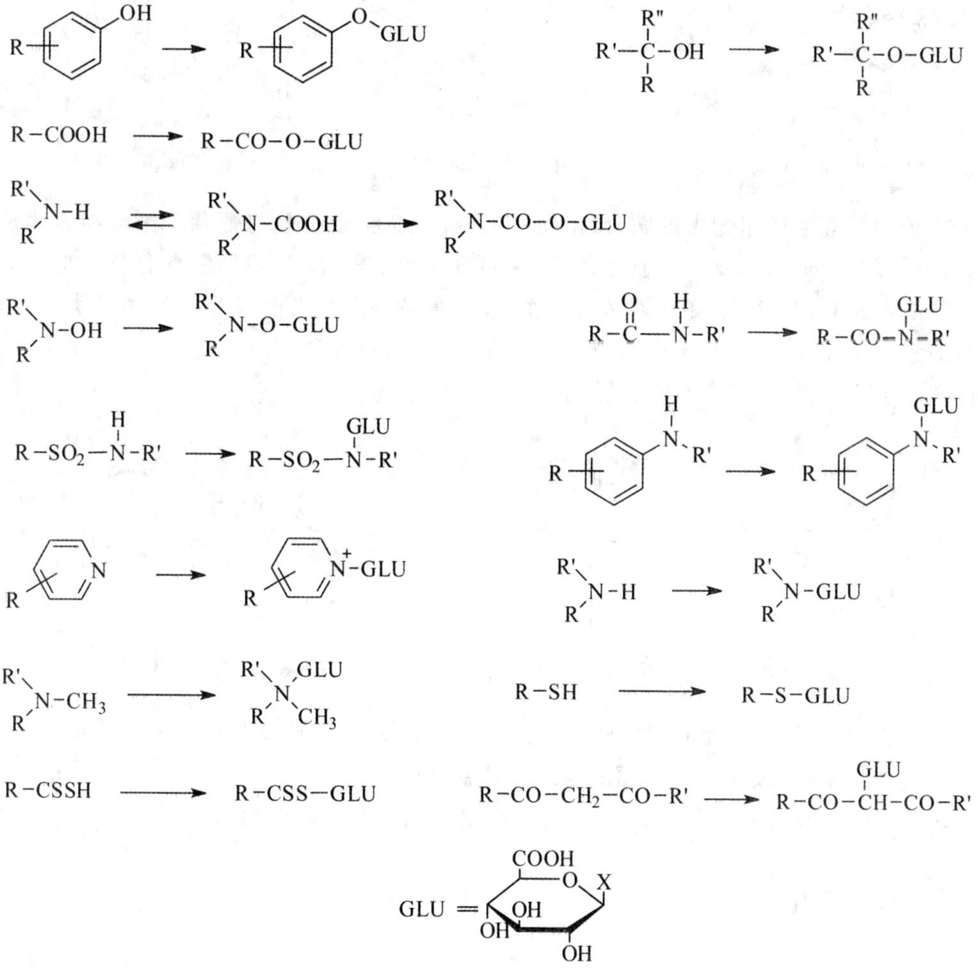

图5-51 主要的葡萄糖醛酸结合反应

醇和酚与葡萄糖醛酸形成 O-葡萄糖醛酸；芳香酸和某些脂肪羧酸能形成酯化的葡萄糖醛酸；芳香胺能形成 N-葡萄糖醛酸；含硫醇的化合物能形成 S-葡萄糖醛酸；有些叔胺，例如曲吡那敏（tripelennamine）（见图 5-52）能形成季胺 N-葡萄糖醛酸；含有 1，3-二羰基结构的化合物，例如保泰松（phenylbutazone）（见图 5-53）能形成 C-葡萄糖醛酸，1，3-二羰基结构中的亚甲基的酸性决定了形成 C-葡萄糖醛酸的程度。

O-葡萄糖醛酸苷化反应和 O-硫酸酯反应能同时发生，并经常竞争同一底物（对乙酰氨基酚，paracetamol）（见图 5-54），两者之间的平衡主要动物种属、剂量、共底物的可利用情况，以及相应转移酶的抑制和诱导等因素的影响。

新生儿由于肝脏转移酶（UDPGT）活性尚未发育成熟，会导致药物在体内聚集产生毒性。如新生儿在使用氯霉素时，由于氯霉素和葡萄糖醛酸不能形成结合物而排出体外，导致药物在体内聚集，引起“灰婴综合征”。

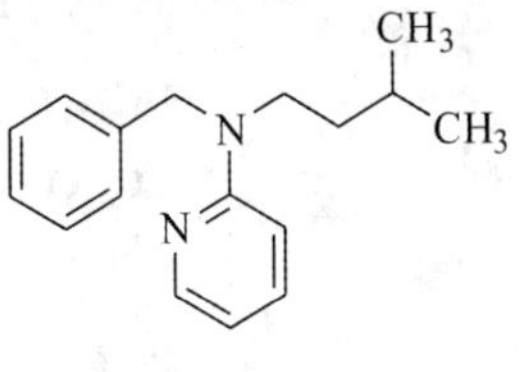

图 5-52　曲吡那敏 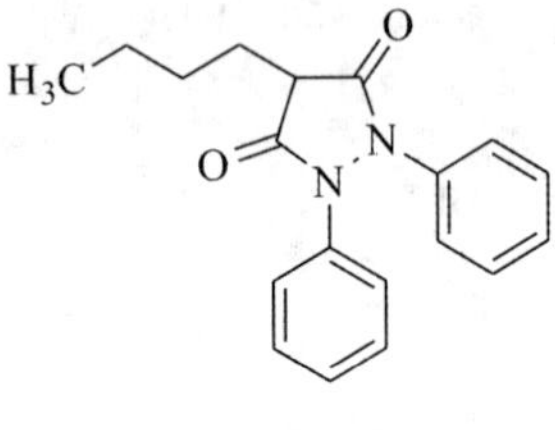　　图 5-53　保泰松 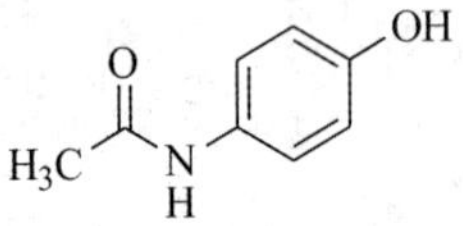　　5-54　对乙酰氨基酚

N-葡萄糖醛酸代谢物由酰胺、磺酰胺、芳香胺、吡啶、脂肪胺与葡萄糖醛酸结合生成。例如，卡马西平（carbamazepine）（见图 5-55）可发生酰胺类 N-葡萄糖醛酸苷化反应；苯妥英（phenytoin）（见图 5-56）的 3 位发生酰胺类 N-葡萄糖醛酸苷化反应。磺酰胺类抗菌药磺胺地索辛（sulfadimethoxine）（见图 5-57）通过 N-葡萄糖醛酸苷化反应生成 N-葡萄糖醛酸代谢物水溶性提高，不会有在肾脏析出结晶的危险。

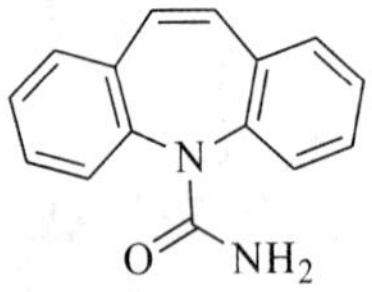

图 5-55　卡马西平 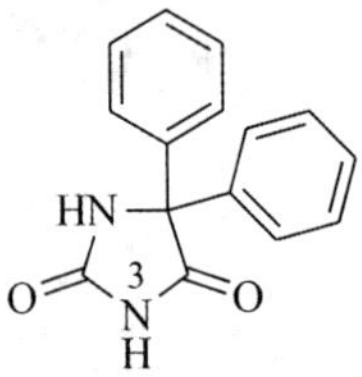　　图 5-56　苯妥英 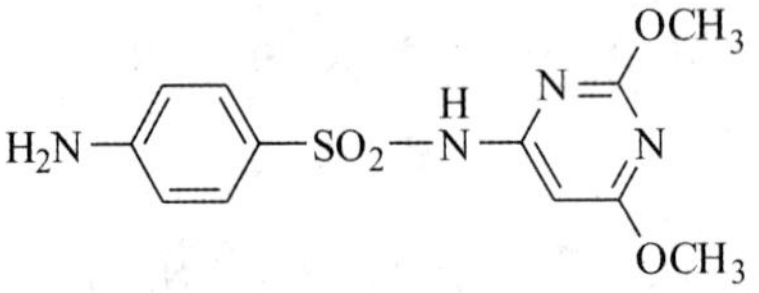　　图 5-57　磺胺地索辛

芳香胺药物发生 N-葡萄糖醛酸苷化反应的例子较少见，脂肪伯胺、仲胺，吡啶氮及具有 1～2 个甲基的叔胺能与葡萄糖醛酸进行结合反应。

S-葡萄糖醛酸代谢物由脂肪族和芳香族硫醇与葡萄糖醛酸结合形成。

二、硫酸酯化结合

硫酸酯化结合（sulfation conjugation）是在磺基转移酶（sulfotransferase）催化下，把 3′-磷酸腺苷-5′-磷酰硫酸酯（3′-phosphoadenosine -5′-phosphosulfate，PAPS）（见图 5-58）

中的活泼硫酸基转移到底物分子上，形成硫酸酯。参与硫酸酯化反应的基团主要有羟基、氨基和羟氨基(见图 5-59)。

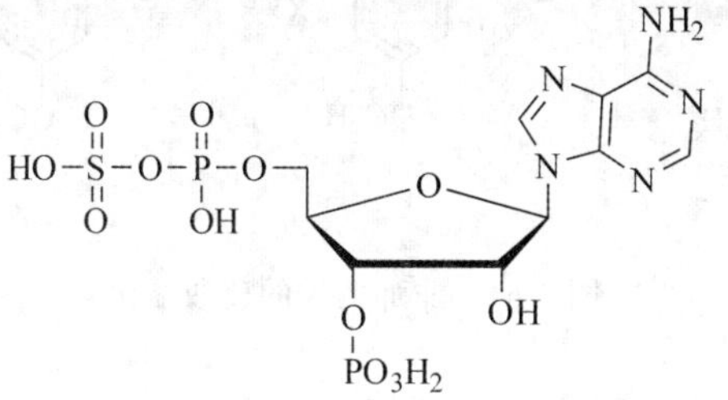

图 5-58　PAPS

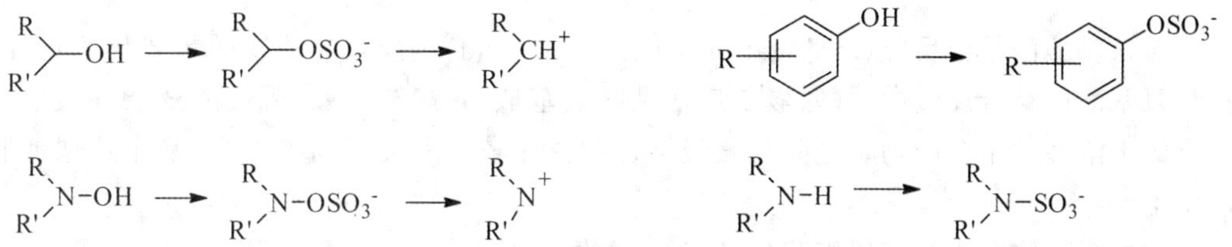

图 5-59　硫酸酯化结合反应

醇类化合物形成的硫酸酯稳定性不同，内源性甾醇类药物能形成稳定的硫酸酯。酚羟基可形成稳定的硫酸酯，但因为机体的硫酸源较少，且硫酸酯酶的活性强，形成的硫酸结合物易于分解，故与硫酸结合的药物不如与葡萄糖醛酸结合的普遍。

酚羟基具有较高的亲和力，可形成稳定的硫酸酯，脂肪醇羟基不易硫酸化，且形成的硫酸酯易水解为起始物。例如，支气管扩张药沙丁胺醇(salbutamol)，结构中有三个羟基，其中只有酚羟基形成硫酸酯化结合物。(见图 5-60)

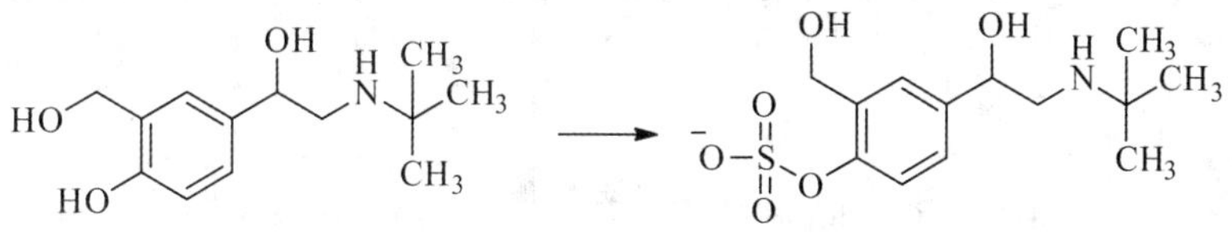

沙丁胺醇

图 5-60　沙丁胺醇的硫酸酯化

芳香羟胺和羟基酰胺是磺基转移酶较好的底物，形成磺酸酯后，N—O 极易分解断裂生成的氮正离子，具有较高的亲电性，引起肝脏毒性和致癌性。例如，解热镇痛药非那西丁(phenacetin)在体内经官能团化反应的代谢物，经硫酸化结合反应形成磺酸酯(见图 5-61)，与生物大分子结合，引起肝肾毒性。

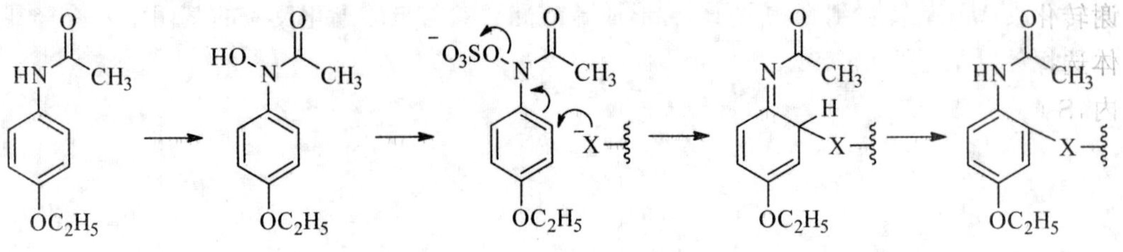

图 5-61　非那西丁的硫酸酯化

三、氨基酸的结合

与氨基酸的结合反应(conjugation with amino acid)是羧酸类药物的重要代谢途径。在与氨基酸的结合反应中,甘氨酸是最常见的氨基酸,它能与芳酸、芳烷酸及杂环羧酸结合形成水溶性的结合产物。这些甘氨酸结合物往往较羧酸类原药毒性小,易于从尿或胆汁排出。

羧酸类药物首先与三磷腺苷(ATP)和辅酶 A(CoA)在乙酰合成酶(acyl synthetase)的作用下被活化形成辅酶 A 硫酯,再在 N-酰基转移酶(transacetylase)催化下,将酰基转移到氨基酸的氨基上,形成氨基酸结合物(见图 5-62)。

$$R-COOH + ATP + CoA \xrightarrow{\text{乙酰合成酶}} R-CO\text{-}S\text{-}CoA + AMP$$

$$R-CO\text{-}S\text{-}CoA + R'-NH_2 \xrightarrow{\text{N-酰基转移酶}} R-CO-NH\text{-}R' + CoASH$$

图 5-62　氨基酸结合反应

例如,苯甲酸(benzoic Acid)与甘氨酸发生结合反应,生成马尿酸(hippuric acid)(见图 5-63)。

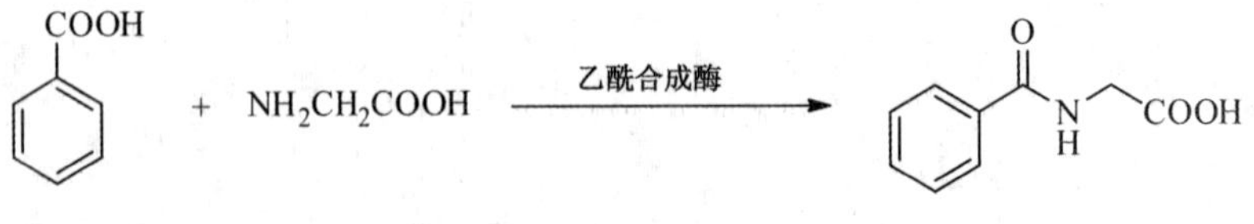

图 5-63　苯甲酸与甘氨酸结合

2-芳基丙酸类(洛芬类)是非甾体抗炎药(NSAIDs)中的一大类,其抗炎活性(抑制环氧酶)与 S-(+)-异构体有关,R-(−)-异构体无抗炎活性。2-芳基丙酸类在体内的代谢是单向手性转化,使 R-(−)-异构体转化为 S-(+)-异构体(见图 5-64),手性转化过程中 2-芳基丙酸-酰基辅酶 A 硫酯是关键中间体,该硫酯的形成对无活性的 R-异构体有立体选择性。消旋体布洛芬在体内能通过酰基辅酶 A 硫酯的形成、差向异构化和水解反应,代谢转化生成活性更好的 S-异构体。R-构型布洛芬向 S-构型布洛芬的单行转化是由于立体选择性地形成 R-布洛芬-辅酶 A 硫酯，而差向异构化和水解反应没有立体选择性；在体内，S-(+)-布洛芬并不形成其 CoA 硫酯。

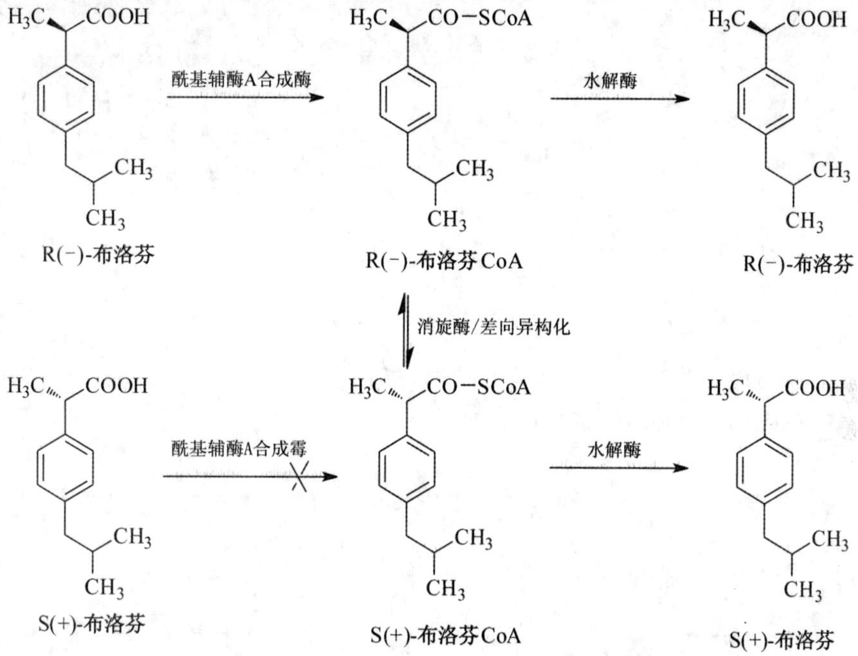

图 5-64　R-(−)-布洛芬向 S-(+)-布洛芬(ibuprofen)的转化过程

四、谷胱甘肽结合

谷胱甘肽(glutathione，GSH)是由谷氨酸、半胱氨酸和甘氨酸组成的三肽，结构中半胱氨酸的巯基具有强的亲核性，可与高亲电性的化合物，或者被代谢为高亲电的化合物结合形成 S-取代的谷胱甘肽结合物。如果谷胱甘肽没有截获这些反应活性化合物，细胞内的亲核性物质与这些亲电性代谢物发生反应则会产生毒性。亲电性物质含有官能团可发生 S_N2 反应(例如，与卤代烷、环氧化物和芳香卤代物的反应)、共轭加成反应(与羰基共轭的双键或三键的加成反应)和还原反应(如二硫化物和自由基)。谷胱甘肽 S-转移酶(glutathione S-transferase)催化上述反应，如果没有酶的催化，反应速率较低。

由于谷胱甘肽结合物具有两亲性和大的分子量，所以很少从尿液排出，而是从胆汁排出。但是，更普遍的情况是谷胱甘肽结合物不排出体外，而是进一步发生代谢，最终生成 N-乙酰基-L-半胱氨酸(又称硫醚氨酸)衍生物排出体外。谷胱甘肽结合物(GSH conjugate)在谷氨酰转肽酶(glutamyl transferase)催化下生成半胱氨酰甘氨酸结合物(cysteinyl glycine conjugate)，半胱氨酰甘氨酸二肽酶(cysteinyl glycine dipeptidase)催化生成半胱氨酸结合物(cysteine conjugate)，再在 N-乙酰基转移酶(N-acetyl transferase)催化下，生成硫醚氨酸结合物(mercapturic acid conjugate)(见图 5-65)。

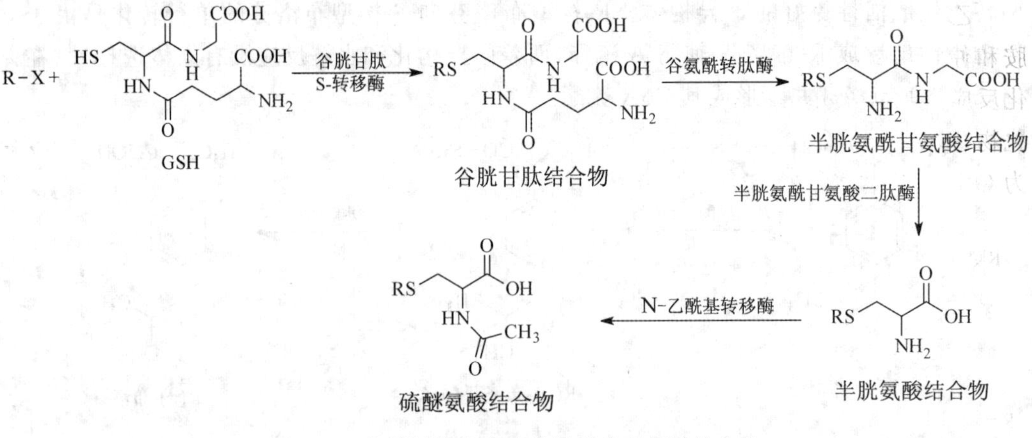

R-X+ HS ... COOH ... COOH ... NH2 GSH —谷胱甘肽 S-转移酶→ RS ... 谷胱甘肽结合物 —谷氨酰转肽酶→ RS ... COOH 半胱氨酰甘氨酸结合物 —半胱氨酰甘氨酸二肽酶→ RS ... OH NH2 半胱氨酸结合物 —N-乙酰基转移酶→ RS ... OH HN ... CH3 硫醚氨酸结合物

图 5-65 谷胱甘肽化合物代谢成硫醚氨酸结合物

谷胱甘肽与丙烯醛(acrolein)、硝酸甘油(nitroglycerin)、苄氯(benzyl chloride)和苯乙烯环氧物(styrene oxide)的结合反应如图 5-66 所示。

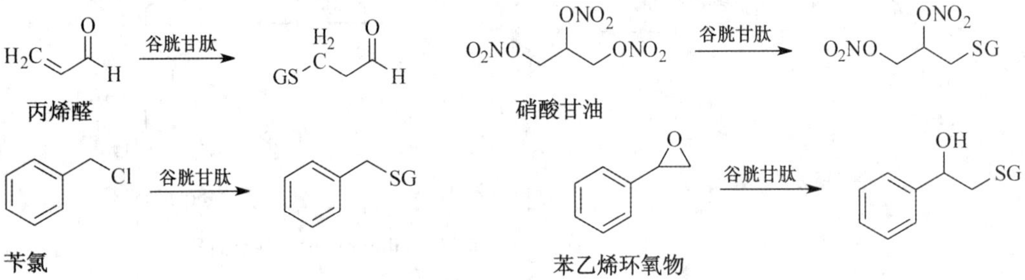

丙烯醛 —谷胱甘肽→ GS-CH2-CH2-CHO；硝酸甘油 —谷胱甘肽→ O2NO-CH2-CH(ONO2)-CH2-SG；苄氯 —谷胱甘肽→ PhCH2SG；苯乙烯环氧物 —谷胱甘肽→ PhCH(OH)CH2SG

图 5-66 谷胱甘肽结合反应实例

五、乙酰化结合

乙酰化反应(acetylation)是以乙酰辅酶 A(acetylcoenzyme A)(见图 5-67)作为辅酶，在 N-乙酰基转移酶(N-acetyltransferase)催化下，将乙酰基转移到氨基或羟基官能团上。

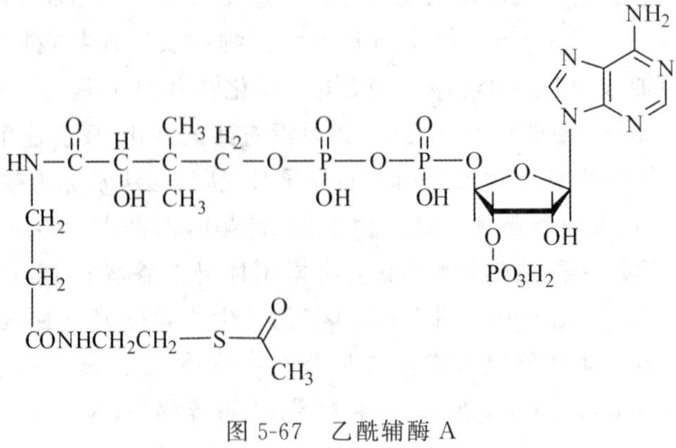

图 5-67 乙酰辅酶 A

乙酰化是含有伯氨基的外源性化合物代谢的一条重要途径(见图 5-68)。脂肪族伯胺和仲胺很少进行乙酰化反应,即使进行,结合率也比较低;大多数芳香伯胺易进行乙酰化反应;芳香羟胺也能进行乙酰化反应,主要产物是 O-乙酰化物,虽然也会产生 N-乙酰化物,但由于会发生分子内 N,O-乙酰基转移,因此芳香羟胺 N-乙酰化物也会在体内转变为 O-乙酰化物;肼或酰肼亦能发生 N-乙酰化反应。

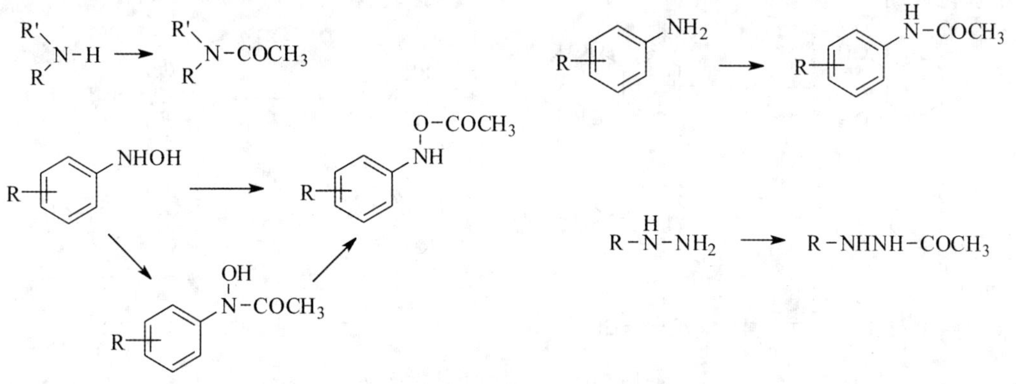

图 5-68 含伯氨基化合物的乙酰化反应

例如,对氨基水杨酸(para-aminosalicylic acid)(见图 5-69)、异烟肼(isoniazid)(见图 5-70)和肼苯哒嗪(hydralazine)(见图 5-71)均能发生 N-乙酰化反应。

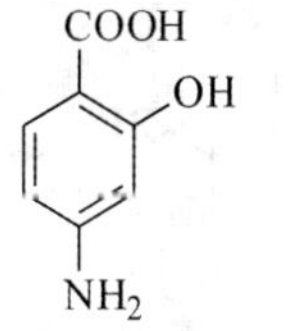

图 5-69 氨基水杨酸

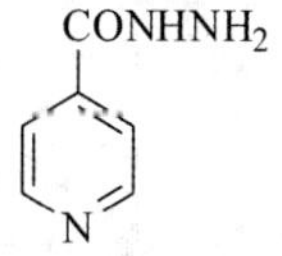

图 5-70 异烟肼

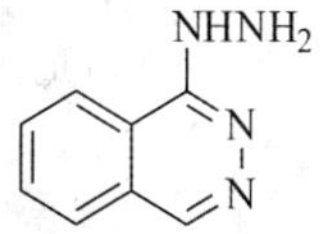

图 5-71 肼苯哒嗪

六、甲基化结合

在药物代谢中,甲基化(methylation)是比较次要的结合途径,但在内源性化合物(如肾上腺素)的生物合成中,在内源性胺类化合物(如去甲肾上腺素、多巴胺、5-羟色胺和组胺)的代谢中,以及在调节生物大分子(如蛋白质和核苷酸)的活性过程中,甲基化都是非常重要的。伯胺和仲胺的 N-甲基化反应在体内一般很少发生,因为生成的甲基胺很容易被氧化脱甲基;杂环氮原子,如咪唑和组胺的吡咯氮原子,易被 N-甲基化。吡啶环中的氮原子发生甲基化后形成季铵,较稳定,不易发生 N-脱甲基化反应,而且极性和亲水性增加,易于代谢(见图 5-72)。

甲基化反应是在甲基转移酶(methyltransferase)的作用下以 S-腺苷-L-甲硫氨酸(S-adenosyl-L-methionine,SAM)(见图 5-73)为辅酶进行的反应。

甲基转移酶,如儿茶酚-O-甲基转移酶(catechol-O-methyltransferase,COMT)催化儿

茶酚发生O-甲基化，生成O-单甲基化的儿茶酚代谢产物。β-肾上腺素能受体激动剂异丙肾上腺素（isoproterenol）（见图5-74）甲基化代谢反应是区域选择性地在C-3位羟基发生甲基化。另一个$β_2$-肾上腺素能受体激动剂特布他林（terbutaline）（见图5-75），虽然结构与异丙肾上腺素相似，但两个羟基处于间位，不能发生甲基化。

含巯基的化合物，例如抗高血压药卡托普利（captopril）（见图5-76）的巯基可进行S-甲基化代谢。

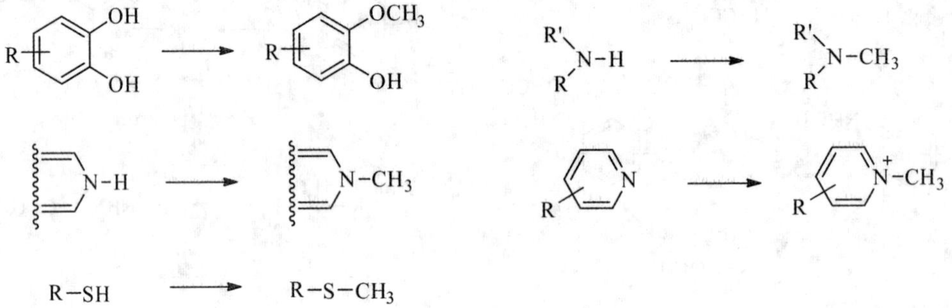

R-SH ⟶ R-S-CH₃

图5-72 主要的甲基化反应

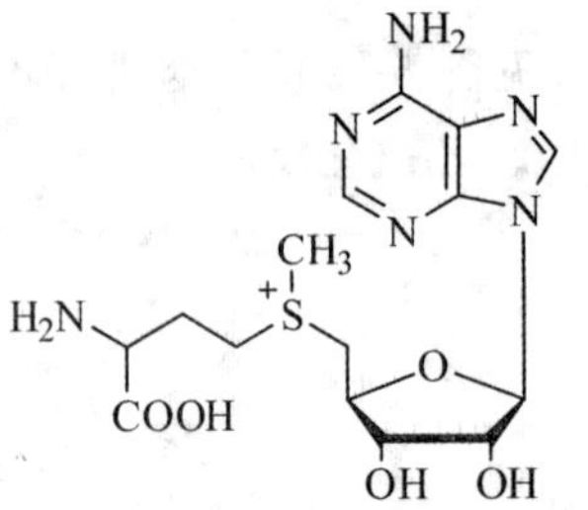

图5-73 SAM

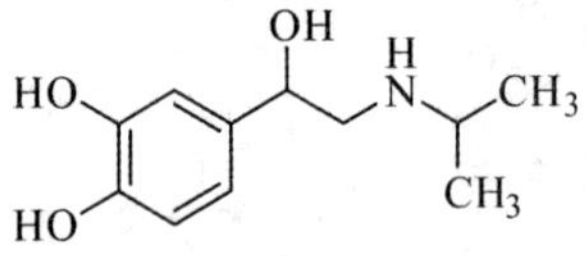

图5-74 异丙肾上腺素

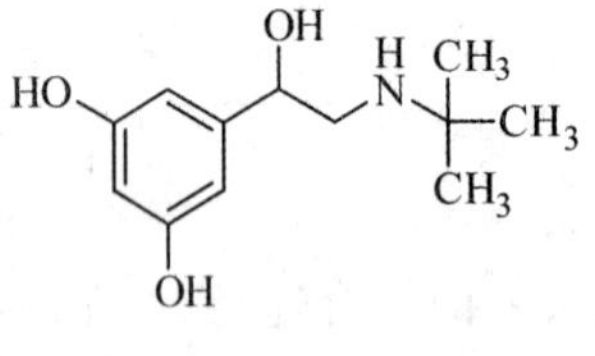

图5-75 特布他林

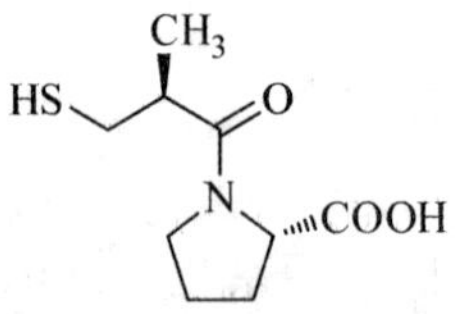

图5-76 卡托普利

第三节 前药设计

前药（prodrug）的概念最初由艾伯特（Albert）提出，用来描述经过生物转化后才显示药理作用的任何化合物。这一广泛定义包括偶然发现的前药、活性代谢物和为改善活性化合物的药代动力学性质而制备的化合物，即本身没有药理活性，经过生物转化后才实现药理作用的化合物。这个概念尽管广泛，但在对大量专业文献调查的基础上，将前药分为两大类：载体前药和生物前体。

载体前药(carrier prodrug)是活性药物与载体部分连接构成的在体外无活性或活性较小，在体内经酶或非酶的转化释放出活性药物而发挥药效的化合物。

生物前体(bioprecursor)是经过代谢能转化为有活性的新化合物或者经进一步代谢成为活性药物的化合物。载体前药是将一个活性药物连接到一个载体上；生物前体的结构与活性药物的结构不同，简单地从前药断裂某个基团不能转变为活性药物。

前药设计是对先导物优化的一种方法，通过化学结构修饰，可以修正候选药物的某种缺陷。利用前药原理，可使先导化合物的药代动力学性质得到改善，但一般不增加其活性。概括起来前药设计的目的主要有：增加药物的代谢稳定性，或干扰转运特点，使药物定向靶细胞，提高作用选择性，延长药物作用时间，或降低药物的副作用，或消除不适气味，或改变溶解度以适应剂型的需要。

一、增加药物的代谢稳定性，延长作用时间

羧苄西林(carbenicillin)(见图 5-77)口服时对胃酸不稳定，易被胃酸分解失效。将其侧链上的羧基酯化得到亲脂性的衍生物卡茚西林(carindacillin)(见图 5-78)则对酸稳定，可供口服，吸收也得以改善。

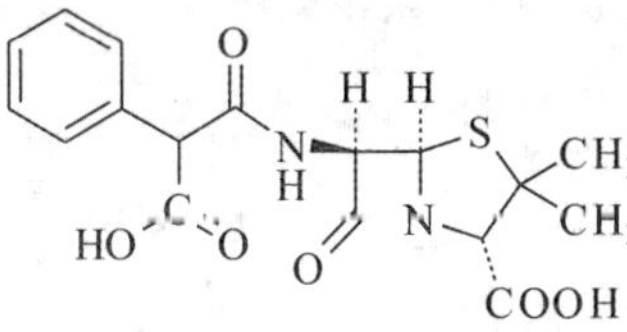

图 5-77　羧苄西林

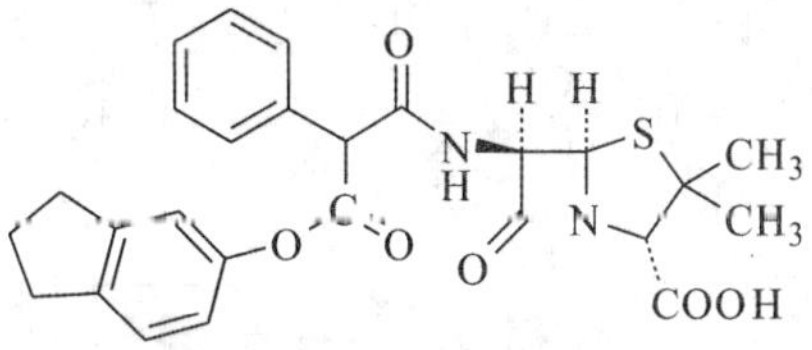

图 5-78　卡茚西林

将支气管扩张药特布他林分子中的酚羟基制成 N,N-二甲基甲酸酯，得到班布特罗(见图 5-79)，其对化学酶促水解稳定，作用时间延长。口服给药后，以通过胃肠道吸收而不被代谢，大部分到达肝脏并进入全身循环，在体内首先经媒介导的氧化反应，后脱羟甲基，在经非特异性胆碱酯酶水解，释放出特布他林而发挥作用。

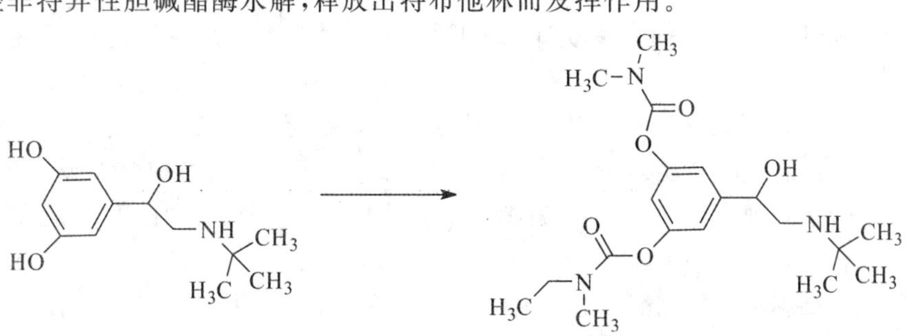

特布他林　　　　班布特罗

图 5-79　特布他林的化学修饰

二、改变溶解度以适应剂型的需要

水溶性差的药物不仅经皮给药或口服生物利用度低，而且不便制成注射剂。制成相应前药后，可克服上述缺点。

泼尼松龙（见图 5-80）是一强效糖皮质激素，但水溶性差，为提高水溶性，将 21 位羟基制成琥珀酸单酯钠盐或磷酸酯钠盐，易溶于水，可作为注射剂使用，在体内酯可迅速分解成为氢化泼尼松而发挥作用。

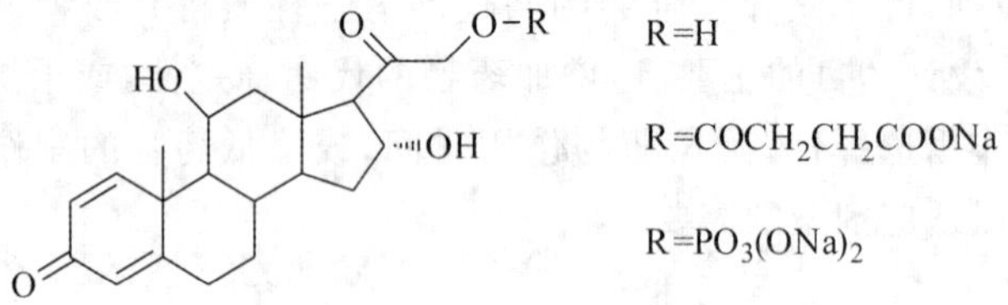

R=H

R=$COCH_2CH_2COONa$

R=$PO_3(ONa)_2$

图 5-80　泼尼松龙

氨普那韦是临床常用 HIV 蛋白酶抑制剂，但水溶性差（0. 04 mg/mL），用药剂量大（每日两次，每次 1200 mg）。将其改成钙盐为福沙那韦（见图 5-81），水溶性提高 10 倍，同时也提高了生物利用度。

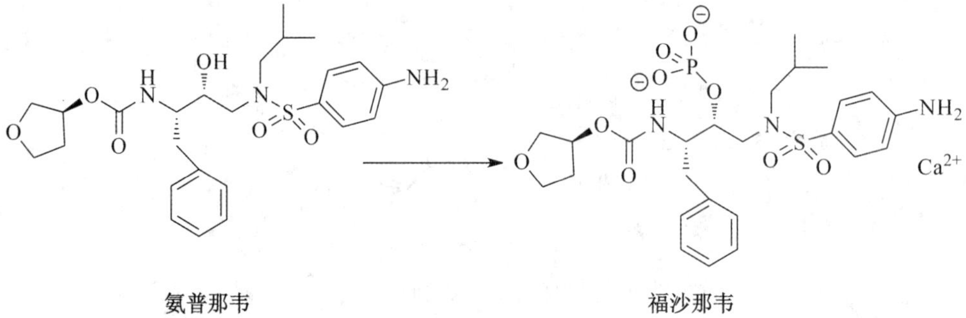

氨普那韦　　福沙那韦

图 5-81　氨普那韦生成福沙那韦

三、干扰转运特点，使药物定向靶细胞，提高作用选择性

氮芥（chlormethine）（见图 5-82）是一种有效的抗癌药，但其选择性差，毒性大。由于发现肿瘤组织细胞中酰胺酶含量和活性高于正常组织，于是设想合成酰胺类氮芥，期望它进入机体后转运到肿瘤组织时被酰胺酶水解，释放出氮芥发挥抗癌作用，于是合成了一系列酰胺类化合物，其中，环磷酰胺（cyclophosphamide）（见图 5-83）已证明是临床上最常用的毒性较低的细胞毒类抗癌药。它本身不具备细胞毒活性，而是通过在体内的代谢转化，经肝微粒体混合功能氧化酶活化才有烷基化活性。它对肿瘤细胞的选择性是基于正常组织和肿瘤组织代谢酶系的差异。另外某些易于参与体内代谢的物质或选择性基团与生物

功能基团结合，有可能提高药物对靶细胞的选择性，降低毒副作用。氨基酸、糖类、甾体、嘌呤、嘧啶等内源性物质，由于其主动转运而常用作氮芥、亚硝基脲等细胞毒类抗肿瘤药物的载体。

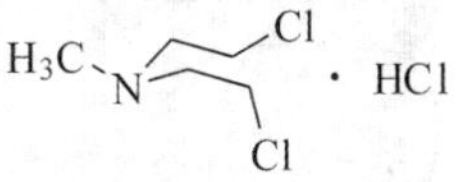

图 5-82　盐酸氮芥

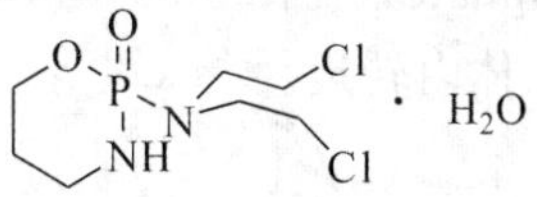

图 5-83　环磷酰胺

四、消除不适气味，提高患者的依从性降低药物的副作用

抗疟药奎宁(quinine)(见图 5-84)具有强烈的苦味，小儿用药受到限制，后利用奎宁分子中的羟基使其成为碳酸乙酯，由于水溶性下降，在唾液中几乎不能溶解，无苦味而成为无味奎宁，又称优奎宁(equinine)(见图 5-85)，适合于小儿应用。因此，利用羟基的酰化，就成为一种常用的方法。许多抗生素都有强烈的苦味，如氯霉素(见图 5-86)、红霉素等，就是利用结构中的羟基酰化作用来遮蔽苦味的，常用的前体药物有琥珀氯霉素(chloramphenicol succinate)(见图 5-87)、红霉素碳酸乙酯和硬脂酸酯等。

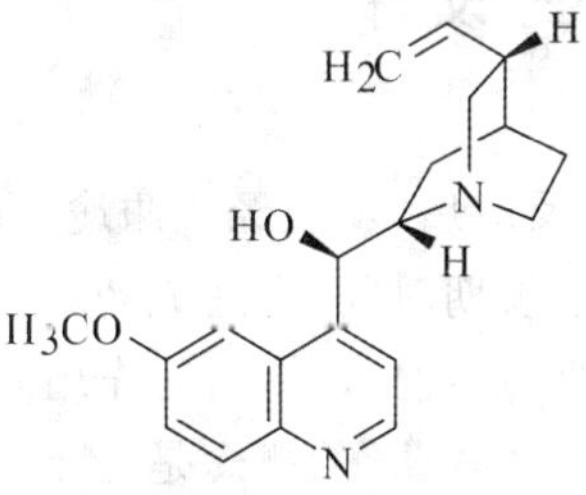

图 5-84　奎宁

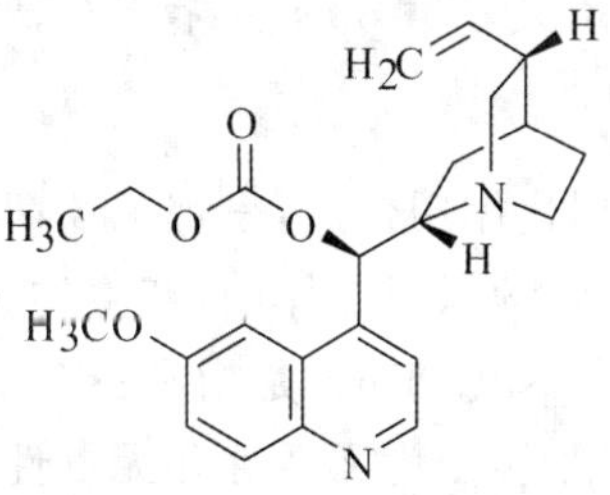

图 5-85　优奎宁

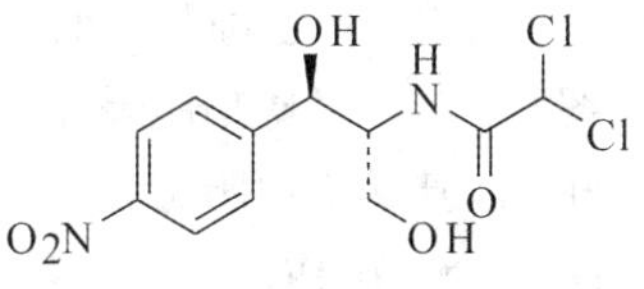

图 5-86　氯霉素

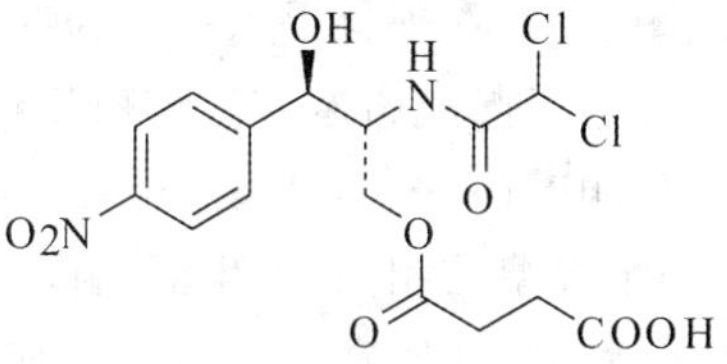

图 5-87　琥珀氯霉素

五、改变溶解度以适应剂型的需要

有的药物由于分子中缺少亲水基团而水溶性太小，解决的办法之一就是利用前药原理，在分子中引入一些亲水性基团，增加水溶性，以利于注射给药。如甾类抗炎药倍他米松、地塞米松、氢化可的松等通过分子中的羟基与磷酸或有机二元酸成酯，制成有良好水

溶性的盐类，可以制成针剂。在体内通过酶解而重新释放出母体化合物发挥作用。

抗肿瘤药依托泊苷(etoposide)(见图 5-88)因为水溶性小，制剂中需加入表面活性剂吐温 80、聚乙二醇和乙醇，这些物质都有一定毒性。将依托泊苷转变为依托泊苷磷酸酯(etoposide phosphate)(见图 5-89)后，就可在没有加入有害辅料的条件下，在较短时间内以更高的浓度在体内转运。

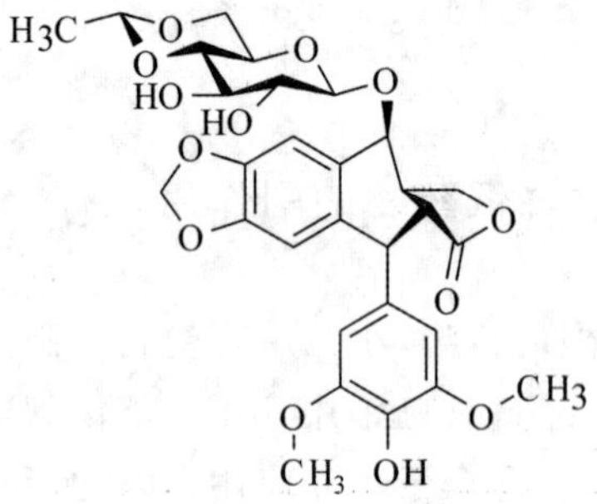

图 5-88　依托泊苷

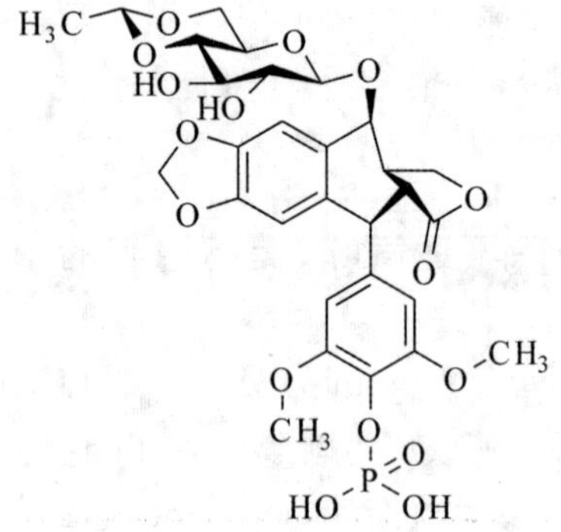

图 5-89　依托泊苷磷酸酯

第四节　软药设计

药物一旦到达作用位点，呈现了预期的药效反应后，就应经代谢途径以适宜的速度排出体外，否则会继续保留在体内，产生的药效长于预期时间，会造成药物在体内蓄积，导致细胞毒性。软药(soft drug)是指本身有生物活性的药物，在体内起作用后，经预料的和可控制的代谢作用，转变为无活性和无毒性化合物。"软药"的概念是近年来提出的，用以设计安全而温和的药物。简而言之，前药经过代谢是活化过程，而软药经过代谢是失活过程，软药设计的方法可减少药物蓄积的副作用。肌肉松弛药十烃溴铵(decamethonium bromide)(见图 5-90)在外科手术中作为麻醉的辅助用药，手术后，由于十烃溴铵不易被代谢，在体内滞留会引起肌肉疼痛。该药物结构中两个氮正原子之间引入两个易水解的酯基，得到氯琥珀胆碱(suxamethonium chloride)(见图 5-91)。氯琥珀胆碱中两个氮正离子之间的距离和十烃溴铵相同，产生的肌肉松弛作用相同，但氯琥珀胆碱在体内易被血浆中酯酶水解生成琥珀酸和胆碱从而缩短了其作用时间，减少了副作用。

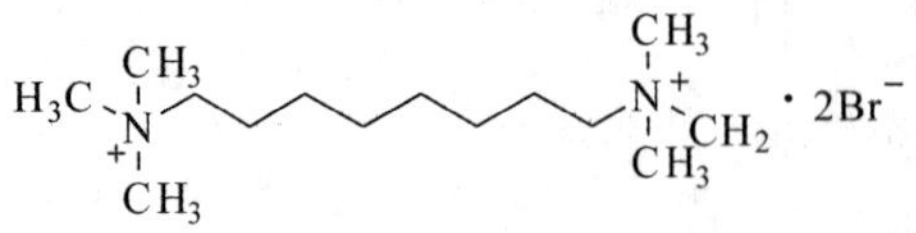

图 5-90　十烃溴铵

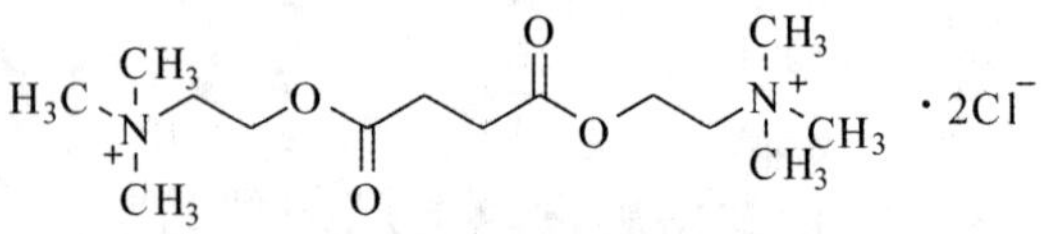

图 5-91　氯琥珀胆碱

第五节 孪药

两个相同的或不同的药物经共价键连接，缀合成新的分子，称为孪药(twin drug)。早在19世纪中叶，在明确了某些药物的主要药理作用所依存的基本结构以后，人们就设计将两个药物的基本结构拼合在一个分子中，以期获得毒副作用减少、药理效应增加的新药。但当时受科学水平的限制，成功的例子不多。以后，随着生物化学、分子药理学和有机合成化学等相关学科的发展，逐渐将这种方法称之为拼合原理。其主要含义是将两种药物的基本结构经化学方法拼合在一个分子内，或将两者药效团兼容在一个分子中，使形成的药物或兼具两者的活性，强化药理作用，减少各自相应的毒副作用；或使两者发挥各自的药理活性，协同完成治疗过程。由于两种药物拼合后形成的新分子一般在体外无生物活性，进入体内后，经酶促和非酶分解后才能发挥相应的药理作用，因此，孪药也是前药的一种特殊形式。

利用拼合原理设计孪药，在某些药物的设计方面起到了重要的作用。根据孪药设计的不同目的和手段，孪药一般可分为同孪药和异孪药两类：由两个相同药效结构单位或药效基团结合而成的孪药称为同孪药，同孪药可是对称分子亦可是不对称分子；由两个不同药效结构单位或者药效基团结合而成的孪药称为异孪药。异孪药是不对称分子。

同孪药设计的理论基础是自然界能产生高对称性化合物。在生物大分子聚合物中较普遍地存在这种对称性，如DNA通过两条对称的螺旋链，决定细胞的形态和功能。一些受体和酶以同二聚体的形式发挥催化功能。此外，不少天然活性化合物也具有结构的对称性，如β-胡萝卜素、番木瓜碱等。这反映了体内大分子及天然次级代谢产物的重复性和对称性对生物体的重要作用。

异孪药物也称双效作用药物或者杂化药物，分子中的两个药效结构单位可分别与不同的靶组织结合，产生不同的药理作用。这种拼合物与两种药物单独给药相比，主要在于异孪药的药代动力学性质的改变，能改善药效。特别是能以适当的平衡同时发挥两种药理作用，或者其本身是一前体药，在体内经生物转化裂解成两个活性药物而发挥协同作用。但异孪药设计成功的概率不高，原因是多方面的，如果连接键有足够的稳定性，一个药效团被其受体识别和结合，会由于另外一个药效团的存在而减弱或者消失；原来的两个药物的有效摩尔剂量不同，被拼合成为1∶1化学剂量的化合物，如仍保持原药的活性，就很难调节另一药剂团的有效剂量或者浓度；活性低的药物呈现活性时，高活性的超过有效剂量而可能出现毒副作用；反之，高活性的药物达到适宜活性时，低活性达不到有效剂量。此外，异孪药的药理作用超越分别使用原来两个药物的可能性小。

孪药的两个药效单位的结合形式，主要有链状结合、直接相互结合和相互重叠结合，间隔基团可以是单链、聚合物链、芳环等。

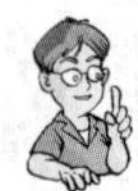

案例分析

孪药原理的应用

案例一:同孪药物

结构的对称性是同孪药物的基本特点。如抗胆碱药物地美溴铵(demecarium bromide)(见图 5-92)和抗原虫药喷他脒(pentamidine)(见图 5-93)是通过牢固的亚烷基链连接两个药效团,它们的活性可认为是以整体分子形式和受体结合,并不是在体内裂解成单体起作用。

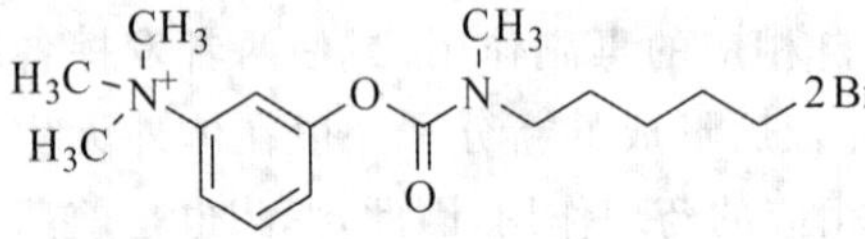

图 5-92 地美溴铵

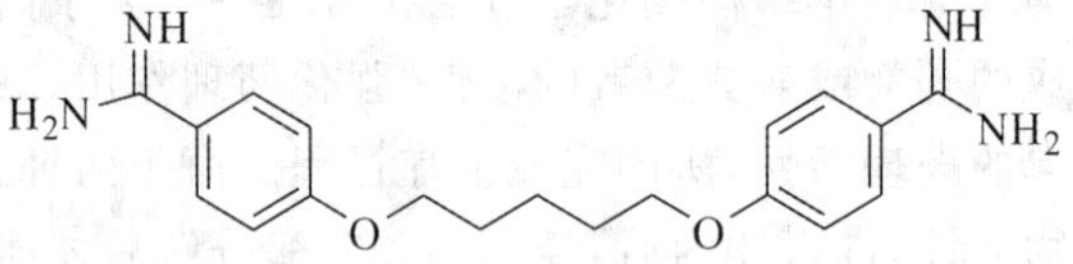

图 5-93 喷他脒

硝苯地平(nifedipine)(见图 5-94)是一个非常有效的钙通道拮抗剂,结构对称的双-1,4 二氢吡啶类化合物(dis-dihydropyridine)(见图 5-95)的活性是硝苯地平的 10 倍。

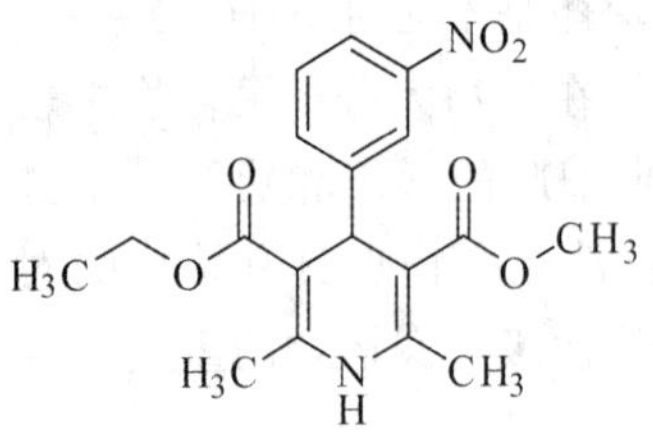

图 5-94 硝苯地平

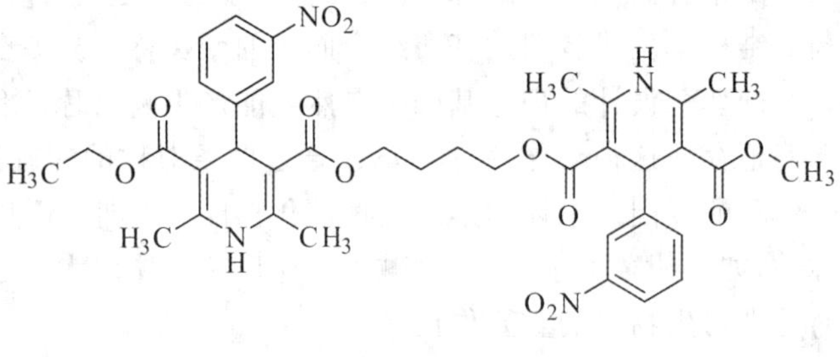

图 5-95 硝苯地平二聚体

他克林(tacrine)(见图 5-96)是一个胆碱酯酶抑制剂。将他克林通过 7 个亚甲基相连拼合成一个新分子化合物(见图 5-97),其抑制胆碱酯酶活性优于他克林 1000 倍,可能是因为新化合物的两个吖啶环通过适宜的距离同时结合于胆碱酯酶的两个活性空腔内。

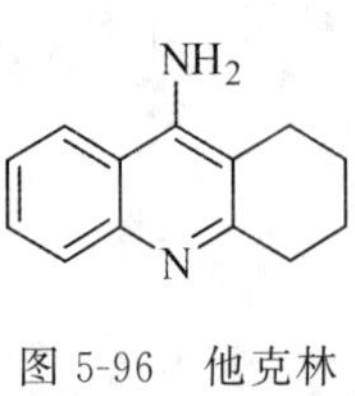

图 5-96 他克林

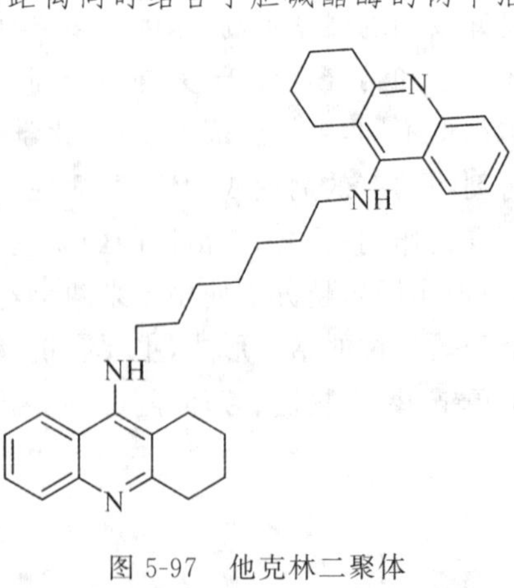

图 5-97 他克林二聚体

近年来的研究发现，许多药物作用的靶点，尤其是某些与药物分子相互作用的大分子结合区域或者亚基部分都是对称的二倍体结构，这就解释了为什么上述同孪药的活性远远超过单一母体药物活性的原因。

案例二：异孪药物

将某些各具特点的药物分子设计拼合成一个孪药分子，常常可以产生明显的协同作用。如阿司匹林和对乙酰氨基酚都是临床常用的解热镇痛药物。阿司匹林口服给药对胃黏膜有刺激性，长期使用易引起溃疡；而对乙酰氨基酚长期使用易引起肾脏毒性，将两者联合成孪药贝诺酯(benorilate)(见图 5-98)，口服无胃刺激性，在体内经酯酶分解释放出两个原来的药物，共同发挥解热镇痛作用，由于用药剂量少，降低了毒副作用。

作用于毛细血管小动脉的降压药肼呔嗪与β受体阻断剂(洛尔类药物)合成的孪药普齐地洛(prizidilol)(见图 5-99)具有血管扩张和β受体阻断的双重作用，能够产生较明显的降压作用。

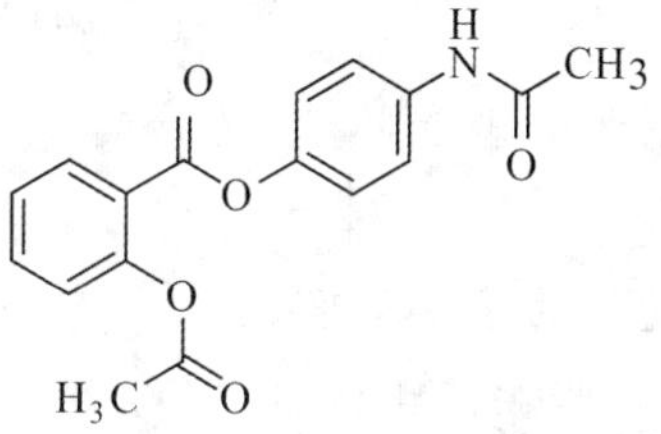

图 5-98 贝诺酯

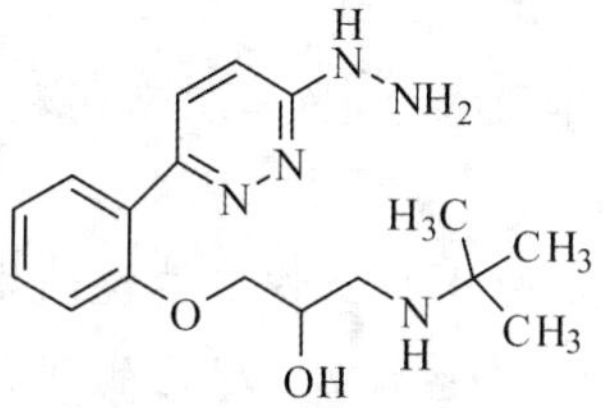

图 5-99 普齐地洛

双效作用药物(异孪药)是将两个不同的药效结构单元结合在一起形成或者对两种药理作用的化合物进行结构优化，最终得到本质上的双效作用药物。如将磺酰胺利尿剂与β受体阻断剂结合，可得到既具有利尿作用又具有β受体阻断作用的新型抗高血压药物(见图 5-100)。

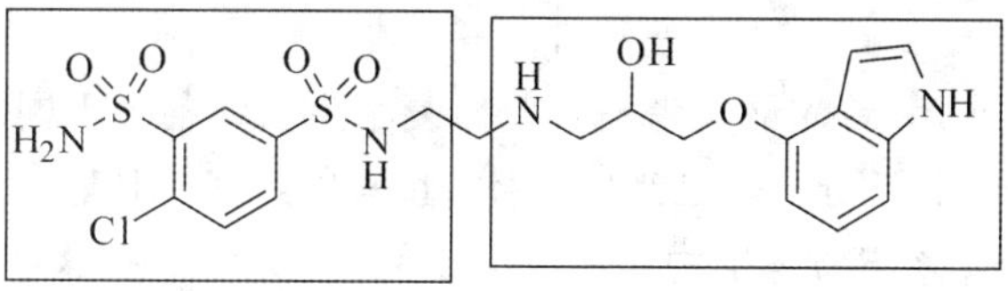

磺酰胺利尿剂　　β受体阻断剂

图 5-100

思考题

1. 体内代谢药物的酶都有哪些？它们是如何发挥作用的？
2. 药物在体内代谢方式有哪些？代谢后活性会发生什么样的变化？
3. 什么是前药、软药和孪药？前药设计的核心思想是什么？
4. 前药设计的主要方法和策略有哪些？
5. 举例说明前药设计在新药研究中的重要作用。

第六章

受体作为药物研发的靶点

学习要求

1. 掌握受体的概念，受体激动剂和拮抗剂的概念和特点，药物受体相互作用的分类及各自特点。

2. 熟悉药物受体相互作用学说的发展，受体的鉴定标准。

3. 了解案例中受体应用理论的研究方法及其在药物化学中的应用。

人体是一个结构完美而复杂的机器，机体内存在大量的与生理和生化相关的系统来应对外界连续不断的侵袭。这些系统包括内分泌、神经和酶系统，它们能通过发挥其生物功能来适应不断变化的外界环境。系统之间的相互配合保证了生物体的健康存活，然而，对这些系统调控的失败常常能导致疾病甚至死亡。早在人类早期就有使用特定化合物治疗疾病的历史。这些关于植物制剂可以改变疾病过程的许多偶然发现奠定了现代药物系统发现方法的基础。

而要了解药物的作用，首先必须考虑药物对复杂生物体各个不同水平上系统的影响。生物有机体主要可分为以下水平：完整生物体、组织和器官、细胞、亚细胞结构及生物分子。药物发挥药效基于该药物与生物功能大分子间的相互作用，这些大分子通常是作为内源性配体的结合靶来发挥作用的，而内源性配体则大多是细胞间的信使分子，如激素或神经递质，这些分子作用于细胞膜上的特异性受体如膜受体和离子通道等(当然细胞质和细胞核也有药物的作用靶点，如酶、DNA 和 RNA)。受体激活诱导的级联生物效应与受体的类型和效应细胞种类密切相关。这些单一的信号被细胞整合来产生特定的细胞反应，如从肌细胞释放 Ca^{+} 引起肌原纤维收缩。最后，单个细胞的应激反应被功能性组织或器官整合来产生生理学功能，如引起肌肉收缩。理论上来说，药物可以作用于这个过程的任何一步，通过改变某些已知的生理功能或过程而起作用。因此，药物的作用可以被看作是维持有机体生命功能或过程的某种变化来调节组织或器官的正常功能，但却不能赋予组织或器官新的功能。一种药物的特定效果总是相对于给药时的生理状态而言的。

作为药物作用靶的功能性大分子，可分为受体、酶、参与转运的蛋白及核酸。药物与生物系统成分之间也可能发生其他分子间相互作用，如药物与血浆白蛋白或组织成分的结合，因为只有游离型药物才具有药物活性，结合型药物延缓了药物与其靶作用部位的结合。这些相互作用对药效具有次级的影响，因为它们只影响药物作用的持续时间或强度。所以，血浆白蛋白可以被认为是药物的接受者而不是药物的受体。本章将不讨论这些接受者，而将重点放在药物与受体的作用的分子水平上。

第一节　基本概念

一、受体的本质

受体是细胞上特定的结合部位，它能与内源性的激素、神经递质及生长因子等化学物质结合，引起一系列信号传导过程从而发挥生物学功能。而这些与受体相结合的化学物质称为配体。广义来说，受体的概念包括激素和神经递质的受体、酶、其他蛋白质和核酸等生物靶分子或靶点；而药物化学领域是指能与药物分子形成药物-受体复合物并产生生物效应的生物体内所特有的生物大分子。

受体通常根据与其相对应的内源性生物活性物质及化学特异性来分类和命名，如胆碱能受体和谷氨酸受体。某些情况下，内源性生理活性物质未知的情况下，则根据受体能产生应答的外源性物质来命名，如阿片受体。

现在，大量细胞表面的递质受体已经被鉴定和精制，并且短链上的相关氨基酸序列也已被测定。为了通过惯常的基因克隆法进行 cDNA 文库筛选，这些序列已被用来设计合成寡核苷酸。对 cDNA 长链序列的测定已成为获得受体多肽的完整氨基酸序列的一种途径。应用这些分子生物学技术研究，显示不同内在生理活性物质的受体具有类似的序列。因而认为受体具有共同的起源，并使得应用模型研究受体的三维结构成为可能。分子药理学方法应用位点特异性诱发变异(site-directed mutagenesis)能够详细分析信号蛋白(signalling proteins)的结构和功能关系。对受体固有初级氨基酸序列的分类，表明有少数受体亚家族(receptor subfamilies)存在。这些受体亚家族具有类似的结构和共同的作用机制。可以将受体亚家族大致分为以下几类：①配体依赖性离子通道受体；②具有酶活性受体；③与胞质酶紧密结合的受体；④G 蛋白偶联受体；⑤调节不同基因转录的细胞核内受体。这些受体亚家族与能够产生不同细胞效应的各种效应器(effectors)结合在一起。离子通道型受体产生效应非常快，通常为毫秒级；与甾体及甲状腺激素等结合的受体产生效应非常慢，一般需要数分钟至数小时；G 蛋白偶联受体产生效应介于两者之间(数秒钟至数分钟)。

绝大部分受体是具有四级结构的蛋白质，部分为糖蛋白或脂蛋白。已发现的受体多数具有不同的亚型。如肾上腺能受体可分为 α 及 β 亚型。而 α 亚型再可分为 α_1 和 α_2 次亚型。受体亚型是指寡聚体或多聚体蛋白含有几个或多个彼此相同或不同的亚基，这些亚基的不同排列组合构成了不同的亚型，受体亚基是受体组分中最小的单元，具有受体的识别部位。不同受体亚型常介导不同的生理效应。如表 6-1 中肾上腺素能受体的亚家族及其功能。

表 6-1 肾上腺素能受体家族

受体类型	亚型	传导机制	组织功能
α_1	1A	激动 $G_{q/11}$	平滑肌和心肌收缩
α_1	1B	激动 $G_{q/11}$	平滑肌收缩
α_1	1D	激动 $G_{q/11}$	平滑肌收缩
α_2	2A	激动 $G_{i/o}$	高血压,镇静,镇痛,麻醉
α_2	2B	激动 $G_{i/o}$	血管收缩
α_2	2C	激动 $G_{i/o}$	未知
β_1	—	激动 G_s	增加心率和心肌收缩力
β_1	—	激动 G_s	平滑肌舒张
β_1	—	激动或抑制腺苷环化酶	脂肪分解,心脏抑制

受体作为生物细胞的一种组分,当配基(药物、激素、神经递质、毒素、抗原等)与这一组分相互作用时,便引起一系列生化、生理或药理变化。一般认为,受体应具有可识别部位与特异性配基作多点结合。在研究受体的过程中,通常由于被分离纯化后的受体除了保留与专一配体结合力外,其他生理、生化和药理功能全部丧失,因而仅根据体外受体-配基结合实验来判断受体往往不够,必须将这种测定结果与同一组织的生化、生理行为或药理反应联系起来,才能作出正确的判断。鉴定受体的标准有以下几点:

1. 饱和性

生物对细胞外信号的反应是可以饱和的。说明每一细胞或一定量组织内受体数量有限。该特性可用放射性配基饱和实验加以证明。当某一配基的浓度达到某一水平时,最高结合值达到衡定,表明该受体的结合已被饱和。

2. 适度的亲和力

受体对它的配基的亲和力,或配基占据受体的浓度范围,应该相近于体内配基的生理浓度,通常在 10^{-9} mol 左右。受体-配基复合物的形成是由受体的数量和亲和力的大小两个因素来决定的,通常生物效应与受体-配基复合物的数目相关。增加受体数量和增大药物与受体的亲和力均可增大生物效应。

3. 配基的专一性

受体与配基的结合应具有结构专一性和立体专一性,这种选择性使某一靶受体只与特定的配基作用。作用于某一受体的同类型激动剂或拮抗剂对受体的竞争能力与他们的生物学效应相平行。激动剂激发生物效应的强度,应该反映在激动剂对受体结合部位竞争的强度上,两者应该大体相当。专一拮抗剂应该能阻断其他配基的结合。特异性配基与受体结合的本质则在于其两者的结构上具有严格互补性。不同构型和构象的光学异构体与受体的空间立体相适应性不一致,在亲和力和生物活性上就会有差别。如作用于阿片受体的镇痛药，光学活性异构体的亲和力要大于其非光学活性异构体 1000～10000 倍。

4. 靶组织的专一性

特定的受体，只存在于一定范围的组织细胞。如雌激素受体主要存在于子宫、阴道、乳腺、垂体和脑。一般来说，位于靶组织内的受体密度比非靶组织内的要高得多。

5. 与生物活性相关

这是判定专一受体最重要的依据，也是体外受体法筛选药物的依据。根据这一特性，在新药筛选过程中，通过受体结合实验，可求出半数抑制浓度（IC_{50}），定量地表示出药物与受体的亲和力，而这种亲和力与药效相关。因此，该结果也可作为首轮药物初筛的结果。

6. 配基

对于生物体内的所有受体一定有内源性配基存在。阿片受体的内源性配基为脑啡肽和β-内啡肽；γ-氨基丁酸受体为γ-氨基丁酸；胆碱受体为乙酰胆碱；胰岛素受体为胰岛素等。

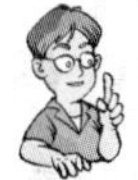

知识链接

受体概念的由来

受体概念的起源可追溯到 1878 年，英国生理学家兰勒（Langley）在研究生物碱阿托品（atropine）（见图 6-1）和毛果芸香碱（pilocarpine）（见图 6-2）在猫唾液分泌过程中的相互拮抗作用时，提出了机体内存在能与这两种化合物发生作用的未知物质的概念。1905 年，兰勒在研究箭毒（南美洲各种季胺生物碱的通称，能引起肌肉麻痹）和烟碱对骨骼肌的刺激作用时，提出两者竞争同一接受物质的设想。

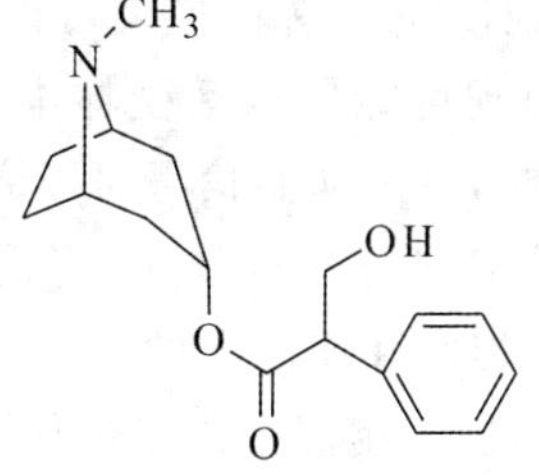

图 6-1　阿托品

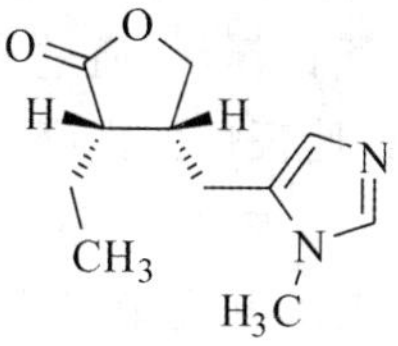

图 6-2　毛果芸香碱

著名的化学治疗学和免疫化学家欧利希（Ehrlich）对不同的细菌如何能引起不同的疾病进行了研究，他认为细菌毒素就如同染料黏附于织物上那样，也是通过紧紧结合于体内细胞中的特定作用部位而产生致病作用。随后，他提出了侧链理论，即细胞表面存在的特殊侧链能与毒素中的特定基团结合，欧利希将这种侧链称为“receptor”（受体），而药物和受体相互作用的关系就像“锁”与“钥匙”的关系，药物分子具有一定的立体结构如一把钥匙，病原体及宿主细胞具有不同立体结构的“侧链”，像不同的锁一样，特定的药物就可以与立体结构互补的受体相匹配并发生作用，具有较高的特异性。这种情况被认为是最理想的药物治疗，但实际上，只与其受体相互作用的药物是很少见的，药物分子还可能与其他的受体，或者与细胞上或细胞内的非受体物质相结合，产生了其他作用。

有些药物不需要与特别的受体相互作用也能产生需要的药理作用，例如，渗透性利尿剂可以通过在肾小管中产生一个渗透性成分而发挥其药理作用，从而加速肾中水的清除。这纯粹是药物物理性质导致的结果。同样，抗酸剂也是通过中和消化道中的盐酸而发挥其作用。这些情况下对药物不吸收甚至是产生作用所需要的。药物吸收缓慢，作用于需要的生物位点的时间就会延长，才能产生最持久的药效。但实际上，大多数药物给药后需要吸收才能达到目的靶标，所以必须考虑其副作用。

近年来，由于分子生物学的快速发展，人们可以利用一些现代科学手段对许多重要的药物受体结构及它们与配体间的相互作用进行解析，一些受体甚至可以利用生物技术对其进行人工表达，这都极大地推动了药物化学研究的进步与发展。

二、受体信号转导

受体激活的信号传导过程能导致细胞结构和功能发生改变。信号传导过程有几种重要的作用。首先，它能使细胞外分子不能进入细胞内就能影响细胞的功能，这种远距离的交流是通过激动剂与受体蛋白结合，并稳定受体结构的激活构象来完成的。激活的受体构象可以通过去除空间或电压阻碍而加速离子流通过膜通道。对这些通过细胞间代谢通路产生信号的受体来说，活化态构象是通过直接或间接的激活细胞间的调节酶来改变细胞间分子环境的。第二，不同的信号可以通过共同的或相反的代谢通路来加速或抑制调节蛋白酶的激活而相互影响。因此，信号传导机制可以通过整合反应来扩增刺激从而能相互作用。第三，通过酶的激活和第二信使的产生（如环-AMP、IP_3），可以扩大一个初始的微弱信号，延长其作用时间，并产生有力的细胞反应。这种扩大可以通过许多机制发生。酶活力的动力时间范围以及关键代谢物的出现可能比激活受体本身所用的时间长。因此，少量的受体被短暂的激活，通过分子级联反应，一个初始信号可以激活一系列的分子间反应从而导致一个细胞反应的提高，出现一个被细胞增大的反应。信号转导的结果可能包括下列一个或几个方面的内容：①电兴奋组织如神经和肌肉上的细胞膜极性变化能够导致某种作用的加速或抑制，从而影响该组织的兴奋性；②胞液中代谢级联的激活能导致细胞形态学或功能的改变；③基团激活导致的新蛋白质的合成可以修饰蛋白质结构和生理。

三、受体激动剂和拮抗剂

很多药物作用于这样的维持生理功能的受体上，具有与内源性生理活性物质相似作用的药物成为激动剂(agonist)。有些药物能与受体结合，但不能激活受体产生反应，这类药物通常竞争性地与受体上的激动剂结合位点结合，从而阻止神经递质与受体的结合，所以被称为拮抗剂(antagonist)。这类药物对受体也有亲和力，但无内在活性。

拮抗剂通常被分为竞争性拮抗剂和非竞争性拮抗剂两类。其中竞争性拮抗剂常见得多，其拮抗作用依赖于激动剂和拮抗剂的浓度。也就是说，当激动剂的浓度远远大于竞争性拮抗剂的浓度时，生物效应也可达到最大值。激动剂和竞争性拮抗剂结合到受体的相同位点，或者说竞争性拮抗剂直接影响激动剂的结合。而非竞争性拮抗剂的阻断程度不依赖激动剂存在的数量。以乙酰胆碱与肌肉的活化关系为例，将一块离体的新鲜肌肉放入含有乙酰胆碱的组织制备液中，肌肉的收缩程度与乙酰胆碱的浓度成正比关系，当收缩效应达到一定程度时，大部分受体均被药物分子占据，达到生物效应最大值，称为最大应答。如果化合物 A 能产生与乙酰胆碱相同的肌肉收缩样生物应答，那么此化合物被称为乙酰胆碱受体的完全激动剂[见图 6-3(a)]；如果另有一化合物单独加到组织制备液中不能使肌肉产生与乙酰胆碱相同的肌肉收缩样生物应答[见图 6-3(b)]，且再在该组织制备液中加入适量活性的乙酰胆碱，结果不产生或仅产生微弱的肌肉收缩，可见乙酰胆碱的这一活性被化合物 B 阻断，但当加大乙酰胆碱的浓度时，仍然可达到最大应答，则化合物 B 被称为竞争性拮抗剂[见图 6-3(c)]；当非竞争性拮抗剂 C 存在时，无论乙酰胆碱的浓度多高，肌肉收缩的应答都不可能达到仅有乙酰胆碱时所产生的最大生物应答那样的程度[见图 6-3(d)]。

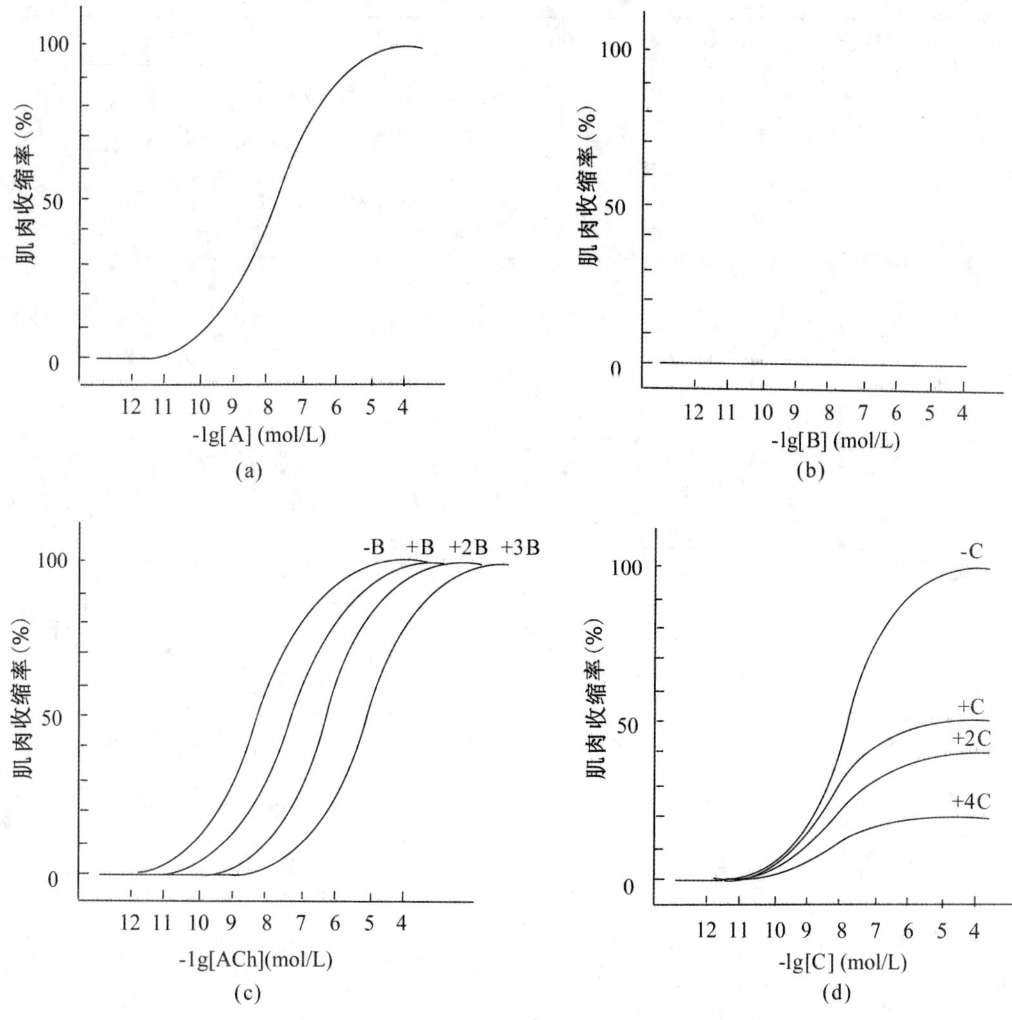

图 6-3 激动剂(A)、竞争性拮抗剂(B)和非竞争性拮抗剂(C)对神经递质效应的影响

基于以上的讨论,如果研究者想要去设计一个药物去激发某一特定受体而产生一定的生物应答,那就应该制备受体的激动剂。如果要阻止某一神经递质或激素所产生的生物效应,那就应该制备受体的拮抗剂。

通常,一系列作用于共同受体的激动剂的化学结构会有很大的相似性,一系列作用于共同受体的一组拮抗剂的化学结构相似性则小得多。表 6-2 给出了一些组胺和肾上腺素的激动剂和拮抗剂的结构。拮抗剂结构上存在的差异不足为奇,一个受体可以被某个拮抗剂所阻断,因为它在神经递质与受体的结合位点的附近某一位置的结合,或许就能实实在在地阻断神经递质到达其特有的位点。这或许能解释为什么拮抗剂的结构常常会比激动剂的结构要庞大些。有时设计一个分子去阻断某一受体的关键位点,比设计一个分子与受体相互作用并产生应答要容易一些。对一种激动剂进行适当的结构修饰与改造,有时可以将其转变为一种拮抗剂。

表 6-2　　组胺和肾上腺素的激动剂和拮抗剂

神经递质	激动剂	拮抗剂
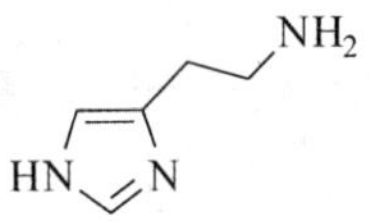 组胺	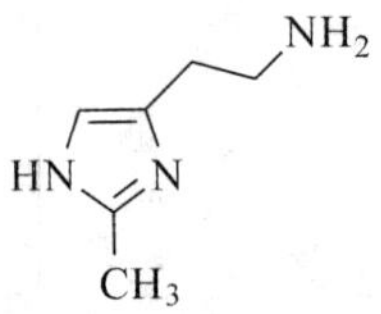	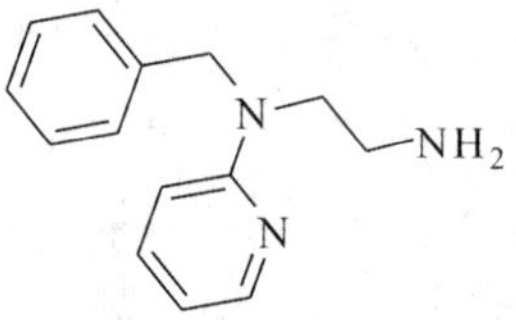
	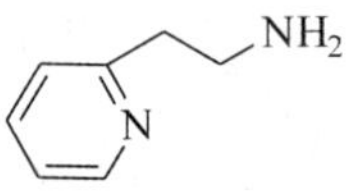	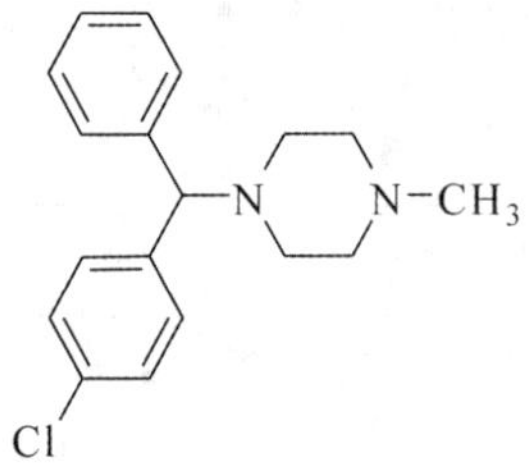
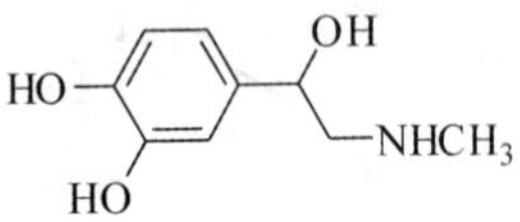 肾上腺素	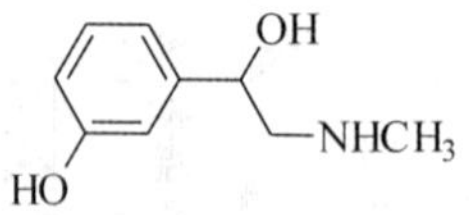	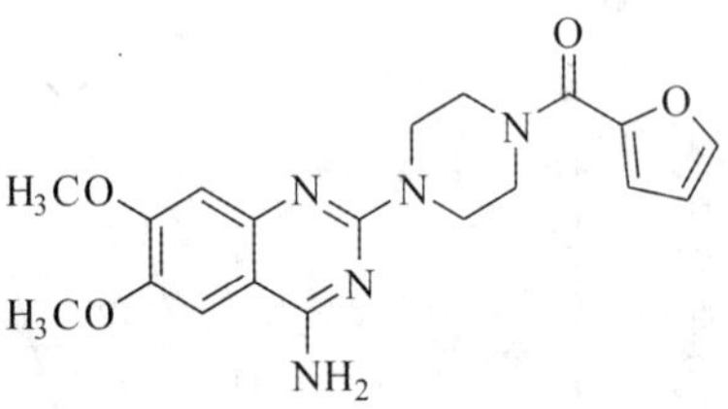
	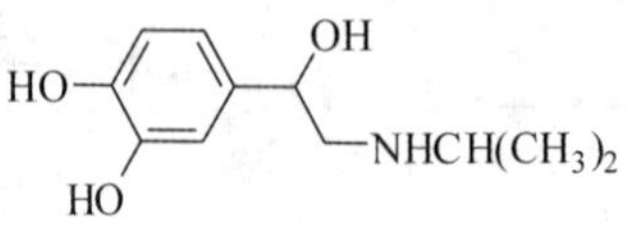	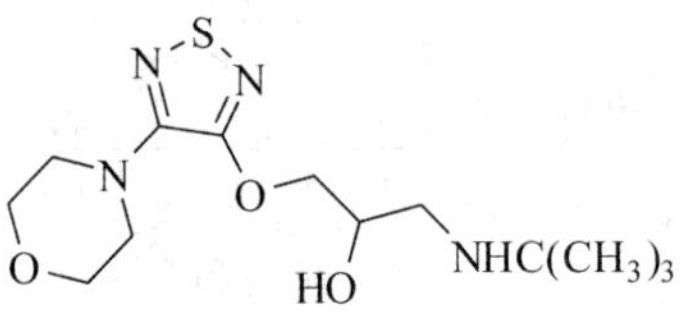

拮抗剂和激动剂都结合在受体的相同位点，但为什么拮抗剂不产生生物效应呢？这种现象的发生存在多种可能。图 6-4 形象地说明了几种情况。图 6-4(a)表示的是能够引发生物效应的激动剂与受体的三个结合位点相互作用，产生生物效应；图 6-4(b)中的化合物有两个基团可很好地与受体相互作用，但另外一个基团由于其结构的不适应而不能很好地与受体相适应；图 6-4(c)中的化合物是图 6-4(a)中化合物的光学异构体，其也仅有两个基团可以与受体位点相互作用。如果引发生物效应需要合适的基团与受体的三个位点都能结合，那么图 6-4(b)和图 6-4(c)中的化合物都不能引发受体生物应答，所以这两种化合物就是拮抗剂。

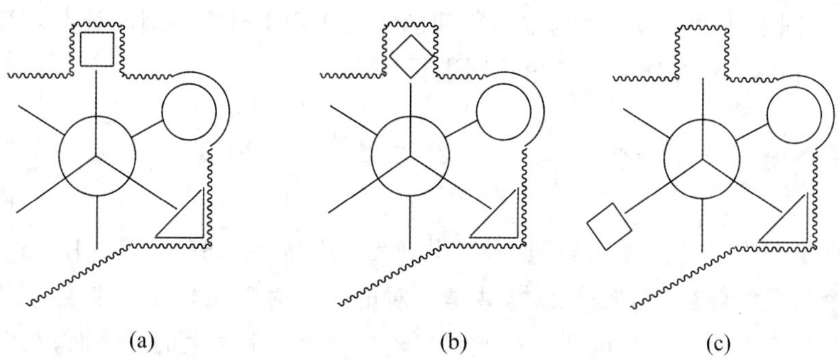

图 6-4　拮抗剂与受体结合模式举例

第二节　药物-受体相互作用

药物效应的产生，其共同点就是配体即药物分子与其作用位点结合形成复合物，这样的相互作用可以改变机体相关成分的功能，从而诱发生物化学及生理学的变化，即药物效应。根据药物受体是机体任何功能大分子成分这一定义，可推出以下结论：①药物具有改变机体任何功能的潜在能力；②药物不能赋予机体细胞新的功能，而只是调节不断进行的功能活动。尽管这一原则收到基因疗法的挑战，但目前仍是有意义的。

一个化合物对受体的亲和性依赖于适当三维特征，如亲和力、官能团的立体方向、物理和电化学性质，如离子和偶极子的相互作用。假如一个化合物已经分布到和受体具有正常的距离时，药物是否与受体相互作用生成药物-受体复合物取决于药物与受体之间特有的相互作用力的类型。这种相互作用与有机分子间的相互作用力相同，包括共价键、离子键、离子-偶极和偶极-偶极相互作用、氢键、电荷转移相互作用、疏水性相互作用、范德华相互作用等等，它们将决定药物与受体之间的亲和程度。

只有在分子表面十分接近并且具有互补性时，弱的相互作用才能发生。药物与受体作用，生成药物-受体复合物，其自由能降低。自由能降低的值与结合平衡常数 K_{eq} 呈如下关系：

$$\Delta G^{\circ} = -RT\ln K_{eq}$$

式中，ΔG° 代表标准自由能为负值，R 为气体常数，T 为体系的绝对温度、K_{eq} 为药物受体相互作用的平衡常数。由于药物与受体间的作用力类型不同，相互作用能量也不等。

药物与受体间的相互作用以共价键的能量最高，其他情况下药物-受体间的形成的化学键一般为非共价键，键能较弱，因而是可逆的。因此一旦药物在体内的浓度降低，药物-受体间的非共价键便会解离，药理作用就会丧失。这种持续一定时间的药理效应在某些方面是必要的，如对于中枢神经的兴奋剂和镇静剂而言，长时间持续的药效是不利的。而有些情况下，需要药物产生的药效是持续的甚至是不可逆的，这样的药物产生的药理作用比较持久。如化学治疗药，药物与受体之间通过共价键相互作用，选择性作用于外来有机体或肿瘤细胞，从而产生持久的药理作用。

总之，不同的化学键在药物与受体之间的相互作用中具有不同的特点，下面就各种化学键的性质及在药物-受体间的作用分别进行讨论。

一、共价键

共价键是药物与受体作用最强的键，共价键的键能为 167～460 kJ/mol。成键的两个原子一个来自配体，一个来自受体，共享一对电子。对于化学反应来说，共价键的生成或断裂通常是在较强烈化学试剂存在下或在较高的温度下发生的。然而，在生物体内，除了酶和 DNA 之外，受体很少与药物形成共价相互作用。对于一些化学治疗剂而言，受体与药物间的结合是通过生成新的共价键来实现的，从而获得比较持久的药理作用。共价键在生理温度下非常稳定，以至于以共价键相结合的药物和受体之间可以形成持久性的复合体。虽然大多数药物-受体间的相互作用是可逆的，但有些药物如抗肿瘤药氮芥和烷基化化合物形成高反应活性阳离子中间体，能与受体上的电子供体基团形成共价结合(见图 6-5)；又如青霉素以共价键结合的形式使对细菌细胞壁合成至关重要的转肽酶乙酰化，从而长时间抑制细菌增殖。

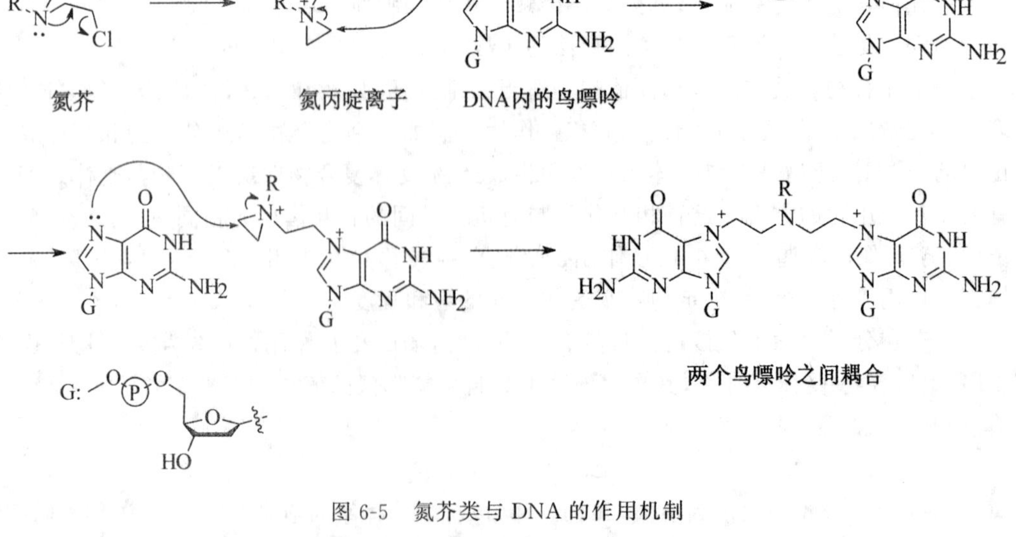

氮芥　　氮丙啶离子　　DNA内的鸟嘌呤

两个鸟嘌呤之间耦合

图 6-5　氮芥类与 DNA 的作用机制

二、离子键

对于化学治疗剂及一些其他化合物，人们已经了解了其与受体生成牢固又往往为不可逆结合的共价键。这一性质使得这些化学治疗剂具有持久的作用，这对于治疗某些疾病非常重要。然而，对于许多药物，如中枢神经系统兴奋剂或镇静剂来说，持久的作用是非常有害的。因此在实际应用中，期望药物只在较短的一段时间内持续发挥作用。实际上也确实如此，因为大多数药物和相应受体间的结合是建立在离子键或其他一些非共价键的基础上的，而这种非共价键的作用力对于药物与受体的结合来说已足够牢固和稳定，使其不太易于从作用部位除去。

在生理 pH 条件下（pH≈7.4），存在于药物中的多种官能团（如羧基、磺酰胺基和氨基）呈电离状态，因此它们会带电荷。对于季铵盐类药物更是具有持久性的正电荷。另一方面，受体主要由蛋白质构成，而蛋白质由不同的氨基酸组成，一些氨基酸侧链官能团，也会电离出带正电或负电的基团。例如精氨酸和赖氨酸的碱性基团在生理 pH 条件下全部质子化，生成阳离子基团。组氨酸的咪唑环也发生同样现象，但程度较低。天冬氨酸和谷氨酸在生理 pH 条件下通常完全电离，去质子化生成阴离子基团。

药物和受体离子倘若具有相反电荷，就会相互吸引生成离子键。这种离子相互作用的有效距离超过其他类型的相互作用力，并且持续时间更长。从静电结合的观点来看，它是最重要的一种键。键能范围为 21～42 kJ/mol，与电荷间距离的平方呈反比。通过离子相互作用，药物分子向受体扩散的更近，使其与受体的结合能力明显增加。而且，离子键能的强度可以保证受体和药物之间的初始瞬间相互作用的发生，但是不像共价键那样强的足以阻止复合物的分解。

当两个电荷的电量分别为 q_1 和 q_2，分隔距离为 r。在介电常数为 D 的介质中时，该离子键的键能可用下列方程式求出：

$$E = \frac{q_1 q_2}{r^2 D}$$

药物分子在人体内所处的环境为人的体液环境，介电常数与水的介电常数有较大的区别，体液的介电常数实测值为 28，而水的介电常数为 80。

一个原子参与离子键的能力取决于其电负性的程度。以氢原子为例，其电负值为 2.1（Linus-Pauling 单位）。氟原子和氯原子、羟基、巯基以及羧基对电子的吸引力比氢强，所以都可以形成离子键；而烷基的吸电子能力比氢弱，不能形成离子键。图 6-6 显示出抗抑郁药匹伐加宾（pivagabine）与精氨酸残基之间可能存在的离子相互作用。

匹伐加宾

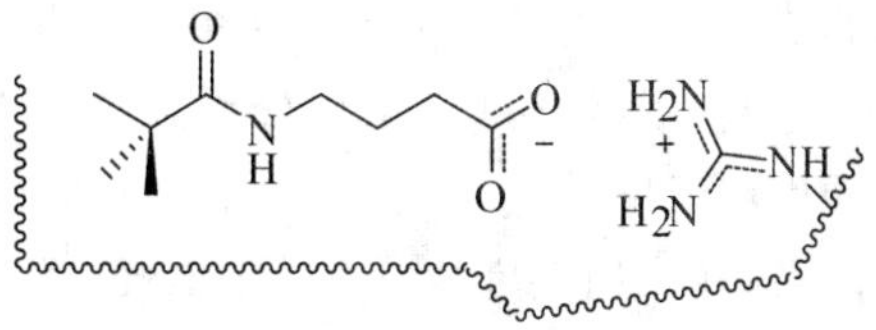

波浪线代表受体表面

图 6-6　离子键相互作用举例

三、离子-偶极和偶极-偶极相互作用

在药物或受体分子中，碳与其他原子（如氮和氧）间电负性的差别导致电子云密度不对称分布，从而产生偶极现象。如某些含有氰基和羰基等官能团的有机化合物中就显而易见存在确切的电子偶极（见图 6-7）。

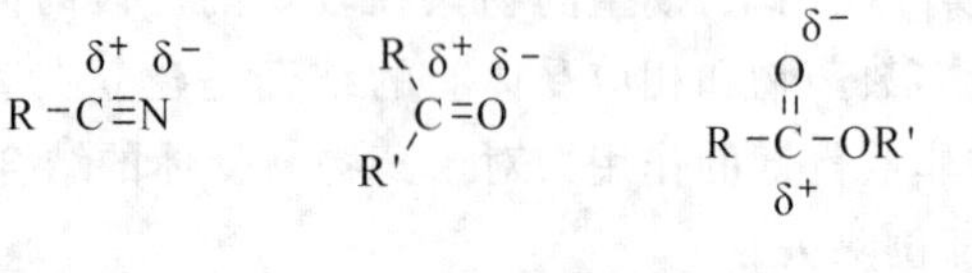

$$\overset{\delta^+\ \delta^-}{R-C\equiv N} \qquad \overset{R\ \delta^+\ \delta^-}{\underset{R'}{C=O}} \qquad R-\overset{\delta^-}{\overset{O}{\overset{\|}{C}}}-OR' \ (\delta^+)$$

图 6-7 存在电子偶极的有机化合物

在药物分子与受体分子中的电子偶极之间，只要电荷符号相反且处于恰当的空间位置，就会形成偶极-偶极相互作用或离子-偶极相互作用从而造成药物分子与受体分子的相互吸引。抗失眠症药物扎莱普隆（zaleplon）示例了这种相互作用（见图 6-8）。

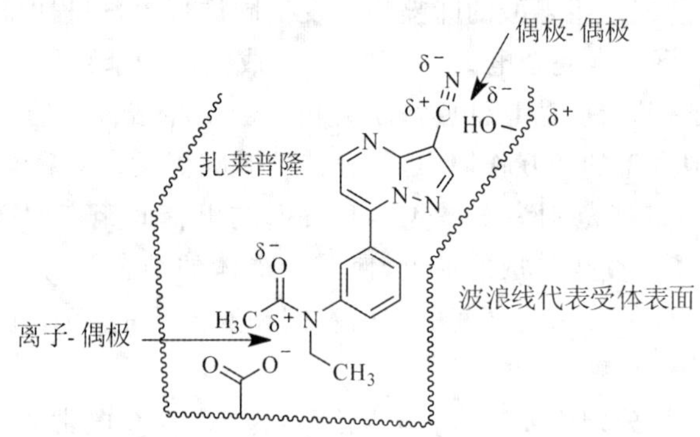

图 6-8 离子-偶极和偶极-偶极相互作用举例

一个固定电荷和一个偶极间相互作用的键能 E 可由下列方程式算出：

$$E = \frac{Ne\mu\cos\theta}{D(r^2 - d^2)}$$

式中，N 是阿伏伽德罗常数、e 是电荷的电量、μ 是偶极矩、θ 是固定电荷至偶极中心的连线与偶极方向的夹角、D 是分隔介质的有效介电常数、r 是固定电荷和偶极中心之间的距离、d 是偶极键的长度。由于偶极矩是一个矢量，电荷与偶极矩的取向变化会影响药物-受体的作用强度。虽然药物-受体间的偶极-偶极相互作用的键能也可由计算式求出，但一般说来，其作用强度比离子-偶极相互作用小。偶极-偶极相互作用的强度完全取决于偶极矩的大小、偶极与偶极间的距离及它们各自的方位。

离子-偶极和偶极-偶极相互作用广泛存在于药物-受体复合物中。需要特别指出的是，水分子也是偶极分子，药物分子中的固定电荷或偶极同样可以与水分子发生离子-偶极和偶极-偶极相互作用。

四、氢键

氢原子核外只有一个电子，氢原子与电负性较强的原子成键后（如常见的 O—H、N—H），降低了氢原子的电荷密度，使得氢原子成为一个相对的正电荷。这个相对裸露的氢原子核因其带有部分正电荷与另一相邻的含有孤对电子的电负性原子形成的引力键，即为氢键。可以用 X—H……Y 来表示，其中的……即表示生成的氢键。

和一般化学键一样，氢键键强与构成氢键两端的原子间距离成反比。此外，氢键是高度指向性的，也就是说氢键的键能大小与构成氢键的∠XHY 的角度相关，∠XHY 为 180°时，键能最大。氢键的键能比共价键要弱，通常为8～21 kJ/mol，比范德华引力要强。氢键为氢原子所特有，这是因为氢原子是生理 pH 条件下唯一能带正电荷，并且同时在分子中保持共价键合作用的原子。此外，氢原子体积足够小，能够容纳第二个电负性原子的逼近。氢键在生物体内广泛存在，对维持机体的许多生理功能和组织结构的稳定性起着重要作用。如氢键在稳定蛋白质的二级结构中（α-螺旋、β-折叠、β-转角、γ-转角）就起着决定性的作用。

许多药物分子有氨基或羟基等官能团。这些药物分子在与受体结合生成复合物的过程中，氢键也起着重要作用。然而氢键的弱键能决定其不能单独维持药物与受体的相互作用，但是当二者之间形成大量的氢键时，则能大大的增加药物与受体的相互作用的稳定性。因此，氢键最可能是许多药物与受体相互作用的基本要求。需要指出的是，水分子也有很强的氢键形成能力，它既可以是氢的给予体，也可以是氢的接受体。药物分子常会与水分子有较强的缔合作用。药物分子与受体接近时，药物与水分子的氢键须先断开，然后再与受体结合。

氢键可分为分子内氢键和分子间氢键（见图 6-9），前者通常更强一些。分子内氢键作为一种重要的分子特性，可能对先导化合物的优化策略产生显著影响。分子的活性构象是它与受体产生最佳结合时的理想构象，当一个化合物分子可能通过分子内氢键形成五元或六元环构象体时，这种作用力会形成稳定的构象，这种稳定的构象可能与活性构象相似，也可能不相似。分子内氢键的存在也可能阻断药物分子中的药效团与受体的结合。例如，水杨酸甲酯（methyl salicylate）（见图 6-10）仅有弱的抗菌作用，而其对位异构体对羟基苯甲酸甲酯（methyl 4-hydroxybenzoate）（见图 6-11）的抗菌作用却强得多，这被认为是分子中酚羟基存在的结果，而水杨酸甲酯中的酚羟基则被分子内氢键所屏蔽，难以发挥作用。

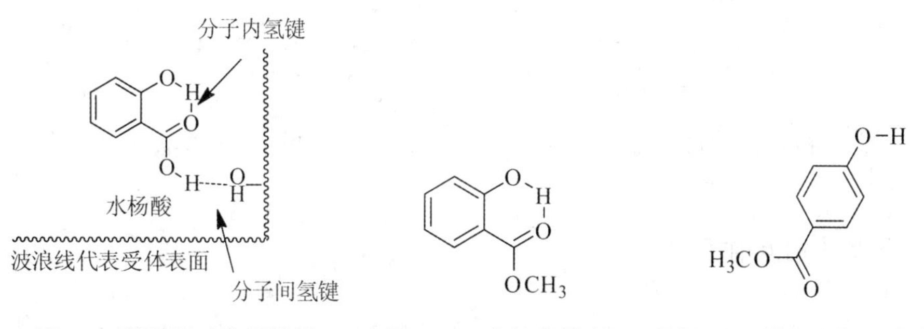

图 6-9　氢键相互作用举例　　图 6-10　水杨酸甲酯　　图 6-11　对羟基苯甲酸甲酯

五、电荷转移复合物

当作为良好电子给予体的分子(或基团)与作为良好电子接受体的分子(或基团)相接近时,给予体可以将其部分电荷转移至接受体,这种作用形成电荷转移复合物。实际上这是分子间的一种偶极-偶极相互作用。电子给予体通常是富含 π 电子或具有推电子基团的芳香环、烯、炔烃以及富含 π 电子的杂环等化合物,含有孤电子对基团的分子也可以是电子给予体,如醇、硫醇、醚、硫醚、胺等。电子接受体的基团则包括含有缺电子 π 轨道的基团,电子云密度相对较低的化合物,如具有吸电子取代基的烯基、炔基和芳基及含有弱酸性质子的化合物。受体上存在可以作为电子给予体的基团(如酪氨酸的芳环和天冬氨酸的侧链羧基),作为电子接受体的基团(如半胱氨酸侧链巯基及赖氨酸和精氨酸的侧链碱性基团),以及兼作电子给予体和接受体的基团(如组氨酸、色氨酸和天冬氨酸)。电荷在分子间的离域是形成电荷转移复合物的推动力。

电荷转移具有方向性,如图 6-12 所示,杀菌剂四氯二氰苯(chlorothalonil)与受体分子中酪氨酸残基的芳香环相互作用生成电荷转移复合物,两个相互作用的芳香环呈平行状。

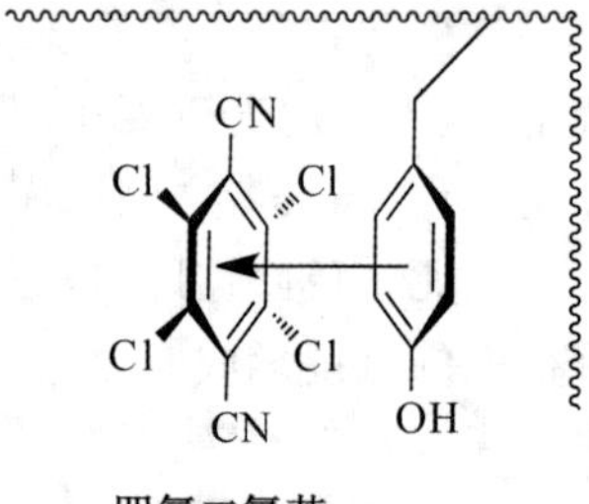

四氯二氰苯

图 6-12　电荷转移相互作用举例

一些作用于 DNA 的抗肿瘤药物,如放线菌素 D(dactinomycin D)(见图 6-13)及抗疟药氯喹(chloroquine)(见图 6-14)的作用机制均为药物分子结构中的芳香环嵌插入 DNA 双螺旋链中碱基对与碱基对之间形成稳定的复合物,从而影响 DNA 复制、RNA 的转录和蛋白质的合成,起到细胞毒的作用。药物分子的共轭芳环与碱基对之间作用,结果生成了电荷转移复合物,电荷转移相互作用的键能一般为 4～29 kJ/mol。

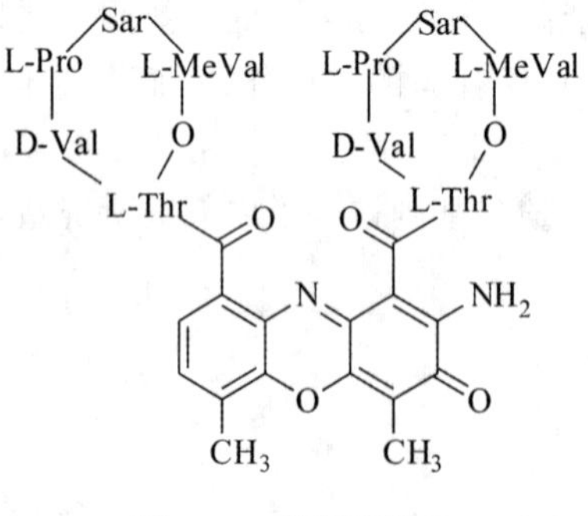

图 6-13　放线菌素 D

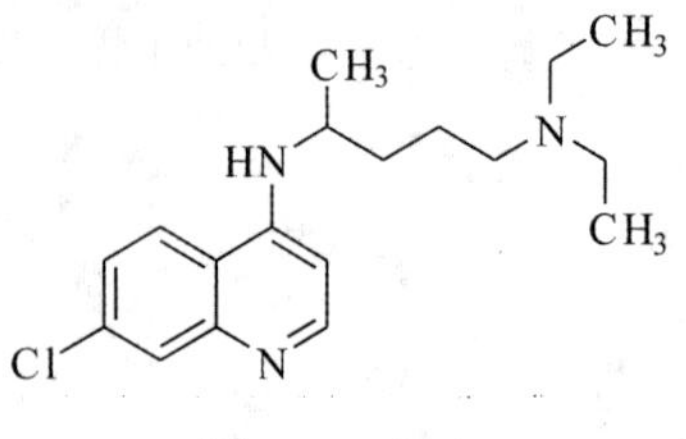

图 6-14　氯喹

六、疏水性相互作用

碳原子的电负性与氢原子的电负性相近,碳氢键的极性很小,构成饱和烷烃的氢不能形成氢键。因此,饱和烷烃一般都既不能被水溶剂化,也不溶于水。当烷烃(或药物分子中疏水性的烃基)与水接触时,在非极性分子或分子的非极性区域周围的水分子呈有序化排列,因而其能量状态高于其他的水分子。当两个各自被有序的水分子包围的非极性基团(如药物的亲脂性基团或受体的非极性基团)互相靠近时,这些水分子由于试图彼此结合而变得无序,导致熵值增加,自由能降低($\Delta G = \Delta H - T\Delta S$),从而稳定了药物受体复合物。这种稳定作用即疏水性相互作用(机制如图 6-15 所示)。需要指出的是,这种作用不是两个非极性基团彼此"溶入"产生的相互吸引力,而是由于周围的水分子的熵增加产生的非极性基团的自由能降低。

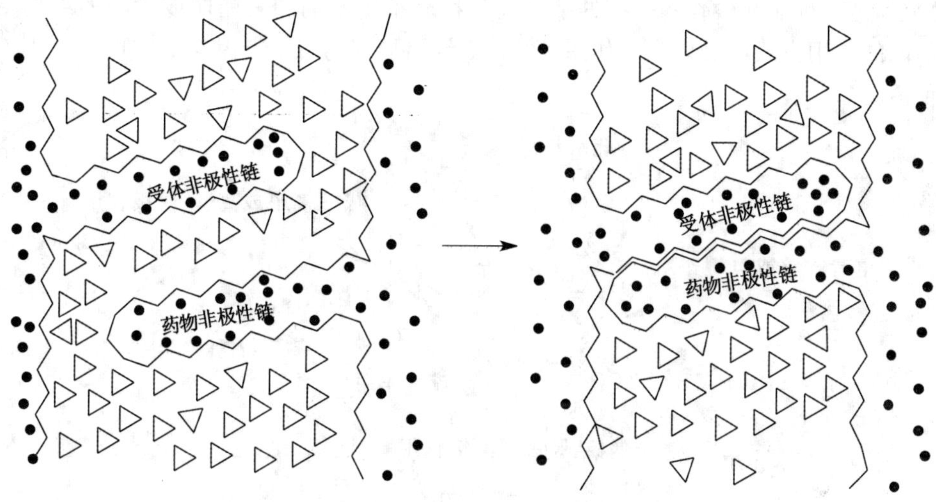

图 6-15 药物-受体疏水性相互作用形成的原理示意图

疏水键能量的高低取决于疏水基团的大小,烷基链越长,疏水性越强。在极有利于复合物形成的疏水性相互作用中,每一个亚甲基-亚甲基相互作用释放的能量约为 2.9 kJ/mol。在蛋白质或酶的分子表面有很多非极性链或区域,除了某些氨基酸残基的烷基侧链可参与生成疏水键,一些芳香氨基酸(如苯丙氨酸)的侧链芳环也可与药物分子的芳香环形成疏水键。这种由共轭 π 键参与的疏水性相互作用常被称为 π-π 相互作用。图 6-16 描述的是局麻药 4-氨苯丁酯(butyl 4-aminobenzoate)与异亮氨酸之间可能存在的疏水相互作用。

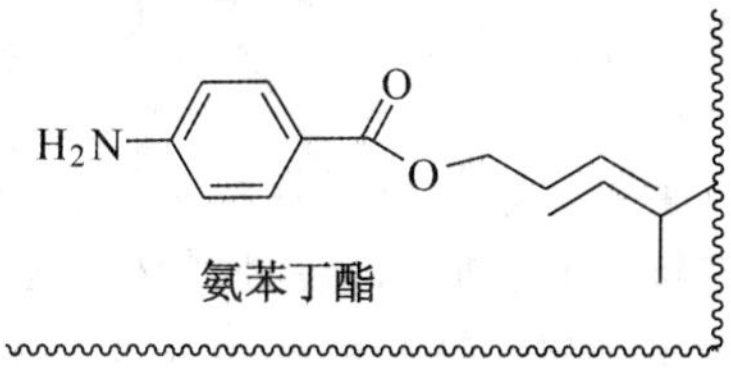

氨苯丁酯

图 6-16 疏水性相互作用举例

七、范德华力或伦敦色散力

非极性分子中,原子的电子密度可能会发生瞬息不对称分布,从而产生瞬间偶极。当不同分子(如药物分子和受体分子)中的原子互相接近时,一个分子中的瞬间偶极会诱导靠近它的分子产生相反的偶极,从而发生称为范德华力的分子间相互吸引作用。

范德华力是原子间吸引力的最普遍形式，极性分子或非极性分子都有这种作用。范德华引力的大小与两个原子间的距离密切相关，距离在 4～6 Å 时有较大的引力，距离太远(如 10 Å)仅产生很弱的引力，距离小于 4 Å 原子间则会出现推斥作用，这是因为原子的距离小于范德华半径，原子的空间外廓受到相互挤压的结果。

药物分子与受体相互作用时，当它们相互间距离接近且结构存在互补性时，就能产生大量的原子间相互作用，由此累加产生相当可观的范德华引力。

正如本节先前所述，大多数药物与受体相互作用是基于非共价键的形式。这种作用除了作用强度较弱，作用结果可逆这样一个特点之外，在某一药物分子与受体相互作用中，通常都是几种非共价作用并存的结果。药物分子中不同的官能团或不同的结构单元会以不同的作用方式与受体相互作用，图 6-17 给出局麻药二丁卡因与受体可能发生键合的各种情况。

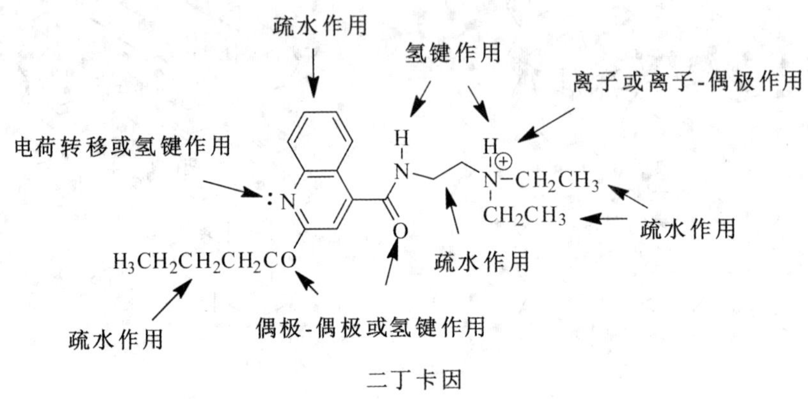

图 6-17　多种可能的药物-受体相互作用举例

第三节　药物-受体相互作用学说

生物化学和分子生物学的进展，对细胞膜的功能，核酸的结构、功能和生物合成，蛋白质三级、四级结构，蛋白质的生物合成，酶的本质和酶作用机制等的深入研究，有可能在分子水平上研究药物的作用方式。关于药物-受体间相互作用可能发生的途径以及药物的作用方式，曾有不少学者提出了各种各样的学说，在此，扼要介绍这些学说。

一、占据学说

早在 1926 年，克拉克(Clark)和加德姆(Gaddum)就提出的药物-受体作用的占据学说，认为药理作用的强度直接与占据受体的药物分子数目成正比。当药物-受体复合物解离时，药物的效应即停止。占据学说的要点为：①药物的作用强度与受体被药物分子占据的数目成正比，受体被占据的越多，药理作用强度越大；②药物与受体的结合是可逆的，且服从于质量作用定律；③药物占据受体的数量由药物浓度和受体总数所决定，当全部受体被占领时，药物的效应达到最大值。据此，可写出下列关系式：

$$R + D \underset{k_2}{\overset{k_1}{\rightleftharpoons}} RD \longrightarrow E$$

式中，R 代表受体，D 代表药物分子，RD 代表药物-受体复合物，E 代表药物作用受体后产生的生物效应，k_1 和 k_2 则分别代表药物与受体间的结合和解离的速率常数。

虽然占据学说首次对受体概念予以定量的基础，但是该理论具有严重的缺陷。它不能很好地解释某些重要的药理学现象，如拮抗剂和激动剂占据的是同一受体，却产生完全相反的生物效应；对于某些药物如乙酰胆碱的类似物即使使用大剂量也不会表现出乙酰胆碱所能表现出的最大生物应答。这些现象都与占据学说的理论基础相违背。

二、速率学说

速率学说是佩顿(Paton)首先提出的。他认为药物产生的生物效应只是在药物与受体相接触的瞬间发生的，受体的活化并不与被占据受体的数目成比例，而是与单位时间内药物分子同受体相接触的总次数成正比。与占据学说不同的是，速率学说认为药理活性是药物与受体之间结合速率和解离速率的函数，而不是占据受体的药物分子数目的函数。速率学说并不要求药物分子与受体形成稳定的复合物，而药理活性仅仅是药物分子与受体之间的结合速率和解离速率的函数。药物与受体的每一次接触，都会对生物效应的产生形成一次脉冲刺激。

基于以上原理，速率学说对激动剂和拮抗剂提出了解释，认为激动剂与受体的结合及解离速率都很快，而且解离速率大于结合速率，因而单位时间内产生多次刺激脉冲；而拮抗剂与受体结合较牢固，脱离受体较为困难，结合速率大于解离速率，因而在单位时间内药物与受体结合的次数较少，表现出拮抗作用。总之，激动剂的特征是有较高的解离速率，部分激动剂有中等的解离速率，而拮抗剂的解离速率很小。

为了更好地描述药物-受体相互作用的本质，阿里安斯(Ariens)和斯蒂芬森(Stephenson)对占据学说作了补充和修正。他们认为，药物产生效应至少应具备两个过程：首先是药物与受体的结合作用，称为亲和力；然后是引发生物效应的过程，称为内在活性，斯蒂芬森称为效力。亲和力是药物与受体结合能力的量度，它取决于药物和受体之间的结构互补性；内在活性则是某化合物相对于特定参照化合物所能诱导产生的最大效应，可作为药物-受体复合物产生生物效应能力的衡量尺度。

也就是说，一种物质要表现出生物活性，不仅需要结构互补特性使它对受体具有亲和力并生成药物-受体复合物，而且还需要其具有内在活力，可作为药物-受体复合物产生生物效应能力的衡量尺度。阿里里安斯学说的数学表达式为：

$$E = \alpha[RD] = \frac{\alpha[Rt]}{1 + (K_D/[D])}$$

式中，E 是药物产生的生物效应，内在活性是 α 是介于 $0 \sim 1$ 的任何数。对于完全激动剂来说，$\alpha = 1$，而对于竞争性拮抗剂来说，则 $\alpha = 0$。

图 6-18 表示的是药物的受体亲和力与内在活性之间的关系，图 6-18(a)是五个不同药物的

剂量—效应曲线，它们对受体具有相同的亲和力($pK_D=8$)，但它们的内在活性却在最大效应的20%～100%变化，具有100%效力的药物是完全激动剂，其他的则为部分激动剂。图6-18(b)是四个具有相同效力的药物的剂量-效应曲线，它们的亲和力不同(pK_D为6～9不等)。

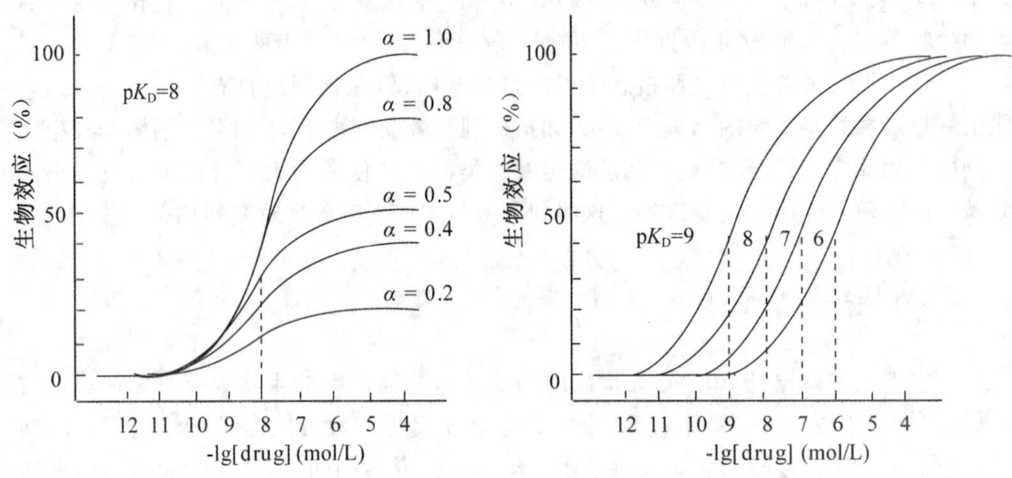

(a) 具有相同亲和力和不同效力的理想剂量-效应曲线 (b) 具有相同效力而亲和力不同的剂量-效应曲线

图 6-18 药物受体亲和力与内生活性之间的关系

速率学说对某些实验现象作出了合理的解释，例如某些拮抗剂在引发效应产生阻断作用之前可以有短暂的刺激作用。但速率学说仍有不足之处。如有些激动剂也能与受体很好地结合而不能迅速解离，并且也不能从分子水平上解释为什么一个药物是激动剂，而与其结构相似的另一个药物却是拮抗剂。

三、诱导契合学说

诱导契合学说是科什兰(Koshland)基于底物与酶的相互作用时酶的构象受底物的诱导会发生改变而提出的。在结晶状态下，酶活性部位的形状和基团未必与底物分子呈互补性，酶的稳定性、活化作用以及失活效应等性质常为外界环境多种因素和辅助因子所诱导，尤其易为底物所诱导。在与底物相互作用的过程中，具有柔性或可塑性的酶的活性中心被底物诱导后发生构象变化。通过诱导过程，酶与底物之间达到一种适合的互补状态。酶的构象的变化可能与引发生物效应有关，且这种构象的诱导变化是可逆的，当底物离开后，酶的构象可以复原。图6-19解释了底物诱导酶产生构象变化的过程。诱导契合学说扩展到药物-受体相互作用，是受体分子与药物结合和解离时，构象发生可逆性变化。激动剂与受体诱导契合后，受体的构象变化从而引起生物活性；拮抗剂虽与受体结合，但不能诱导同样的构象变化；而部分激动剂能够诱导局部构象变化。

需要指出的是，发生在受体与药物之间的诱导契合是相互的，药物分子在与受体接近时也会发生其自身的构象变化(尽管这有可能在药物分子中产生张力)。这样，药物分子本身与受体之间相互诱导而产生的构象变化最终使药物与受体之间达到完美的互补契合状态。

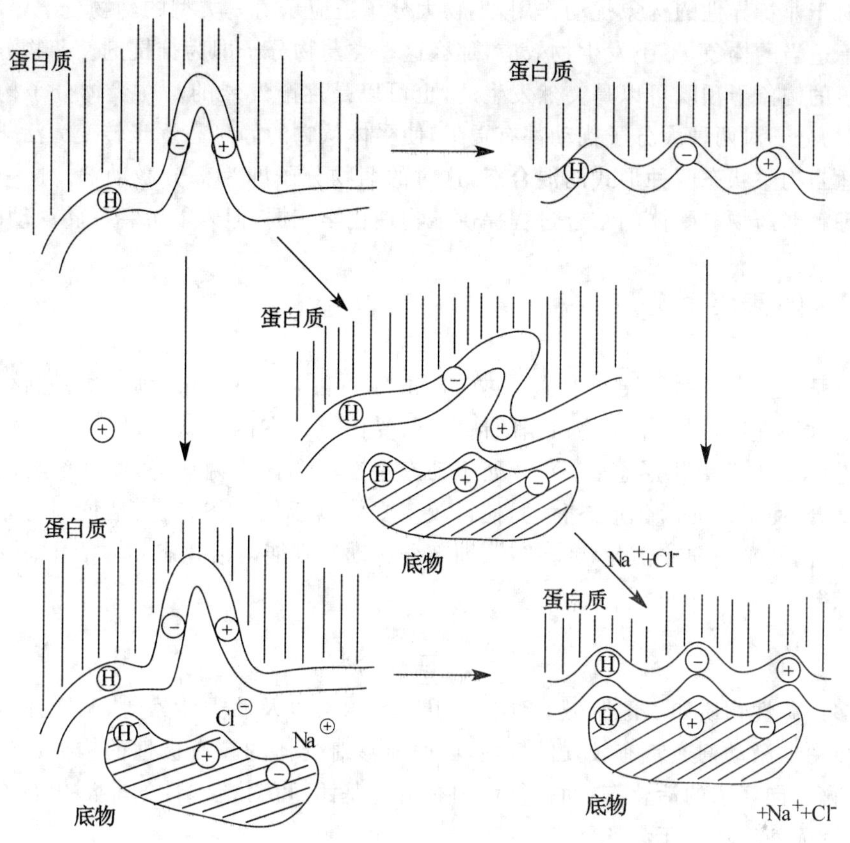

图 6-19　诱导契合学说示意图

诱导契合学说在某些方面与速率学说相吻合，用诱导契合学说的理论或许可以解释速率学说中的问题，如激动剂能诱导受体的构象变化，所产生的构象使激动剂结合得不太紧密而容易离解(解离速率较高)；若药物-受体的复合作用不引起受体的构象变化，那么该复合物就是稳固的，即为拮抗剂。科什兰等人还用诱导契合学说解释了许多药物的协同效应。他们认为，一个配基分子与受体结合在一定程度上加速了第二个配基的结合。这是因为第一个配基分子的结合会使受体分子的一个或多个亚基构象发生变化，亚基构象发生的变化影响到其余亚基的稳定性，而这种能量上的稳定化使得第二个分子的结合作用更强。

四、大分子扰动学说

大分子扰动学说与诱导契合学说相似，都是基于受体构象的可变性。一认识到受体的构象柔性，贝洛(Belleau)就提出了药物分子与受体的相互作用中存在着两种大分子微扰的观点，即特异性的构象扰动和非特异性构象扰动。特异性的构象扰动作用是某一药物分子与生物大分子结合，这种在受体作用部位形成复合物时，大分子蛋白质就从它的静息状态变成一种在构象上重排的活化状态，随后引发生物效应，那么这一药物分子即为激动剂。对于非特异性的构象扰动作用，生物大分子适应于另一类型的药物分子，导致其产生一种不适当的构象，不引发生物效应，那么这一类药物分子即为拮抗剂。药物分子对受体大分子的构象干预既可以是突然发生的，也可以是逐渐发展的。在受体分子构象变化中，若药物分子对两种大分子扰动都有贡献，使受体从它的静息态逐步转变为活化状态构象和不适当构象状态两种形式的混合态，这时的药物分子即为部分激动剂。这一学说虽然对合理解释药物与受体的结合过程提供了物理化学依据，但未能解释反转激动的概念。

五、活化-聚集学说

大分子微扰学说的扩展产生了尚热(Changeux)和卡林(Karlin)所总结的活化聚集学说。根据这一理论，在未被药物占据的情况下，受体也存在两种状态，即产生活性应答的活化形态(Ro)与非活化形态(To)，并处于动态平衡中。该学说认为，激动剂与活化形态的受体结合，使平衡向活化形态移动，使得较多受体以活化状态存在；拮抗剂与非活化态的受体结合，使平衡向非活化状态移动；而部分激动剂则能与活化态和非活化态两种构象的受体结合。

$$T_O \underset{\text{拮抗剂}}{\overset{\text{激动剂}}{\rightleftharpoons}} R_O$$

许多内源性物质如乙酰胆碱、组胺、去甲肾上腺素以及肽类激素等，其受体具有两种性质的蛋白。激动剂通常有较强的极性，因而能够对受体的较有极性的构象产生稳定作用，是平衡移向亲水的活化态；而拮抗剂则有疏水基团，可对疏水性的非活化态构象起稳定作用，因而使受体处于静止状态。

在这个模型里，激动剂与Ro构象的结合位点可以不同于拮抗剂与To构象的结合位点。两种不同的结合位点及不同的构象的存在，就可以解释为什么一个激动剂可以产生生物效应，而拮抗剂却不能。用这一学说也可以解释部分激动剂兼具激动和拮抗活性的特性，然而这一学说仍不能解释反转激动剂的作用机制。

受体分子本身结构的复杂性，再加上其所在生物体内环境的复杂多变性，使得药物与受体相互作用呈现出十分复杂的物理化学现象，这里所讨论的一些理论，均不同程度的存在一些缺点和不足。只能说药物-受体相互作用的这些学说具有一定的启发价值，但不是结论性的论断。

自从兰利和欧利希的早期工作以来，人们对受体的性质和作用有了更深层次的理解。随着分子生物学的发展，人们能够克隆受体亚型以及它们在细胞中的作用。通过修饰能和激动剂结合位点上的氨基酸结构，能够更好地评价目前使用的药物作用，以及合理设计那些等待发现的新药。而且，随着通过克隆技术能够确定受体亚型结构的开始，人们有希望更好地理解那些来源于或导致受体适应性或功能异常的疾病过程。

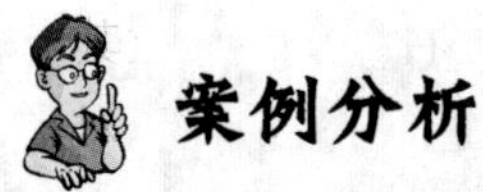

案例分析

受体理论在药物化学中的应用

药物进入生物体内与机体相互作用的过程涉及药物的吸收、分布、产生生物效应以及生物转化、代谢等多个环节。而产生生物效应的关键是药物-受体的特异性相互作用。因此,药物与受体相互作用的特征及相关理论都间接或直接的在药物化学研究的工作中发挥着指导性地关键作用。在此以一些药物化学实例,对相关问题进行讨论,以便加深受体理论的认识。

案例一:镇痛药与阿片受体

随着认识的不断深入,人们发现受体是一个结构复杂的实实在在的三维实体。在药物化学研究中,学者们希望能用一种方式来表示出受体的关键所在以及药物-受体相互作用中的一系列结构特征,间接或经验性地推断受体图像,包括它们的表面轮廓、电荷分布,甚至受体中的某些化学基团,以此来指导具体工作。在实际工作中,这种推断是一个不断完善的过程,而这又进一步指导着药物化学工作的发展。阿片类镇痛药物的研究进程就很好地说明了这样一个过程。

疼痛是一种不愉快的知觉和情绪,是许多疾病的症状,它与组织损伤有关,兼有生理和心理因素。很多情况下需要对患者进行镇痛治疗,现在用于镇痛的药物有两类:一类是抑制前列腺素生物合成的解热镇痛药,以非甾体抗炎药为代表,用于外周的钝痛;另一类是作用于阿片受体的镇痛药,习惯上称作麻醉性镇痛药,简称镇痛药。

阿片是罂粟科植物罂粟未成熟的果实中榨出的浆汁干燥后的膏状产物,内含生物碱等多种复杂成分。吗啡(morphine)是从阿片中分离出的一种纯品,结构如图 6-20 所示。

吗啡作用于中枢神经系统中的阿片受体,具有较强的镇痛及镇静作用,但反复使用易产生成瘾性,此外还有呼吸抑制等副作用,临床上主要用于抑制剧烈疼痛,亦用于麻醉前给药。随着从阿片中分离得到及化学合成的阿片类镇痛药数量的不断增加,根据它们所共有的药效构象,1954 年首次提出了阿片受体模型(见图 6-21)。根据这一模型要求,归纳出镇痛药需具有以下结构特征:①分子中具有一平坦的芳环结构,能与受体产生范德华相互作用;②具有一个碱性中心,能在生理 pH 条件下大部分电离为阳离子,与受体的阴离子部位缔合,碱性中心和平坦结构处在同一平面;③含有哌啶或类似哌啶的空间结构,而烃基部分突出在平面前方,与受体凹槽相适应。虽然后人在此模型基础上提出了许多改进,但该模型的提出对当时镇痛药物研究起到了积极的推动作用。

20 世纪 70 年代初,使用同位素标记的阿片受体的特异性配基进行的一系列研究,证实了大鼠的脑组织中存在阿片受体,且镇痛药对阿片受体亲和力与它们的镇痛作用强度成正相关性。根据受体特征的一般规律推断,脑内阿片受体的存在就意味着脑内应该存在与之相对应的内源性阿片样物质。1975 年,休斯(Hughes)等成功地从猪脑组织中分离纯化出具有明显镇痛作用的两种天然五肽甲硫氨酸脑啡肽(methionine enkephalin)和亮氨酸脑啡肽(leucine enkephalin),结构序列如下:

甲硫脑啡肽：H－Tyr－Gly－Gly－Phe－Met－OH

亮脑啡肽：H－Tyr－Gly－Gly－Phe－Leu－OH

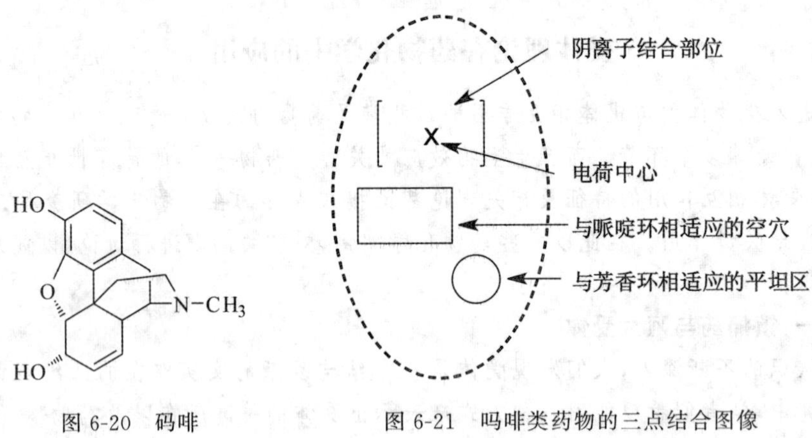

图 6-20　码啡　　　　图 6-21　吗啡类药物的三点结合图像

吗啡与甲硫脑啡肽的结构比较如图 6-22 所示。

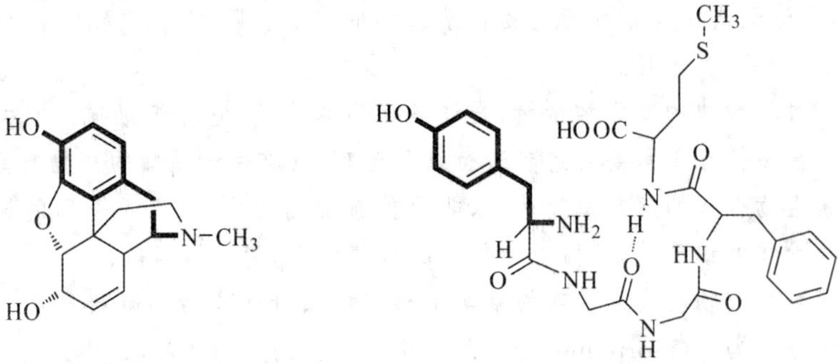

吗啡　　　　甲硫氨酸脑啡肽

图 6-22　吗啡与甲硫脑啡肽结构比较

随后的实验证实，它们确实是通过作用于阿片受体而产生镇痛作用的。虽然吗啡与脑啡肽在化学结构上差异极大，但脑啡肽的柔性结构，使得它可以通过生成分子内氢键而呈某一种特定的药效构象与受体结合来发挥生物活性效应。而脑啡肽中的酪氨酸残基是其镇痛活性所必需的。

阿片受体内源性配基的发现对该受体的认识又有了一次飞跃，而且在当时掀起了镇痛药物研究的高潮。人们期望通过对脑啡肽的研究找到无成瘾性的镇痛药。遗憾的是，尽管人们在脑啡肽之后又陆续发现了许多内源性阿片样作用的生物活性多肽，并对它们进行了大量的化学修饰和改造，但并未能获得无成瘾性的镇痛药物。吗啡样作用的生物活性多肽很难成为镇痛药用于临床的另一个重要原因是水溶性的脑啡肽等活性多肽不能透过血-脑屏障，无法顺利到达阿片受体位于的中枢神经系统发挥作用。

随着合成镇痛药物和内源性阿片样作用的生物活性多肽数量的不断增加及对阿片受体研究的逐步深入，发现阿片受体至少可被分为 μ、κ、δ 三种亚型。作为非肽配基，吗啡为

典型的 μ 受体激动剂，喷他佐辛作用于 κ 受体，而吗啡和哌替啶也作用于 δ 受体。如今阿片受体的几种亚型均可以用生物技术进行克隆得到。它们均属于G蛋白偶联受体类。这类受体具有相同的基本结构，即一个细胞外氨基端区域、七个跨膜域以及一个细胞内羧基端尾区。近年来又发现了 σ-受体亚型，该受体与痛觉无关，烯丙吗啡(nalorphine)是典型的 σ-受体激动剂，当其被活化后，会介导幻觉的发生。人们对 σ-受体的研究正在不断深入，并开始化学合成选择性作用于 σ-受体的相应配基。

案例二：受体拮抗剂西咪替丁的合理设计

抗溃疡药物西咪替丁(cimetidine)是最早借助理性设计途径发现的一个药物。作为药物发现的一个精彩实例，它运用了物理有机化学原理，并结合先导化合物的优化方法，发现了第一个 H_2 组胺受体拮抗剂以及整个新药物类别。组胺(histamine)(见图 6-23)是一种内源性活性物质，作为 H_1 受体激动剂，它能与 H_1 受体结合引起过敏和超敏反应，产生如平滑肌痉挛，毛细血管扩张，管壁通透性增加，腺体分泌增多而红肿等效应。临床上使用的抗组胺药物可拮抗这类反应，称为抗过敏药。布莱克(Black)发现组胺的另一种作用是刺激胃酸分泌，然而抗组胺药物并没有抑制胃酸分泌的作用，由此推测可能存在第二类组胺受体，即 H_2 受体。这两种受体可以通过各自不同的激动剂和拮抗剂来区分：2-甲基组胺(2-methyl histamine)(见图 6-24)可显著增强 H_1 受体的生物效应，而 4-甲基组胺(4-methyl histamine)(见图 6-25)则可以引发 H_2 受体效应。人们希望找到组胺 H_2 受体拮抗剂来减少胃酸和胃蛋白酶的分泌，从而用来治疗十二指肠溃疡及胃溃疡。1964 年，葛兰素史克公司启动了一项研究来寻找能够拮抗 H_2 受体的先导化合物，而分子作用的选择性是该类药物设计中最严峻的挑战。

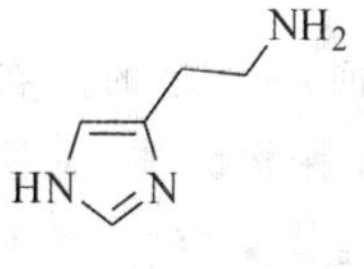

NH_2
HN N

图 6-23 组胺

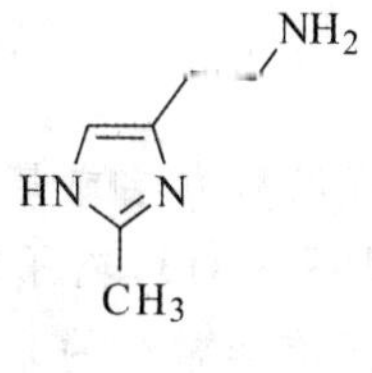

NH_2
HN N
CH_3

图 6-24 2-甲基组胺

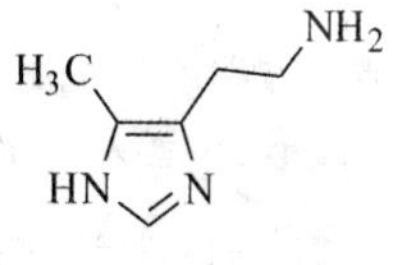

H_3C NH_2
HN N

图 6-25 4-甲基组胺

组胺 H_2 受体先导物的发现是以生物化学基本原理为依据，基于受体能够识别组胺类结构骨架基础上，初步合成了一些组胺类似物。这些组胺的类似物还必须与组胺有足够的结构差异，才能够不发挥似组胺的 H_2 受体激活效应。然而由于此类结构的特殊性及对相关问题认识的局限性，早期的工作并未达到预期的目的。在前期 4 年里合成的 200 多个化合物中仅仅发现了一个对组胺的刺激作用呈微弱抑制活性的先导化合物——Nα-胍基组胺(Nα-guanyl histamine)(见图 6-26)，后续的研究证实其为 H_2 受体部分激动剂，而非拮抗剂。然后制备了 Nα-胍基组胺电子等排体异硫脲类似物(见图 6-27)，活性略好，而相应的刚性构象类似物(见图 6-28)却比异硫脲的活性差得多。因此认为侧链的柔性对活性很重要。后续还合成了许多化合物，但都是部分激动剂，可以拮抗组胺与受体的结合，却不能抑制胃酸分泌。

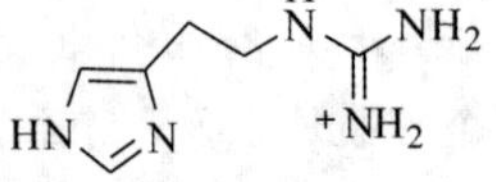

图 6-26 Nα-胍基组胺 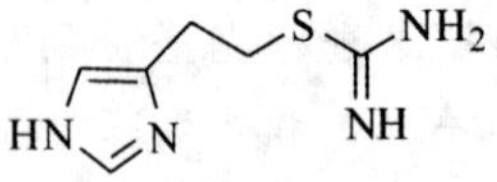　　图 6-27 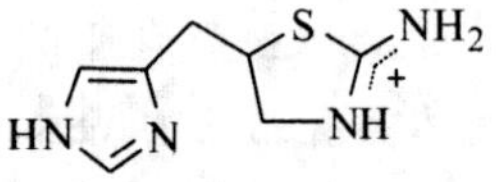　　图 6-28

既然药理结果表明 Nα-胍基组胺既有激动活性又有拮抗活性,那么有必要将激动作用和拮抗活性分开。化学结构与组胺的相似性是产生激动活性的原因,生理 pH 条件下,这些化合物和组胺一样,咪唑基和侧链都被质子化而带正电荷。由此推测,应当保留咪唑环以发生受体识别,优化侧链以减少正电荷,即要求化合物既具备受体键合能力,又有拮抗能力。经过大量的侧链结构的优化,终于发现了一个有微弱拮抗活性而无激动活性的硫脲类似物(见图 6-29)。将侧链进一步同系化操作,延长一个亚甲基得到化合物[见图 6-30(a)],它是一个毫无激动活性的竞争性拮抗剂。对末端氮原子的进一步甲基化得到布立马胺[见图 6-30(b)],该化合物是一个有高度特异性的组胺 H_2 受体竞争性拮抗剂,其在大鼠、猫、狗和人体中能有效抑制组胺刺激产生的胃酸分泌。布立马胺是第一个在人体试验的 H_2 受体拮抗剂,但由于缺乏足够的口服活性,更好的 H_2 受体拮抗剂还需要继续寻找。

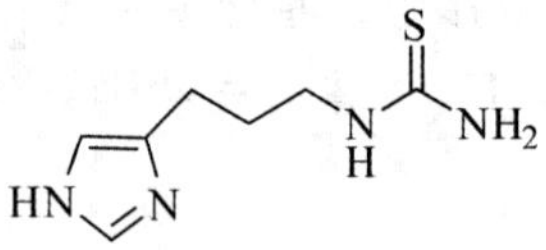

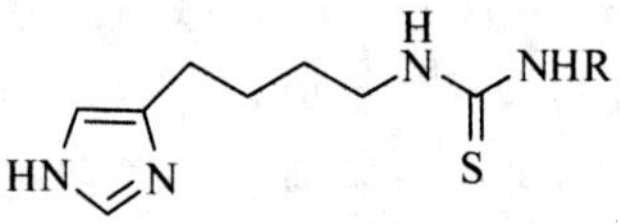

(a) R=H　(b) R=CH_3

图 6-29　　图 6-30

布立马胺不理想的口服活性可能是药代动力学或是药效学问题引起的。在生理中 H 条件下,咪唑环主要有 3 种存在形式(见图 6-31),硫脲基可有 4 种构象体(见图 6-32)。因此,研究人员推测,在平衡状态中,可能只有非常少的分子以活性构象存在,这可能是导致布立马胺活性低的重要原因。

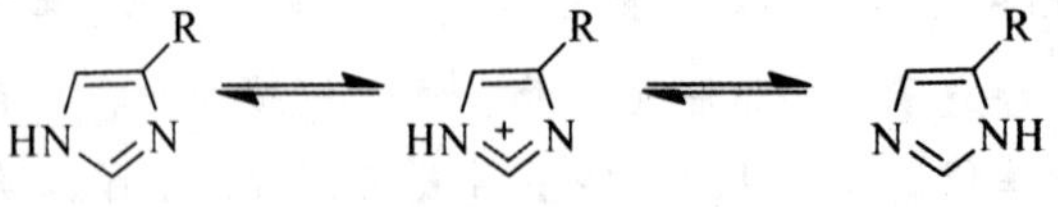

(a)　(b)　(c)

图 6-31　咪唑环的存在形式

研究布立马胺活性的一个方法是比较其与组胺的咪唑环在生理 pH 条件下以何种存在形式占优势的问题。咪唑环的存在形式可由侧链的电性效应来估计,因为侧链的电性可改变环上氮原子的电子密度,从而影响质子酸度。这种作用对于较邻近的氮原子更为重要。因此,若 R 是吸电子基团,减弱临近氮原子碱性,有利于图 6-32(a)形式的存在;若 R 是给电子基团,增强临近氮原子的碱性,则图 6-32(c)为主要存在形式。咪唑环在生理 pH 条件下的 pK_a 为 6.80,组胺结构中的咪唑基 pK_a 在该条件下为 5.90,这说明组胺侧链是吸电子基，其主要存在形式是图 6-32(a)；而布立马胺的咪唑环 pK_a 为 7.25，表明其侧链是给电子基，生理条件下主要以图 6-32(c)的形式存在。因此，虽然组胺与布立马胺的侧链看起来很相似，他们对咪唑环的电性效应却正好相反。为了得到化合物的咪唑环形式如组胺中图 6-32(a)存在形式那样，研究人员决定将布立马胺的侧链修饰为吸电子基，但不做其他大的结构变动，只是将吸电子的硫原子插入侧链靠近咪唑环处，即将亚甲基用硫原子取代而达到硫代布立马胺(thiaburimamide)[见图 6-33(a)]。该化合物中的咪唑环的 pK_a 为 6.25，表明随着侧链吸电子作用的增强，分子以组胺的优势互变异构体形式图 6-32(a)存在的比例增高，体外实验表明其比布立马胺对 H_2 受体的拮抗作用强 3 倍。

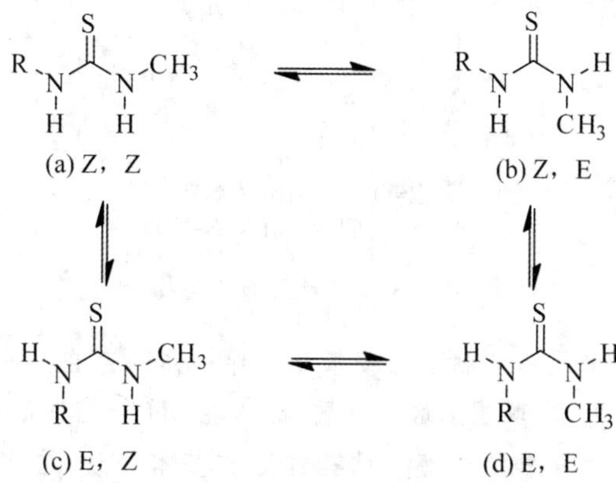

图 6-32　硫脲基的 4 种构象

另一种使图 6-32(a)为主要存在形式的方法是在咪唑环的 4 位引入给电子基团，因为这利于形成氢在临近氮原子上的形式。已知 4-甲基组胺是 H_2 受体激动剂，因此 4 位甲基的引入理论上不会因立体位阻效应影响咪唑环与 H_2 受体的结合。然而，给电子基团的引入会提高环的 pK_a 值，因而增加正离子形式图 6-32(b)的相对数量。甲硫脒胺(metiamide)[见图 6-33(b)]的 pK_a 与咪唑相同，说明侧链的吸电子作用正好制衡了 4 位甲基的给电子作用。结果，甲硫脒胺的活性比布立马胺的活性提高了 8～9 倍。

为了进一步增强侧链的吸电子效应(氧的电负性比硫强)，布立马胺的氧取代物也被合成，然而氧代布立马胺(oxaburimamide)(见图 6-34)的活性并不如布立马胺。这可能是由于氧原子与硫脲中的 NH 形成了分子内氢键，从而构成了一个非活性构象，不利于其与受体的结合。

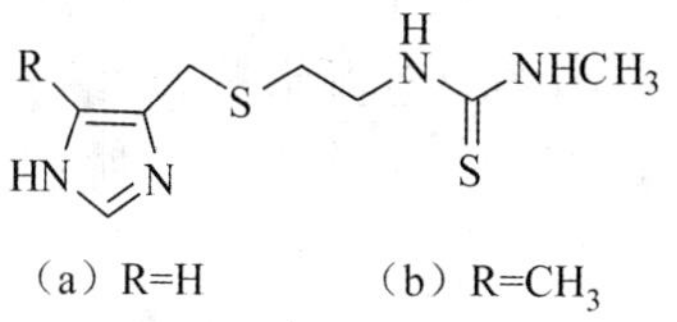

(a) R=H　(b) R=CH_3

图 6-33

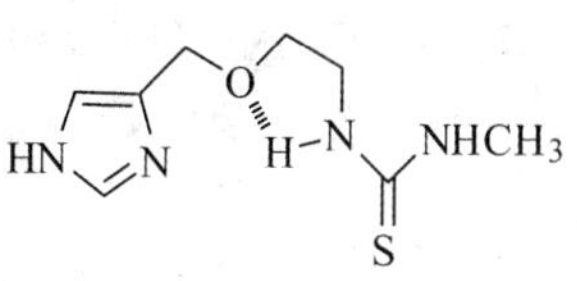

图 6-34　氧代布立马胺

700名十二指肠溃疡患者接受了甲硫脒胺的药物实验，结果发现该药有很好的疗效和治愈速度，但也有粒细胞减少症的副作用发生，这也终止了甲硫脒胺的临床实验。研究组推测粒细胞减少症和甲硫脒胺结构中的硫脲基有关，所以在甲硫脒胺的基础上又对硫脲的结构进行改造。运用电子等排原理，合成了相应的脲[见图 6-35(a)]和胍[见图 6-35(b)]类似物，但活性比甲硫脒胺低20倍，其中胍基在生理 pH 条件下带正电荷可能是其活性不强的原因。查顿(Charton)发现 N-取代胍基的 σ 值和 pK_a 之间存在哈米特(Hammett)相关性，如果活性不佳是由于胍基的碱性原因，那么以吸电子取代胍基氮原子，就可以降低 pK_a 值。由此，相应的氰基胍即西咪替丁[见图 6-35(c)]和硝基胍衍生物[见图 6-35(d)]被合成出来，二者都是有效的 H_2 受体拮抗剂，活性与甲硫脒胺相当。西咪替丁的活性稍优于硝基胍衍生物，且无粒细胞减少的副作用。

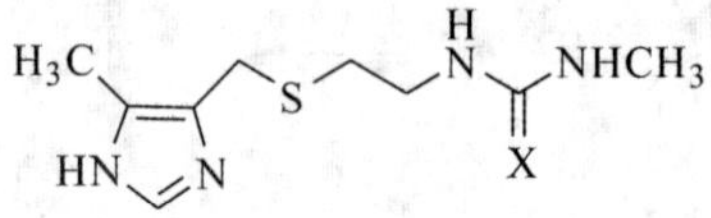

(a) X=O (b) X=NH
(c) X=N-CH (d) X=N-NO2

图 6-35 甲硫脒胺衍生物

胍基上的强吸电子取代基有利于亚胺基互变异构体的存在。氰基胍、硝基胍和硫脲这三种基团是生物电子等排体，具有弱酸性和弱碱性，在 pH 4～11 条件下不离子化，且有很强的极性和亲水性。甲硫脒胺和西咪替丁的晶体结构基本一致，结构主要区别是N,N′-双取代硫脲有三种稳定的构象(Z,Z;Z,E 和 E,Z)；而 N,N′-双取代氰基胍只有两种稳定构象(Z,E 和 E,Z)，由此可以推断 Z,Z 构型并不是药物的活性构象。据此，一个异胞嘧啶类似物(见图 6-36)也被合成出来，它只以 Z,Z 和 E,Z 形式存在，但活性只有西咪替丁的1/6。但异胞嘧啶基的 $\log P$ 值要低于 N-甲基氰基胍，即更加亲水，而亲脂性也是一个重要的理化参数，那么异胞嘧啶类似物活性较差的原因是构象问题还是亲水性问题尚不能轻易断定。

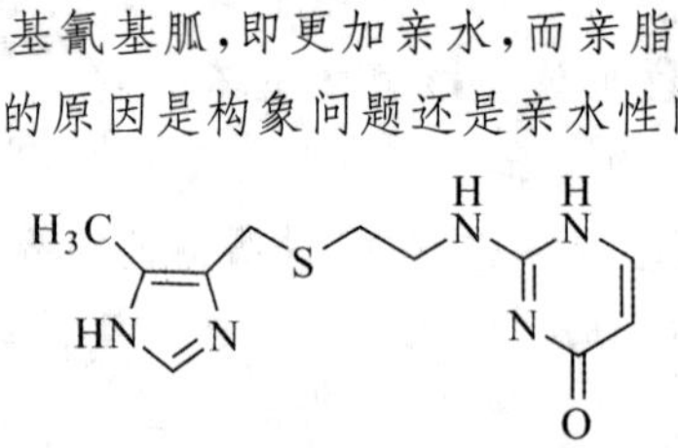

图 6-36 异胞嘧啶类似物

1976年，西咪替丁首先在英国上市，从启动 H_2 受体拮抗剂的研究计划到上市仅用了12年的时间。继西咪替丁进入美国药物市之后，另外两个 H_2 受体拮抗剂雷尼替丁(ranitidine)(见图 6-37)和法莫替丁(famotidine)(见图 6-38)也获得批准相继上市，从此也可以看出咪唑环并非是 H_2 受体的活性必需基团。

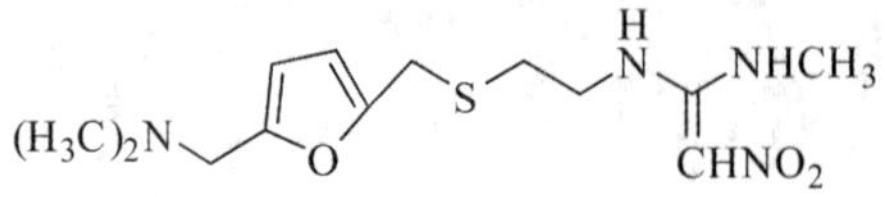

图 6-37 雷尼替丁

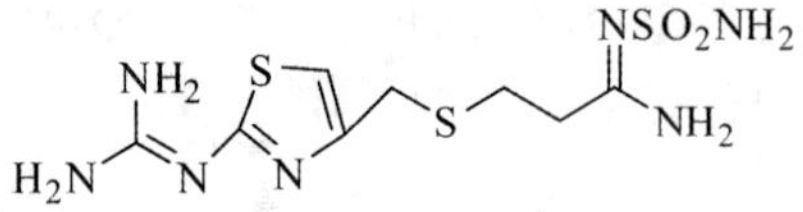

图 6-38 法莫替丁

西咪替丁成为第一个年销售额超过十亿美元的药物，它的发现是一个合理药物设计的成功范例，这归功于葛兰素史克公司的药物化学家加涅林（Ganellin）与杜兰特（Durant）以及药理学家布莱克（Black）的不懈努力。他们正确运用物理有机化学知识，从组胺的结构出发，经过结构改造、衍生、药理实验验证、构效关系分析等手段，最终成功获得了令人满意的 H_2 受体拮抗剂。此研究中运用的受体与配体相关理论的合理推导思路非常值得借鉴与学习。

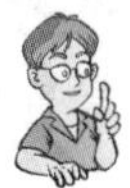

知识链接

受体介导的靶向药物研究

生物体内某些特定的受体在一些特定的组织中高表达，而有些受体则仅存在于某些特定的组织甚至特定的细胞表面或胞浆中。配基与受体的高度特异性识别与结合，构成了受体介导的靶向药物研究的理论基础。受体介导的靶向药物就是以某一特异性的配基为载体，通过化学键将有特定疗效的药物分子与载体相偶联所形成的偶合物。由于受体配基对相应的受体有很强的识别能力和结合力，从而把药物分子定向地输送到有大量受体存在的靶组织或靶细胞。这种有的放矢的方法，一方面最大限度地提高了特定药物在靶部位的浓度，提高了疗效；另一方面也减少了药物在非靶向部位的分布与聚集，降低了药物的毒副作用。

理想的药物-载体耦合物一般要求有：①耦合物自身无药理作用；②耦合物可以被靶组织或靶细胞上的受体特异性地识别；③耦合物中药物和载体之间连接共价键在血浆中性质稳定，从而使耦合物的转运过程中不被释放出来，但能在靶部位裂解而释放出原药；④载体有较好的生物相容性、生物可降解性，但没有抗原性。

载体与原药的耦合除了极少数情况下利用原理和载体分子上的某些官能团直接进行化学偶联之外，一般情况下都是使用某一含有双功能基桥联物使此过程得以完成。常用的桥连物有丁二酸、己二酸、戊二醛、氨基酸、丙二胺等化合物。桥联物的性质及其长度对靶向药物的效能有时产生重要的影响。下面介绍一个肿瘤细胞靶向药物治疗的实例。

多肽激素及甾体激素均会影响许多肿瘤的生长，或者说在肿瘤细胞表面或胞浆中存在大量的激素及相关受体。正是因为这些相关受体的存在，使得抗肿瘤靶向药物治疗的设计成为可能。一些典型的肽类激素有促黄体激素释放激素（luteinizing hormone-releasing hormone，LH-RH）和生长抑素（somatostatin，STT）等。纳吉（Nagy）等人先后将可作用于肿瘤细胞表面相关受体的多种多肽与具有确切抗肿瘤活性的细胞毒药物阿霉素或阿霉素衍生物生物相连接，合成抗肿瘤靶向药物。在以生长抑素衍生物为载体的靶向药物治疗中，合成了一系列偶合物。受体结合实验显示，目的化合物仍具有很好的 STT 受体结合能力。抗肿瘤实验中，前列腺癌和乳腺癌大鼠的肿瘤生产得到明显抑制，且给药剂量在 150～300 nmol/kg 时呈明显的量效关系。在 300 nmol/kg 的剂量下，动物未见明显的毒副作用。

思考题

1. 受体完全激动剂、部分激动剂和拮抗剂各自的特点是什么？试举例阐述。

2. 药物-受体之间的相互作用力主要包括哪几种类型？

3. 酪胺与受体结合引起去甲肾上腺素的释放，继而导致血压上升。若分离纯化出了酪胺受体，想依据它设计新的降血压药，讨论在发现和修饰先导物方面能做些什么。

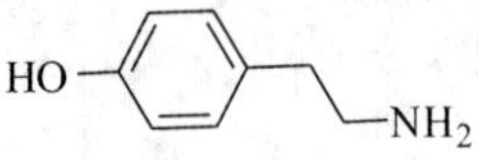

HO—(苯环)—CH_2CH_2—NH_2

酪胺

第七章

酶抑制剂与新药开发

学习要求

1. 了解酶的概念、分子组成、酶的活性中心、酶的结构与功能的关系;酶抑制剂的概念、现有的抑制剂类药物。

2. 理解酶催化反应特点及机制,酶抑制剂的作用方式。

3. 掌握酶抑制剂的分类及酶抑制剂的设计方法。

4. 能根据酶抑制剂的相关理论解释酶抑制剂类药物研发的过程及注意事项。

5. 能正确调配、储存保管及应用临床常用的酶抑制剂类药物。

酶抑制剂是指能够特异性作用于酶结构中某些基团,从而使酶活性降低甚至消失的分子。由于抑制特定酶的活性可以杀死病原体或校正新陈代谢的不平衡,许多相关药物就是酶抑制剂。以2000年为例,在全世界药物的销售总额中,酶抑制剂占32.4%,转运蛋白抑制剂占16.0%,受体激动剂占9.1%,受体拮抗剂占10.7%,作用于离子通道的药物占9.1%,等等。因此,酶抑制剂类药物的开发是新药来源的主要途径之一。

我国对酶抑制剂的研究起步较晚,始于20世纪70年代末,但是进行有计划、有规模的筛选还不到10年。近年来,随着高通量筛选和组合化学及组合生物合成技术的发展,规模化筛选药物得到了极大的发展,国内许多单位相继开展了酶抑制剂的筛选工作。福建省微生物研究所、上海医药工业研究院、中国医学科学院医药生物技术研究所、四川抗生素研究所等对酶抑制剂进行了大量研究。国内最为显著的是对血脂调节剂HMG-CoA还原酶抑制剂的研究。

第一节　基本概念

酶是催化化学反应的天然蛋白质(RNA也能催化化学反应)。大多数酶可溶并存在于细胞质中,与底物作用形成复合物,酶催化反应进行,将底物转化为产物。酶具有两个特性:识别底物和催化反应。

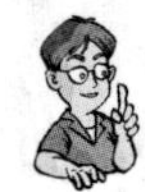

知识链接

酶的发现及研究史

1783 年,意大利科学家斯帕兰扎尼(L. Spallanzani,1729～1799)设计了一个巧妙的实验:将肉块放入小巧的金属笼中,然后让鹰把小笼吞下去。过一段时间他将小笼取出,发现笼里的肉块消失了。于是,他推断胃液中一定含有消化肉块的物质。但是什么物质,他不清楚。

1836 年,德国马普生物研究所科学家施旺(T. Schwann,1810～1882)从胃液中提取出了消化蛋白质的物质,解开了消化之谜。到了 19 世纪中叶,法国科学家路易·巴斯德对蔗糖转化为酒精的发酵过程进行了研究,认为在酵母细胞中存在一种活力物质,命名为"酵素"(ferment)。

1878 年,德国生理学家威廉·屈内首次提出了酶(enzyme)这一概念。随后,酶被用于专指胃蛋白酶等一类非活体物质,而酵素则被用于特指由活体细胞产生的催化活性。

1897 年,德国科学家爱德华·比希纳通过在柏林洪堡大学所做的一系列实验最终证明发酵过程并不需要完整的活细胞存在。他将其中能够发挥发酵作用的酶命名为发酵酶(zymase)。这一贡献打开了通向现代酶学与现代生物化学的大门。此后,酶和酵素两个概念合而为一。

认识到酶这种物质后,下一步工作就是鉴定其生化组成成分。1926 年,美国生物化学家詹姆斯·萨姆纳完成了一个决定性的实验。他首次从刀豆中得到尿素酶结晶,并证明了尿素酶的蛋白质本质。1931 年,萨姆纳在过氧化氢酶的研究中再次证实了酶为蛋白质。随后,约翰·霍华德·诺思罗普和温德尔·梅雷迪思·斯坦利通过对胃蛋白酶、胰蛋白酶和胰凝乳蛋白酶等消化性蛋白酶的研究,最终确认蛋白质可以是酶。以后陆续发现的两千余种酶均证明其化学本质为蛋白质。

由于蛋白质可以结晶,通过 X 射线晶体学就可以对酶的三维结构进行研究。第一个获得结构解析的酶分子是溶菌酶。这一成果的发表标志着结构生物学研究的开始,高分辨率的酶三维结构使得对于酶在分子水平上的工作机制的了解成为可能。

1980 年,托马斯·切赫和悉尼·奥尔特曼分别从四膜虫的 rRNA 前体的加工研究和细菌的核糖核酸酶 P 复合物的研究中发现 RNA 本身具有自我催化作用,并提出了核酶的概念。这是第一次发现蛋白质以外的具有催化活性的生物分子。1989 年,两人也因此获得诺贝尔化学奖。

一、酶是催化剂

酶大多是蛋白质,其分子由氨基酸长链组成。其中一部分链成螺旋状,一部分成折叠的薄片结构，这两部分由不折叠的氨基酸链连接起来，而使整个酶分子成为特定的三维结构。酶的三维结构决定了它的催化活性和机制。

酶的活性中心只是酶分子中的很小部分，酶蛋白的大部分氨基酸残基并不与底物接触。组成酶活性中心的氨基酸残基的侧链存在不同的功能基团，如—NH_2、—COOH、—SH、—OH 和咪唑基等，它们来自酶分子多肽链的不同部位。有的基团在与底物结合时起结合基团(binding group)的作用，有的在催化反应中起催化基团(catalytic group)的作用。但有的基团既在结合中起作用，又在催化中起作用，所以常将活性部位的功能基团统称为必需基团(essential group)。它们通过多肽链的盘曲折叠，组成一个在酶分子表面、具有三维空间结构的孔穴或裂隙，以容纳进入的底物与之结合并催化底物转变为产物，这个区域即称为酶的活性中心(active center)或活性部位(active site)。

酶活性中心以外的功能基团在形成并维持酶的空间构象上也是必需的，故称为活性中心以外的必需基团。有许多酶含有能够结合其催化反应所必需的辅因子的结合区域。此外，还有一些酶能够结合催化反应的直接或间接产物或者底物。这种结合能够增加或降低酶活，是一种反馈调节手段。酶催化反应的特异性实际上决定于酶活性中心的结合基团、催化基团及其空间结构。

二、酶催化反应的特点

酶是生物催化剂，它遵守一般催化剂的共同性质，如在化学反应前后都没有质和量的改变；只能促进热力学上允许进行的反应；等效地加速正、反两向反应，而不能改变反应的平衡点，即不改变反应的平衡常数。与其他非生物催化剂相似，酶借着提供另一条活化能(用 E_a 或 $\Delta G^{\ddagger}_{*}$ 表示)需求较低的途径来使反应进行。

1946 年，鲍林(Pauling)用过渡态理论阐明了酶催化的实质，即酶之所以具有催化活力是因为它能特异性结合并稳定化学反应的过渡态(底物激态)，从而降低反应能级。酶与过渡态结构的结合比它与底物或产物的结合大约要牢固 10^{12} 倍(乳清苷 5′-单磷酸脱羧酶与过渡态的结合比底物强 10^{17} 倍)。

因为酶的化学本质是蛋白质，因此酶催化作用又具有两个标志性特征，即特异性和加速作用。酶的活性位点包含这两种性质的组分，即氨基酸残基和某些酶的辅助因子。辅助因子也称作辅酶，是以共价键或非共价键结合于活性部位的有机分子或金属离子，对于那些需要辅助因子的酶来说，这些辅助因子是催化作用所必需的。

(一)酶催化反应的特异性

酶的特异性包括反应特异性、底物特异性和结构特异性等。反应特异性表明酶能够选择性的催化一种或一类化学反应，而对其他反应不产生影响。而底物特异性指的是酶在进行催化时，只能作用于某一种或某一类结构性质相似的物质。例如，麦芽糖酶只能使 α-葡萄糖苷键断裂而对 β-葡萄糖苷键无影响。结构特异性是专指酶对底物结构的选择性而言，包括绝对特异性和相对特异性。酶结合的绝对特异性是指某些酶在进行催化反应时，对底物和反应的要求都非常严格，只作用于一个特定的底物进行一种特殊反应；而有些酶的作用对象不是一种底物，而是一类化合物或一类化学键，即相对特异性。

对于立体异构体而言，酶的特异性催化可以分为光学专一性和几何异构专一性。光学专一性指的是酶只能对一种旋光异构体起作用，而对另一对映体不起作用。例如，胰蛋白酶只能水解由 L-氨基酸形成的肽键，而不能作用于 D-氨基酸形成的肽键；酵母中的酶只能对 D-构型糖（如 D-葡萄糖）发酵，而对 L-构型无效。由于几何异构体本身就是非对映异构体，酶对它们也会显示出完全的立体特异性。

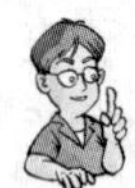

知识链接

酶作用专一性的假说

1.“锁-钥”模式

“锁-钥”模式（Lock and Key）由赫尔曼·埃米尔·费歇尔（Hermann Emil Fischer）于1894 年提出，基于的理论是酶和底物都有一定的外形，当且仅当两者之间的外形能够精确互补时，催化反应才可以发生。虽然这一模式能够解释酶的专一性，但却无法说明为什么酶能够稳定反应的过渡态。

基于锁钥假说，1902 年，布朗（Brown）和亨利（Henri）各自独立提出酶-底物复合物的概念。

2. 诱导契合模式

诱导契合模式（induced fit）由丹尼尔·科什兰（Daniel Koshland）通过修改“锁-钥”模式，于 1958 年提出。基于的理论是，既然酶作为蛋白质，其结构是具有一定柔性的，因此活性位点在结合底物的过程中，通过与底物分子之间的相互作用，可以不断发生微小的形变。在这一模式中，底物不是简单地结合到刚性的活性位点上，活性位点上的氨基酸残基的侧链可以摆动到正确的位置，使得酶能够进行催化反应。在结合过程中，活性位点不断地发生变化，直到底物完全结合，此时活性位点的形状和带电情况才会最终确定下来。在一些情况下，底物在进入活性中心时也是会发生微小形变的，如糖苷酶的催化反应。

3. 群体移动模式

群体移动模式（population shift）是近年来提出的一种新的酶与底物的结合模式，试图解释在一些酶中所发现的底物结合前后，酶的构象有较大变化，而这是用诱导契合模式无法解释的。其基于的假设是，酶在溶液中同时存在不同构象，一种构象（构象 A）为适合底物结合的构象，而另一种（构象 B）则不适合，这两种构象之间保持着动态平衡。在没有底物存在的情况下，构象 B 占主导地位；当加入底物后，随着底物不断与构象 A 结合，溶液中构象 A 含量下降，两种构象之间的平衡被打破，导致构象 B 不断地转化为构象 A。

（二）加速作用

催化剂对过渡态的稳定作用通常比基态更强，由此降低了活化能，成为产生加速作用的原因[见图 7-1(a)]。詹克斯(Jencks)认为,酶和简单的化学催化剂的根本区别,是酶能够利用催化部位以外的结合作用。这些结合作用影响了底物彼此之间的取向,以及底物与活性部位的催化基团之间的相互位置,从而有利于反应的进行。酶有多种可能的途径实现其催化作用,如使过渡态稳定化(从而降低了过渡态能量)、ES 复合物的去稳定化(从而提高了基态能量)、中间体的去稳定化以及产物的释放过程等。因此,每一步的活化能虽然很小,但催化反应可能会涉及多个步骤[见图 7-1(b)]。由于酶的这些多步骤催化作用,其催化反应的速度比非催化效率高 $10^8 \sim 10^{20}$ 倍,比非生物催化剂高 $10^7 \sim 10^{13}$ 倍。例如,像 CO_2 水合作用这样简单的反应也是通过体内碳酸酐酶催化的。每个酶分子在 1 秒内可以使 6×10^5 个 CO_2 发生水合作用,这样可以保证使细胞组织中的 CO_2 迅速进入血液,然后再通过肺泡及时排出。这个经酶催化的反应要比未经酶催化的反应快 10^7 倍。再如刀豆脲酶催化尿素水解的反应:在 20℃酶催化反应的速率常数是 $3\times10^4\ s^{-1}$,尿素非催化水解的速率通常为 $3\times10^{-10}\ s^{-1}$,因此脲酶催化反应的速率是非催化反应速率的 10^{14} 倍。

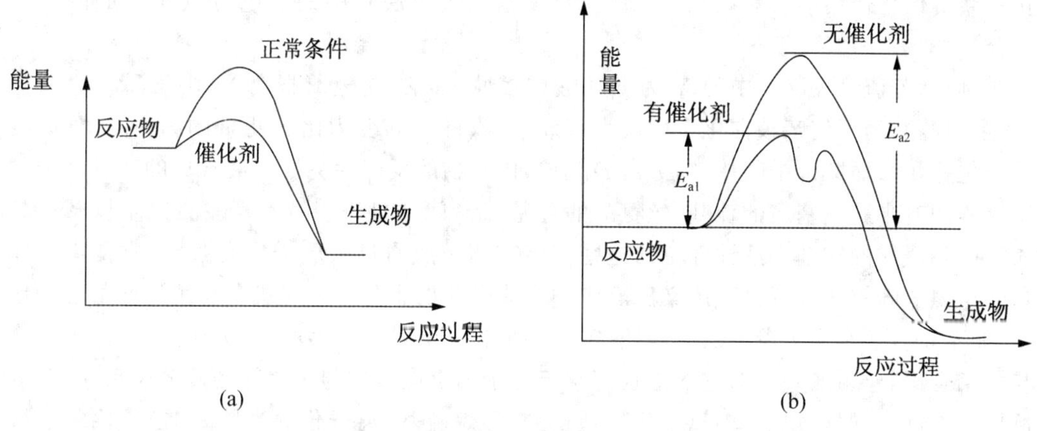

图 7-1　化学催化剂和酶对活化能的影响

三、酶催化作用机制

酶是如何催化反应,至少已提出 21 种不同的假说,然而,这些假说的一个共同点是:酶催化反应总是通过形成酶-底物(ES)复合物来启动催化反应。酶催化作用最常见的机制有:趋近作用、共价催化作用、广义酸-碱催化作用、静电催化作用、去溶剂化作用以及张力或变形作用等。所有这些机制都是通过稳定过渡态的能量或基态的去稳定化(通常不如过渡态的稳定作用重要)而起作用的。酶催化反应的通式如下:

$$E+S \overset{k_s}{\rightleftharpoons} ES \overset{k_{cat}}{\rightleftharpoons} EP \rightleftharpoons E+P$$

(一)趋近效应和定向排列

趋近效应是指两个反应的分子,它们反应的基团需要相互靠近,才能反应。酶可使底物的反应基团和其活性部位的催化基团相互靠近，以及结合在酶活性部位上的两种底物分子之间相互靠近，有利于分子相互碰撞而发生反应。

定向排列指相互靠近的底物分子之间、底物分子与酶活性部位的催化基团之间形成正确的立体排列方向。也就是说，酶把底物分子从溶液中富集出来，使它们固定在活性中心附近，反应基团相互邻近，同时使反应基团的分子轨道以正确方位相互交叠，反应易于发生。

邻近效应与定向排列对反应速度的影响：①使底物浓度在活性中心附近很高；②酶对底物分子的电子轨道具有导向作用；③酶使分子间反应转变成分子内反应；④邻近效应和定向排列对底物起固定作用。

（二）共价催化作用

有些酶可以利用活性部位的亲核性氨基酸侧链或辅因子与底物形成共价键，有些情况下，第二个底物与该酶-底物中间体发生反应，生成产物，这称作亲核催化作用。亲核催化是共价催化作用的一种，是由于酶上亲核基团进攻底物中的亲电位点而形成的共价结合。

例如，若流程图 7-2 中的 Y 为氨基酸或多肽，而 Z^- 是氢氧根离子，则该酶可为肽酶（或蛋白酶），为了使亲核催化作用最为有效，应该将 Y 转变为比 X 更好的离去基团（如经质子化作用），而共价中间体[图 7-2(a)]应当比底物的反应性更好。最常见的活性部位的亲核基团有半胱氨基酸的巯基、丝氨酸的羟基、组氨酸的咪唑基、赖氨酸的氨基以及天冬氨酸或谷氨酸的羧基。活性部位的这些亲核基团一般通过去质子化而激活，常常借助邻近的组氨酸咪唑基或者是在广义碱反应中去质子化的水分子来完成。利用活性部位的残基，而不是直接利用水参与反应，具有突出的催化优势，即前者发生单分子反应（由于底物与酶结合了，丝氨酸残基对它的进攻等同于分子内反应），这与水之间的双分子反应相比，熵更为有利。同样，烷氧基（离子化的丝氨酸）和烷硫基（离子化的半胱氨酸）是比氢氧根离子更强的亲核试剂。多肽的肽键反应性能低，但是活性部位的亲核基团在非极性环境中亲核性变得更强。一旦形成图 7-2(a)后，羰基变得更活泼[若 X 为丝氨酸中的羟基，那么图 7-2(a)为酯；若 X 为半胱氨酸中的巯基，那么它是硫酯]。

活化的羰基

X^- R Y O ⇌ X B^+ H R Y O^- -YH ⇌ X R O Z^- → X^- + O R Z

(a)

图 7-2　亲核催化作用

亲核催化是一种酶促反应，它模拟了有机反应机制中邻近基团产生的邻位协同作用。邻位协同作用是邻近的功能基通过形成共价键来协助离去基团脱除，这导致反应速率的加快。图 7-3 表明，邻近的硫原子使 β-氯原子发生的置换反应，比没有硫原子时要容易得多。若硫原子为活性部位的亲核试剂的一部分(如甲硫氨酸),C—Cl 键为底物的一部分,而 HO^- 由酶催化的水去质子化产生,那么,图 7-3 所叙述的就是酶催化反应中的共价催化作用,其中的共价加合物为环硫鎓中间体。

$$\text{CH}_3\text{CH}_2\ddot{\text{S}}\text{CH}_2\text{CH}_2\text{Cl} \xrightarrow{-\text{Cl}^-} \text{CH}_3\text{CH}_2\overset{\oplus}{\text{S}}\triangleleft \xrightarrow{\text{RO}^-} \text{CH}_3\text{CH}_2\ddot{\text{S}}\text{CH}_2\text{CH}_2\text{OR}$$

图 7-3 邻近基团的邻位协同作用

以亲核催化作用为机制的典型酶促反应包括有,各种蛋白水解酶,例如丝氨酸蛋白酶(即利用活性部位的丝氨酸残基作为亲核试剂的蛋白酶)、弹性蛋白酶(降解弹性蛋白,分布于肺中的结缔组织)和纤溶酶(溶解血块)等,以及半胱氨酸蛋白酶(利用活性部位的半胱氨酸残基作为亲核试剂),如木瓜蛋白酶(存在于木瓜果实中,用于促进消化)。

(三)广义酸-碱催化作用

在所有发生质子转移的反应中,广义酸催化和(或)广义碱催化作用是酶催化的特异性和加速作用的重要机制。酸-碱催化作用存在有两种:特异性催化作用和广义催化作用。若催化作用是通过水合氢离子(H_3O^+)或氢氧根离子(HO^-)进行的,并且仅仅由 pH 而不是缓冲液浓度来决定,即分别称作特异性酸或特异性碱催化作用。以乙酸乙酯的水解为例,特异性酸-碱催化作用如下:

$$H_3C-\overset{\displaystyle O}{\overset{\|}{C}}-OC_2H_5 + H_2O \rightleftharpoons H_3C-\overset{\displaystyle O}{\overset{\|}{C}}-OH + C_2H_5OH$$

由于亲核试剂(H_2O)和亲电试剂(乙酸乙酯的羰基)的反应活性都很低,这是一个在中性 pH 条件下极其缓慢的反应。然而,如果提高亲核试剂或亲电试剂的反应性能,就能够加快反应速率。氢氧根离子的浓度随着 pH 的增高而加大,它是比水强得多的亲核试剂,事实上,pH 较高时,水解速度确实加快。同样,pH 的降低会加大水合氢离子的浓度,将酯羰基质子化,从而增强后者的亲电性,加快水解速率(见图 7-4)。

另一方面,如果在一定的 pH 和离子强度下,反应速率随着缓冲液浓度的增加而加快,并且缓冲液中含有较高浓度的酸或碱组分时,反应速率加快得更明显,即发生了广义酸-碱催化作用。由于氢离子和氢氧根离子的浓度并没有增加(pH 是一定的),催化该反应的应该是缓冲液,这就是广义酸催化作用(若是氢离子之外的酸在加快反应速率,如活性位点的酸性基团)或广义碱催化作用(若是氢氧根离子之外的碱在加快反应速率,如活性位点的碱性基团)。

酶是两性解离的蛋白质,活性中心上有些基团是质子供体(酸),有些是质子接受体(碱)。因此,酶可以同时利用酸和碱的催化作用产生更强的催化效果,这与溶液中的反应不同。酶分子中具有酸-碱催化作用的基团如表 7-1 所示。

$$H_3C-\overset{O}{\overset{\|}{C}}-OC_2H_5 + HO^- \rightleftharpoons H_3C-\overset{O}{\overset{\|}{C}}-OH + C_2H_5O^- \rightleftharpoons H_3C-\overset{O}{\overset{\|}{C}}-O^- + C_2H_5OH$$

$$H_3C-\overset{O}{\overset{\|}{C}}-OC_2H_5 + H_3O^+ \rightleftharpoons \left[H_3C-\overset{\overset{+}{O}H}{\overset{\|}{C}}-OC_2H_5 \longleftrightarrow H_3C-\overset{OH}{\overset{|}{\underset{+}{C}}}-OC_2H_5 \right] \xrightleftharpoons{H_2O} H_3C-\overset{O}{\overset{\|}{C}}-OH + C_2H_5OH$$

图 7-4　乙酸乙酯的碱性催化和酸性催化

表 7-1　　**酶分子中具有酸-碱催化作用的基团**

氨基酸残基	酸(质子供体)	碱(质子接受体)
谷氨酸、天冬氨酸	R—COOH	R—COO⁻
赖氨酸、精氨酸	$R-\overset{+}{N}H_3$ (H—N⁺(H)(H)—H)	R—$\ddot{N}H_2$
半胱氨酸	R—SH	R—S⁻
组氨酸	R—C═CH, HN—C(H)═$\overset{+}{N}$H (咪唑鎓)	R—C═CH, HN—C(H)═N: (咪唑)
丝氨酸	R—OH	R—O⁻
酪氨酸	R—C₆H₄—OH	R—C₆H₄—O⁻

以 α-糜蛋白酶为例，我们来解释广义酸-碱(以及共价)催化作用。α-糜蛋白酶是一种丝氨酸蛋白酶，即其利用活性部位的丝氨酸残基来催化裂解肽键的共价键(见图 7-5)，丝氨酸中的亲核基团羟基，是较差的亲核试剂。然而，附近的天冬氨酸和组氨酸残基通过被布劳(Blow)等称作电荷接力体系的机制，参与了从丝氨酸到烷氧负离子的转化。布劳等发现 Asp102、His57、Ser195 之间存在氢键网络，这个催化三联体包括天冬氨酸的羧酸根(溶液中酸的 pK_a 为 3.9)，该羧酸根从组氨酸的咪唑基(溶液中的 pK_a 为 6.1)抓取一个质子，失去质子的咪唑基又从丝氨酸的羟基(溶液中的 pK_a 为 14)上抓取一个质子。发生这种反应的一种解释是在活性部位一些酸和碱的 pK_a 可能与溶液不同。此外，由于这些基团在活性部位被紧紧固定在一起，随着丝氨酸的羟基质子开始失去，电荷密度即进展到下一步(烷氧基进攻肽羰基)，从而驱动平衡态向正反应移动，这就是酶促反应的精妙之处。基团的靠近与活性位点残基的柔性协同作用，使在溶液中几乎不可能发生的反应得已发生。

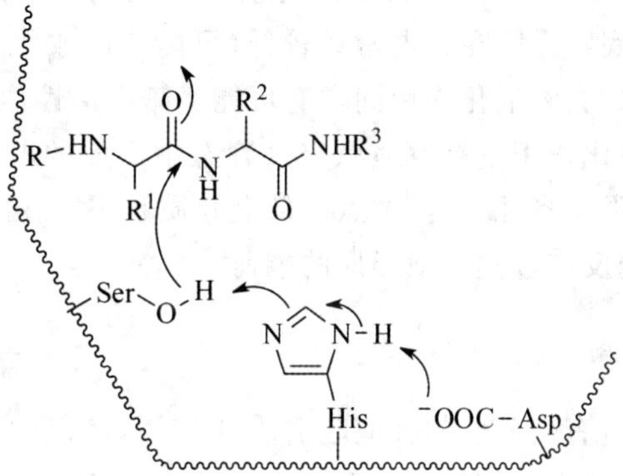

图 7-5　活性部位的丝氨酸残基活化的电荷接力体系

(四)静电催化作用

酶通过稳定过渡态和基态的去稳化来催化反应，过渡态的稳定性可能涉及活性部位的离子电荷或部分离子电荷与底物形成的过渡态中相反电荷发生相互作用。如图 7-6 所示的四面体中间体，被酶的活性位点稳定化，该位点称作氧负离子穴。这些静电相互作用可以是一个或多个带部分正电荷的局部偶极，而不是完整的正电荷，该偶极指向刚刚生成的过渡态阴离子或是能够形成氢键的质子化的基团。以丝氨酸蛋白酶枯草杆菌蛋白酶为例，由于形成中的氧负离子与蛋白质残基发生氢键相互作用，降低了活化复合物的自由能，经定点突变方法将活性位点残基的质子给予体置换成为亮氨酸，k_{cat} 急剧降低，而 K_m 仍保持不变，表明氢键对于催化作用非常重要。此外，枯草杆菌蛋白酶的突变型(即一个或多个氨基酸残基发生了变化的亚型，通常由定点突变技术得到)的催化三联体的所有三个残基(Ser 221、His 64 以及 Asp32)都以丙氨酸代替，仍然能够水解酰胺键，虽然反应速率比不加催化剂时快 10^3 倍，但比野生型酶(即未突变型)慢 2×10^6 倍。这说明除亲核性和广义碱催化作用之外，其他因素也很重要。

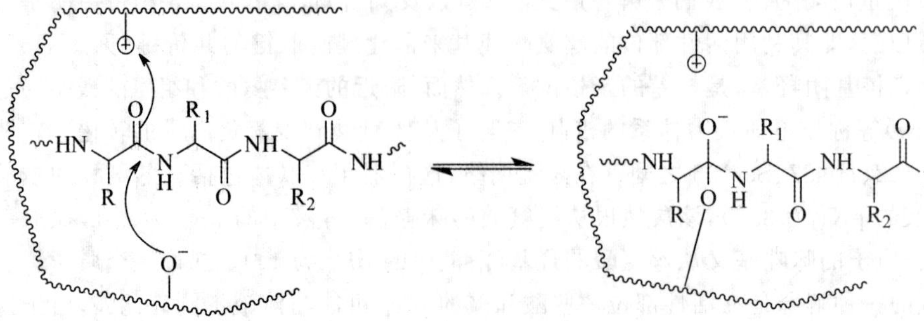

图 7-6　过渡态的静电稳定作用

(五)去溶剂化作用

去溶剂化作用,可使基态发生去稳定化。水分子从酶活性部位的带电荷基团上失去,与底物结合。该过程使底物暴露在介电常数较低(可能为疏水性)的环境中,从而使底物上的带电基团去稳定化。去溶剂化作用同样有可能暴露出活性位点中与水结合的带电基团,从而使它通过静电催化作用更有效地稳定过渡态中形成的电荷。由于静电相互作用在低电介质中比在水中强得多,酶活性位点的低电介质状态存在的正电荷和负电荷(或部分电荷)能够更好地稳定反应过渡态中形成的电荷。

(六)张力或变形作用

张力和变形作用学对有机分子的反应起着重要作用,环氧化物比醚类反应性能高得多说明了该现象,环磷脂的水解作用是一个实例。碱性水解解除了图 7-7(a)中相当大的环张力,因而其水解速率比相应的非环状的磷酸二酯[见图 7-7(b)]要快 10^8 倍。如果酶的催化作用能够诱导分子产生张力或变形,就会加快酶促反应速率,这种作用可以在酶分子中诱导形成,从而使它转化为高活性状态,或者在底物分子中诱导形成,从而提高底物的基态能量(去稳定作用),使它更活泼。诱导契合学说认为,在酶与底物相互接近时,其结构相互诱导相互变形和相互适应,进而相互结合。通过酶的去稳定作用(张力或变形作用)或是诱导参与催化作用的活性位点基团的恰当排布,以便引发催化作用,这就使酶从低催化状态转变为高催化状态。仔细观察蛋白质晶体数据库中的底物结合位点,发现大多数酶的活性位点至少有一部分在结构上与底物是互补的,从而使它们能够在最初的碰撞过程中相互结合。底物的构象也可能发生变形,从而在底物中产生张力(去稳定作用;较高的基态能量)。一般认为,酶具有弹性,在产物释放后能够恢复到原始构象。这也合理地解释了为什么底物的高能量构象可以与酶结合。

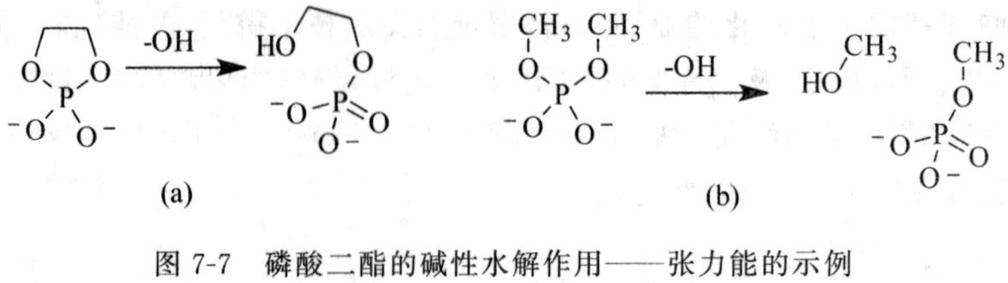

(a)　(b)

图 7-7　磷酸二酯的碱性水解作用——张力能的示例

第二节 可逆性酶抑制剂

酶反应调节剂按照作用机制不同分为酶抑制剂和酶激活剂。激活剂是指能加快某种酶反应速率的物质，它们的作用和抑制剂相反。而在药物筛选中，酶抑制剂是最主要的一类反应调节剂。酶的抑制作用在生物学和医学中有十分重要的意义，很多药物就是通过对体内特定的酶的抑制来发挥其治疗功效的。如尿酸过量可以导致痛风，黄嘌呤氧化酶是催化黄嘌呤转化为尿酸的酶，抑制其活性可以降低尿酸水平，从而产生抗高尿酸效果；前列腺素是炎症及发烧等病理过程的重要激素，抑制前列腺素合成酶可以产生抗炎、退热及止痛效果。故了解酶的抑制作用不仅可以帮助人们认识药物的作用机制，还能够帮助设计和发现有更高疗效的药物。

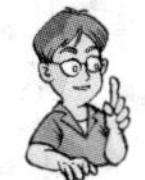

案例分析

“达菲”是怎样炼成的

一场新型流感，让很多人听说了“达菲”。有的人听说达菲的生产原料是八角茴香，便认为那是中药或是受中药的启发研发的。其实达菲的研发和中药或其他传统药物毫无关系，完全是在现代生物学和化学的指导下设计出来的。

20 世纪 40 年代，纽约洛克菲勒研究所的科学家发现，流感病毒在低温条件下能让红细胞凝聚；但加热到 37 ℃时，聚集的红细胞就分开，病毒也脱离了红细胞。后来人们发现，让红细胞聚集起来的是流感病毒表面上的一种蛋白质，这种蛋白质叫作血凝素，它能和细胞表面上的唾液酸结合，让病毒混进细胞。而让病毒脱离细胞的是病毒表面上的神经氨酸酶，它能水解唾液酸。

流感病毒入侵细胞，制造出新病毒后，新病毒还通过唾液酸和细胞连接在一起，要靠神经氨酸酶水解唾液酸，切断新病毒和旧细胞的联系，新病毒才能去入侵其他细胞。如果能够发现一种药物抑制住神经氨酸酶的活性，也就抑制住了病毒的繁殖。

1983 年，澳大利亚分子生物学家破解了神经氨酸酶分子的立体结构，发现它是由 4 个一模一样的部分组成的，形状就像一个“田”字，正中央是个窟窿，可与唾液酸结合，将其水解。如果我们能找到一种化合物，把它塞进这个窟窿里头，细胞上的唾液酸被堵在了外面，神经氨酸酶的活性就会被抑制住了。研究人员首先试的就是唾液酸，但发现唾液酸容易从窟窿掉出来，需要对其做一些改造，让它和神经氨酸酶结合得更牢固一些。

进一步研究发现，神经氨酸酶结构中的窟窿位置有一个地方是带负电的，唾液酸和它相对应的位置上是一个羟基，于是澳大利亚研究人员尝试把这个羟基换成带正电的基团，异性相吸，增强结合。最终发现换成胍基最有效，抑制效果是唾液酸的 1000 倍！1989 年，研究人员合成了这种带胍基的唾液酸类似物，取名扎那米韦。1999 年，美国食品药品管理局批准上市，商品名叫“乐感清”。

由于乐感清带有胍基，无法被肠道吸收，不能口服，只能做成粉末喷剂，这种方式不符合人们的用药习惯。1992年，美国研究人员找到了新的设计思路。他们发现唾液酸分子上有一个位置和神经氨酸酶的窟窿没有接触，窟窿具有疏水的性质，如果在唾液酸分子的这个位置添加一个疏水基团，就可以和窟窿结合得更紧。研究人员据此在计算机上设计出了600多种化合物，并进行了合成和活性测试。在1995年底发现其中代号GS4071的化合物能强烈地抑制神经氨酸酶的活性。但是GS4071和乐感清一样没法被肠道吸收。研究人员对它再做改造，把其中的羟基变成乙酯，解决了口服吸收的问题。这种新的化合物取名奥司他韦（见图7-8），被吸收进体内后，在肝脏被分解成了GS4071，然后发挥药效。经过临床试验后，1999年奥司他韦被美国食品药品管理局批准上市，商品名叫“达菲”。

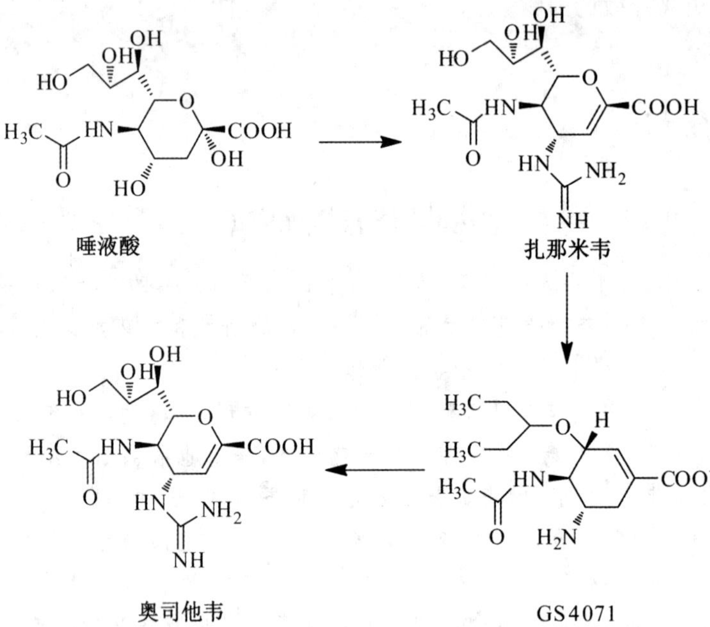

唾液酸　　扎那米韦

奥司他韦　　GS4071

图7-8　奥司他韦合成过程

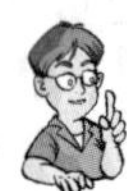

知识链接

设计酶抑制剂的优点

就理性设计抑制剂而言，在全部具有潜在治疗用途的蛋白酶靶标如激素、神经递质受体及载体蛋白中，酶是最有希望的。

首先，同受体相比，酶的纯化比较简单，可以制备均一的酶用于初选，从而用来阐明活性部位的结构，这对于基于计算机的药物设计方法来说非常重要。

其次，酶抑制剂的分子结构通常和靶酶的底物或产物非常相似。因此，靶酶抑制剂先导化合物比较容易获得。

另外，在了解了酶的作用机制后，可以用来设计过渡态类似物和多底物抑制剂、慢的紧密型结合抑制剂和基于机制的酶抑制剂。

一、酶抑制作用的概念和酶抑制剂

可以降低酶催化速度或完全阻止酶催化反应的化合物统称为酶抑制剂，如果化合物与靶酶的作用是不可逆的（通常是以共价键结合），这种类型的抑制剂称为酶失活剂。在临床上作为药物使用的酶抑制剂应具有以下几种特征：

(1)一般结构上与底物或反应中间物甚至产物应相似，这样可以通过与底物相似的方式与酶结合。这种相似性不仅反映在分子大小上，而且在电子分布上亦应相似。因为酶的活性部位大多具有极性，可应用设计代谢拮抗剂的一个有效方法即生物电子等排原理，以获得酶抑制剂。如5-氟尿嘧啶在抗癌治疗中抑制酶对尿嘧啶的利用。

(2)抑制剂必须到达作用部位即靶酶，且在那里要维持一定的浓度。影响这一要求的因素有排泄、代谢速率以及为转运到靶酶所要求的恰当的亲脂性与亲水性比率。

(3)抑制剂应有特异性，即其作用仅限于靶酶。因为，如果与其他酶或维持细胞正常代谢必需的细胞成分反应，在临床上将带来不良的甚至是危险的副作用。人们曾经认为，设计仅抑制某种靶酶的专一性抑制剂是不可能的，但是，随着基于机制抑制剂的出现，为发展更为专一的抑制剂提供了可能。

酶抑制剂作用的酶靶，一般可以分为两类：第一类是侵入到人体内的病原体的酶系，如细菌或病毒等病原体在人体内繁殖和生长过程中其自身所拥有的酶，针对该类酶的抑制剂主要包括抗菌、抗病毒类等抗生素类药物。第二类是人或动物体内自身所拥有、与疾病治疗有关的酶，针对该类酶的抑制剂大多属于生理活性药物。

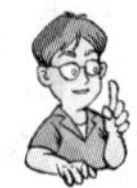

知识链接

酶抑制剂作用环节

(1)直接抑制病原微生物或人体内生物合成途径中的某种关键的酶，减少某种产物的生成。此种类型的酶抑制剂作用环节可用下式表示：

$$A \xrightarrow{E_a} B \longrightarrow X \xrightarrow{E_b} C \xrightarrow{E_c} D\text{（生物合成产物）} \quad (7\text{-}1)$$

其中，C或D可以是病原微生物在人体内生长所必需的生物合成产物或人自身与疾病有关的生物合成产物，E_b是该生物合成途径的关键限速酶。抑制剂通过直接作用于关键酶

E_b 这一环节，可减少产物 C 和 D 的生成，达到使入侵的病原微生物生长停止或减少人体内某种与疾病有关的代谢产物生成的目的。针对细菌细胞壁合成的β-内酰胺类抗生素和降血脂的洛伐他丁等就属于此种作用环节。

(2)通过抑制人体内生物合成途径中的某种酶使对人体有益的底物得以积累，达到治疗的目的。

如乙酰胆碱酯酶的抑制剂可使乙酰胆碱的积累增加和消耗减少，用于改善老年性痴呆的症状。此种类型的酶抑制剂作用环节可用下式表示：

$$A \longrightarrow X \xrightarrow{} B\ (\text{生物合成产物}) \quad (E_a \text{ 作用于 } X\text{；抑制剂} \uparrow X) \tag{7-2}$$

(3)通过抑制与某种生物合成途径相关且必需的另外一个生化反应的酶来减少有害物的生成。此种类型的酶抑制剂作用环节可用式(7-3)表示，由 B→C 的生化反应需要有 X 的参与，当抑制剂抑制了酶 E 的活性后，X 的生成被阻断，最终导致有害产物 C 和 D 的产生被停止或减少。

$$A \xrightarrow{E_a} B \xrightarrow{E_b} C \xrightarrow{E_c} D\ (\text{生物合成产物})\quad (X \to Y,\ Y \xrightarrow{E} X,\ E \leftarrow \text{抑制剂}) \tag{7-3}$$

(4)两种酶抑制剂作用于一条反应途径的不同环节。如式(7-4)所示，为了更好地抑制产物 D 的生成，可以用两种或两种以上的抑制剂作用于一条酶反应途径的不同环节，通过协同作用，使两种抑制剂均在较低的浓度下得到更好的抑制效果和临床疗效。这种作用方式在抗肿瘤药物的联合化疗中被经常使用。

$$A \longrightarrow \overset{E_a}{X} \longrightarrow B \xrightarrow{E_b} C \longrightarrow \overset{E_c}{X} \longrightarrow D\ (\text{生物合成产物})\quad (\text{抑制剂} \uparrow X,\ \text{抑制剂} \uparrow X) \tag{7-4}$$

(5)作用于体内与药物代谢有关的酶系。药物代谢酶的作用是催化药物或外援性的物质进行生物转化并使其排泄出体外。为防止药物被代谢失活，延长药物作用时间，可使用药物代谢酶的抑制剂来延长药物的半衰期和减少给药次数。如β-内酰胺酶抑制剂克拉维酸(clavulanic acid)通过抑制对青霉素、头孢菌素有破坏作用的β-内酰胺酶的活性，来提高青霉素、头孢菌素的抗菌作用。

根据与酶作用方式和反应特征的不同，可将酶抑制剂对酶的抑制作用分为两类：不可逆抑制(irreversible inhibition)和可逆性抑制(reversible inhibition)。

二、可逆性抑制作用的机制

一些抑制剂与酶和(或)酶底物复合物以非共价键或弱键合作用结合,使酶活性降低或消失,这类抑制是可逆性抑制。一般情况下,这类酶抑制剂会很快地同酶的结合达到平衡,因此通过测量酶的活性就能观察到对酶的抑制。不过,在有些情况下可逆性抑制剂对酶的抑制也可以是很慢的。

用动力学方法来区分抑制剂对酶的可逆性抑制作用,一般分为四种类型:竞争性抑制作用、反竞争性抑制作用、非竞争性抑制作用和混合竞争性抑制。

(一)竞争性抑制作用

抑制剂与酶的活性中心结合,可以阻止底物与酶的结合,同时底物与酶活性中心的结合也可以阻止酶与抑制剂的结合,即抑制剂和底物竞争酶的同一结合位点,称为竞争性抑制作用(见图 7-9)。具有竞争性抑制作用的酶抑制剂称为竞争性可逆抑制剂。

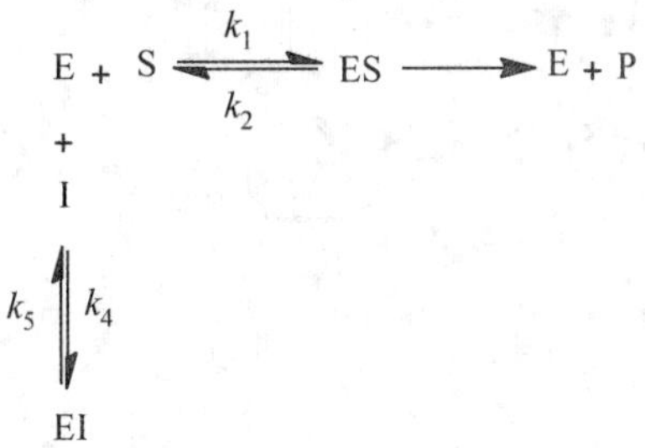

图 7-9　竞争性抑制的反应过程

竞争性抑制酶作用的药物有:洛伐他汀(lovastatin)和 HMG-CoA 还原酶(HMG-CoA reductase),别嘌呤醇(allopurinol)和黄嘌呤氧化酶(xanthine oxidase),依那普利(enalapril)和血管紧张素Ⅱ(ACE Ⅱ)等。其中,降血脂药物洛伐他丁对靶酶的亲和力是底物 3-羟基-3-甲基戊二酰辅酶 A(HMG-CoA)的 16700 倍。

从竞争抑制的原理可以看出,竞争性抑制剂为达到抑制的效果,要有适当的浓度,药物在体内由于被代谢或被排泄,其浓度会降低,失去抑制作用,所以要维持对酶的抑制作用需多次给药。

(二)非竞争性抑制作用

有些抑制剂不影响底物和酶结合,即抑制剂与酶活性中心外的必须基团结合,抑制剂既与 E 结合,也与 ES 结合,但生成的 ESI 复合物是死端复合物,不能释放出产物,这种抑制称为非竞争性抑制作用(见图 7-10)。

艾滋病增殖过程中,反转录过程是关键,故反转录酶(reverse transcriptase,RT)是抗艾滋病的最佳靶点之一。齐多夫定(叠氮胸苷,zidovudine,AZT)是第一个用于临床的反转录酶抑制剂药物,后来发现系列核苷类衍生物如扎西他滨(zalcitabine)、去羟肌苷(didarosine)、司坦夫定(stavudine)、拉米夫定(lamivudine)也同样具有抑制反转录酶活性。作用机制研究发现,上述化合物均为非竞争性抑制剂,如 AZT 掺入 DNA 后,阻止 3′,5′-双磷酸酯键的形成,使 DNA 间断裂(见图 7-11),阻碍病毒的繁殖。但是核苷类 HIV-1 反转录酶抑制剂常会产生严重的毒副作用和出现耐药性,影响疗效。

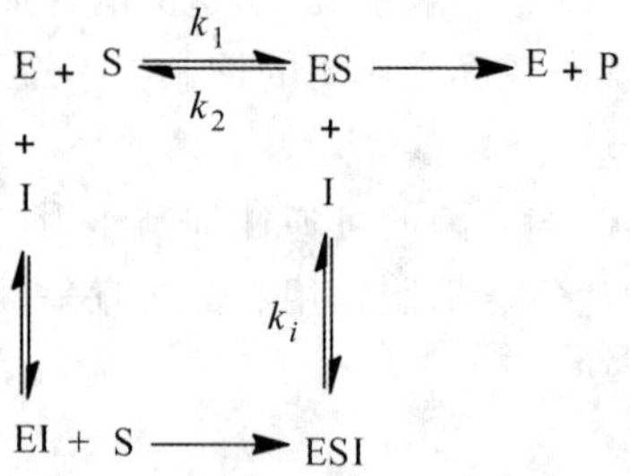

$$\begin{array}{ccccc} E + S & \underset{k_2}{\overset{k_1}{\rightleftharpoons}} & ES & \longrightarrow & E + P \\ + & & + & & \\ I & & I & & \\ k_i \updownarrow & & k_i \updownarrow & & \\ EI + S & \longrightarrow & ESI & & \end{array}$$

图 7-10 非竞争性抑制的反应过程

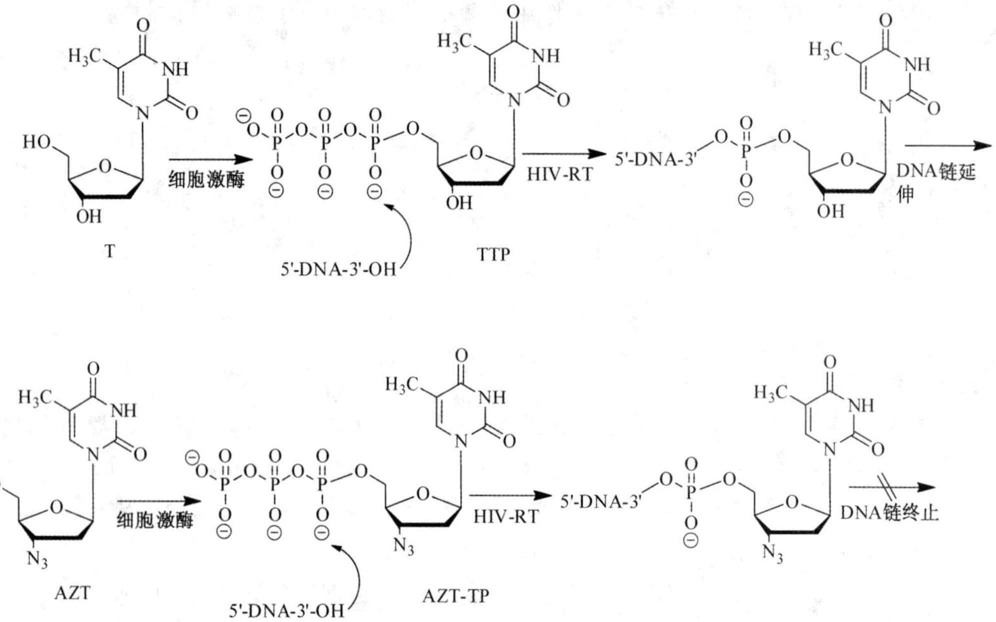

图 7-11 脱氧胸苷(T)及 AZT 的作用机制示意图

利匹韦林(rilpivirine)(见图 7-12)由强生公司研发,于 2011 年 5 月 20 日获 FDA 批准与其他抗反转录病毒药物联合治疗 HIV 感染,主要适用于未曾接受过药物治疗的成人 HIV 感染者。该药物是一种芳基嘧啶类 HIV 非核苷类反转录酶抑制剂(NNRTI),通过非竞争性抑制 HIV 反转录酶(RT),抑制 HIV 的复制,不会抑制人细胞 DNA 聚合酶 α、β 和 γ。利匹韦林具有易合成、抗病毒活性强、口服生物利用度高、安全性好等特点,常见不良反应有抑郁、失眠、头痛和皮疹。

(三)反竞争性抑制作用

反竞争性抑制作用比较少见:抑制剂 I 不能与处于自由状态下的酶 E 结合,而只能和酶-底物复合物(ES)结合形成 ESI,但 ESI 不能释放出产物。S 和 E 的结合不但不排斥 I,而且促进 I 和 E 的结合(见图 7-13)。

肼类化合物抑制胃蛋白酶或氰化物抑制芳香硫酸酯酶的作用属于反竞争性抑制。反竞争性抑制作用在单底物反应中比较少见,在多底物反应中常可见到反竞争性抑制。

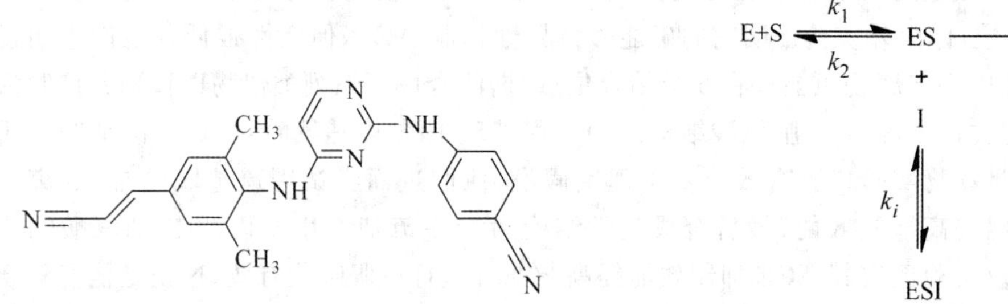

图 7-12　利匹韦林

图 7-13　非竞争性抑制的反应过程

(四)复合抑制作用

这种抑制作用与非竞争性抑制作用比较相似,区别在于 ESI 复合物残留有部分酶的活性。在许多生物体中,这类抑制剂可以作为负反馈机制的组成部分。若一个酶体系生产了过多的产物,那么产物就会抑制合成该产物的酶体系中第一个酶的活性,这就可以保证一旦合成足够多的产物后,该产物的合成速率会下降或停止。受这种抑制作用调控的酶通常为多亚基酶,并具有与调控产物结合的别构结合位点。

三、可逆性抑制剂药物举例

(一)简单竞争性抑制:卡托普利

简单竞争性抑制剂是最常见的一类酶抑制剂,所设计的化合物在结构上和靶酶的底物类似,并且可以和活性部位发生可逆的结合。

近年来影响肾素-血管紧张素-醛固酮系统(renin-angiotensin-aldosterone system,RAAS)的药物发展迅速,其中血管紧张素转化酶抑制剂(angiotensin converting enzyme inhibitors,ACEI)就是一类发展较快的抗高血压药,是临床上一线降压药。该类药物主要是使血管紧张素转化酶(ACE)失活,切断从血管紧张素Ⅰ转化为血管紧张素Ⅱ的通路,同时又能使缓激肽不致分解失活,达到降压的目的。

20 世纪 60 年代中期,美国施贵宝制药公司的研究人员从毒蛇中分离出并合成了多种能抑制 ACE 的多肽成分。其中编号为 SQ20881 的九肽物质,能够较长时间地抑制 ACE 活性,因含有四个脯氨酸残基,所以取名为替普罗肽。

虽然替普罗肽能有效降低继发性高血压患者的血压，在治疗心脏衰竭方面也有良好的效果，但必须注射，口服无效，应用受到限制。因此，寻找口服有效的新型血管紧张素转化酶抑制剂成为研究的重点。

1974 年，库什曼(Cushman)依据羧肽酶 A 抑制剂苄基琥珀酸研究的结果，将研究重点由原来的对 ACE 抑制剂结构研究转向对 ACE 活性部位结构研究，并提出"基于结构的药物设计"理念。根据苄基琥珀酸与羧肽酶 A 活性部位的结合特点，他们推测琥珀酰羧基在与活化中心 Zn 离子结合中可能起到关键作用，结构类似于与 Zn 离子结合的二肽产物的琥珀酰氨基酸衍生物极有可能特异性抑制 ACE。据此设计的第一个化合物为琥珀酰-L-脯氨酸，体内外实验证明它的确能够特异性抑制 ACE，但活性很低。他们进而设想 ACE 活性中心与底物可能存在 5 个结合位点，据此合成了系列类似物以检测其抑制活性，此后发现类似于丙氨酸-脯氨酸结构的 D-2-甲基琥珀酰-L-脯氨酸对 ACE 的抑制作用提高 15 倍，且动物实验口服有效。基于理论假设，他们进而尝试用巯基取代与 Zn 离子结合的羧基以提高抑制效能，最后合成化学结构为 D-3-巯基-2-甲基丙酰-L-脯氨酸的小分子化合物。实验证实其 ACE 抑制效能提高 2000 倍，且口服吸收有效，这正是他们梦寐以求的理想的 ACE 抑制剂，该化合物即卡托普利(见图 7-14)。

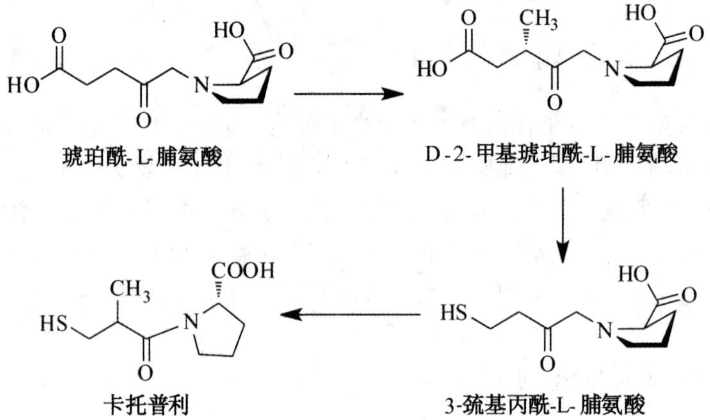

图 7-14　卡托普利的设计过程

卡托普利于 1977 年开始全面临床研究，1981 年顺利获得 FDA 上市批准，其商品名为开普通(Capoten)，成为首个上市的 ACE 抑制剂，开创了一类全新的高血压治疗药物。此后，卡托普利获准用于心衰和糖尿病肾病等疾病，为全球数亿患者带来福音。与此同时，卡托普利也成为施贵宝公司首个年销售额超过 10 亿美元的重磅级药物，为公司创造了巨大利润。

最后必须特别指出的是，从库什曼和翁代特(Ondetti)最初阅读羧肽酶 A 的研究文献而形成基于结构的新药设计理念，到卡托普利的成功合成，仅用了大约一年半的时间，也仅合成测试了 60 余个化合物，其效率令人叹为观止。此后，基于结构的新药设计理念成为新药研发的基本策略，而今天人们能够借助于分子生物学和计算机模拟辅助手段设计和开发新药，则完全得益于库什曼和翁代特当初利用最为原始的纸和笔形成的这一新药设计理念。

(二)替代底物抑制:磺胺抗菌药物

磺胺类药物(sulfonamides,SAs)是指具有对氨基苯磺酰胺结构的一类药物的总称,有广谱抗菌性,是一类用于预防和治疗细菌感染性疾病的化学治疗药物。SAs 种类可达数千种,其中应用较广并具有一定疗效的就有几十种。

1906 年,有人制得磺胺类物质对氨基苯磺酰胺(sulfanilamide)(见图 7-15),当时只是用于染料工业,并未发现它的抗菌作用。1932 年,德国拜尔(Bayer)公司的化学家偶然发现一种名为百浪多息(prontosil)(见图 7-16)的红色偶氮染料。德国病理学与细菌学家杜马克(Domagk)经过试验证明这种物质对于治疗溶血性链球菌感染有很强的功效。1933 年报道了用百浪多息治疗由葡萄球菌引起的败血症,引起世界瞩目。进一步研究发现这种染料实际上是一种前药,在体外没有任何活性,在体内由它转化得到有生理活性的化合物便是早期被忽略的对氨基苯磺酰胺。

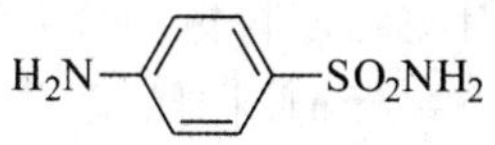

图 7-15　对氨基苯磺酰胺

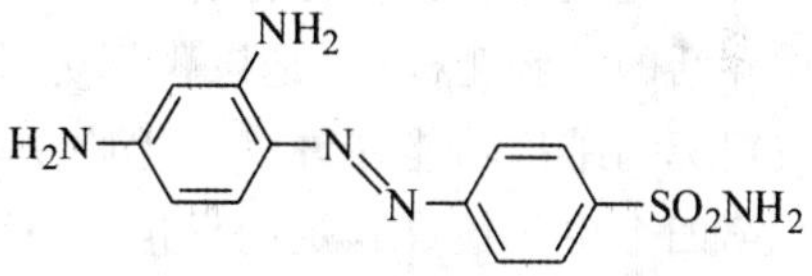

图 7-16　百浪多息

百浪多息的发现在医学界引发了一场磺胺浪潮。在随后的 10 年间,合成了数以千计的磺胺类化合物,并进行了抗菌活性试验。这是最早的构效关系研究,显示了分子结构改造在药物设计中的重要性。

1940 年,伍德斯(Woods)报道了磺胺类化合物作用机制方面的一个突破性理论。他推测由于酶可以被与其底物结构类似的化合物所抑制,因此对磺胺类药物有抑制作用的物质在结构上应与磺胺类似。经过许多化学实验,并且对这种具有抑制活性的物质有了大致的概念之后,他推测这种物质很有可能是对氨基苯甲酸。接下来的研究表明,对氨基苯甲酸(见图 7-17)是磺胺抑菌作用的强抑制剂。实验结果表明,在细菌生长中,磺胺同对氨基苯甲酸相互竞争,细菌为了在高浓度的磺胺条件下生长,必须提高对氨基苯甲酸的浓度。塞尔比(Selbie)发现,同时给感染链球菌的小鼠服用对氨基苯甲酸和磺胺,会消除磺胺的抗菌作用。

在发现磺胺竞争性抑制的基础上,法尔兹(Fildes)提出了抗代谢药物理论。抗代谢药物与正常代谢物结构相似,可竞争性抑制某些酶的活性,阻碍代谢进行,达到治疗目的。磺胺的抑菌作用即是典型的竞争性抑制作用。对磺胺类药物敏感的细菌不能直接利用其生长环境中的叶酸,而是利用环境中的对氨苯甲酸(p-aminobenzoic acid,PABA)和二氢喋啶、谷氨酸在菌体内的二氢叶酸合成酶(dihydrofolic acid synthetase,FH_2 合成酶)催化下合成二氢叶酸。二氢叶酸在二氢叶酸还原酶的作用下形成四氢叶酸,四氢叶酸作为一碳单位转移酶的辅酶,参与核酸前体物(嘌呤、嘧啶)的合成。而核酸是细菌生长繁殖所必需的成分。磺胺类药物的化学结构与 PABA 相似(见图 7-18),它是二氢叶酸合成酶的竞争性抑制剂,可抑制二氢叶酸的合成,进而达到抑菌的作用(见图 7-19)。人类可直接利用食物中叶酸，因此人体内核酸合成不受磺胺类药物的扰动。

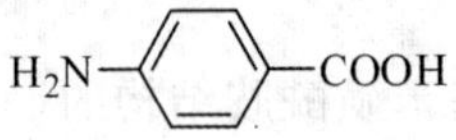

图 7-17 对氨苯甲酸

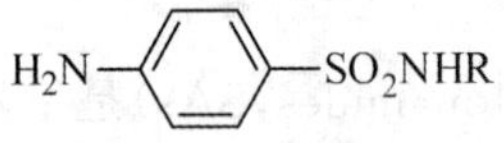

图 7-18 磺胺类药物结构通式

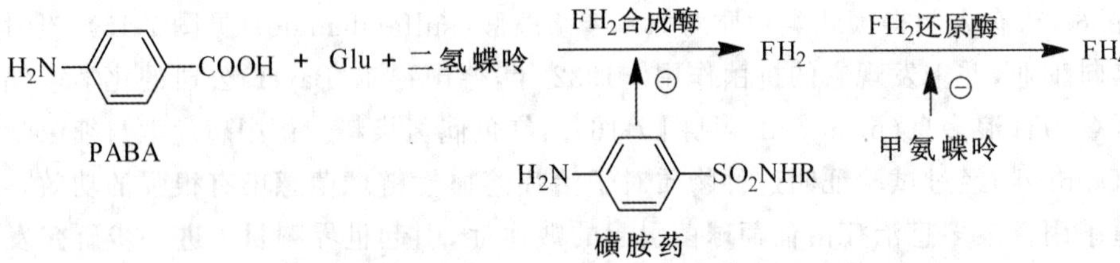

图 7-19 磺胺的抑菌作用

理想抗微生物药物靶标有四个标准，二氢叶酸合成酶可以满足其中的三个：一个是微生物存活的关键靶标；二是该靶标为微生物所特有，因此对其抑制不会伤害人体本身；三是该靶标的结构功能在许多微生物中具有高度保守性，因此对该靶标的抑制剂是广谱药物。第四个也是最难满足的标准是，微生物难以获得对该靶标抑制剂的耐药性。通常对一种抗菌药物出现耐药性的时间是 1～4 年，对磺胺药物来说产生耐药性几乎需要 7 年时间。

（三）过渡态类似物抑制剂

酶可以提高反应速率，在于稳定过渡态以及降低反应活化能，这时酶的活性部位构象发生了变化，以利于与底物更好地作用。有时底物也会发生构象变化，以利于过渡态的形成（诱导契合学说）。

1. 过渡态类似物抑制剂简介

过渡态类似物是一类特异性竞争性抑制剂，结构类似于酶反应中不稳定的过渡态的底物部分。在酶反应或非酶反应中，键的形成和断裂机制是类似的。过渡态类似物具有底物过渡态的立体形式和电性特征。过渡态类似物能量高，对酶的亲和力大，结合更为紧密。

催化变形学说认为，与过渡态结构类似的抑制剂同酶的结合作用比底物更强，即酶的强效抑制剂应是结构稳定的，并类似于过渡态结构的化合物，而不是类似于底物结构的化合物。

过渡态类似物是一种稳定的化合物，但是考虑到过渡态本身并不稳定，设计一个与过渡态完全相似的稳定的类似物是不可能的。一般认为，过渡态类似物与该酶的结合有一定的稳定性者，就可能成为良好的可逆性抑制剂。这类抑制剂与酶的结合比底物强得多，其作用不受底物浓度的影响。因此在治疗中其作用比底物相似的可逆抑制剂作用更强、更持久。

设计过渡态类似物抑制剂时，首先要选择合适的酶作靶酶，并确定靶酶的反应机制和可能的过渡态结构，从理论上提出过渡态下底物的结构，根据其过渡状态设计并合成相应的抑制剂，还需要测试过渡态类似物的化学稳定性。

过渡态类似物是稳定的化合物，它模拟酶反应过渡态的活化复合物的结构。过渡态的稳定化是通过降低非极性活化部位的电荷分散程度，或增加额外氢键的形成，或具有更多的疏水作用等达到的。

2.具体例证

(1)ACE抑制剂伊那普利拉(enalaprilat)。伊那普利拉是ACE的强效可逆抑制剂，其有效性在于满足了ACE的多位点结合，并且模拟了ACE与底物/产物相互作用的结构模式，其结构与ACE将血管紧张素Ⅰ水解为血管紧张素Ⅱ过程中的两个过渡态具有相似性。水解时，酶的亲核性基团作用于水分子的质子，增强了水的亲核性。并对肽键的羰基进攻，有利于羰基氧与锌离子的静电结合(过渡态Ⅰ)。伊那普利拉分子中的基团配置和电荷分布与过渡态Ⅰ相似。被进攻的羰基碳呈四面体结构，碳-氮键断裂时的过渡状态结构，是ACE的过渡状态类似物。

(2)法尼基蛋白转移酶抑制剂。大约30%的人类肿瘤与Ras基因的突变有关。癌基因产物Ras蛋白只有在法尼基转移酶(rarnesyltrannsferase，FTase)的催化下，经过法尼基化修饰后增加脂溶性，再结合到细胞膜内侧后，Ras蛋白才能发挥生物学效应。FTase是催化此反应的关键酶，抑制其活性，阻断Ras蛋白的法尼基化修饰，可以有效地抑制Ras基因激活起主导作用的肿瘤的生长。法尼基转移酶抑制剂已成为抗肿瘤药物研究的重要靶点之一。

Ras蛋白C端的柔性四肽CA1A2X(C为半胱氨酸，A为脂肪族氨基酸，X为丝氨酸或蛋氨酸等)中的Cys残基是Ras法尼基化的位点。其抑制剂具有CA1A2X类似结构。分子模拟和计算化学表明，抑制剂中应有疏水性骨架，并应该限制其构象的柔性。由此，设计出了系列强效的法尼基蛋白转移酶抑制剂。

(3)腺苷脱氨酶的过渡态抑制剂。腺苷脱氨酶可水解腺苷形成肌苷，对于嘌呤的代谢十分重要。腺苷水平高时将导致机体免疫受损，许多抗肿瘤、抗病毒药物也已被腺苷脱氨酶降解，故腺苷脱氨酶抑制剂的研究很有必要。机制研究表明，水分子亲核进攻嘌呤6位碳原子的杂化状态由 sp^2 向 sp^3 转化，失去氨基而形成肌苷(见图7-20)。因此，若涉及该酶的过渡态抑制剂，必须考虑到底物分子杂化状态的改变。化合物1,6-二氢-6-羟甲基嘌呤具有这种过渡态的结构，并具有强抑制活性($K_i<1\ \mu mol/L$)。脱氧咖啡霉素(deoxycoformycin)的七元环衍生物模拟了变形的 sp^2-sp^3 过渡态，也具有较强的活性($K_i=0.002\ \mu mol/L$)。

图7-20 腺苷脱氨酶的作用机制(左)及相应的抑制剂(右)

（四）多底物类似物抑制剂

许多酶进行催化反应需要有两个或多个底物在酶的活性部位同时进行，形成二元的复合物。这些底物具有特定的空间方位，且相互间在酶的活性部位以最近的或合适的间距同时与酶分子发生反应。在此研究基础上，模拟这些底物及其和酶结合的条件和要求，将两个或多个底物的主要结构通过共价键或采用合适的基团连接成单个分子，并能达到在与酶活性部位结合时，能够类似于酶正常的催化反应的过渡态结构要求，则这种由两个以上底物分子结构连接为单一分子就可能成为该酶分子特异性抑制剂。结合两个底物的抑制剂称为双底物类似物；三个底物相互结合的抑制剂即为三级底物类似物，以此类推。以上就是多底物类似物抑制剂(multisubstrate analogue inhibitors)的基本设计思想。

这类抑制剂同单一底物类似物抑制剂比较，显然前者同酶结合的亲和力比后者大大增强。同时，这类抑制剂因由两个或多个底物的结合为单一分子，使得它们的结构更为独特，不会或不易被其他酶识别和结合，对靶酶的特异性较单一底物类似物抑制剂更高、更为专一。所以，这类抑制剂用于设计特异性要求高的同工酶抑制剂较单一底物类似物抑制剂为佳。

通常任何需要两个或多个底物同时与酶结合的酶反应，都可以设计多底物类似物抑制剂。如转甲基酶、转甲酰酶、转乙酰酶、脱氢酶、羟化酶、激酶、二氢蝶酸合成酶和亚精胺合成酶等。下面举例说明这类抑制剂的设计思想和作用原理。

1. 甘氨酰胺核苷酸转甲酰酶

β-硫代甘氨酰胺核苷酸双脱氨叶酰(β-thioglycinamide ribonucleotide dideazafolate)，(见图 7-21)是一多底物类似物。它是目前最有效的甘氨酰胺核苷酸转甲酰酶(glycinamide ribonucleotide transformylase，GAR TFase)的抑制剂。其 K_i 值可达 250 pmol。

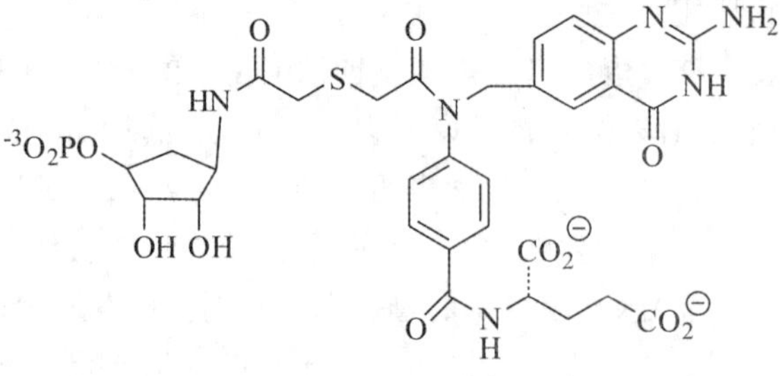

图 7-21 硫代甘氨酰胺核苷酸双脱氨叶酰

该酶催化(6R，αS)-N^{10}-甲酰四氢叶酸的甲酰基转移到甘氨酰胺核苷酸。它已成为研究开发抗肿瘤药物的重要靶酶(见图 7-22)。

多底物类似物抑制剂的分子结构设计是以该酶的两个底物为基础，通过稳定的硫醚键共价连接两个底物，并在叶酸结构部分稍作修饰，形成单一分子，结果成功地获得了强效的 GAR TFase 抑制剂。

2. 5α-还原酶抑制剂

5α-还原酶抑制剂非那甾胺(finasteride)是临床上用于治疗前列腺肥大和男性秃顶的有效药物，5α-还原酶的主要作用是将睾酮还原为二氢睾酮(见图 7-23)。非那甾胺的抑制作用起源于两点，首先，其结构与睾酮类似，可取代底物睾酮与酶结合，并被还原为二氢非那甾胺；其次，它可以与辅酶 NADPH 结合形成共价加成物，此加成物缓慢释放二氢非那甾胺(见图 7-24)。

还有很多相关的多底物类似物的例证，如用作抗病毒药物和多药耐药调节的天冬氨酸氨甲酰转移酶抑制剂磷酸乙酰-L-天冬氨酸(PALA)等。

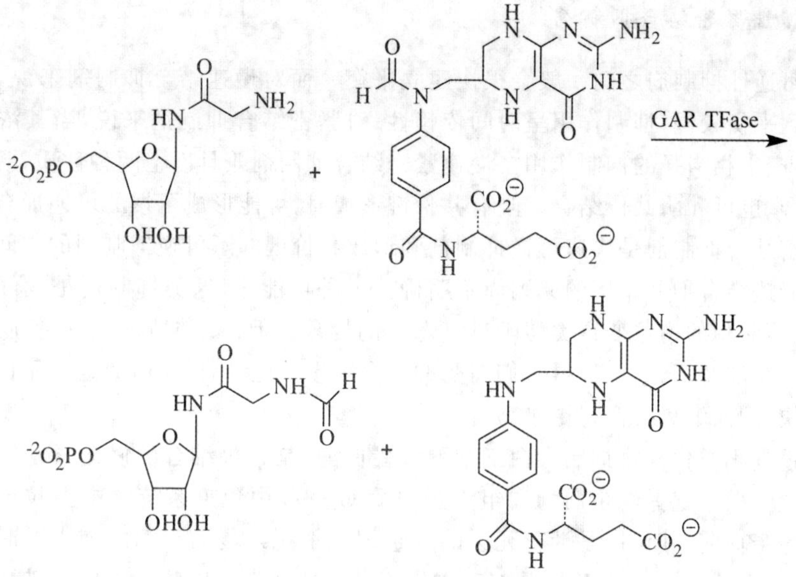
GAR TFase

图 7-22 β-硫代甘氨酰胺核苷酸双脱氨叶酰的作用机制

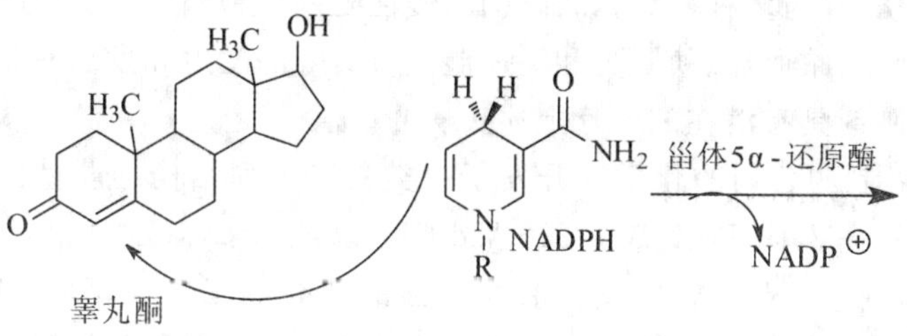
甾体5α-还原酶
NADPH
NADP
睾丸酮

图 7-23 甾体 5α-还原酶的作用机制(R=磷脂酰腺苷二磷酸)

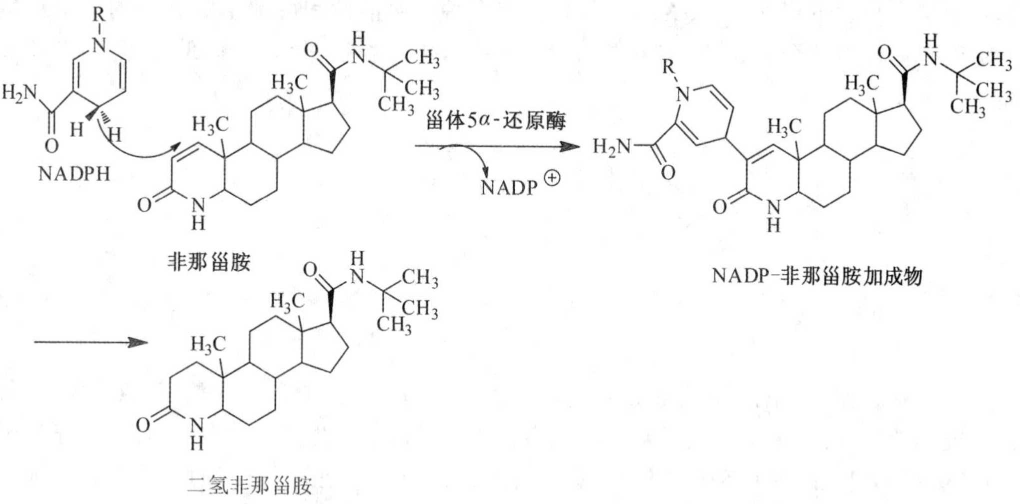
NADPH
甾体5α-还原酶
NADP
非那甾胺
NADP-非那甾胺加成物
二氢非那甾胺

图 7-24 甾体 5α-还原酶抑制剂非那甾胺的作用机制(R=磷脂酰腺苷二磷酸)

（五）慢速紧密结合抑制剂

酶和可逆性抑制剂之间一般会很快建立平衡。而对慢速结合抑制剂来说，酶和抑制剂之间达到平衡较慢，抑制作用呈时间依赖性；对紧密结合抑制剂来说，当其浓度和酶相当时，就会产生相当强的抑制作用。慢速紧密结合抑制剂兼具以上两种性质，既可以和酶非共价结合，也可和酶共价结合。当有共价键形成时，可能形成了慢的可逆加合物。非共价慢速紧密结合抑制剂是快速可逆抑制剂和形成共价键的不可逆抑制剂的中间形式。

产生慢速结合抑制作用的原因尚不明确。一种可能是，这类抑制剂是良好的底物类似物，它们能使酶的构象变得类似于过渡态酶的构象。但由于抑制剂不具备底物过渡态几何结构的全部特征，这会使得它们与酶的结合变慢。此外，由于解离速率不能被产物的生成所加快，因而解离会变得更慢。

三氟甲基酮类化合物抑制人白细胞弹性蛋白酶，是共价结合的慢速紧密结合酶抑制剂的实例。人白细胞弹性蛋白酶和组织蛋白酶 G 是肺中免疫系统嗜中性粒细胞正常释放的丝氨酸蛋白酶，其作用是消化死去的肺组织及杀死入侵的细菌。肺中同时也释放这些酶的天然抑制剂（α_1-蛋白酶抑制剂和支气管黏液抑制剂），以防止这些酶破坏肺的关键结构蛋白成分-弹性蛋白，以及肺结缔组织。弹性蛋白酶与其生理性抑制剂之间的平衡被破坏，可导致严重的组织损伤，并与多种疾病，如肺气肿、慢性阻塞性肺病、急性肺损伤、囊性纤维病、癌症、动脉粥样硬化、脓血症、胰腺炎和类风湿关节炎等的发生和发展有密切的联系。因此，弹性蛋白酶抑制剂具有潜在的治疗上述疾病的价值。

阿斯利康（AstraZeneca）制药公司的化学家开发了一类具有下列结构的肽基三氟甲基酮化合物：X-Val-CF_3、X-Pro-Val-CF_3、X-Val-Pro-Val-CF_3 以及 X-Lys(Z)-Val-CF_3，其中 X 为 N-甲氧基琥珀酰基，Z 为 N-苄氧羰基。活性最强的化合物 Z-Lys(Z)-Val-Pro-Val-CF_3 的 K_i 小于 10^{-10} mol/L。研究发现，所有这些化合物都是人白细胞弹性蛋白酶竞争性慢速紧密结合抑制剂，活性最强的化合物的动力学常数 $k_{on}=8\times10^4$ mol/L，k_{off} 小于等于 $10^{-5}\,s^{-1}$（由方程 $k_{off}=k_{on}K_i$ 计算出）。有多种口服活性和可被生物利用的这类三氟甲基酮类化合物已合成出来，其中图 7-25 所示的化合物已进入临床研究，但后来被放弃了。

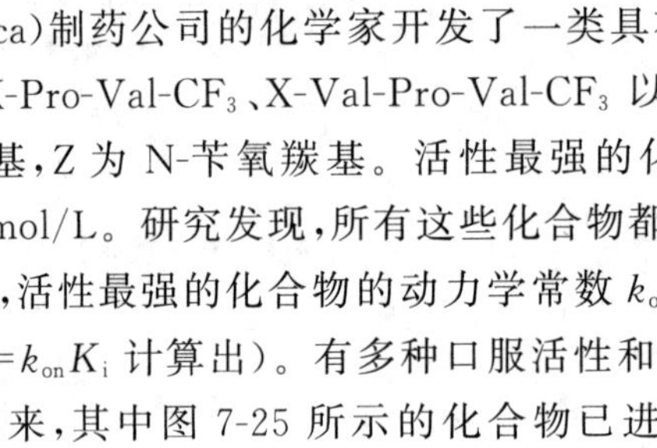

H_3CO N H O N O H N O CF_3 O

图 7-25

将肽基三氟甲基酮类化合物设计为丝氨酸蛋白酶抑制剂起源于埃伯利斯（Abeles）等的研究。他们认为，由于三氟甲基酮在水中几乎全部以水合物的形式存在，而且由于增强了羰基发生亲核加成的能力，这样三氟甲基酮有可能同丝氨酸蛋白酶的活性部位形成具有一定稳定性、共价结合的但是可逆的半缩酮（见图 7-26）。这种抑制作用机制使得当酶处于不同的质子化形式时，会产生多种构象变化。复合物(EI)′中抑制在活性部位的取向会重新定向，以便丝氨酸对三氟甲基羰基的进攻更有效。根据这种假定的作用机制，只有当活性部位的咪唑被质子化后，与酶共价结合的抑制剂才会解离。这样就可以解释为什么k_{off}值比较小，这类抑制剂是典型的共价可逆抑制的例子。

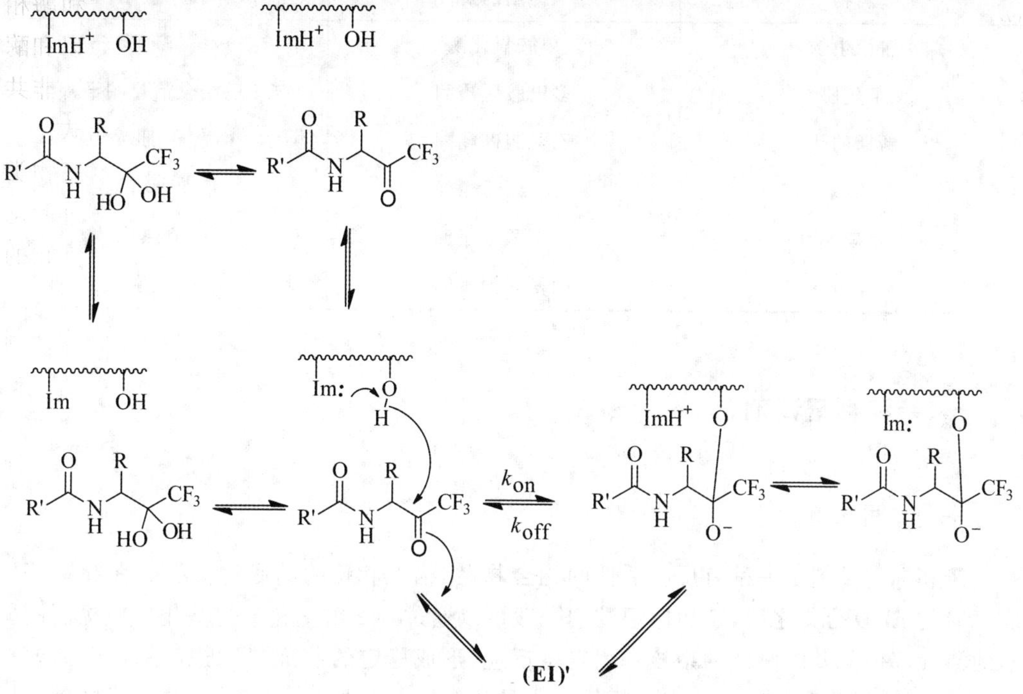

图 7-26 肽基三氟甲基酮同丝氨酸蛋白酶慢速紧密结合抑制机制
（Im 指组氨酸的咪唑基团）

第三节 不可逆酶抑制剂

可逆性抑制剂只要能够有合适的浓度以使平衡 E＋I＝EI 向右移动，就会产生疗效，因此只有当可逆性抑制剂药物能够维持足够高的浓度，使酶-药物复合物存在时，它才是有效的。由于药物的代谢和排泄作用，需要重复给药。

竞争性不可逆酶抑制剂，又称指向活性部位的不可逆抑制剂或酶失活剂，其结构类似于酶的底物或产物，通常可与酶活性部位的残基以共价键结合。临床常用的某些不可逆酶抵制剂如表 7-2 所示。

需要指出的是，“不可逆”这一术语的含义并不太严格，酶的活性部位和药物之间既可以是稳定的共价键，也可以呈不稳定的键合关系。前面所说，一些结合紧密的可逆性抑制剂，功能上是不可逆的。只要药物能使酶失去功能的时间足够长而显示药效，就可以认为酶被不可逆地抑制了。根据不可逆抑制剂作用机制的不同，一般可分为两类，亲和标记试剂和基于机制的抑制剂。前者是反应性活泼的化合物，而后者是指必须被靶酶激活的非反应活性的化合物。

表 7-2　　临床常用的某些不可逆酶抑制剂

药物	抑制的酶	临床应用
肼衍生物	单胺氧化酶	抗抑郁药
苄丝肼	多巴胺脱羧酶	与多巴结合治疗帕金森病
新斯的明	乙酰胆碱酯酶	青光眼、肌无力
棒酸	β-内酰胺酶	辅助青霉素
有机碘制剂	丙酮酸脱氢酶	抗原虫病
环丝氨酸	丙氨酸消旋酶	抗生素

一、亲和标记试剂

（一）作用机制

亲和标记试剂是一种有反应活性的化合物，结构上和靶酶的底物类似。在和靶酶形成可逆的EI复合物之后，亲和标记试剂一般可以通过S_N2酰基化或烷基化反应机制同靶酶的活性部位氨基酸侧链的亲核基团发生反应，形成稳定的共价键（见图7-27）。需要指出，这一反应过程和底物转化为产物的过程是类似的。不同之处在于，产物生成的催化反应速率常数为k_{cat}，而这里抑制酶的抑制速率常数为k_{inact}。假设形成可逆的平衡（K_i）是快速的，而且EI复合物的离解速率比共价键形成反应快，那么k_{inact}会成为快速步骤。在这种情况下，与可逆性抑制作用不同，酶活性的消失是时间依赖性的。这同具有相对较小的k_{off}值慢速紧密结合可逆抑制剂的情况是相同的。

$$E + I \underset{}{\overset{K_i}{\rightleftharpoons}} EI \overset{k_{inact}}{\longrightarrow} E\text{-}I$$

图7-27　亲和标记试剂的动力学平衡

在低浓度时，亲和标记试剂的抑制速率与其浓度成正比，而在高浓度时的抑制速率和浓度无关。当k_{inact}比k_{off}慢时，亲和标记抑制剂也可以达到酶饱和作用，这同底物的情况相同。当所有的酶分子都形成了EI复合物，那么加再多的抑制剂也不会对抑制反应速率产生影响，由于亲和标记试剂分子中含有活泼的功能基，因此它不仅可以同靶酶的活性部位起反应，还可以与体内数以千计的其他酶或生物大分子的亲核基团发生反应，所以这类抑制剂毒性相当大。实际上很多肿瘤化疗药物是亲和标记试剂。由于这个原因，与其他酶抑制剂相比，在药物设计中亲和标记试剂并不太常见。

有几条主要的原因使得这些反应性活泼的分子能够成为有效的药物。首先，一旦亲和标记试剂形成了EI复合物，就会发生单分子反应（EI复合物现在已经是一个分子），其反应速率比亲和标记试剂同其他蛋白上亲核基团之间的非特异性的双分子反应快数个数量级。其次，抑制剂虽然也可能同其他酶形成EI复合物，但如果酶在抑制剂活性功能基附近没有亲核基团，反应也不会发生。再次，就抗肿瘤药物而言，DNA前体模拟物会很快地被转运到适当的部位，因此它们会被优先富集在希望的肿瘤部位。

设计亲和标记试剂成为有效的药物的关键是结合的特异性问题。如果抑制剂分子对靶酶的 K_i 值很小，这意味着会有利于同靶酶形成复合物EI，同时也意味着反应的选择性提高。另外一个提高亲和标记试剂的选择性的方法是调节活性功能基的反应性。

克兰兹(Krentz)将这种利用调节亲和标记试剂反应活性的药物设计方法称为静态亲和标记。在这种情况下，抑制剂的反应性非常低，以至于在生理pH和温度条件下，抑制剂同亲核基团的反应极慢或根本不发生。然而，由于一些以共价催化作用为催化机制的酶中亲核基团的亲和性极强，因而使得静态亲和标记试剂中原本活性很弱的亲电反应部位可以发生亲核反应，但反应仅限于发生在酶的活性部位。如果设计的抑制剂的结构能够特异的和靶酶结合，就能对特定的酶进行高选择性的抑制。例如，尽管肽基酰氧甲基酮(见图7-28)反应性不高(酰氧基是弱离去基团)，但却是组织蛋白酶B高选择性的强抑制剂。组织蛋白酶B是一种半胱氨酸蛋白酶，参与破骨细胞的重吸收、肿瘤转移和杜兴肌营养不良症中的肌损耗等过程。

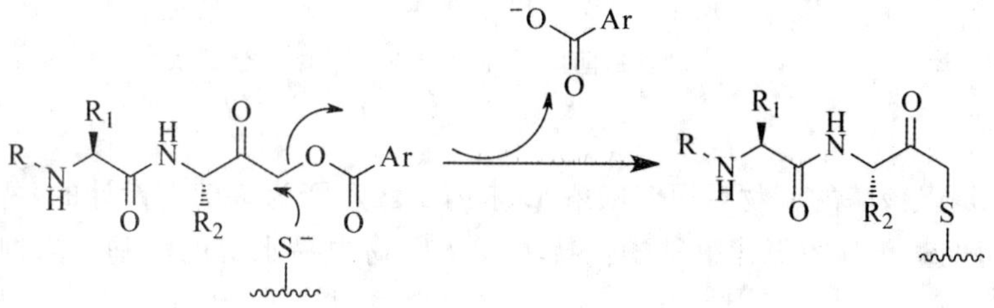

图7-28 静态亲和标记试剂：肽基酰氧甲基酮

如果对活性部位亲核基团的位置有所了解，就可以利用这一点来提高亲和标记试剂的有效性。若已知亲核基团位于与底物结合相应的某一特定位置，就可以将反应活性的功能基安排在亲和标记试剂中接近同靶酶结合的位置，这样就增加了抑制剂通过趋近效应同酶发生反应的机会。

由于很多参与DNA生物合成的酶反应的底物具有相似的结构，因而高浓度的可逆抑制剂会抑制很多酶。如果低浓度的不可逆抑制剂只同活性部位的那些适当排列的亲核基团发生反应，那么选择性会更好一些。

设计酶抑制剂即使考虑了以上所有的因素，仍然会发生非特异性的反应而导致副作用，因此调整使用亲电性低的基团会得到强效的潜在候选药物。

(二)亲和标记试剂举例

1. α-糜蛋白酶抑制剂

根据亲和标记试剂作用机制设计的第一个抑制剂就是α-糜蛋白酶(α-Chymotrypsin)抑制剂——对甲苯磺酰基-L-苯丙氨酰-氯代甲基酮(TPCK)。

反应机制的研究证实，α-糜蛋白酶的酶促过程与酶蛋白活性部位中的组氨酸和丝氨酸残基的参与有关。该酶的底物以它们的苯丙氨酰基、酪氨酰基或色氨酰基残基的平面芳环或芳杂环结合于活性部位的疏水袋形区。同时,该酶中 Ser214 羟基和底物 α-NH 进一步形成氢键,使得易水解的酯基、酰胺基或肽键正好定位在 Ser195 的羟基将进行反应的位置上,形成酰化酶,Ser195 的羟基受到电子传递系统 Asp102-His57-Ser195 的激活,构成该活性部位的催化部分。反应产物的生成和使酶再生的反应也受到上述电子传递系统的催化。使酶再生时的亲核试剂则为水分子,如图 7-29 所示。

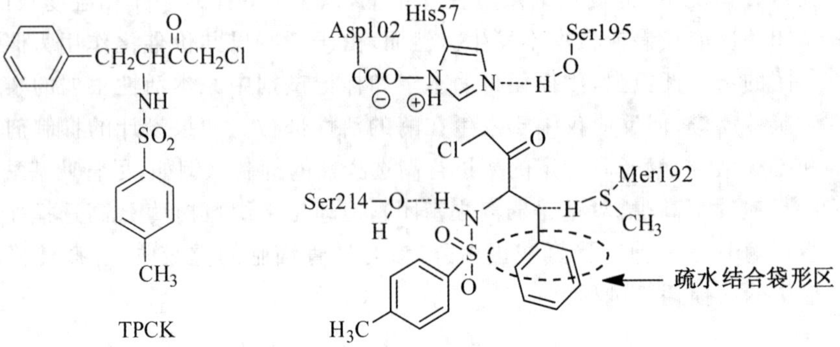

图 7-29 α-糜蛋白酶的活性部位与 TPCK 结合的状况

TPCK 是以该酶的底物对甲苯磺酰-L-苯丙氨酸乙酯为基础而设计的,两者的区别在于 TPCK 用烷基化基团氯代甲基酮代替了天然底物中易水解的酯基。当抑制剂与酶的活性部位结合时,它的烷化基团按底物酯基的类似方式定位,对 His57 进行烷基化,结果不仅阻断了底物分子进入活性部位的通路,而且使酶失去催化活性(见图 7-30)。

α-糜蛋白酶其他定向活性部位抑制剂,如果分子中没有 α-NH 基团,则与酶结合时就不能按 TPCK 与靶酶结合的立体化学分布模式进行。因此,烷化基团与亲核基团反应时有较大的选择性。如 α-氯代苯乙酮与形成疏水结合袋形区上盖的 Met192 残基-SCH_3 反应生成巯盐,而酶被抑制(见图 7-31)。

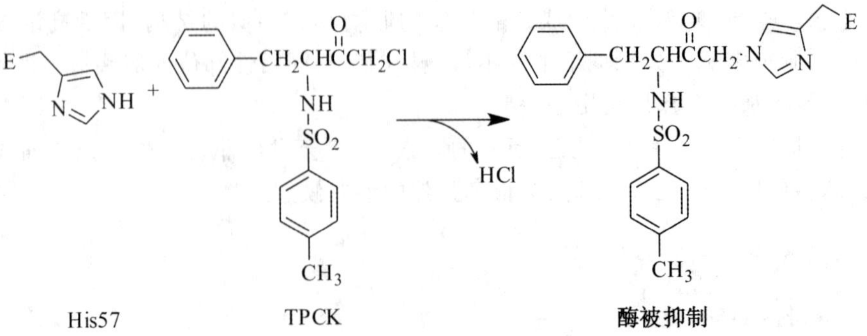

图 7-30 TPCK 抑制作用机制

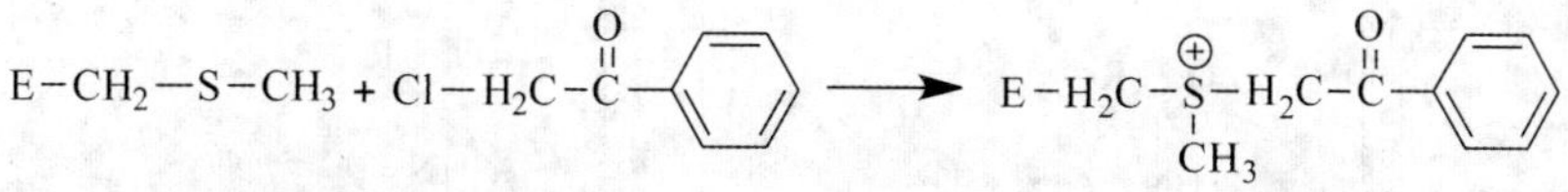

$$E-CH_2-S-CH_3 + Cl-H_2C-\overset{O}{\overset{\|}{C}}-C_6H_5 \longrightarrow E-H_2C-\overset{\oplus}{\underset{CH_3}{S}}-H_2C-\overset{O}{\overset{\|}{C}}-C_6H_5$$

图 7-31 α-氯代苯乙酮的作用机制

2. 青霉素和头孢菌素/头霉素

青霉素、头孢菌素和头霉素的抗菌作用是：低浓度时抑菌，高浓度时杀菌。但机制却比较复杂。已发现所有细菌以及衣原体等的细胞膜上均具有一些能与青霉素和其他β-内酰胺类抗生素结合的蛋白，即青霉素结合蛋白(penicillin binding proteins，PBPs)。这些存在于细菌细胞内膜上的青霉素结合蛋白是青霉素作用的靶分子。

PBPs 中最重要的一种 PBP 即为转肽酶，转肽酶的抑制可导致球形细胞形成，并迅速溶解。青霉素和其他β-内酰胺类抗生素作为 PBPs 底物的结构类似物，竞争性地与酶活性位点共价结合，从而抑制 PBPs，干扰细菌细胞壁的合成，以达到杀灭细菌的作用。

细菌细胞壁具有保护和维持细菌正常形态的功能，主要成分为胞壁黏肽(mucopeptide，也称肽聚糖，peptidoglycan)，是由两股改变氨基糖的线性多糖链(N-乙酰葡萄糖胺，N-acetylglucosamine，GNAC；N-乙酰胞壁酸，N-acetylmuramiic acid，MNAC)通过肽链交联而成。革兰阳性细菌细胞壁有 50～100 个分子厚，而革兰阴性细菌仅 1～2 个分子厚。其生物合成可分为三个阶段：①胞质内黏肽前体的形成；②胞质膜上为乙酰胞壁五肽与乙酰葡萄糖胺连接；③在细胞膜外，通过转肽作用完成交叉连接过程。

提普(Tipper)和施特罗明格(Strominger)通过对比青霉素(见图 7-32)和肽聚糖侧链末端二肽 D-丙氨酰-D-丙氨酸(见图 7-33)的分子模型，认为青霉素可以通过模拟肽聚糖 MNAC 末端结构同转肽酶的活性部位结合。

在两个分子中，N^a 和 N^b 之间的距离 0.33 nm 及 N^b 和羧基羰基的距离 0.25 nm，二者是完全相同的。青霉素中 N^a 到羧基羰基的距离为 0.54 nm，在 D-丙氨酰-D-丙氨酸中为 0.57 nm。青霉素β-内酰胺环的羰基可被噻唑烷的扭曲效应进一步活化。此羰基相当于酰基 D-丙氨酰-D-丙氨酸中对活性部位丝氨酸进行酰化的羰基，因此青霉素也可以酰化转肽酶丝氨酸残基(见图 7-34)。多年以后通过分辨率为 0.12 nm 的 X 线晶体结构，研究头孢菌素与双功能丝氨酸型 D-丙氨酰-D-丙氨酸羧肽酶—转肽酶的结合作用，这一结论得到了支持。由于位阻或青霉素诱导的酶构象变化，青霉素分子和活性部位结合后，组织了水解或转氨基反应的发生。青霉素在活性部位的共价结合也阻止了底物的结合。头孢菌素的情形也是如此，其分子中二氢噻嗪环上的双键也可以活化β-内酰胺环的羰基(见图 7-35)。

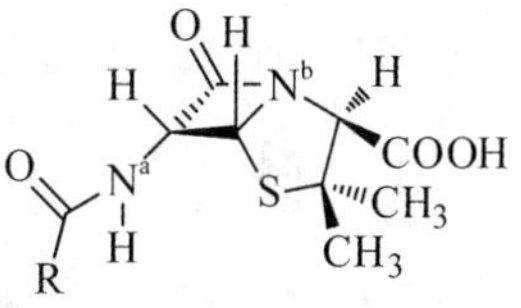

图 7-32 青霉素

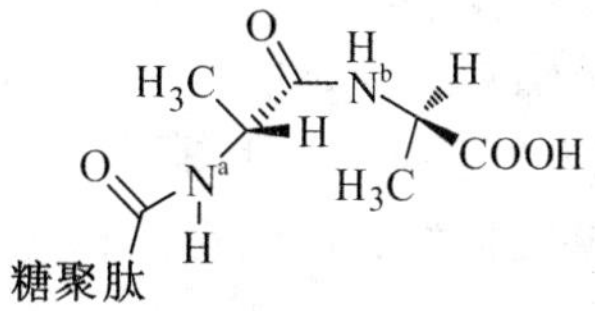

图 7-33 酰基 D-丙氨酰-D-丙氨酸

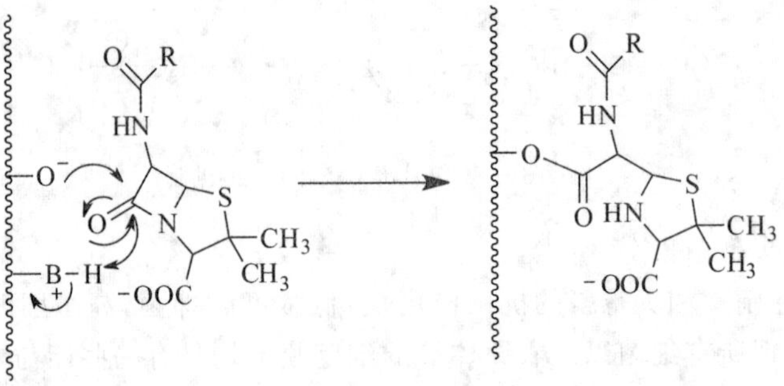

图 7-34 青霉素酰化肽聚糖转肽酶

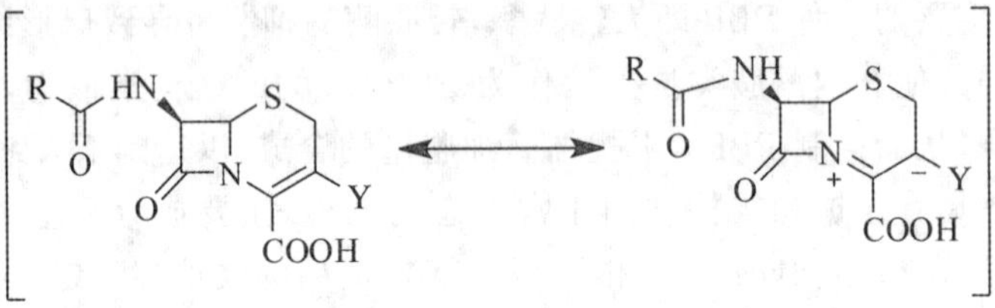

图 7-35 头孢菌素 β-内酰胺羰基的活化

上面已提到 PBPs 是在细菌生长过程中起重要作用的蛋白质,所以 β-内酰胺类抗生素对处于繁殖期正大量合成细胞壁的细菌作用强,而对已合成细胞壁,处于静止期者作用弱,故称繁殖期杀菌剂。哺乳动物和真菌无细胞壁结构,故对人类毒性小,对真菌感染无效。

3. 阿司匹林

阿司匹林的问世,最早可追溯到公元前 4 世纪希波格拉底时期,人们开始用柳树叶煮汤以治头痛。1859 年,水杨酸化学合成成功,开始用于治疗炎症与止痛。因其为酸性物质,对胃肠具有刺激性,1898 年德国拜尔公司的化学家霍夫曼(Hofman)将其乙酰化,借以减低其酸性,成功合成了阿司匹林——乙酰水杨酸(acetosalicylic acid,ASA)(见图7-36)。次年开始工业生产,目前全球年产 5 万吨。1979 年,美国 FDA 准许其作为预防脑血栓再发药物而使用。1985 年,其适应证扩大到预防心肌梗死再发。其后,随着临床数据的积累,1994 年,APT 国际研究小组发表了一项综合统计数据,确立了应用阿司匹林等药物的抗血栓疗法作为预防和治疗动脉血栓再发的首选药地位。我国于 1958 年开始生产阿司匹林。

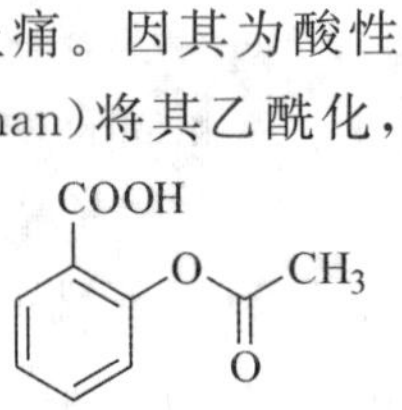

图 7-36 乙酰水杨酸

阿司匹林作为一种非甾体类解热镇痛和抗炎药,国外对其解热镇痛机制进行了很多研究。韦恩(Vane)首先报道了阿司匹林主要通过抑制细胞环氧合酶(cyclooxygenase,COX)从而抑制前列腺素(prostaglandin,PG)的合成,发挥解热、镇痛、抗炎、抗风湿作用。

研究显示,绵羊精囊腺前列腺素合成酶可被阿司匹林不可逆抑制。当绵羊精囊微粒体经乙酰基的甲基被氚标记的阿司匹林处理,发现只有一种蛋白质被乙酰化了。可是,用苯环氚标记的阿司匹林做同样的试验时却未发现氚标记的蛋白,说明没有发生乙酰化反应。将纯化的前列腺素合成酶同(^{3}H-乙酰基)阿司匹林共温育,发生不可逆抑制作用,同时每个酶分子结合了一个乙酰基。将氚标记的前列腺素合成酶进行胃蛋白酶消化得到了一个氚标记的由 22 个氨基酸组成的多肽;经胰蛋白酶消化得到一个氚标记的丝氨酸残基被乙酰化的十肽。用嗜热菌蛋白酶对氚标记的前列腺素结合成酶进行消化,得到了一个氚标记的二肽 Phe-Ser,其中 Ser530 的羟基已被乙酰化。最直观的乙酰化机制是阿司匹林作为亲和标记试剂的转移酯化机制;根据定向突变研究结果,马尔内特(Marnett)等指出,阿司匹林分子中的乙酰基的羰基在活性部位 Tyr385 和 Tyr348 氢键的作用下,特异性地对 Ser530 定向乙酰化(见图 7-37)。

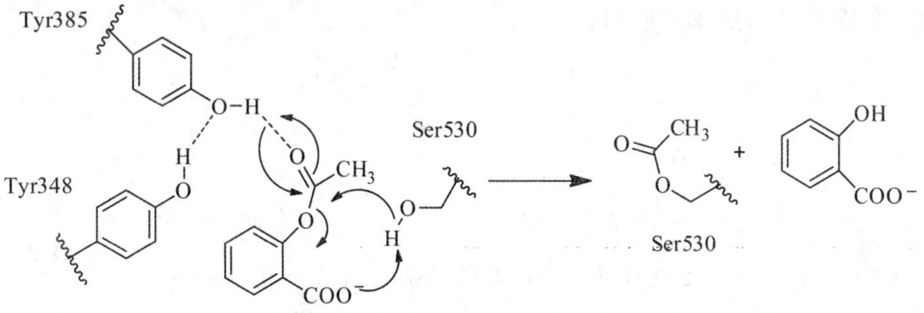

图 7-37　前列腺素合成酶被阿司匹林乙酰化的机制

环氧合酶(COX)存在两种不同形式的同工酶,即 COX-1 和 COX-2。COX-1 永久地存在于细胞中,是 COX 的构成性酶,主要作用是合成前列腺素,并且对维持胃黏膜及肾脏组织非常重要。COX-2 是由炎症细胞中的细胞因子诱导产生的,主要作用是在炎症过程中加速前列腺素的合成,同炎症、疼痛和发烧有关。阿司匹林及其他所有非甾体抗炎药物(NSAIDs)的主要副作用是长期使用会导致胃黏膜溃疡,其原因是同时抑制了 COX-1 和 COX-2,从而导致胃刺激甚至胃溃疡的发生。比较理想的情形是,仅对 COX-2 进行抑制,达到抗炎的效果,而不产生胃黏膜的刺激作用。

辉瑞和默克公司都进行了 COX-2 选择性可逆抑制剂的研究。辉瑞公司筛选了差不多 2000 个化合物,从其中挑选了 7 个候选化合物。由于塞来昔布(celecoxib)(见图 7-38)总体性质比较好,尽管其 IC_{50} 值为 40 nmol/L,体外对 COX-2 的抑制选择性只有 375 倍,最终选定它作为候选药物进行进一步的商业开发。其体内选择性,即抗炎疗效-胃刺激的治疗指数大于 1000。默克公司也发现了一个 COX-2 选择性抑制剂-罗非昔布(rofecoxib)(见图 7-39),它比塞来昔布的选择性大 5.5 倍,一天服用一次,用于治疗骨关节炎和风湿性关节炎。辉瑞公司随后又发现了瓦德昔布(valdecoxib)(见图 7-40),其对 COX-1 的 IC_{50} 为 140 μmol/L,对 COX-2 的 IC_{50} 为 5 nmol/L,对 COX-2 选择性为 28000 倍。

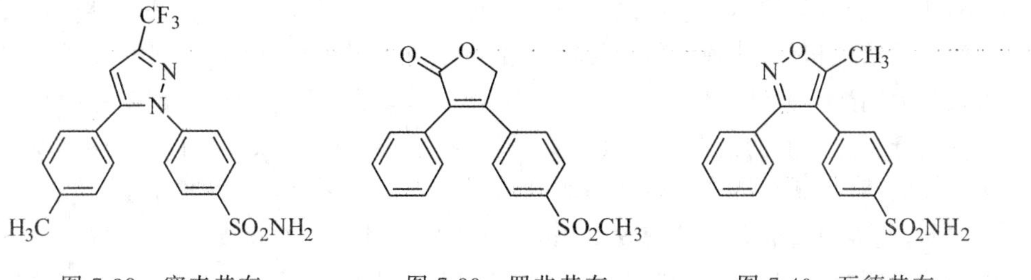

图 7-38　塞来昔布　　图 7-39　罗非昔布　　图 7-40　瓦德昔布

环氧合酶的第三种同工酶称为COX-3,它实际上是COX-1的剪切变异体,主要存在于大脑皮层中,研究表明,它可以被具有良好止痛和退热活性的如乙酰氨基酚(acetaminophen)(见图7-41)选择性抑制,乙酰氨基酚是抗炎活性低的NSAIDs。具有止痛和退热活性的药物可以很好地穿越血-脑屏障,因此可以在脑部聚积从而抑制COX-3。分子中含有羧基的NSAIDs,如阿司匹林和布洛芬(ibuprofen)(见图7-42),尽管穿越血-脑屏障的能力差,但由于他们是COX-3强抑制剂,因此也具有止痛和退热活性。选择性COX-2抑制剂药物用于治疗炎性疼痛,而选择COX-1抑制剂,如阿司匹林和布洛芬,在治疗化学疼痛刺激方面优于COX-2抑制剂。

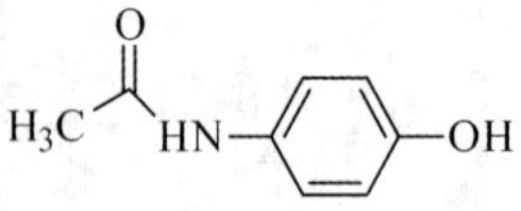

图7-41　乙酰氨基酚

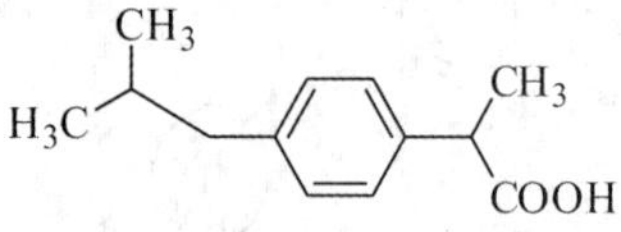

图7-42　布洛芬

从COX-1和COX-2两种同工酶的晶体结构的X射线衍射来看,二者的活性部位结构区别很小。主要的区别是,COX-1在活性部位的523位置有异亮氨酸残基(Ile523),而COX-2的该位置是缬氨酸(Val523)。由于异亮氨酸比缬氨酸多一个甲基,体积较大,因此当COX-2选择性抑制剂结合到COX-1上去时,会同COX-1活性部位的Ile之间产生排斥作用,而同COX-2的体积小的Val之间则没有这种排斥,这样抑制剂就优先同COX-2结合。对这两种氨基酸的定向突变研究表明,它们对抑制剂的选择性结合非常重要。Ile和Val之间这种微小的差别不足以用于基于结构的药物设计,实际上选择性COX-2抑制剂的发现并没有借助于酶的晶体结构。另外需要指出的是,选择性COX-2抑制剂是可逆性抑制剂。

二、基于机制的不可逆抑制剂

(一)理论基础

基于机制的酶失活剂,又称为酶的自杀性底物(suicide substrate)或催化常数抑制剂,是指与某种特定酶的底物或产物结构类似的惰性化合物,当抑制剂结合到活性部位,靶酶利用其正常的催化机制,将化合物转变成一种产物,而这一产物在离开活性部位之前可以将酶抑制。

因此,基于机制的不可逆抑制剂通常具有以下三个方面的结构特征和性能:①同正常底物的化学结构相似,这种相似包括电性和立体两个因素,在酶的识别阶段,能达到以较大的亲和力同酶互补结合形成复合物,但也可以是紧密结合性抑制;②在通常状态下,他们具有的低反应性能的潜在基团或结构片段,在酶催化阶段,经靶酶诱导激活,转化为反应性能强的活性基团或中间体;③与酶的活性部位发生化学反应共价结合,使酶不可逆失活。因此,这类抑制剂只对靶酶发生化学反应,并对其具有高度专一性,故毒性较低。基于机制的抑制与亲和标记试剂相比,由于在抑制过程中多了一步反应(见图7-43),因而其动力学方程与亲和标记试剂不同。

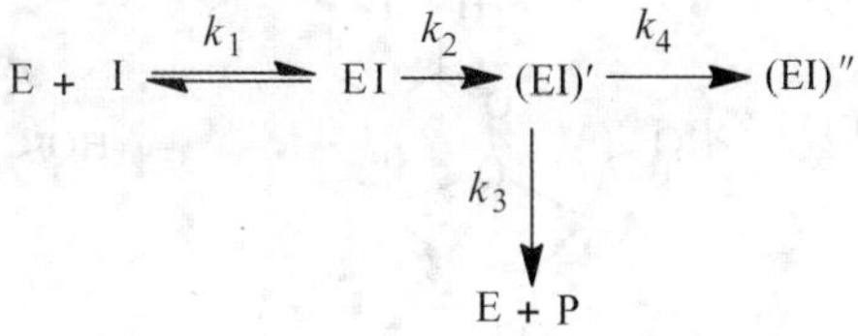

$$E + I \underset{k_{-1}}{\overset{k_1}{\rightleftharpoons}} EI \xrightarrow{k_2} (EI)' \xrightarrow{k_4} (EI)''$$
$$(EI)' \xrightarrow{k_3} E + P$$

图 7-43 简单基于机制的酶失活的动力学方程

如果 k_4 是快速步骤，而且 k_1/k_{-1} 平衡能够很快建立，那么 k_2 则是决定抑制过程的抑制速率常数(k_{inact})。这类抑制剂与亲和标记试剂的区别主要有两点：一是开始时的抑制剂是惰性的，二是需要经酶催化发生变化反应变成实际抑制形式。通常经过转化的抑制剂反应性很活泼，相当于实际到达靶酶活性部位的亲和标记试剂。基于机制的酶失活剂被酶转变为活性化合物并非每一次都会产生抑制，有时也会从活性部位逃逸(见图 7-27 中的 k_3)。每发生一次酶失活作用，抑制剂被酶转化成逃逸产物的次数(即 k_3/k_4)被称为分配比例。

(二)基于机制的酶失活剂同亲和试剂相比的药物设计潜在优势

一般来说，由于亲和试剂具有很高的反应活性，因而它们可以同靶酶以外的其他酶或生物分子发生反应，这样就产生了毒性和副作用。然而，理想的基于机制的酶失活性剂是惰性的化合物，只有靶酶才能够催化失活剂变为活性化合物的化学反应，并且每一次转化都会对酶产生失活作用。也就是说，酶的每一次失活都不会产生代谢产物，即分配比例为零。这一点对于药物潜在的应用来说非常重要。如果分配比例大于零，释放出的活性化合物会同其他蛋白反应，这样可能会产生毒性。这种情况下的失活剂被称为代谢活化失活剂。基于机制的酶失活剂，由于具有高度的酶特异性和低毒性，这类失活剂可能是非常好的药物候选物。有患者曾服用基于机制的特异性鸟氨酸脱羧酶失活剂 α-二氟甲基鸟氨酸，即依氟鸟氨酸，每天用药 30 g，连续服用数周，仅出现轻微的副作用。

现在临床使用的药物中属于基于机制的失活剂相对较少，这其中大部分的药物作用机制是后来被确定的，而不是一开始就设计成基于机制的酶失活剂。一些基于机制的酶失活剂药物有：抗抑郁药物硫酸苯乙肼(phenelzine sulfate)(见图 7-44)和抗高血压药物盐酸肼屈嗪(hydralazine hydrochloride)(见图 7-45)，二者都是单胺氧化酶抑制剂；克拉维酸(clavulanic acid)(见图 7-46)，其作用是通过抑制 β-内酰胺酶保护青霉素和头孢菌素免受细菌降解；抗病毒药物曲氟尿苷(trifluridine)(见图 7-47)，为胸苷酸合成酶失活剂；盐酸吉西他滨(gemcitabine HCl)(见图 7-48)，抗肿瘤药物，能使核苷酸还原酶失活；别嘌呤醇(allopurinol)(见图 7-49)，抗高尿酸血症药物，黄嘌呤氧化酶失活剂；甲巯咪唑(methimazole)(见图 7-50)，抗甲状腺药物，甲状腺过氧化酶失活剂。

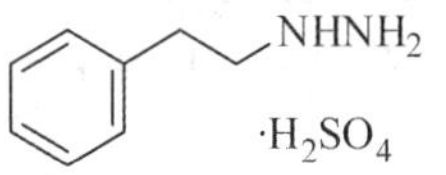

NHNH$_2$ ·H$_2$SO$_4$

图 7-44 硫酸苯乙肼

NHNH$_2$ N N ·HCl

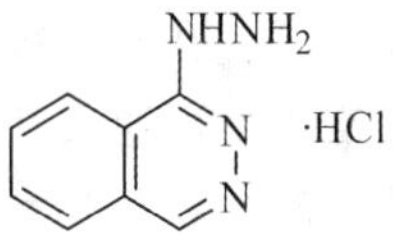

图 7-45 盐酸肼屈嗪

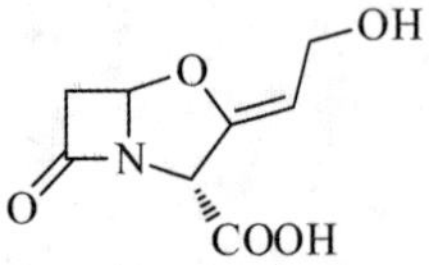

图 7-46 克拉维酸

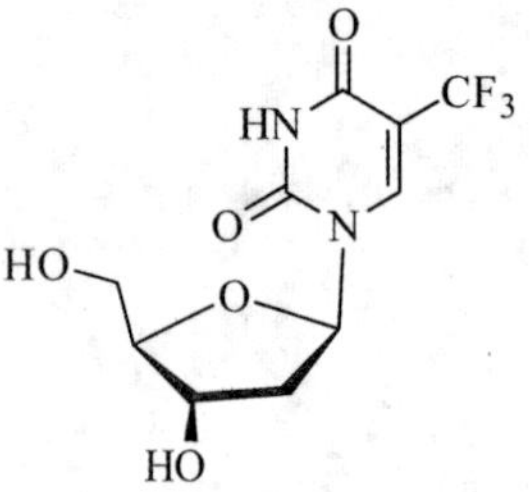

图 7-47 曲氟尿苷

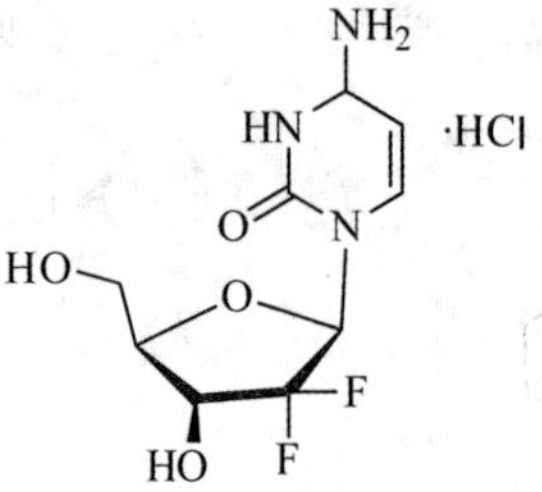

图 7-48 盐酸吉西他滨

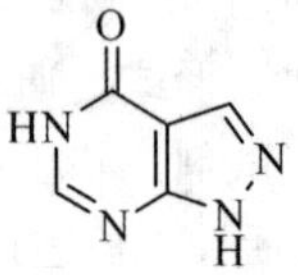

图 7-49 别嘌呤醇

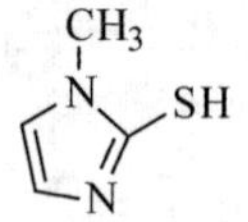

图 7-50 甲巯咪唑

由于基于机制的失活剂是依赖于靶酶的催化机制发挥失活作用的，因此这类失活剂可以根据合理的有机化学机制来设计。然而，由于种种原因使这一药物设计方法现在不太常用。首先，必须在了解靶酶催化机制的前提下，才能用来设计失活剂；其次，这一设计方法要求合成特定的分子，如果仅仅是为了验证假设的机制，这样做是很费时的。即使得到的化合物能够使酶失活，还必须解决其他诸如活性、特异性和药代动力学等问题，同时还必须保留能够被酶催化转化的分子骨架。由于这诸多原因，使得市场上基于机制的失活剂药物数量相当少。另外，在 20 世纪最后的 10 年间，高通量筛选和组合化学技术用于随机和定向筛选重新流行，导致不大重视更加理性发现新药物的方法。

（三）基于机制的酶失活剂举例

1. 单胺氧化酶抑制剂

某些单胺氧化酶（MAO）含有核黄素（riboflavin）作为辅酶，催化脂肪胺氧化脱氨转为相应的醛，以控制机体内生物胺的水平，如去甲肾上腺素的浓度。

这类酶促反应的机制，一般认为是底物的氨基对酶上连有的核黄素进行亲核进攻，形成共价键中间体。由于 α 碳的C－H键的不稳定性，经电子重排而导致 C－N 键断裂，生成醛亚胺，水解后产生相应的醛（见图 7-51）。

帕吉林（优降宁，pargyline）（见图 7-52）、氯吉林（chlorgyline）（见图 7-53）和丙吉林（deprenyl）（见图 7-54），都是 MAO 的不可逆抑制剂。它们均为 β，γ-炔基叔胺类化合物，其反应过程与正常底物作用的机制类似。所不同的是抑制剂与核黄素共价结合后，当电子转移从不稳定的 α 碳的C－H键流向炔基中，产生了活性的丙二烯结构，其对酶活性中心进行亲电进攻，使酶不可逆失活。帕吉林已经作为降压药用于临床。以丙炔胺为例说明反应过程（见图 7-55）。

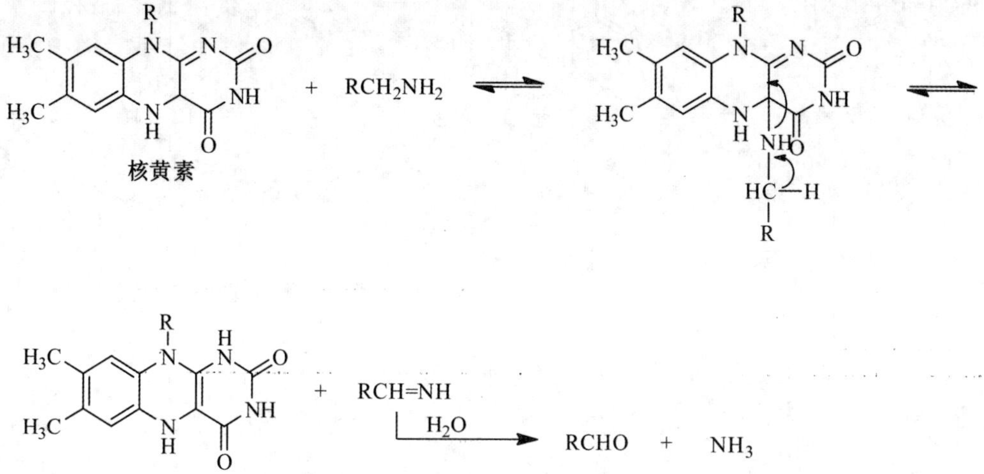

核黄素 + RCH_2NH_2

图 7-51　酶催化底物正常反应机制

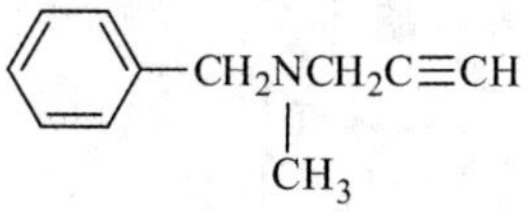

图7-52　帕吉林

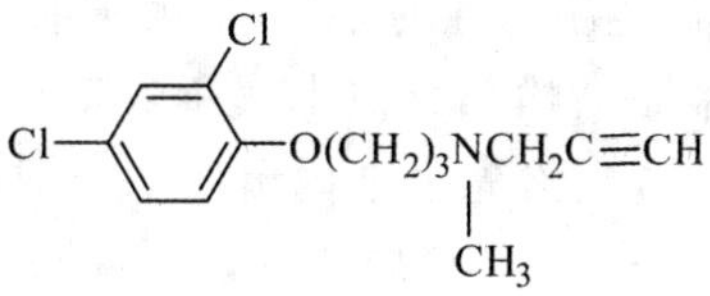

图7-53　氯吉林

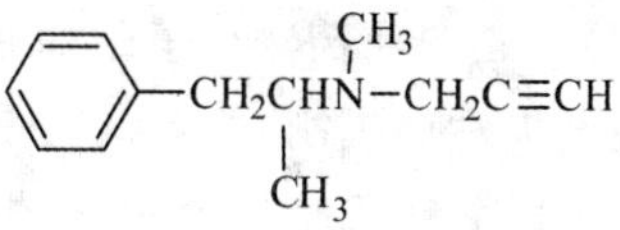

图7-54　丙吉林

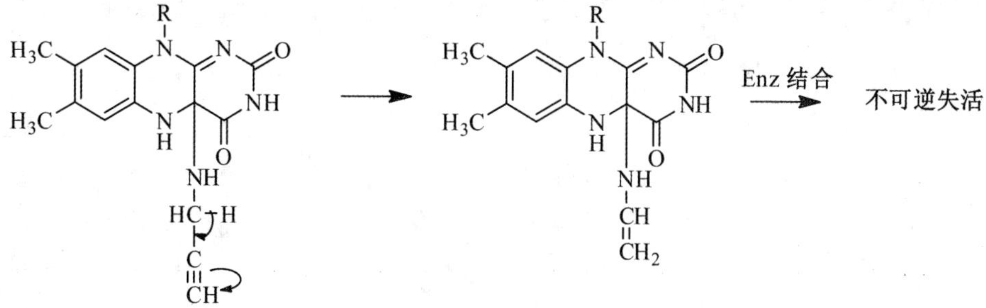

Enz 结合　不可逆失活

图 7-55　单胺氧化酶抑制剂的作用机制

顺-溴丙烯胺也是该酶的抑制剂，由于酶的作用，将分子中无活性的溴乙烯转成烷化剂烯丙基溴，通过烷基化使酶失活（见图 7-56）。

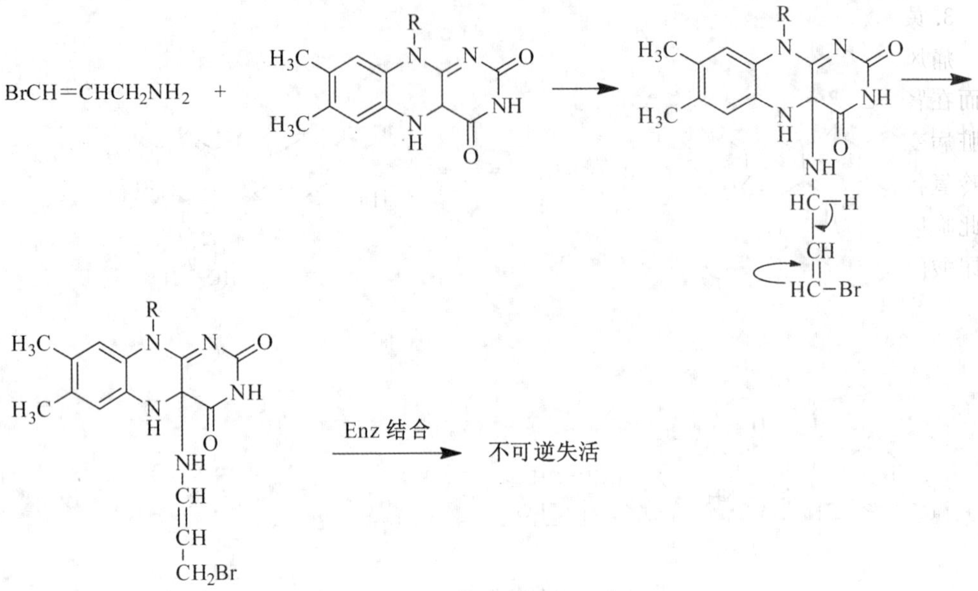

$BrCH{=}CHCH_2NH_2$ + H₃C … NH → … → Enz 结合 → 不可逆失活

图 7-56 顺-溴丙烯胺的作用机制

2. β-内酰胺酶抑制剂

许多β-内酰胺类抗生素药物产生耐药性的原因，是由于细菌所产生的β-内酰胺酶(β-lactamase)使药物分子中的β-内酰胺结构部分被水解所致。β-内酰胺酶使β-内酰胺类抗生素失活的机制，一般认为是该类抗生素先于β-内酰胺酶形成酰基-酶复合物，然后被水解失活。实验结果表明，抗生素分子中的6位取代基对水解速率起决定性作用。

β-内酰胺酶抑制剂如克拉维酸(clavulanic acid)(见图7-46)和舒巴坦(sulbactam)(见图7-57)作为自杀性底物，其作用过程首先是与β-内酰胺酶生成酰化酶，同时产生亲电的亚胺离子或α,β-不饱和酸酯，然后与酶分子的亲核基团反应。现以舒巴坦为例说明其反应过程(见图7-58)。

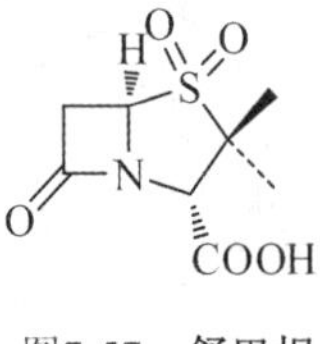

图7-57 舒巴坦

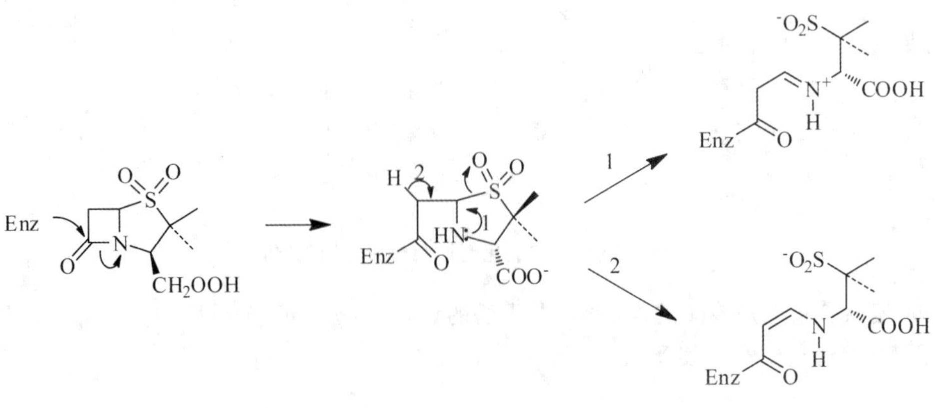

图 7-58 舒巴坦的作用机制

3. 黄嘌呤氧化酶抑制剂

痛风症是一种嘌呤代谢异常所引起的疾病。该病患者的血和尿中尿酸盐浓度升高，从而在肾脏及各关节处出现尿酸钠结晶沉着，久之形成小结石，致使骨关节变形、发炎或肾脏病变，严重时会导致肾衰竭。黄嘌呤氧化酶可催化嘌呤代谢中产生的次黄嘌呤和黄嘌呤氧化为尿酸，别嘌呤醇与次黄嘌呤有着类似的结构，其为黄嘌呤氧化酶的自杀底物，因此临床上用来医治各种类型痛风症。当黄嘌呤氧化酶活性被别嘌呤醇抑制后，患者体内尿酸的产生减少，痛风症状就得到缓解（见图 7-59）。

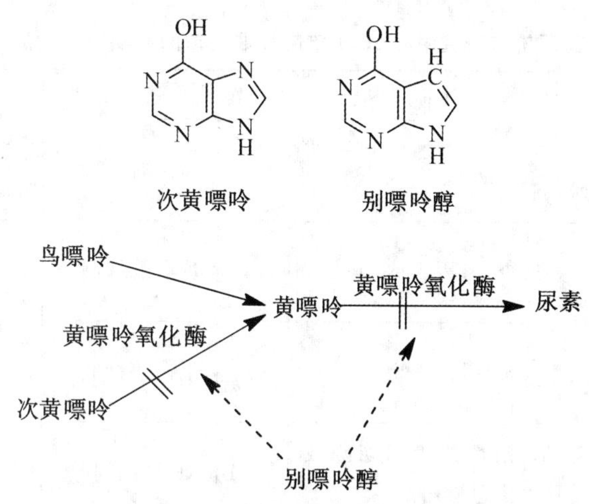

图 7-59　别嘌呤醇治疗痛风病的原理

4. 芳香氨基酸脱羧酶抑制剂

震颤麻痹症又称帕金森病，临床主要症状为进行性运动徐缓、肌强直及震颤，此外尚有知觉、识别及记忆障碍等症状。现认为帕金森病是因纹状体内缺乏多巴胺所致。对于帕金森病患者来说，脑中有足够量的多巴胺可缓解其症状，常用药物 α-多巴（见图 7-60）来治疗，因 α-多巴进入患者脑中可转变成多巴胺。

但一般肌注或静注给药后，α-多巴这一类芳香族氨基酸易被组织中的芳香氨基酸脱羧酶所破坏，因而不易进入脑中。一种人工合成的 α-多巴的衍生物 α-二氟甲基多巴（见图 7-61）是芳香氨基酸脱羧酶的自杀底物，当给予此药后，机体各组织中的芳香氨基酸脱羧酶活力显著降低，但脑中该酶的活力仍能保持，故 α-多巴就不易在周围组织被破坏而较多地进入脑中，并受脑中仍有较高活力的芳香氨基酸脱羧酶的作用而形成较多的多巴胺，对帕金森病的治疗发挥较好的疗效。治疗时，一般将 α-多巴与 α-二氟甲基多巴同时给药，此外 α-氟甲基多巴也有类似疗效。

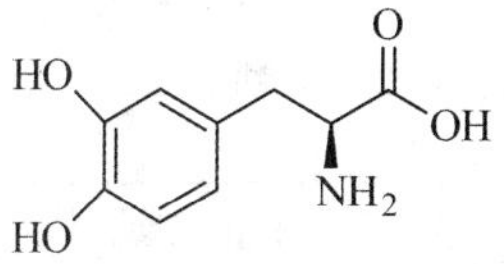

图7-60　α-多巴

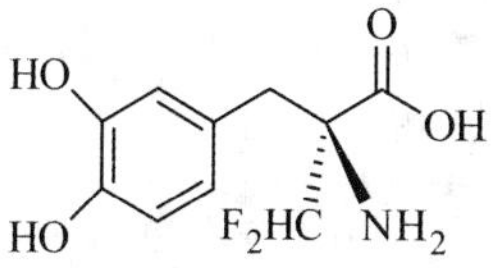

图7-61　α-二氟甲基多巴

三、展望

据统计目前药物筛选领域的靶位点约有500种，其中基于酶的药物筛选靶位点占约28%，酶抑制剂在现有的治疗药物中占有重要地位，世界上销售量最大的20个药物中近一半为酶抑制剂。现将近3年来针对酶为作用靶点FDA批准上市的新药列于表7-3至表7-5中，仅供参考。

表7-3　FDA新药评价与研究中心2011年度批准上市的以酶为靶点的新药

通用名	商品名	适应证	作用机制/靶点	研发单位
阿比特龙(abiraterone)	Zytiga	去势治疗无效的转移性前列腺癌	CYP17抑制剂	森托科奥托生物技术公司(Centocor Ortho Biotech)
波塞普韦(boceprevir)	Victrelis	丙型肝炎(基因Ⅰ型)	NS3/4蛋白酶抑制剂	默克(Merck)
特拉普韦(telaprevir)	Incivek	丙型肝炎(基因Ⅰ型)	NS3/4蛋白酶抑制剂	维泰克斯(Vertex)
维拉芬尼(vemurafenib)	Zelboraf	BRAF阳性的难以切除或转移性黑色素瘤	BRAF抑制剂	罗氏(Roche)
克唑替尼(crizotinib)	Xalkori	ALK阳性的晚期或转移性非小细胞肺癌	ALK抑制剂	辉瑞(Pfizer)
卢索替尼(ruxolitinib)	Jakafi	中-高度风险的骨髓纤维化	JAN1/JAK2抑制剂	智康(Incyte)
罗氟司特(roflumilast)	Daliresp	慢性阻塞性肺病(COPD)恶化期	磷脂酶4抑制剂	福雷斯特(Forest Laboratories)
范德他尼(vandetanib)	Caprelsa	不能切除的或转移性髓状甲状腺癌	VEGF、EGFR和RET抑制剂	阿斯利康(Astra Zeneca)
那格列汀(linagliptin)	Tradjenta	2型糖尿病	二肽基肽酶4抑制剂	勃林格殷格翰(Boehringer Ingelheim)
利匹韦林(rilpivirine)	Edurant	HIV-1感染	非核苷类逆转录酶抑制剂	蒂博特克(Tibotec)
非达霉素(fidaxomicin)	Dificid	难辨梭状芽孢杆菌相关性腹泻	RNA聚合酶抑制剂	浩鼎(Optimer)

注：2011年美国食品药品监督管理局(FDA)共批准首次上市新药30个，其中以酶为作用靶标的药物11个。

表 7-4　FDA 新药评价与研究中心 2012 年度批准上市的以酶为靶点的新药

通用名	商品名	适应证	作用机制/靶点	研发单位
谷卡匹酶(glucarpidase)	Voraxaze	受损致化疗药物甲氨蝶呤清除时间延长后出现的中毒水平	基因重组的甲氨蝶呤水解酶	英国制药公司(BTG)
特立氟胺(teriflunomide)	Aubagio	复发型多发性硬化症	二氢乳清酸脱氢酶抑制剂	赛诺菲(Sanofi)
卡扎替尼(cabozantinib)	Cometriq	进展性、转移性甲状腺髓样癌	多靶点激酶抑制剂,RET,MET,VEGFR1、2、3,KIT,FLT3	Exelixis
阿伐那非(avanafil)	Stendra	勃起功能障碍	PDE5 抑制剂	维福斯(Vivus)
α-葡糖脑苷脂酶(α-taliglucerase)	Elelyso	戈谢病	重组人葡糖脑苷脂酶	辉瑞
来那度胺(carfilzomib)	Kyprolis	多发性骨髓瘤	20S 蛋白酶体抑制剂	奥尼克斯制药公司(Onyx)
阿柏西普(ziv-aflibercept)	Zaltrap	转移性结直肠癌	结合 VEGFA、VEGFB 和 PIGF 的重组融合蛋白	赛诺菲
富马酸替诺福韦(tenofovir disoproxil fumarate)、恩曲他滨(emtricitabine)	Stribild	HIV 感染	细胞色素 P450 抑制剂,HIV-1 整合酶抑制剂,核苷类反转录酶抑制剂,单核苷膦酸类似物	吉利德科学公司(Gilead Sciences)
伯舒替尼(bosutinib)	Bosulif	慢性期、加速期或急变期的 Ph 染色体阳性的慢性粒细胞白血病患者	BCR-ABL 抑制剂、SRC 家族激酶抑制剂	辉瑞
瑞格菲尼(regorafenib)	Stivarga	转移性结直肠癌	多靶点激酶抑制剂,包括 RET、VEGFR1、2、3 和 KIPTP	拜耳(Bayer)

续表

通用名	商品名	适应证	作用机制/靶点	研发单位
他菲替尼（tofacitinib）	Xeljanz	重度活动性类风湿关节炎	JAK 抑制剂	辉瑞
帕那替尼（ponatinib）	Iclusig	慢性期、加速期或急变期的慢性粒细胞白血病	多靶点激酶抑制剂，包括 BCR-ABL、KIT、RET 和 FLT3	阿瑞雅德（Ariad）

注：2012 年美国食品药品监督管理局（FDA）共批准 39 个新药，其中以酶为作用靶标的药物 12 个。

表 7-5　FDA 新药评价与研究中心 2013 年度批准上市的以酶为靶点的新药

通用名	商品名	适应证	作用机制/靶点	研发单位
甲磺酸达拉非尼（dabrafenib mesylate）	Tafinlar	BRAF V600E 基因突变且不能切除（或以转移）的黑色素瘤癌患者	丝氨酸/苏氨酸蛋白激酶抑制剂	葛兰素史克（Glaxo Smith Kline）
曲美替尼二甲亚砜溶剂化物（trametinib dimethyl sulfoxide）	Mekinist	BRAF V600E 或 V600K 基因突变的黑色素瘤癌患者	MEK1 和 MEK2 可逆抑制剂	葛兰素史克
马来酸阿法替尼（afatinib dimaleate）	Gilotrif	用于表皮生长因子受体外显子 19 缺失或外显子 21 替代性突变的转移性非小细胞肺癌	EGFR 络氨酸激酶抑制剂	勃林格殷格翰
依鲁替尼（ibrutinib）	Imbruvica	套细胞淋巴瘤	抑制布鲁顿络氨酸激酶（BTK）	Pharmacyclic 和强生公司（Johnson&Johnson）共同研发
杜鲁特韦钠（dolutegravir sodium）	Tivicay	HIV-1 病毒的联合用药	HIV-1 病毒整合酶链的抑制剂	Viiv Healthcare
Simeprevir	Olysio	HCV 感染及 HCV/HIV-1 共同感染	抑制 HCV NS3/4A 蛋白酶	强生公司

续表

通用名	商品名	适应证	作用机制/靶点	研发单位
索非布韦(sofosbuvir)	Sovaldi	基因Ⅰ型、Ⅱ型、Ⅲ型和Ⅳ型慢性丙型肝炎成人患者	NS5B聚合酶抑制剂	吉利德科学公司
苯甲酸阿格列汀(alogliptin benzoate)	Nesina	降血糖药	新型二肽基肽酶Ⅳ抑制剂	武田公司(Takeda Pharmaceutical Company Limited)
利奥西呱(riociguat)	Adempas	慢性血栓栓塞性肺动脉高压和肺动脉高压	可溶性鸟苷酸环化酶(sGC)激动剂	拜耳医药
卢立康唑(luliconazole)	Luzu	用于治疗红色毛癣菌、絮状表皮癣菌等真菌感染引起的趾间型足癣、股癣、体癣	抑制羊毛甾醇脱甲基酶活性	日本农药株式会社

注:2013年美国食品药品监督管理局(FDA)共批准首次上市新药27种,其中以酶为作用靶标的药物10个。

目前,以酶为靶标筛选获得酶抑制剂类药物已经发展成为新药发现的一个重要途径。今后,在实际开展酶抑制剂药物筛选研究过程中需要考虑以下三点:

首先,新靶标的发现及其模型的建立是整个筛选的开始,只有选择一个好的靶点才有可能从中筛选得到有研究开发潜力的候选药物。因此,在选择酶靶标构建酶抑制剂类药物筛选模型时需要注意:选择相对较新的药物作用靶点,或选择已经被确认有效和相对较成熟的靶点,或选择与疾病有关的关键酶作为筛选的靶点。

其次,药物筛选研究是开发新药的源头和起点,对整个创新药物的研制具有决定性的意义。一般来说,筛选的样品量越大,比较的范围越广,获得品质优异的药物的可能性就越大。因此,根据酶抑制的来源特点,选择性地构建庞大的待筛选样品库是进行酶抑制剂类药物筛选的前提。

再次,计算机辅助药物设计是计算机技术和药物化学的结合,利用计算机模拟靶点和小分子药物的三维结构进行对接试验实现虚拟筛选。在最短的时间内发现对靶点有特殊作用的化合物,再对化合物进行合成,可避免传统上先合成大量的化合物再通过活性测试选出几个有效的药物所造成的大量的资金和人力资源的浪费。因此,用计算机辅助药物设计与虚拟筛选进行创新药物研究,无论是在提高新药研究与开发的效率,还是在获得新结构活性化合物的速度方面,均具有十分重要的意义。

思考题

1. 何谓酶活性中心、酶的必需基团?
2. 什么是酶的可逆抑制、不可逆抑制?可逆抑制有几种?各有何特点?
3. 举例说明哪些药物是酶抑制剂类药物。其药理作用特点及不良反应有哪些?
4. 举例说明酶抑制剂类药物的设计思路。

第八章

互联网与药物研发

学习要求

1. 了解药学信息的来源及分类，熟悉常用的药学信息检索源，掌握信息检索的方法及途径。

2. 熟悉专利的分类、有效期以及专利文件的编号，掌握专利文献的检索方法，专利的申请流程。

3. 了解近期获批上市的新药信息。

第一节　信　息

一、概述

信息，指音讯、消息、通信系统传输和处理的对象，泛指人类社会传播的一切内容。人通过获得、识别自然界和社会的不同信息来区别不同事物，得以认识和改造世界。药学信息(pharmaceutical information，PI)涵盖药学领域所有的知识及数据，涉及药物的研究、生产、流通和使用领域，囊括与药物直接相关或间接相关的所有信息，包括药物作用机制、药物代谢动力学、药物不良反应、药物相互作用及配伍禁忌、药物经济学等，也包括与药物间接相关的信息如疾病变化、耐药性等信息。药学信息按内容和加工程度分为一次信息、二次信息、三次信息。

一次信息是从信息源来的未经处理的事实，这些信息是没有经过变动、调整或根据有关人员的观点选择处理过的。作者以本人的研究成果为基本素材而创作或撰写的文献，不管创作时是否参考或引用了他人的著作，也不管该文献以何种物质形式出现，均属一级信息。对于药学信息而言，一次信息包括国内期刊、国外期刊、药学科技资料(包括药学科技原始资料、学术会议交流的论文、高等院校的学位论文、研究部门上报的科研成果、临床试验药物疗效的评价和病例报道等药学资料)及其他药学资料(包括药学专利、药物经济学和法规资料等)。常见的国内药学期刊有《药学学报》《药学进展》《药学研究》《中国医药工业》《中国药业》《中国新药杂志》《中国药房》《中国药事》《中国药学》以及《中国医院用药评价与分析》等。国外期刊有 *Advanced Drug Delivery*,*Nature Reviews Drug Discovery*,*Journal of Medicinal Chemistry*,*Bioorganic & Medicinal Chemistry*,*Bioorganic &Medicinal Chemistry Letters*,*Journal of Medicinal Plant Research*,*American Journal of Pharmaceutical Education*,*Drug Information Journal*,*Journal of Pharmaceutical Science*,*Annual Review Pharmacology & Toxicology* 等。

二次信息是把一次信息加工、整理而成的各种目录、索引和文摘。检索工具书和网上检索引擎则是典型的二次信息。在充分利用二次信息基础上查阅一次信息,可起到事半功倍的效果。药学类国内最常用的数据库有国家科技图书文献中心网络资源、中国(CNKI)学术文献总库、万方数据库、中文科技期刊数据库、中国医院数字图书馆、中国生物医学文献数据库以及中国科技论文在线等,国外最为常用的有美国国立医学图书馆医学文献数据库、Pubmed 数据库和 SciFinder Scholar 等。

三次信息是指对有关的一次信息和二次信息进行广泛深入的分析研究,归纳、综合、概括而成的产物,包括教科书、手册、指南、药典、药品集、百科类、专著类及工具书。如《新编药物学》《马丁代尔特殊药典》《英汉化学化工词汇》《英汉医学名词汇编》《中国药品通用名称》《化学名词》等。

二、药学信息的特点

(一)一次信息的特点

信息的原始性及资料完整性最强,更新快,是二次信息和三次信息的基础,也是检索的主要对象,但观点单一,相对片面。读者为掌握全面的信息需要耗费较多的时间,阅读大量的文献。

(二)二次信息的特点

信息经过加工后,具有浓缩性,重点突出,是一次信息的简略和有序化,是检索的工具,而且多为电子版,便于阅读。但由于原始信息经过筛选、引用及加工,二次信息中内容不够全面,而且包含了作者的主观性见解。

(三)三次信息的特点

信息综合性和概括性最强,对某个具体问题提供的信息最为全面,既是检索的对象,又可提供一定的检索手段,内容广泛,使用方便。由于整部书籍的编写、修订及出版时间较长,包含的信息相对滞后;而且由于多次筛选、引用,造成信息的准确性及真实性相对较低。

三、药物信息的来源

药学信息来源多样，载体种类繁多。根据信息来源的性质，可将药物信息来源分为以下几类：

（一）专业图书

专业图书包括学术专著、参考工具书（指手册、年鉴、百科全书、辞典等）、教科书等。特点是可通过查阅专业图书获取关于某一专题全面、系统的知识。

（二）专业期刊

专业期刊的特点是出版周期短，刊载速度快，数量大，内容较丰富新颖。

（三）专利文献

专利文献的特点是数量庞大、报道快、学科领域广、内容新颖、具有实用性和可靠性。

（四）科技报道

科技报道是记录某一科研项目调查、实验、研究的成果或进展情况的报道，又称研究报道、报道文献。

（五）学位论文

学位论文的特点是理论性、系统性较强，内容专一，内容详细明了，具有一定的独创性，是一种重要的文献信息源。

（六）会议论文集

会议论文集的特点是具有较强的实时性、新颖性和专业性，论题集中，质量较高，往往代表某一学科或专业领域内最新学术研究成果，基本反映了该学科或专业的学术水平、研究动态以及发展趋势。

（七）政府出版物

政府出版物的特点是内容可靠，但与其他信息有一定的重复。

（八）标准文献

标准文献是技术标准、技术规格和技术规则等文献的总称，如中国药典、美国药典等。其中，专业期刊、专利文献与专业图书被视为信息的三大来源，是药学查新工作利用率最高的途径。

四、药物信息检索的方法和途径

（一）药物信息的检索方法

药物信息的检索方法分为计算机检索方法和手工检索方法。

1.计算机检索方法

（1）截词检索法：截词检索是预防漏检提高查全率的一种常用检索技术，大多数系统都提供截词检索的功能。截词是指在检索词的合适位置进行截断，然后使用截词符进行处理，这样既可节省输入的字符数目，又可达到较高的查全率。尤其在西文检索系统中，使用截词符处理自由词，对提高查全率的效果非常显著。截词检索一般是指右截词，部分支持中间截词。

（2）组配检索法：组配就是两个以上概念的组合。组配检索法是将表示提问的检索词用逻辑连接词连接成一个检索提问式，进行计算机检索的一种方法。一般用“and”表示“和”的关系。用“or”表示“或”的关系，用“not”表示“否”的关系。

（3）加权检索法：加权检索是某些检索系统中提供的一种定量检索技术。加权检索同布尔检索、截词检索等一样，也是文献检索的一个基本检索手段。加权检索的基本方法是：在每个提问词后面给定一个数值表示其重要程度，这个数值称为权，在检索时，先查找这些检索词在数据库记录中是否存在，然后计算存在的检索词的权值总和，以此值的大小决定是否收取文献。

（4）扩检与缩检法：扩检法是为节省时间并保证查全率所采用的应用上位概念扩展查找有关文献的方法。缩检法是指开始的检索范围太大，命中的文献太多，或查准率太低，需要增加查准率的预感方法。二者恰好相反，通过概念、范围以及年代的扩大缩小实现。

2.手工检索方法

手工检索（manual retrieval）是一种传统的检索方法，即以手工翻检的方式，利用工具书（包括图书、期刊、目录卡片等）来检索信息的一种检索手段。手工检索不需要特殊的设备，用户根据所检索的对象，利用相关的检索工具就可进行。手工检索的方法比较简单、灵活，容易掌握。但是，手工检索费时、费力，特别是进行专题检索和回溯性检索时，需要翻检大量的检索工具反复查询，花费大量的人力和时间，而且很容易造成误检和漏检。手工检索可分为以下两种方法：

（1）工具法：工具法即利用书目、索引、文摘等各种检索工具进行常规性文献检索的方法。

（2）引文追溯法：引文追溯法即利用已知文献的参考文献或引用文献查找相关文献的方法。

（二）药物信息的检索途径

药物信息检索共有五种途径，即分类途径、主题途径、著者途径、序号途径和其他途径。

1.分类途径

根据文献主题内容所属的学科属性分类编排,将类目按照学科知识体系的内在逻辑关系来排序,以学科属性为分类标准。分类途径检索文献的关键在于正确理解检索工具的分类表,将待查项目划分到相应的类目中去。主要优点是根据科学分类的逻辑规律并结合图书类别特点进行分类,由上级到下级,分类法简明易记,层次分明,在同类书刊中检索容易。但涉及相互交叉的学科或分化较快的学科时,此法专指性不强。

2.主题途径

按主题词的字顺排列,便于查找与主题词相关内容的文献。主题途径检索文献的关键在于分析项目、提炼主题,运用词语来表达主题概念。其特点是适应性、直观性及通用性强,表达概念准确灵活,不如分类法系统、稳定,但能适应学科相互交叉相互渗透的课题进行检索。

3.著者途径

著者途径是根据已知文献著者来查找文献的途径,它依据的是著者索引,包括个人著者索引和机关团体索引。如许多检索系统备有著者索引、机构索引,专利文献系统有专利权人索引,利用这些索引从著者、编者、译者、专利权人的姓名或机关团体名称进行检索的途径,统称为著者索引。

4.序号途径

有些文献有特定的序号,如专利号、报道号、合同号、标准号、国际标准书号和刊号等,文献序号对于识别一定的文献,具有明确、简短、唯一性特点、依次编成的各种序号索引可以提供按序号自身顺序检索文献信息的途径。

5.其他途径

药物信息检索还有其他途径,如引文途径、代码途径、专门项目途径等。

五、常用的药学信息检索源

随着计算机的普及和网络技术的发展,文献的存储及交流更加方便,药物信息的获得也更加快捷。本书列举关于新药开发与研制及报批的网站以及数据库和相关论坛,读者可以通过下列网址、数据库及论坛查询药品批准信息、注册受理信息、标准提高信息、技术审评信息、说明书修订、不良反应信息以及政策法规等信息。

(一)网站

1.国内

国家食品药品监督管理总局(State Food and Drug Administration,SFDA):
www.sda.gov.cn/

国家食品药品监督管理总局药品评审中心(Center for Drug Evalution):
www.cde.org.cn/

国家药典委员会(Chinese Pharmacopoeia Commission):
www.chp.org.cn/

中国食品药品检定研究院(National Institutes for Food and Drug Control):www.nicpbp.org.cn/

国家中药品种保护审评委员会:www.zybh.gov.cn/

国家中药管理局:www.satcm.gov.cn/

国家药品认证管理中心:www.cfdi.org.cn/

中国药学会:www.cpa.org.cn/

中华人民共和国卫生部:www.nhfpc.gov.cn/

国家知识产权局:www.sipo.gov.cn/

生物谷:www.bioon.com/

新医药网:www.newdrug.net.cn/

中国医药信息网:www.cpi.gov.cn/

爱唯医学网:www.elseviermed.cn/

DrugFuture:www.drugfuture.com/

新药之星网:www.newdrugstar.cn/

2.国外

FDA(U.S. Food and Drug Adminstration):www.yda.gov/

橙皮书:www.jp-orangebook.gr.jp(品质再评价)

欧洲药品评价局(European Medicines Agency):www.ema.europa.eu/ema/

欧洲药品质量管理局:www.edqm.eu

日本药品再评价资料集:www.fpmaj-saihyoka.com

日本医药医疗器械局:www.info.pmda.go.jp

厚生劳动省:www.mhlw.go.jp(负责医疗卫生和社会保障的主要部门,在卫生领域,其涵盖了我国的卫生部、食品药品监管局、国家发展改革委的医疗服务和药品价格管理、劳动社保部的医疗保险、民政部的医疗救助、国家质检总局的国境卫生检疫等部门的相关职能)

日本药局方:www.mhlw.go.jp/topics/bukyoku/iyaku/yakkyoku/index.html

药学信息:www.pharmweb.net/

汤森路透公司:ip-science.thomsonreuters.com/

免费国外期刊:www.freemedicaljournals.com/

(二)检索数据库

1.国家科技图书文献中心网络资源:www.nstl.gov.cn/

此网站主要提供文献服务,包括文献检索、全文提供、网络版全文、目次浏览、目录查询等。文献类型涉及期刊、会议录、学位论文、科技报道、专利标准和图书等,文种涉及中、英、西、日、俄等。提供普通检索、高级检索、期刊检索、分类检索、自然语言检索等多种检索方式。

2.中国学术文献总库(中国知网,CNKI):www.cnki.net/

提供CNKI源数据库、外文类、工业类、农业类、医药卫生类、经济类和教育类多种数据库。其中综合性数据库为中国期刊全文数据库、中国博士学位论文数据库、中国优秀硕士学位论文全文数据库、中国重要报纸全文数据库和中国重要会议文全文数据库。每个数据库都提供初级检索、高级检索和专业检索三种检索功能。

3. 万方数据库：www. wanfangdata. com. cn/

万方数据库集纳了理、工、农、医、人文五大类 70 多个类目共 4529 种科技类期刊全文，涵盖期刊、会议纪要、论文、学术成果、学术会议论文的大型网络数据库；也是和中国知网齐名的中国专业的学术数据库。

4. 维普资讯（中文科技期刊数据库）：lib. cqvip. com/ZK/index. aspx

中文科技期刊数据库收录了中国境内历年出版的中文期刊 12000 余种，全文 3000 余万篇，引文 4000 余万条，分 3 个版本（全文版、文摘版、引文版）和 8 个专辑（社会科学、自然科学、工程技术、农业科学、医药卫生、经济管理、教育科学、图书情报）定期出版发行，是科技工作者进行科技查新和科技查证的必备数据库。

5. 中国医院数字图书馆：www. chkd. cnki. net/

此数据库专门针对医务人员临床疑难病症诊断治疗，医学科研项目选题、设计、撰写论文、成果鉴定，医院管理人员决策经营，医院科技项目查新和科研绩效评价，医务人员继续医学教育等多方面的知识信息需要，开发的专业化知识仓库，是 CNKI 系列数据库的重要专业知识仓库之一。

6. 中国生物医学文献数据库：sinomed. imicams. ac. cn/zh/

中国生物医学文献数据库（China Biology Medicine disc，CBMdisc）是由中国医学科学院医学信息研究所于 1994 年研制开发的综合性中文医学文献数据库，收录 1978 年以来 1600 余种中国生物医学期刊，以及汇编、会议论文的文献记录，总计超过 400 万条记录，年增长量约 35 万条，是国内最专业、权威的医学数据库之一。

7. 药智网数据库：db. yaozh. com/

药智网数据库是药智网旗下全国最大的医药数据库，可在线查询下载药品标准，药品说明书，中国药典，基本药物目录，医保目录，药材标准，药材辞典，国外药典，保健品和化妆品等一系列标准查询。

8. 中国科技论文在线：www. paper. edu. cn/

中国科技论文在线为教育部科技发展中心主办的实时学术交流系统，旨在用户提供丰富的网上资源，包括各种信息工具、网上论坛、个性化内容等。

9. 美国国立医学图书馆医学文献数据库：www. nlm. nih. gov/medlineplus/druginformation. html

美国国立医学图书馆是医学、药理学、医药生物学与医药化学专业情报中心，也是世界上最大的研究图书馆之一。

10. Pubmed 数据库：www. ncbi. nlm. nih. gov/pubmed

PubMed 是一个免费的搜寻引擎，提供生物医学方面的论文搜寻以及摘要。它的数据库来源为 MEDLINE。PubMed 的资讯并不包括期刊论文的全文，但可能提供指向全文提供者（付费或免费）的链接。

11. SciFinder Scholar：lib. hebust. edu. cn/esource/SciFinder_Scholar. htm

Chemical Abstracts(CA)由美国化学文摘服务社编辑出版,是涉及学科领域最广、收集文献类型最全、提供检索途径最多、部卷也最为庞大的一部著名的世界性检索工具。CA 网络版即为 SciFinder Scholar。

12. Elsevier ScienceDirect:www. sciencedirect. com/science/journals/

该数据库涉及众多学科,数据库中的大部分期刊被 SCI、SSCI、EI 收录,是世界上公认的高品位学术期刊,提供 1500 余种期刊(450 万余篇)全文的检索、浏览、下载并免费提供科学、技术及医学等全科技领域 5900 万余篇文献题录检索。

13. Web of Science:wokinfo. com/

Web of Science 是全球获取学术信息的重要数据库,通过 Web of Science,研究人员能够找到当前自然科学、社会科学、艺术与人文领域的信息,包括来自全世界近 9 000 多种最负盛名的高影响力研究期刊及 12 000 多种学术会议论文等多学科内容。

14. ACS:pubs. acs. org/

ACS(American Chemical Society,美国化学学会期刊)的电子期刊数据库目前包括 35 种期刊,内容涵盖了非常广泛的领域。ACS 的期刊被 ISI 的 Journal Citation Report (JCR)评为"化学领域中被引用次数最多的化学期刊"。

15. Wiley online library:onlinelibrary. wiley. com/

Wiley InterScience 是 John Wiley & Sons Inc. 综合性的网络出版及服务平台,数据库中的文献在化学、生命科学、医学以及工程技术等学术领域颇具权威性。Wiley online library 即为其网络版。

16. 谷歌搜索:www. google. com

谷歌搜索是世界上最大的搜索引擎之一,重要服务有:大学搜索、图书搜索、学术搜索和专利搜索。

大学搜索又包括国内大学搜索(www. google. com/intl/en/options/universities. html)和国外大学搜索(www. google. cn/universities. html),可以将搜索限定在某个大学的网站内;可以同时使用学术搜索(scholar. google. com/)搜索学术文章。通过图书搜索可(books. google. com/)在线查阅电子版书籍。

(三)国内论坛

丁香园:http://www. dxy. cn/

小木虫:http://emuch. net/bbs/

第二节 专 利

一、概述

(一)专利的定义及价值

专利(patent)指一项发明创造的首创者所拥有的受保护的独享权益。通常所说的专利包含三层含义,分别为专利权、专利技术以及专利证书或文献。

专利权指专利权人对发明创造享有的专利权,即国家依法在一定时期内授予发明创造者或者其权利继受者独占使用其发明创造的权利。非专利权人要想使用他人的专利技术,必须依法征得专利权人的授权或许可。

专利技术是受到专利法保护的发明创造,受国家认可并在公开的基础上进行法律保护的专有技术或方案。

专利证书或文献指专利局颁发的确认申请人对其发明创造享有的专利权的专利证书或指记载发明创造内容的专利文献,指的是具体的物质文件。

这三层含义的核心是受专利法保护的发明,其中,专利技术以及专利证书或文献是专利的具体体现。

专利是世界上最大的技术信息源,包含了世界科技技术信息的90%～95%,其中约70%的发明成果从未在其他非专利文献上发表过,科研工作中经常查阅专利文献,不仅可以提高科研项目的研究起点和水平,而且还可以节约研究时间和经费;然而如此巨大的信息资源远未被人们充分地加以利用。对企业组织而言,专利是企业的竞争者之间唯一不得不向公众透露而在其他地方都不会透露的某些关键信息的地方。因此,企业竞争情报的分析者,通过细致、严密、综合、相关的分析,可以从专利文献中得到大量有用信息,而使公开的专利资料为本企业所用,从而实现其特有的经济价值。

(二)专利制度的特征及意义

专利的两个最基本的特征就是"独占"与"公开",以"公开"换取"独占"是专利制度最基本的核心,这分别代表了权利与义务的两面。"独占"是指法律授予技术发明人在一段时间内享有排他性的独占权利;"公开"是指技术发明人作为对法律授予其独占权的回报而将其技术公之于众,使社会公众可以通过正常渠道获得有关专利信息。

专利制度旨在保护技术能够享受到独占性、排他性的权利,权利人之外的任何主体使用专利,都必须通过专利权人的授权许可才能获得使用权。随着法律制度的不断完善,专利的使用呈现出多样化趋势,专利无效、专利撤销、过期专利等一一被列入专利法律范畴。只有充分的认识诸如此类的法律制度,才能充分的利用专利资源,为企业实现更多的经济价值。

我国关于专利的法律法规参见:http://www.sipo.gov.cn/zcfg/

(三)专利的种类

我国专利法规定,专利分为三类,即发明专利(invention patent)、实用新型专利(design patent)和外观设计专利(utility model patent)。

发明是指对产品、方法或者其改进所提出的新的技术方案。它又分为产品发明和技术方案的方法发明。产品发明是指一切以有形形式出现的发明,即用物品来表现其发明,如机器、设备、用品等。方法发明是指发明人提供的技术解决方案是针对某种物质以一定的作用、使其发生新的技术效果的一种发明。方法发明是通过操作方式、工艺过程的形式来表现其技术方案的。在三种类型的专利中,发明专利的技术含量最高,发明人所花费的创造性劳动最多,新产品及其制造方法,使用方法都可申请发明专利。

实用新型是指对产品的形状、构造或者其结合所提出的适于实用的新的技术方案。只要有一些技术改进就可以申请此种专利。然而,实用新型专利只保护具有一定形状的产品,没有固定形状的产品和方法以及单纯平面图案为特征的设计不在此保护之列。由于实用新型专利及申请具有无须进行实质审查、审批周期短、收费低的特点,使该类型专利的申请量占总专利申请量的2/3。

外观设计是指对产品的形状、图案、色彩或者其结合作出的富有美感的并适于工业上应用的新设计,即产品的样式,包括单纯平面图案为特征的设计。

(四)专利的有效期

我国专利法规定:发明专利权的期限为20年,实用新型专利权和外观设计专利权的期限为10年,均自申请日起计算。专利法中所指的"申请日",有优先权的,指优先权日。

专利申请人就其发明创造第一次在某国提出专利申请后,在法定期限内,又就相同主题的发明创造提出专利申请的,根据有关法律规定,其后申请以第一次专利申请的日期作为其申请日,专利申请人依法享有的这种权利,就是专利优先权。专利优先权的目的在于,防止在其他国家抄袭此专利并抢先提出申请,获得注册的可能。

专利优先权可分为国内优先权和国际优先权。国内优先权又称为"本国优先权",是指专利申请人就相同主题的发明或者实用新型在中国第一次提出专利申请之日起12个月内,又向我国国家知识产权局专利局提出专利申请的,可以享有优先权。在我国优先权制度中不包括外观设计专利。国际优先权又称"外国优先权",其内容是:专利申请人就相同主题的发明或者实用新型在外国第一次提出专利申请之日起12个月内,或者就相同主题的外观设计在外国第一次提出专利申请之日起6个月内,又在中国提出专利申请的,中国应当以其在外国第一次提出专利申请之日为申请日,该申请日即为优先权日。

(五)PCT体系

《专利合作条约》(Patent Cooperation Treaty,PCT)是有关专利的国际条约,是涉及专利申请的提交,检索及审查以及其中包括的技术信息的传播的合作性和合理性的一个条约,并不对"国际专利"授权。根据PCT的规定,专利申请人可以通过PCT途径递交国际专利申请，向多个国家申请专利，但授予专利的任务和责任仍由寻求专利保护的各个国家的专利局或行使其职权的机构掌握。

PCT 程序由两个主要阶段组成。该程序自一件国际申请的提交开始，至授予若干国家专利和（或）地区专利结束，即所述的“国际阶段”和“国家阶段”。

PCT 提出：

(1)建立一种国际体系，从而使以一种语言在一个专利局（受理局）提出的一件专利申请（国际申请）在其申请中（指定）的每一个 PCT 成员国都有效。

(2)可以由一个专利局，即受理局，对国际申请进行形式审查。

(3)对国际申请进行国际检索，并出具检索报道说明相关的现有技术（与过去的发明相关的已出版的专利文献），在决定该发明是否具有专利性时可以参考该报道；该检索报道应首先送达申请人，然后公布。

(4)对国际申请及其相关的国际检索报道，进行统一的国际公布并将其传送给指定局（国际申请中指定的国家的国家局或代理行使国家局职能的机构，统称为指定局）。

(5)提供对国际申请进行国际初步审查的选择，供专利局决定是否授予专利权，并为申请人提供一份包含所要求保护的发明是否满足专利性国际标准的观点的报道。

以上属于 PCT 程序的“国际阶段”，其中前四个步骤自动发生，最后一个步骤由申请人选择。在国际阶段完成之际，还需向指定局以及在每一指定局内采取进一步的行动。特别是，申请人要向上述指定局缴付规定的国家（或地区）费用、向他们提供需要的任何译文，并在要求时指定一名代表（专利代理人）。“国家阶段”是指授予专利程序的最后部分，由申请人决定是否以及何时进入每个指定局的国家阶段。

直到进入有关指定局的国家阶段，或直到所适用的进入该指定局国家阶段的期限届满之前，国际阶段将在特定的指定局继续进行。因为可以在不同的时间进入不同指定局的国家阶段，国际申请可以在某些指定局处于国际阶段而同时在其他指定局处于国家阶段。在某一特定指定局进行国家阶段程序或审查时，在国际阶段中对国际申请所采取的行动对在该局的程序没有影响。

在引进 PCT 体系前，在几个国家保护发明的唯一方法是向每一个国家单独提交申请；这些申请由于每一个要单独处理，因此，每一个国家的申请和审查都要重复。PCT 体系简化了以前确立的在几个国家申请发明专利保护的方法，使其更为有效和经济，并有益于专利体系的用户和负有对该体系行使管理职权的专利局。对传统专利体系与 PCT 体系进行比较，如表 8-1 所示。

表 8-1　　传统专利体系与 PCT 体系的比较

传统专利体系	PCT 体系
多种形式要求	一种形式要求
多种语言	国际检索
多次的检索	国际公布
多次的公开	国际初审

续表

传统专利体系	PCT 体系
申请的多次审查	国际申请可按需要进入国家阶段
12 个月所要求的翻译费和国家费	可在 30 个月缴纳所要求的翻译费和国家费，而且只有在申请人希望继续时才缴纳

（六）专利编号

在中国专利文献的查阅和使用过程中，遇到的中国专利文献编号体系包括六种专利文献号，即：

（1）申请号：国家知识产权局受理一件专利申请时给予该专利申请的一个标识号码。

（2）专利号：在授予专利权时给予该专利的一个标识号码。

（3）公开号：在发明专利申请公开时给予出版的发明专利申请文献的一个标识号码。

（4）审定号：在发明专利申请审定公告时给予公告的发明专利申请文献的一个标识号码。

（5）公告号：在实用新型（或外观设计）专利申请公告时给予出版的实用新型（或外观设计）申请文献的一个标识号码。

（6）授权公告号：在发明专利或实用新型专利或外观设计专利授权时给予出版的相应专利文献的一个标识号码。

自中国实行专利制度以来，由于专利申请量的大幅度增加和专利法的修改，中国专利文献的编号共经历了四个编号阶段。现在，我国的专利编号均采用国家知识产权局从 2004 年 7 月 1 日起启用的专利文献号。三种类型的专利的申请号均由 12 位数字和 1 个圆点（.）以及 1 个校验位组成，按年编排，如 201110403703.5。其前四位（2011）表示申请年代，即此专利于 2011 年申请。第五位数字（1）表示要求保护的专利申请类型，这个位置的数字含义为：1—发明、2—实用新型、3—外观设计、8—指定中国的发明专利的 PCT 国际申请、9—指定中国的实用新型专利的 PCT 国际申请；此专利为发明专利。第六位至十二位数字（0403703，共 7 位数字）表示当年申请的顺序号。最后一位是校验位，由计算机自动生成，之前用一个圆点（.）分隔专利申请号和校验位。专利申请人获得专利权后，国家知识产权局颁发专利证书，证书上的专利号为：ZL（专利的首字母）＋申请号。申请号为 201110403703.5 的专利在获得批准后，专利号为 ZL201110403703.5。

自 2004 年 7 月 1 日开始出版的所有专利说明书文献号均由表示中国国别代码的字母串 CN 和 9 位数字以及 1 个字母或 1 个字母加 1 个数字组成。其中，字母串 CN 以后的第一位数字表示要求保护的专利申请类型：1—发明、2—实用新型、3—外观设计。在此应该指出的是，“指定中国的发明专利的 PCT 国际申请”和“指定中国的实用新型专利的 PCT 国际申请”的文献号不再另行编排，而是分别归入发明或实用新型一起编排。第二位至第九位为流水号，三种专利按各自的流水号序列顺排，逐年累计。最后一个字母或 1 个字母加 1 个数字表示专利文献种类标识代码，上述专利的公开号为 CN102516196A。

三种专利的文献种类标识代码如表 8-2 所示。

表 8-2 专利文献种类标识代码

专利种类	标识代码	含义
发明专利	A	发明专利申请公布说明书
	A8	发明专利申请公布说明书(扉页再版)
	A9	发明专利申请公布说明书(全文再版)
	B	发明专利说明书
	B8	发明专利说明书(扉页再版)
	B9	发明专利说明书(全文再版)
	C1～C7	发明专利权部分无效宣告的公告
实用新型专利	U	实用新型专利说明书
	U8	实用新型专利说明书(扉页再版)
	U9	实用新型专利说明书(全文再版)
	Y1～Y7	实用新型专利权部分无效宣告的公告
外观设计专利	S	外观设计专利授权公告
	S9	外观设计专利授权公告(全部再版)
	S1～S7	外观设计专利权部分无效宣告的公告
	S8	预留给外观设计专利授权公告单行本的扉页再版

二、专利文献检索

(一)专利文献检索的意义及类型

当企业和个人需要申请专利或者了解相关专利信息时，不仅可以通过专利代理机构付费检索，也可以通过网络自助检索。由于用户本身对专利所在行业的了解程度，是一些专利代理机构无法比拟的，自助检索除了可以节约成本，还能够保证信息的准确、全面。

进行专利检索，是为了判断某项专利申请是否具备专利的新颖性、创造性和实用性。专利性检索是建立在新颖性检索基础上的。一项发明或实用新型具备新颖性是指在申请日以前没有同样的发明或者实用新型在国内外出版物上公开发表过，在国内公开使用过或者以其他方式为公众所知，也没有同样的发明或实用新型由他人向国家知识产权局提出过申请并且记载在申请日以后公布的专利申请文件中。新颖性检索应有一定的检索范围，按照《专利合作条约》(PCT)规定，该范围包括美、英、日、法、德、俄(包括前苏联)、瑞士、欧洲专利局、PCT 条约和非洲知识产权组织的专利文献，以及 169 种科技期刊。进行新颖性检索，应先确定发明或实用新型的技术主题，然后确定其国际专利分类号进行分类检索，利用检索出的对比文献判断其新颖性。在进行新颖性检索的基础上，进行专利性检索时不但要找出与新颖性有关的文献，还要找出与创造性有关的对比文献。与创造性有关的对比文献，是两篇或两篇以上的相关文献，这些文献虽不能破坏发明或者实用新型的新颖性，但它们结合起来可用以评价该发明或者实用新型的创造性。

常用的专利文献检索类型有：专利技术信息检索（追溯检索和定题检索）、专利性检索（新颖性检索和创造性检索）、侵权检索（防止侵权检索和被动侵权检索）、专利法律状态检索（专利有效性检索和专利地域性检索）、专利族检索、技术贸易检索。

（1）专利技术信息检索是指从任意一个技术主题对专利文献进行检索，从而找出一批参考文献的过程。在进行检索之前，要认真分析已知信息，选择合适的检索途径，制定合适的检索策略。

（2）专利性检索属于技术主题检索，通过对发明创造的技术主题进行对比文献的查找来判断一项发明创造是否具备新颖性、创造性。根据检索要达到的目的可分为新颖性检索和创造性检索。

（3）侵权检索，包括防止侵权检索和被动侵权检索，是一种与专利技术的应用有关的检索种类，是指为防止该项新的工业生产活动侵犯别人的专利权而进行的检索。

（4）专利法律状态检索是指对专利的时间性和地域性进行的检索，它分为专利有效性检索和专利地域性检索。

（5）人们把至少有一个优先权相同的，在不同国家或国际专利组织多次申请，多次公布或批准的内容相同或基本相同的一组专利文献，称为专利族（patent family）。同一专利族中的每件专利文献被称为专利族成员（patent family members），简称为同族专利。同族专利检索是指对与被检索的专利或专利申请具有共同优先权的其他专利或专利申请及其公布情况进行的检索，该检索的目的是找出该专利或专利申请的同族专利文献（专利）号。

（6）技术贸易检索一方面要查找出是否是专利、专利的有效性、专利的地域效力等法律信息，另一方面还要了解欲引进的技术的水平及实施的可能性等技术信息。

（二）专利文献的检索及下载平台

WIPO 专利信息数据库：http://www.wipo.int/portal/en/index.html
欧洲专利局数据库：ea.espacenet.com/?locale=en_EA
中国国家知识产权局：www.sipo.gov.cn/
美国专利商标局：patft.uspto.gov/
日本专利局：www.jpo.go.jp/
英国知识产权局：www.ipo.gov.uk/
法国知识产权局：www.inpi.fr/
德国专利商标局：www.dpma.de/
瑞士联邦知识产权局：www.ige.ch
俄罗斯专利局：www.rupto.ru/
澳大利亚知识产权局：www.ipaustralia.gov.au/

DrugFuture：www.drugfuture.com

专利之星检索系统：211.160.117.107/My/SmartQuery.aspx

佰腾网：so.5ipatent.com/

谷歌专利：www.google.com/patents

百度专利：zhuanli.baidu.com/

常用免费专利检索网址还有：www.freepatentsonline.com/、www.patsnap.com 和 www.soopat.com/等。

此外，我国各省市的知识产权局网站上通常都有专利检索平台，如广东省专利信息服务平台：www.gdzl.gov.cn/。

（三）专利文献的检索方法

进行专利文献检索时，应选择合适的检索工具。一般来说，如查询单个明确信息的专利，建议直接去所需专利局官方网站查询。输入对应的专利号或者专利名称即可。如果需要查询多个国家地区专利或者不确定专利号和名称的情况下，可以通过综合性专利检索网站进行查询。查阅专利文献时，通常可以根据关键词、申请人（专利权人）、发明人、专利号以及 IPC 国际专利分类号、申请号、发明名称和申请日期进行检索。

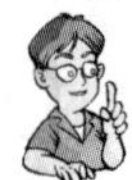

案例分析

案例一：检索并下载专利申请号为 201110403703.5 的专利

分析：首先，在浏览器的地址栏中输入 http://www.soopat.com/，显示如下界面（见图 8-1）。

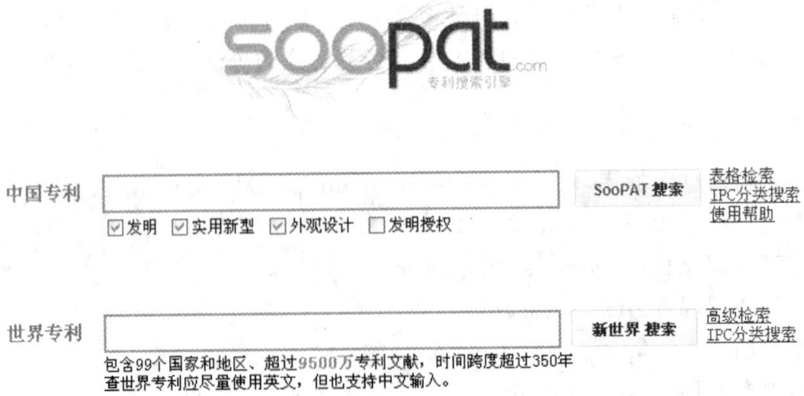

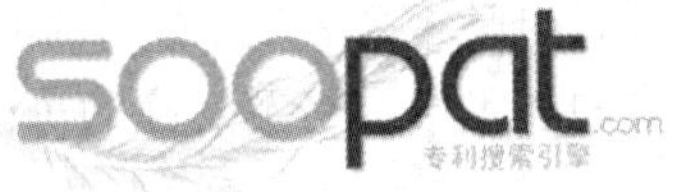

中国专利 SooPAT 搜索 表格检索 IPC分类搜索 使用帮助

☑发明 ☑实用新型 ☑外观设计 ☐发明授权

世界专利 新世界 搜索 高级检索 IPC分类搜索

包含99个国家和地区、超过9500万专利文献，时间跨度超过350年

查世界专利应尽量使用英文，但也支持中文输入。

图 8-1

假设我们需要检索专利申请号为 201110403703.5 的专利，在上图“中国专利”后输入：201110403703（见图 8-2）。

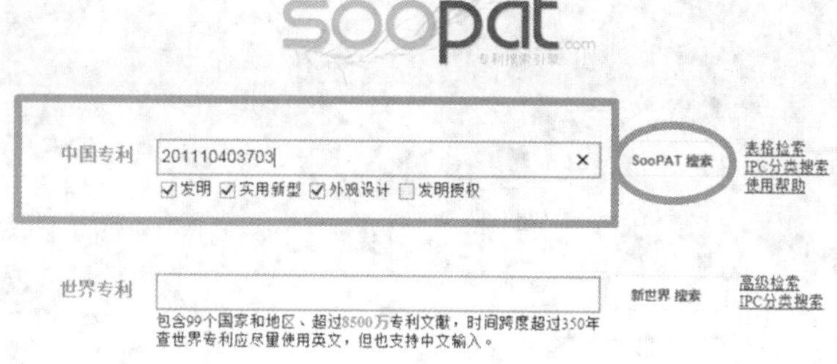

图 8-2

点击上图中的“SooPAT 搜索”，显示如下界面(见图 8-3)。点击“下载”后，根据个人的网络，选择下载方式即可。

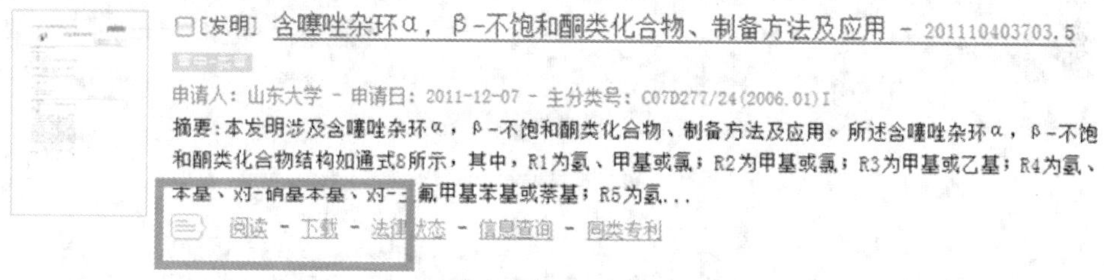

图 8-3

案例二：检索并下载有关埃克替尼的专利

分析：首先，在浏览器的地址栏中输入 so. baiten. cn/，显示界面如图 8-4 所示。

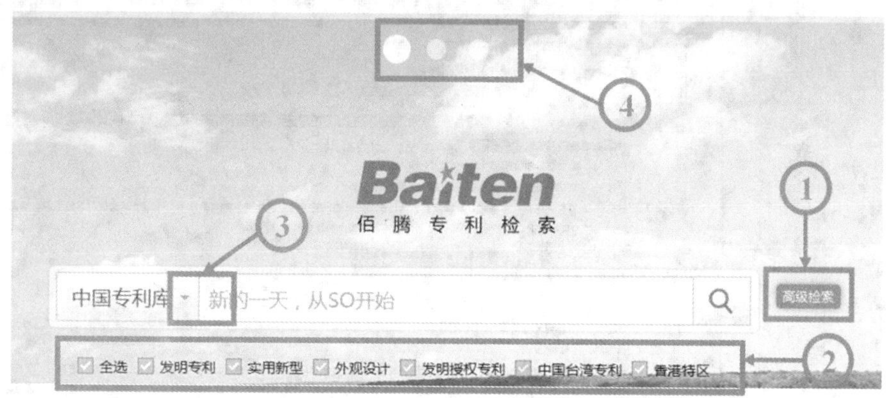

图 8-4

登录后，在上图所示的搜索栏中，输入“埃克替尼”(见图 8-5)，点击搜索按钮，即显示检索结果，如图 8-6 所示。

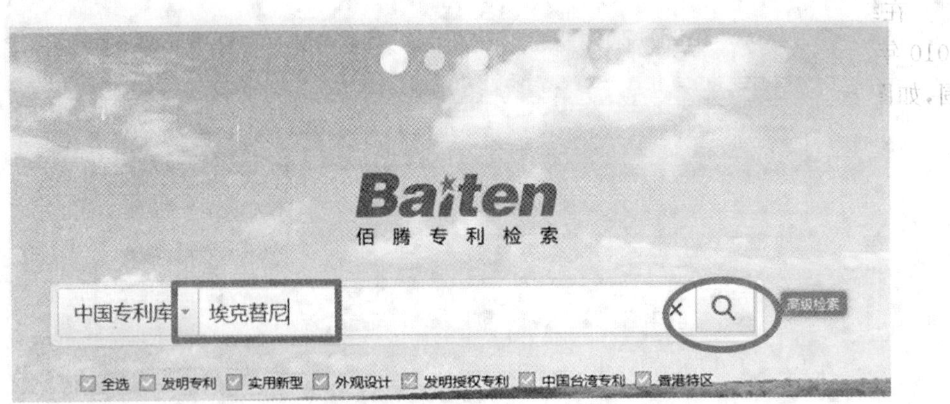

图 8-5

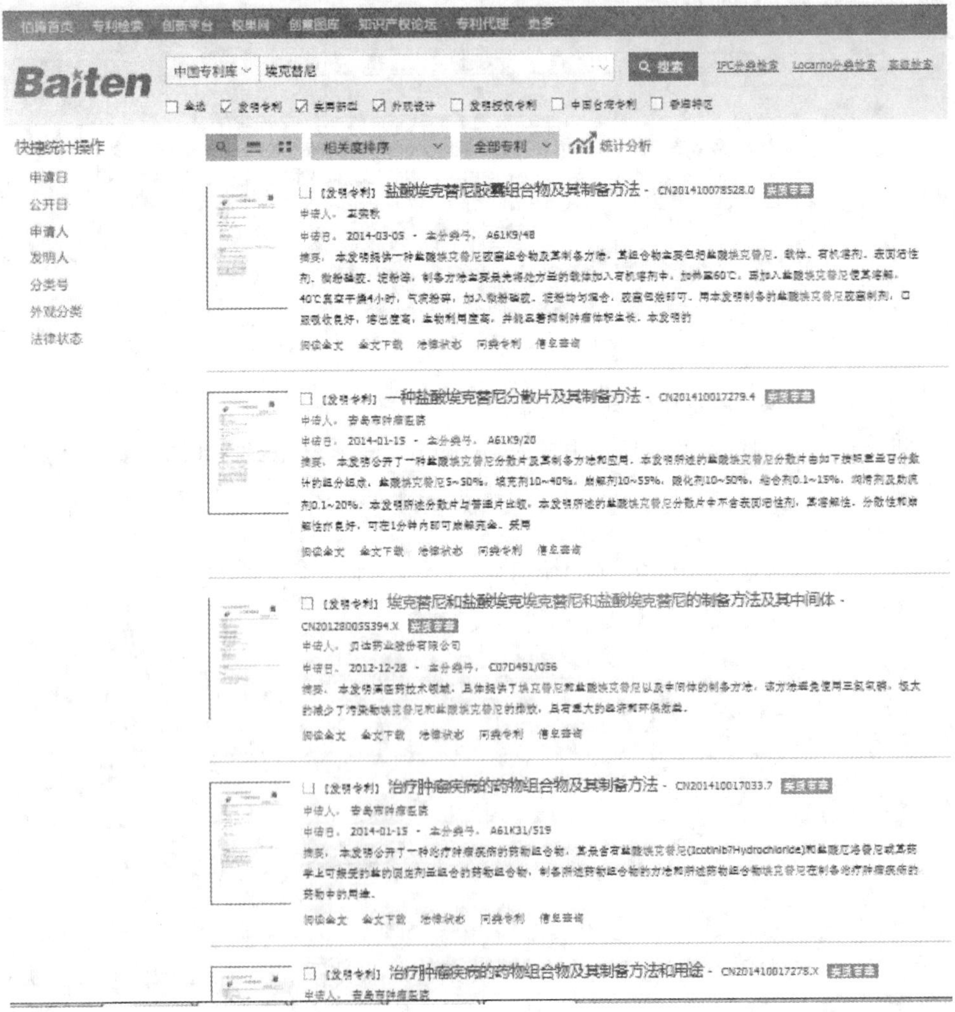

佰腾首页 专利检索 创新平台 权集网 创意图库 知识产权论坛 专利代理 更多

Baiten 中国专利库 埃克替尼 搜索 IPC分类检索 Locarno分类检索 高级检索

快捷统计操作 相关度排序 全部专利 统计分析

申请日
公开日
申请人
发明人
分类号
外观分类
法律状态

[发明专利] 盐酸埃克替尼胶囊组合物及其制备方法 - CN201410078528.0
申请日：2014-03-05 - 主分类号：A61K9/48

[发明专利] 一种盐酸埃克替尼分散片及其制备方法 - CN201410017279.4
申请日：2014-01-15 - 主分类号：A61K9/20

[发明专利] 埃克替尼和盐酸埃克埃克替尼和盐酸埃克替尼的制备方法及其中间体 - CN201280055394.X
申请日：2012-12-28 - 主分类号：C07D491/056

[发明专利] 治疗肿瘤疾病的药物组合物及其制备方法 - CN201410017033.7
申请日：2014-01-15 - 主分类号：A61K31/519

[发明专利] 治疗肿瘤疾病的药物组合物及其制备方法和用途 - CN201410017278.X

图 8-6

在结果页面（见图 8-6）进一步选择，可以提高检索精度，如仅需要检索 2009 年至 2010 年的文献，则可通过页面左边的“快捷统计操作”栏中申请时间的选择，可以缩小范围，如图 8-7 所示。

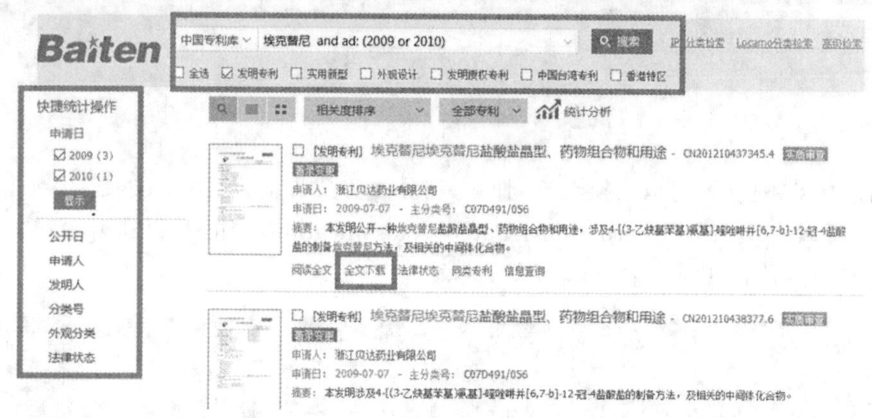

图 8-7

在结果下方，有“全文下载”。点击该按钮，可以下载专利文献全文，如图 8-8 所示。

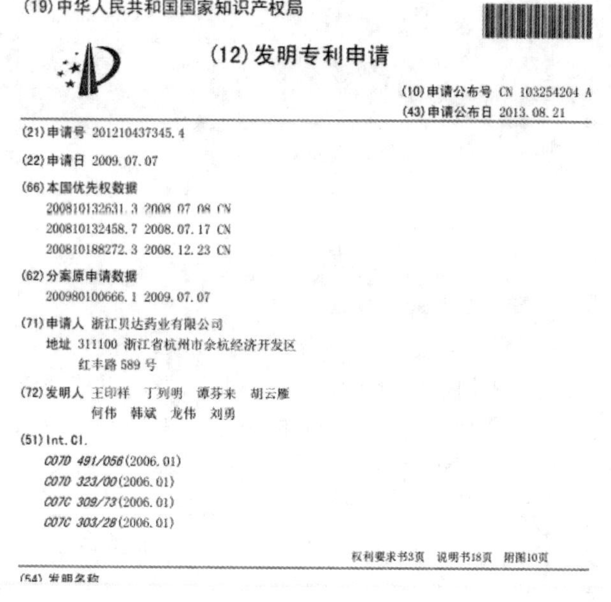
(19) 中华人民共和国国家知识产权局

(12) 发明专利申请

(10) 申请公布号 CN 103254204 A
(43) 申请公布日 2013.08.21

(21) 申请号 201210437345.4

(22) 申请日 2009.07.07

(66) 本国优先权数据
200810132631.3 2008.07.08 CN
200810132458.7 2008.07.17 CN
200810188272.3 2008.12.23 CN

(62) 分案原申请数据
200980100666.1 2009.07.07

(71) 申请人 浙江贝达药业有限公司
地址 311100 浙江省杭州市余杭经济开发区红丰路 589 号

(72) 发明人 王印祥 丁列明 谭芬来 胡云雁 何伟 韩斌 龙伟 刘勇

(51) Int. Cl.
C07D 491/056 (2006.01)
C07D 323/00 (2006.01)
C07C 309/73 (2006.01)
C07C 303/28 (2006.01)

权利要求书3页 说明书18页 附图10页

(54) 发明名称

图 8-8

这种简单检索范围较广，结果较模糊，比较适合非知识产权专业的用户。在图 8-4 中，点击①处按钮，可以选择目标明确、检索结果精度高的高级检索，此种检索方式比较适合有一定知识产权专业的用户。此外，通过②处的选项可以选择专利类型；点击③处的下拉按钮，可以实现中国专利库和外国专利库的切换，如图 8-9 所示。通过⑤处的选项可以选择不同的国家。

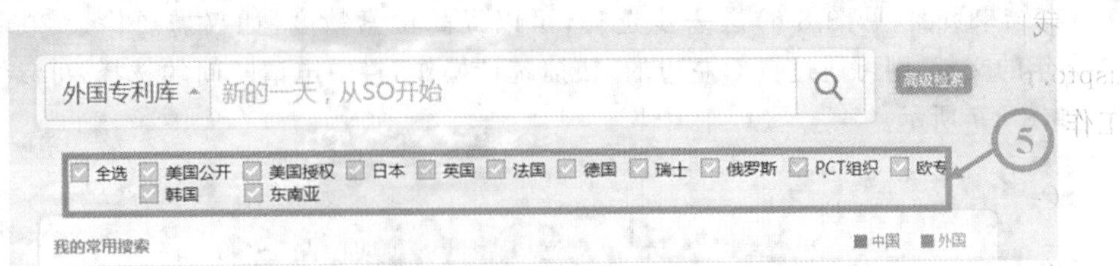

图 8-9

滑动图 8-4 中④，可以切换至不同的专利分类方式界面，如图 8-10 所示，点击⑥处下拉按钮，可以实现 IPC（International Patent Classification，国际专利分类法）与 Locarno 分类法的切换，网页中有“常用分类”等选项。

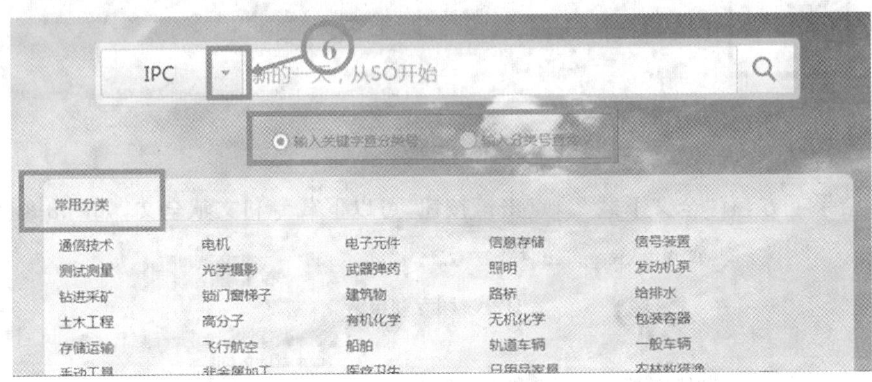

图 8-10

三、专利申请

专利申请人就一项发明创造向国家审批机关提出专利申请，经依法审查合格后向专利申请人授予的该国规定的时间内对该项发明创造享有的专有权，并需要定时缴纳年费来维持这种国家的保护状态。我国的专利权获得的一般过程如图 8-11 所示。

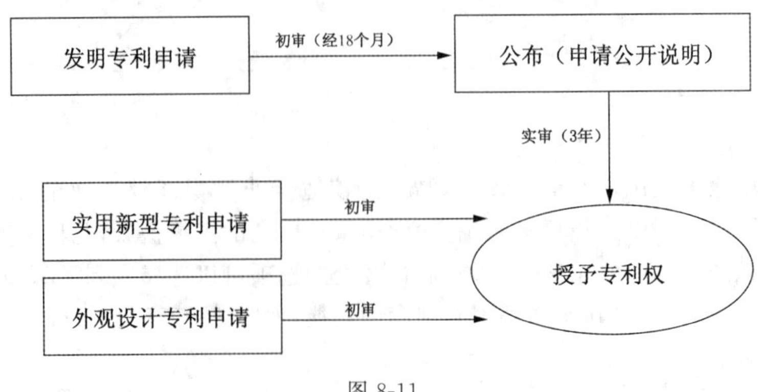

图 8-11

我国专利申请指南参见：www. sipo. gov. cn/zlsqzn/；美国的专利申请参见：appft. uspto. gov/netahtml/PTO/search-adv. html。下文简单介绍下专利申请的相关准备工作。

（一）查证工作

在申请专利之前，应对所要开发、申请专利的内容进行专利性检索，即考察内容的新颖性和实用性，确保符合申请条件时，再开展工作。

（二）撰写文件

我国《专利法》对申请专利时应提交各种申请文件及其格式和内容都有严格、明确的规定。按照要求整、完善相关文件是申请专利的必要条件。

（三）委托代理机构

由于撰写申请文件和办理其他申请专利的手续是一项法律性较强的工作，通常可以委托专业的专利代理机构代为办理。若打算将一项发明创造向国外申请专利，应首先向国务院专利行政部门申请专利，并经国务院有关主管部门同意后，委托国务院指定的专利代理机构办理。

（四）保密审查

如果申请专利发明创造属于《专利法》第四条规定需要保密的，在提出专利申请前或者在申请的同时，应按有关规定进行保密审查。

（五）筹措费用

按《专利法》规定申请专利和办理其他手续时应缴纳各种费用。如果不按规定缴纳所提出的专利申请可能被视为自动撤回。对缴费确有困难的，《专利法实施细则》还有减缴或缓缴的规定。

第三节　2010～2013 年上市的新药

2010～2013 年，全球上市近 200 个新药，其中新化学实体约 100 个，如表 8-3 至表 8-10 所示。

表 8-3　2010 年上市的新药

通用名	商品名	临床用途	开发商	首批上市国家或地区
Alcaftadine(阿卡他定)[a]	Lastacaft	治疗过敏性结膜炎相关的瘙痒	Vistakon Pharms LLC	美国
Alglucosidase Alfa (重组阿葡糖苷酶 α)	Lumizyme	治疗庞贝病	健赞 (Genzyme)	美国
Alogliptin benzoate (苯甲酸阿洛利停)[a]	Nesina	治疗Ⅱ型糖尿病	武田制药 (Takeda Pharma)	日本
Bilastine (比拉斯汀)[a]	Bilaxten	治疗过敏性鼻结膜炎和荨麻疹	Faes 制药	欧盟
Cabazitaxel (卡巴他赛)[a]	Jevtana	与泼尼松联用治疗既往用含多烯紫杉醇治疗方案激素难治的转移性前列腺癌	赛诺菲安万特 (Sanofi-Aventis)	美国
Carglumic acid (卡谷氨酸)[a]	Carbaglu	儿童和成人因 N-乙酰谷氨酸合酶缺乏所致急性高氨血症的辅助治疗和慢性高氨血症维持治疗	Orphan Europe	美国
Ceftarolinefosamil (头孢洛林酯)[a]	Teflaro	急性细菌性皮肤及皮下组织感染和社区获得性细菌性肺炎	加州制药公司 (Cerexa)	美国
Clonidine hydrochloride (盐酸可乐定)*	Kapvay	单用或联合兴奋剂用于治疗 6～17 岁的注意力缺陷多动症(ADHD)患儿	盐野义公司 (Shionogi)	美国
Collagenaseclostridium histolyticum (溶组织梭状芽孢杆菌胶原酶)	Xiaflex	治疗成人掌筋膜挛缩综合征	Auxilium Pharms	美国

续表

通用名	商品名	临床用途	开发商	首批上市国家或地区
Dabigatran etexilate mesylate（达比加群酯）[a]	Pradaxa	用于减少非瓣膜房颤患者脑卒中和全身栓塞的风险	勃林格殷格翰	美国
Dalfampridine（达伐吡啶）[a]	Ampyra	多发性硬化病患者的行走	Acorda Therap	美国
Denosumab（狄诺塞麦）[*]	Xgeva	增加新适应证，用于预防实体瘤骨转移	安进（Amgen）	美国
Diquafosol（地夸磷索四钠）[a]	Diquas	治疗眼干燥病	参天制药/Inspire 制药	日本
Eribulin mesylate（甲磺酸艾瑞布林）[a]	Halaven	治疗晚期转移性乳腺癌	Eisai（卫材）	美国
Estradiolvalerate（地诺孕素）/dienogest（戊酸雌二醇）	Natazia	复方口服避孕药	拜耳	美国
Everolimus（依维莫司）[a]	Zortress	预防肾移植后的排异反应	诺华制药（Novartis）	美国
Fingolimod（芬戈莫德）[a]	Gilenya	治疗复发性多发性硬化症	诺华制药	美国
Incobotulinumtoxin A（肉毒杆菌素 A 型）	Xeomin	治疗成人颈部肌张力障碍	麦氏（Merz Pharms）	美国
Laninamivir（拉尼米韦）[a]	Inavi	治疗流感	第一三共株式会社（Daiichi Sankyo）	日本
Liraglutide（利拉鲁肽）	Victoza	用于Ⅱ型糖尿病	Novo Nordisk（诺和诺德公司）	美国

续表

通用名	商品名	临床用途	开发商	首批上市国家或地区
Lurasidonehydrochloride（盐酸鲁拉西酮）[a]	Latuda	治疗精神分裂症	住友制药（Dainippon Sumitomo Pharma America, Inc.）	美国
Pegloticase（聚乙二醇重组尿酸酶）	Krystexxa	用于对常规治疗无效的成年慢性痛风	Savient	美国
Peramivir（帕拉米韦）[a]	Rapiacta	治疗流感	BioCryst/盐野义	日本
Polidocanol（聚多卡醇）	Asclera	治疗小静脉曲张	Chemisch Fbrk Krsslr	美国
Sipuleucel-T（西普鲁塞-T）	Provenge dendreon	治疗男性转移性激素难治性前列腺癌（HRPC）	Dendreon	美国
Tem cell-based regenerativetherapies t2c001（干细胞再生治疗产品 t2c001）	T2cure	治疗急性心肌梗死和慢性缺血性心脏病	T2cure	欧盟
Tesamorelin（替莫瑞林）	Egrifta	用于有脂肪代谢障碍的人类免疫缺陷病毒 HIV 感染患者减少腹部脂肪	默克雪兰诺（Theratechnologies/EMD Serono）	美国
Tocilizumab（托西单抗）	Actemra	治疗风湿性关节炎	基因泰克（Genentech）	美国
Ulipristal acetate（醋酸乌利司他）[a]	Ella One	紧急避孕药	LABHRA Pharma	美国

续表

通用名	商品名	临床用途	开发商	首批上市国家或地区
Velaglucerase Alfa（重组葡萄糖苷脂酶 α）	Vpriv	用于长期酶替代治疗儿童和成人 1 型戈谢病	Shire Human Genetic	美国
Vernakalant（维纳卡兰）[a]	Brinavess	治疗房颤	默沙东（Merck & Co）/Cardiome	欧盟
阿利吉伦、氨氯地平、氢氯噻嗪	Amturnide	抗高血压	诺华制药	美国

注：a 为 2010 年上市的新化学实体，其化学结构如表 8-4 所示。
* 表示此药物已上市，于该年度增加新适应证。

表 8-4　**2010 年上市的新化学实体及其药理特点**

通用名	结构式	药理特点
Alcaftadine（阿卡他定）	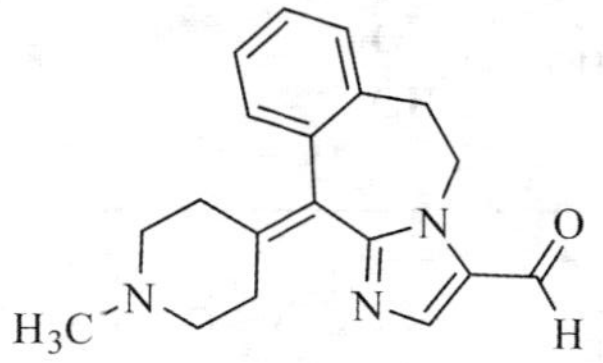	组胺 H_1 受体拮抗剂和肥大细胞稳定剂
Alogliptin benzoate（苯甲酸阿洛利停）	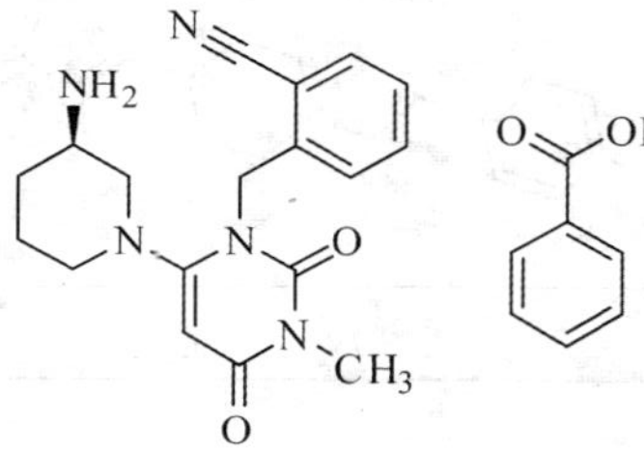	二肽基肽酶-4(DPP-4)抑制剂

续表

通用名	结构式	药理特点
Bilastine （比拉斯汀）	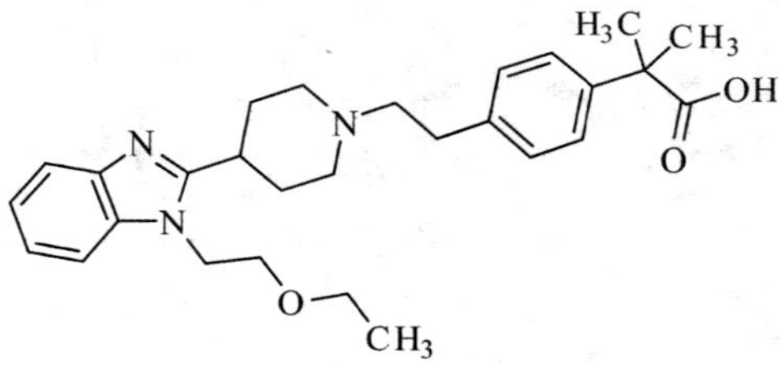	H_1 受体拮抗剂
Cabazitaxel （卡巴他赛）	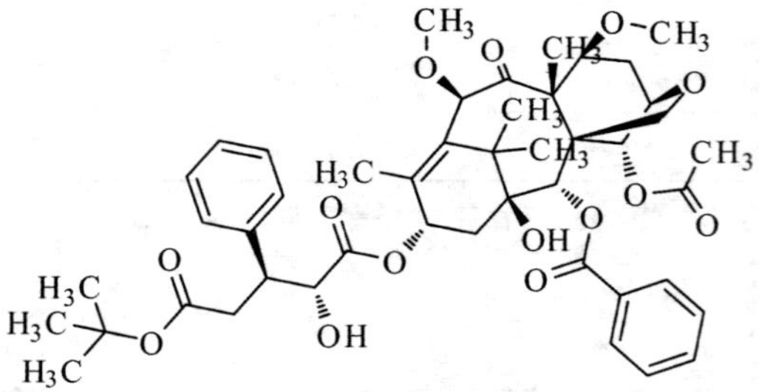	微管抑制剂
Carglumic acid （卡谷氨酸）	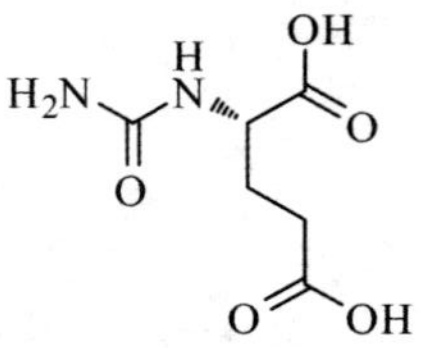	氨甲酰磷酸合成酶-1(CPS-1)活化剂

续表

通用名	结构式	药理特点
Ceftarolinefosamil （头孢洛林酯）	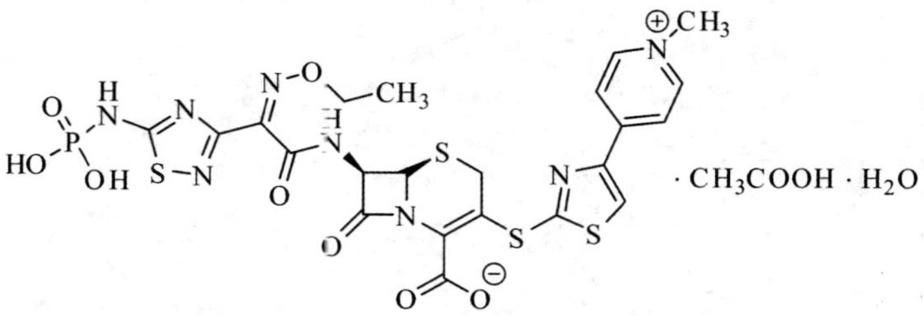 $\cdot CH_3COOH \cdot H_2O$	通过对基本青霉素结合蛋白(PBPs)结合，干扰细菌的细胞壁合成
Dabigatran etexilate mesylate （达比加群酯）	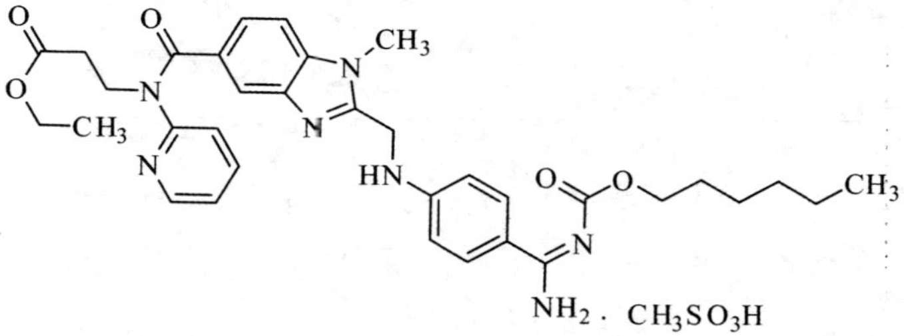 $\cdot CH_3SO_3H$	凝血酶抑制剂
Dalfampridine （达伐吡啶）	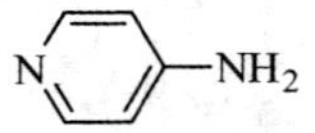	钾通道拮抗剂
Diquafosol （地夸磷索四钠）	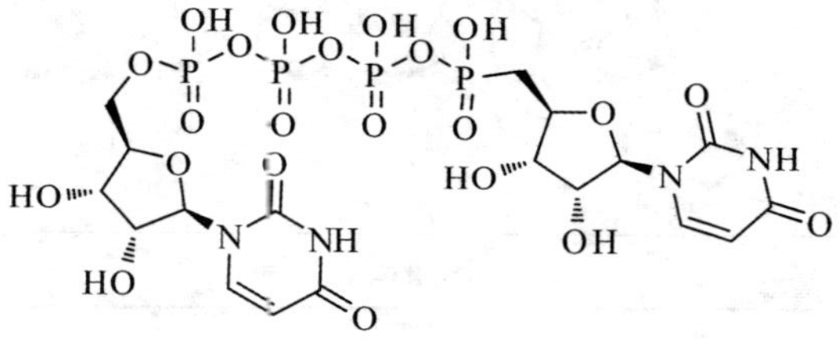	P_2Y_2 受体激动剂

续表

通用名	结构式	药理特点
Eribulin mesylate（甲磺酸艾瑞布林）	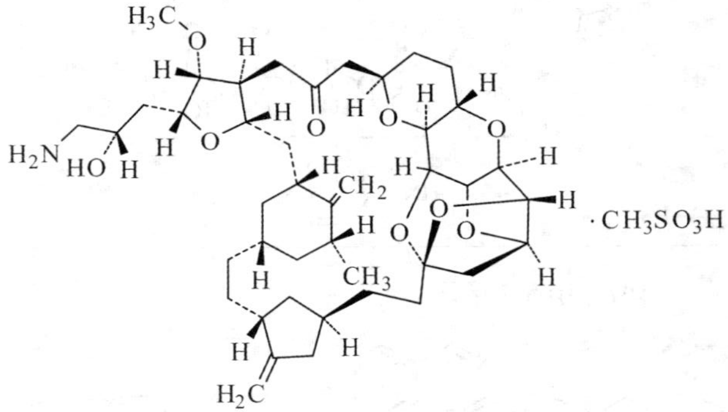	微管抑制剂
Everolimus（依维莫司）	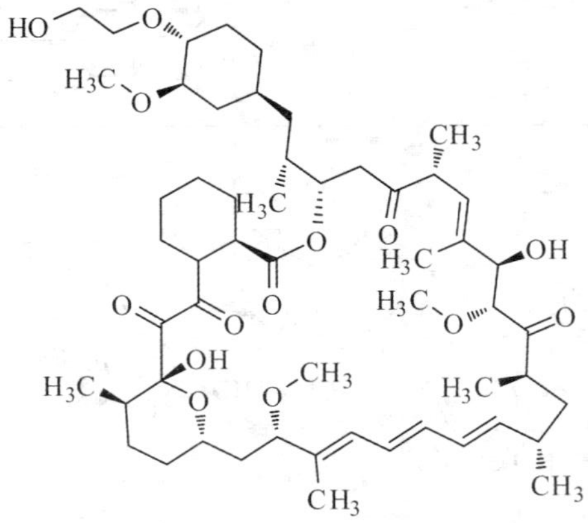	免疫抑制剂

续表

通用名	结构式	药理特点
Fingolimod（芬戈莫德）	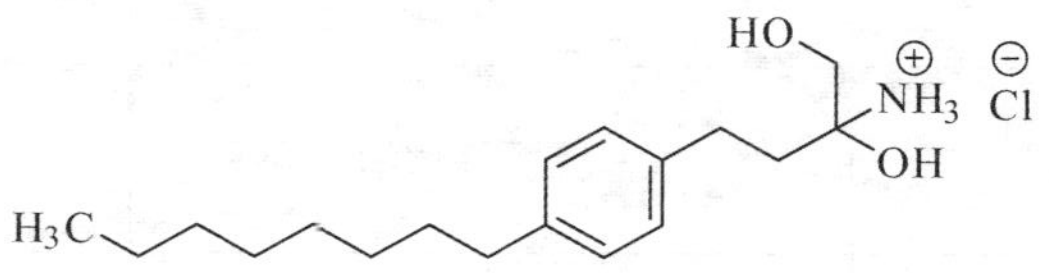	神经鞘氨醇-1-磷酸酯受体调节剂
Laninamivir（拉尼米韦）	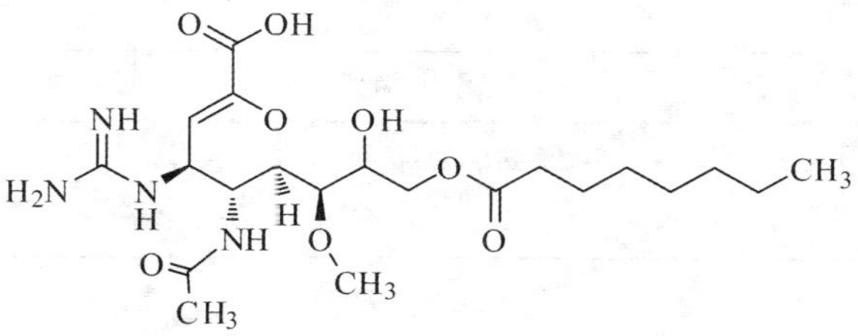	长效神经氨酸酶抑制剂
Lurasidonehydrochloride（盐酸鲁拉西酮）	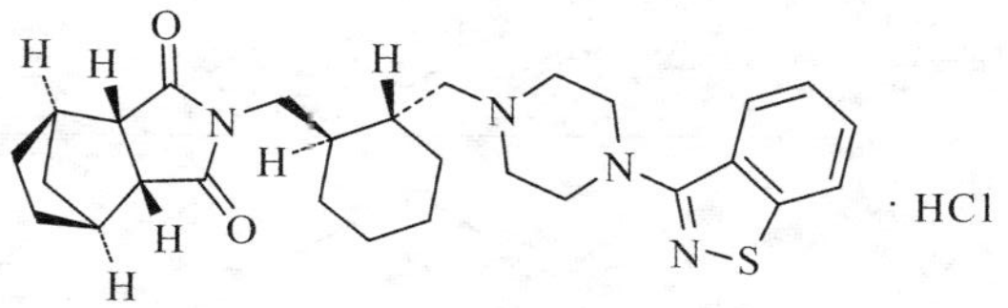	机理不明，可能为多巴胺 D_2 和 5-羟色胺 2A（5-HT_{2A}）受体的拮抗剂
Peramivir（帕拉米韦）	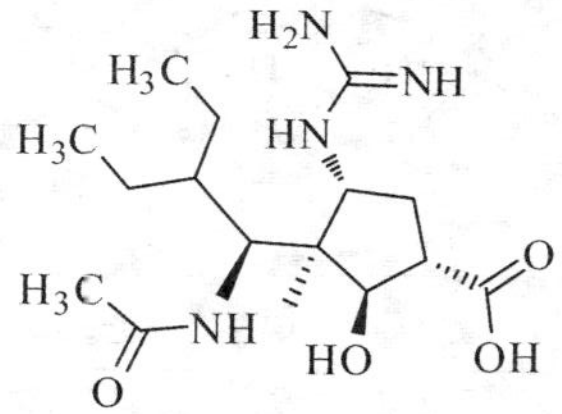	神经氨酸酶抑制剂

续表

通用名	结构式	药理特点
Ulipristal acetate （醋酸乌利司他）	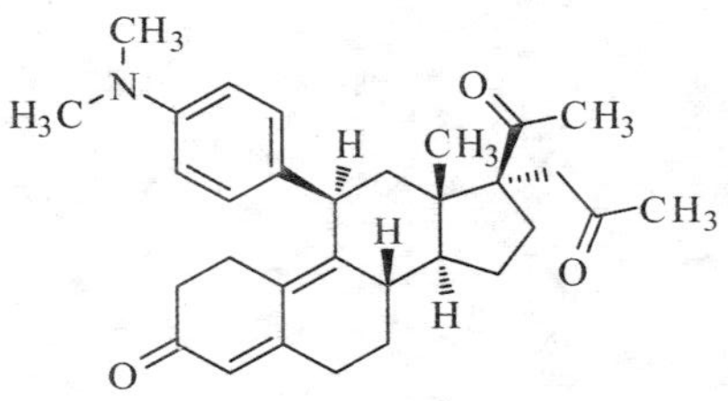	黄体酮激动剂/拮抗剂
Vernakalant （维纳卡兰）	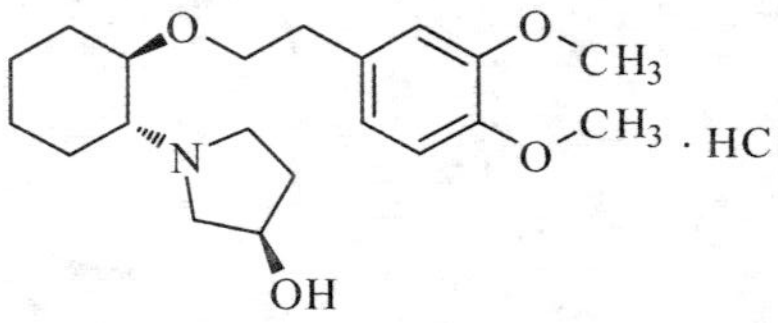	钠/钾离子通道双重抑制剂

表 8-5 2011 年上市的新药

通用名	商品名	临床用途	开发商	首批上市国家或地区
Abiraterone acetate （醋酸阿比特龙）[b]	Zytiga	晚期前列腺癌	杨森生物科技集团 （Janssen Biotech）	美国
Aflibercept （阿柏西普）	Eylea	黄斑退行性病变	Regeneron 和拜耳	美国
Apixaban （阿哌沙班）[b]	Eliquis	预防静脉血管栓塞	百时美施贵宝 （Bristol Myers Squibb,BMS）/辉瑞	德国

续表

通用名	商品名	临床用途	开发商	首批上市国家或地区
AVP-923 [dextromethorphan hydrobromide (氢溴酸右甲吗南)和 quinidine sulfate(硫酸奎尼丁)]	Nuedexta	治疗假性延髓效应(PBA)	Avanir 制药有限公司	美国
Azilsartan medoxomil (阿齐沙坦酯)[b]	Edarbi	治疗高血压	武田制药	美国
Belatacept (贝拉西普)	Nulojix	预防肾移植后排异反应	百时美施贵宝	美国
Belimumab (贝利单抗)	Benlysta	治疗全身性红斑狼疮	人类基因组科学公司(Human Genome Sciences)/葛兰素史克	美国
Boceprevir (波西普韦)[b]	Victrelis	治疗丙肝病毒感染	默沙东	美国
Brentuximab vedotin	Adcetris	治疗霍杰金淋巴瘤,大细胞淋巴瘤	Seatte Genetics	美国
Crizotinib (克里唑替尼)[b]	Xalkori	治疗非小细胞肺癌	辉瑞	美国
Eculizumab (艾库组单抗)	Soliris	治疗非典型溶血性贫血、尿毒症、导致栓塞的微血管病变	Alexion Pharms	美国
Edoxaban tosilate hydrate (甲苯磺酸依度沙班)[b]	Lixiana	预防术后静脉血栓	第一三共株式会社	日本
Eldecalcitol (艾地骨化醇)[b]	Edirol	治疗骨质疏松症	日本中外制药株式会社(Chugai)/大正制药株式会社(Taisho)	日本

续表

通用名	商品名	临床用途	开发商	首批上市国家或地区
Exenatide（艾塞那肽）	Bydureon	治疗Ⅱ型糖尿病	礼来（Lilly）/艾米林（Amylin）/Alkemes	英国
Fidaxomicin（非达霉素）[b]	Dificid	治疗艰难梭菌引起的腹泻	Optimer pharms	美国
Gabapentin enacarbil（加巴喷丁恩那卡比）[b]	Horizant	治疗不宁腿综合征	葛兰素史克	美国
Icotinib Hydrochloride（埃克替尼）[b]	Conmana 凯美纳	治疗晚期非小细胞肺癌	浙江贝达药业	中国
Ipilimumab（伊匹单抗）	Yervoy	治疗不可切除的转移性黑色素瘤	百时美施贵宝	美国
Linagliptin（利拉利汀）[b]	Tradjenta	治疗Ⅱ型糖尿病	勃林格殷格翰/礼来	美国
Mirabegron（米拉贝隆）[b]	Betanis	治疗膀胱过度活动引起的尿急、尿频与尿失禁	安斯泰来（Astellas）	日本
Peginterferon alfa-2b（聚乙二醇干扰素 α-2b 干扰素）	Sylatron	治疗黑色素瘤	默沙东（Merck & Co）	美国
Retagabine（瑞替加滨），又称 Ezogabine（依佐加滨）[b]	Potiga/Trobalt	治疗癫痫部分发作	葛兰素史克与瓦兰特（Valeant Pharmaceuticals Inc，VRX）合作	英国 / 德国

续表

通用名	商品名	临床用途	开发商	首批上市国家或地区
Rilpivirine hydrochloride（利匹韦林）[b]	Edurant	治疗 HIV-1 病毒感染	Tibotec pharm	美国
Ruxolitinib phosphate（磷酸鲁索替尼）[b]	Jakafi	治疗骨髓纤维化	Incyte/诺华制药	美国
Spinosad（多杀菌素）[b]	Natroba	治疗头虱感染	Parapro Pharms	美国
Tafamidis meglumine（氯苯唑酸）[b]	Vyndaqel	用于患 TTR 淀粉样病变的成人 1 阶段症状性多发神经病	辉瑞	欧盟
Telaprevir(替拉瑞韦锭)[b]	Incivek	治疗丙肝病毒感染	Vertex pharm	美国
Teriparatide acetate(特立帕肽)	Teribone	治疗骨质疏松症	旭化成株式会社（Asahi Kasei Pharma）	日本
Ticagrelor(替卡格雷)	Brilique	预防急性冠状动脉综合征	阿斯利康	德国 / 英国
Vandetanib(凡德他尼)[b]	Caprelsa	治疗甲状腺髓样瘤	阿斯利康	美国
Vemurafenib（威罗菲尼）[b]	Zelboraf	黑色素瘤	Plexxikon Inc. Hoffman La Roche	美国
Vilazodone hydrochloride（维拉佐酮盐酸盐）[b]	Viibryd	治疗重度抑郁症	森林实验室（Forest Labs Inc.）	美国
Zucapsaicin(珠卡赛辛)	Zuacta	治疗关节炎疼痛	赛诺菲安万特(Sanofi Avenfis)	加拿大

注:b 为 2011 年上市的新化学实体,其化学结构如表 8-6 所示。

表 8-6　　2011 年上市的新化学实体及其药理特点

通用名	结构式	药理特点
Abiraterone acetate（醋酸阿比特龙）	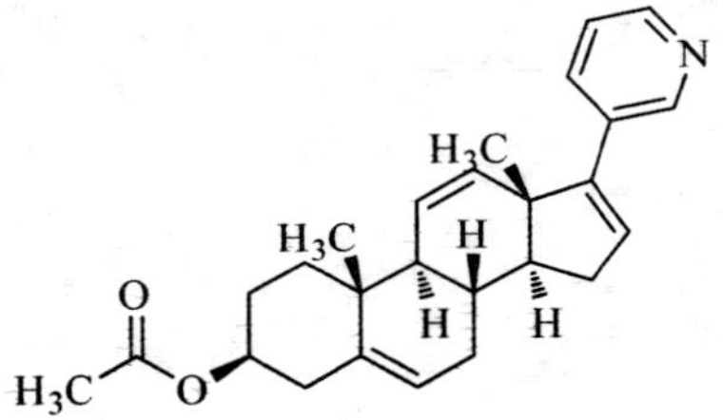	CYP17 抑制剂
Apixaban（阿哌沙班）	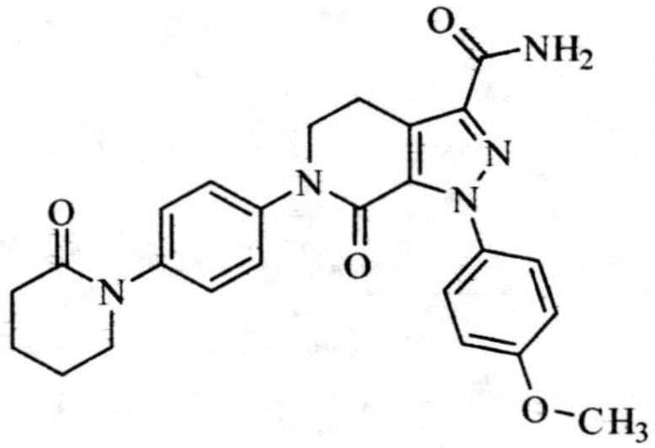	可逆的凝血因子 X_a 抑制剂
Azilsartan medoxomil（阿齐沙坦酯）	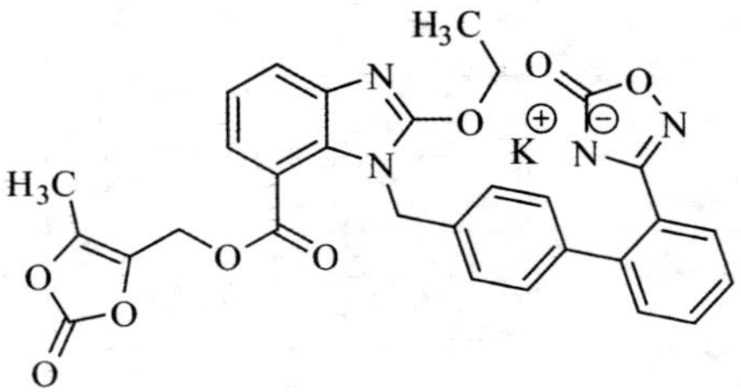	选择性 AT_1 亚型血管紧张素Ⅱ受体拮抗剂(ARBs)

续表

通用名	结构式	药理特点
Boceprevir （波西普韦）	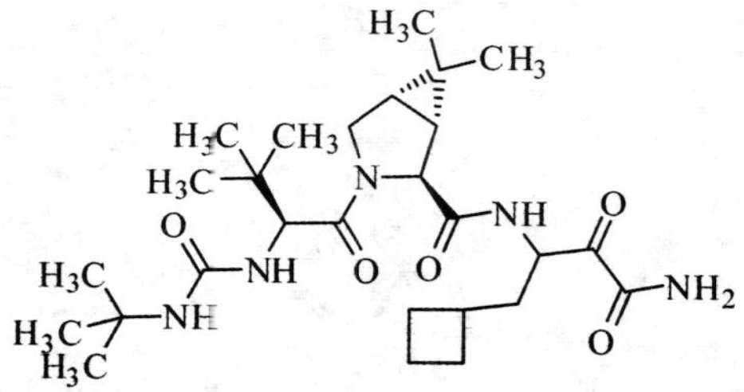	是一种口服有效的丙型肝炎病毒（HCV）$NS_{3/4A}$蛋白酶抑制剂
Crizotinib （克里唑替尼）	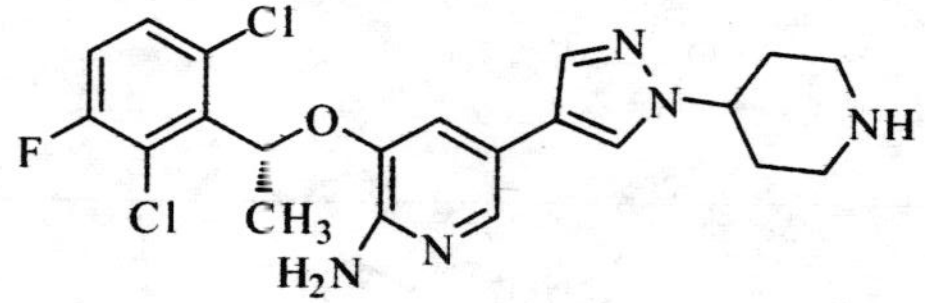	间变性淋巴瘤激酶（ALK）抑制剂
Edoxaban tosilate hydrate （甲苯磺酸依度沙班）	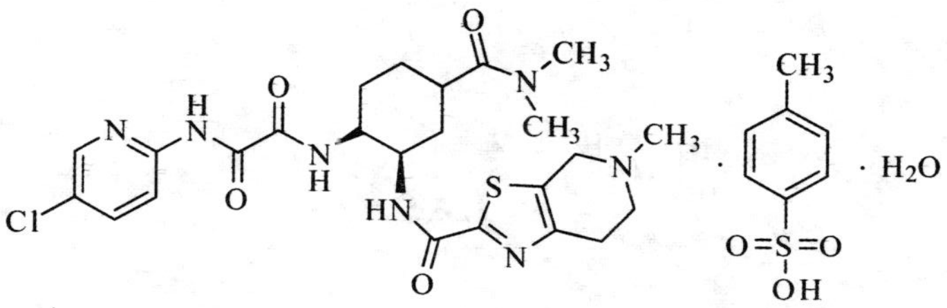	直接抑制凝血因子X_a

续表

通用名	结构式	药理特点
Eldecalcitol（艾地骨化醇）	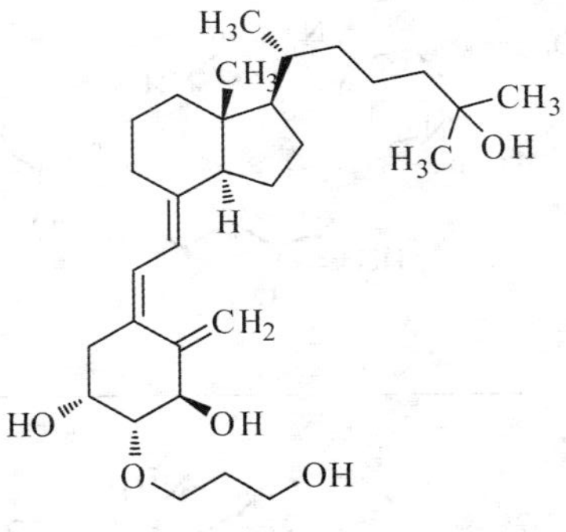	活性维生素 D_3 衍生物
Fidaxomicin（非达霉素）	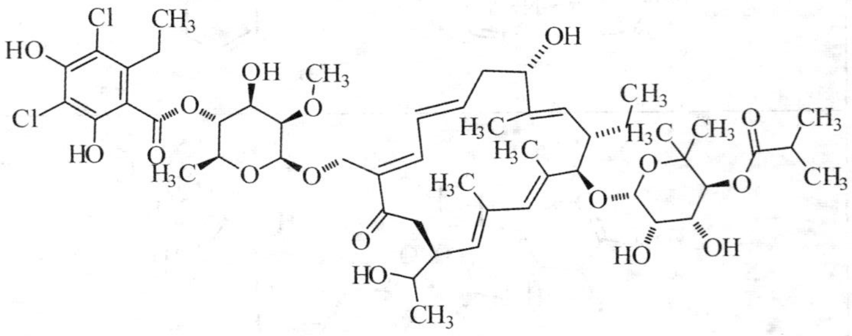	RNA 聚合酶抑制剂
Gabapentin enacarbil（加巴喷丁恩那卡比）	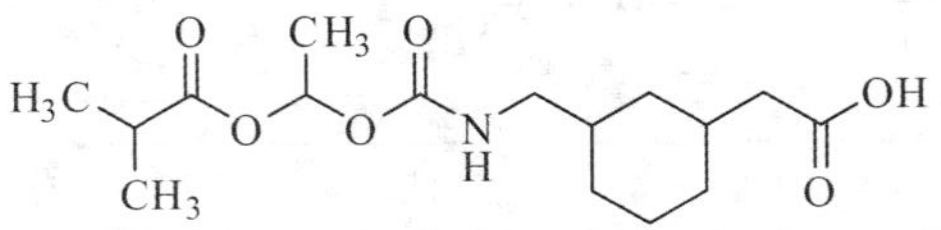	基于转运载体设计的前药

续表

通用名	结构式	药理特点
Icotinib Hydrochloride（盐酸埃克替尼）	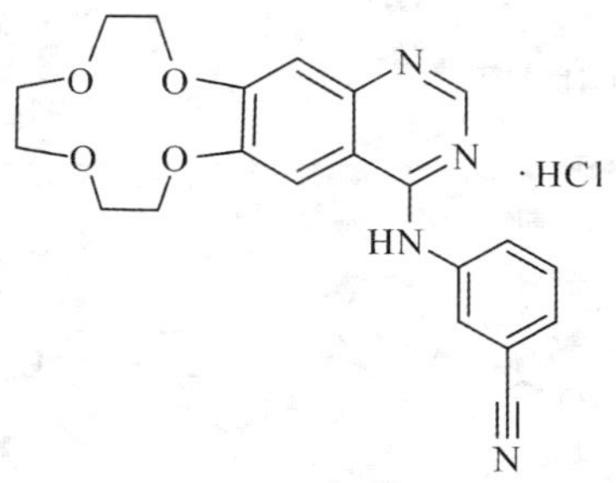	表皮生长因子受体抑制剂
Linagliptin（利拉利汀）	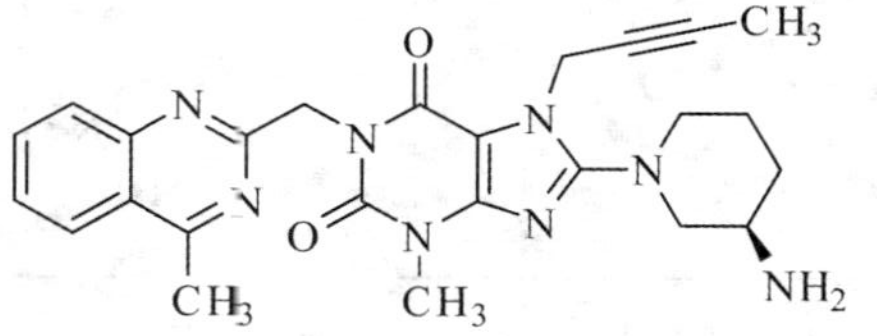	通过抑制二肽基肽酶-4（DPP-4）而改善患者的血糖控制
Mirabegron（米拉贝隆）	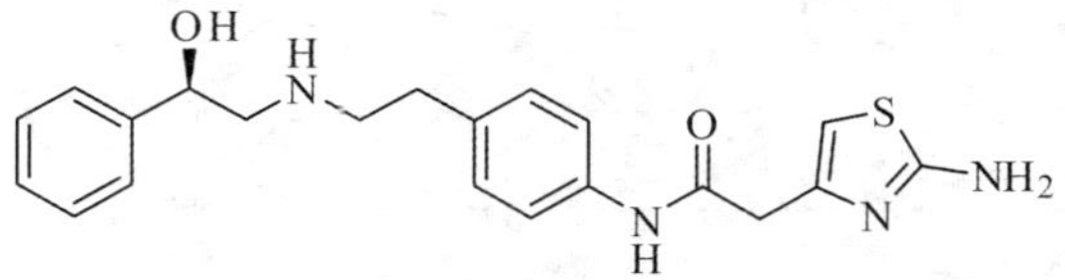	可选择性地与膀胱肌肉的 β-3 肾上腺素受体结合并将其激活，这有助于促进膀胱充盈和储尿，这是膀胱控制药物的一种新机理
Retagabine（瑞替加滨）	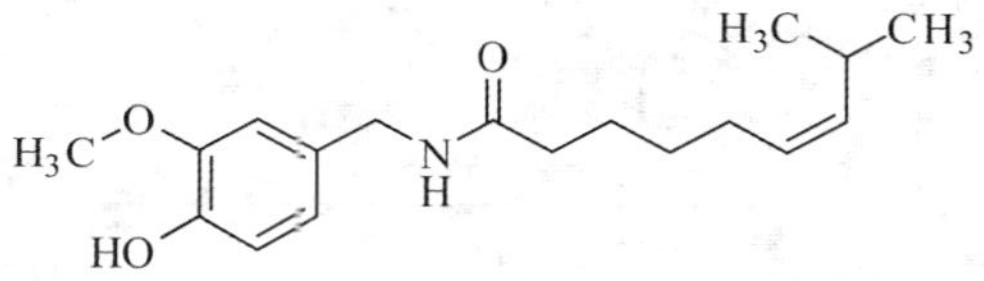	是一种合成的氨基吡啶类似物，具强效抗惊厥活性。与电压门控型钾离子通道（KCNQs）有关，其中作用于 $KCNQ_2/KCNQ_3$ 通道调节 M 型钾电流（[IK（M）]）是其主要的作用机理

续表

通用名	结构式	药理特点
Rilpivirine hydrochloride （利匹韦林）	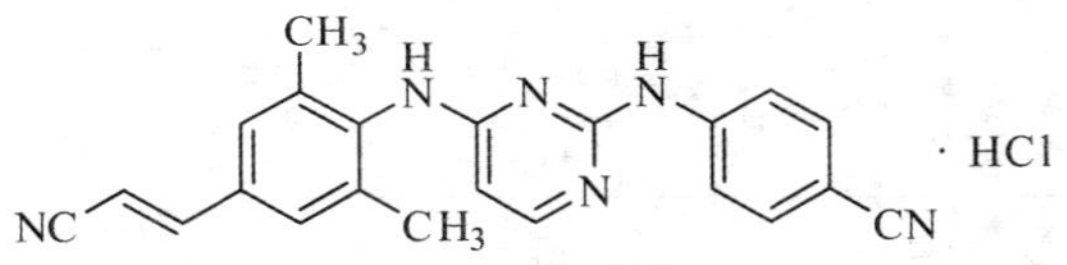	非核苷反转录酶抑制剂（NNRTI）类抗艾滋病毒药物。它通过阻断 HIV 病毒产生效果。
Ruxolitinib phosphate （磷酸鲁索替尼）	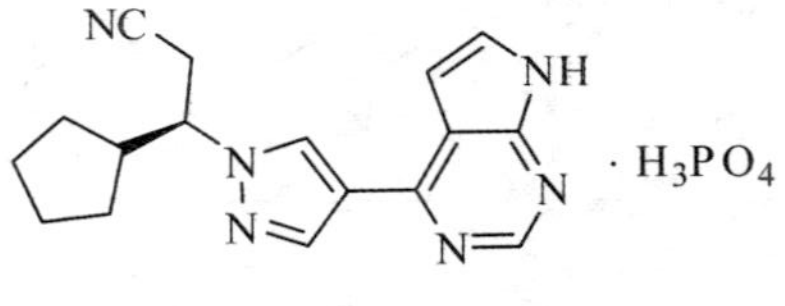	蛋白激酶 JAK_1 和 JAK_2 抑制剂
Spinosad （多杀菌素）	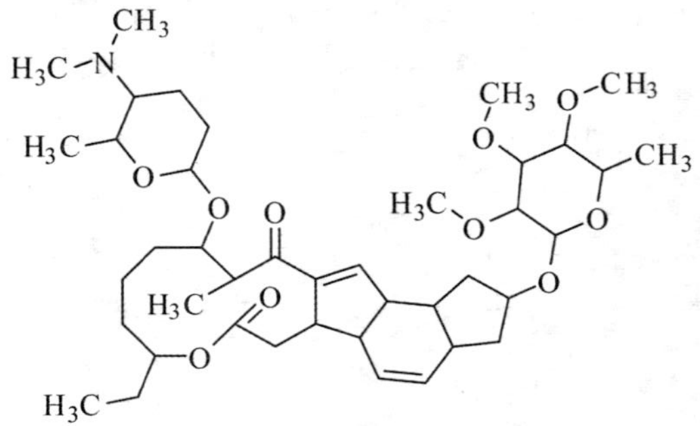	多杀菌素通过激活头虱的烟碱型受体使其神经细胞去极化，神经元持续兴奋，最终导致头虱神经麻痹并死亡
Tafamidis meglumine （氯苯唑酸）	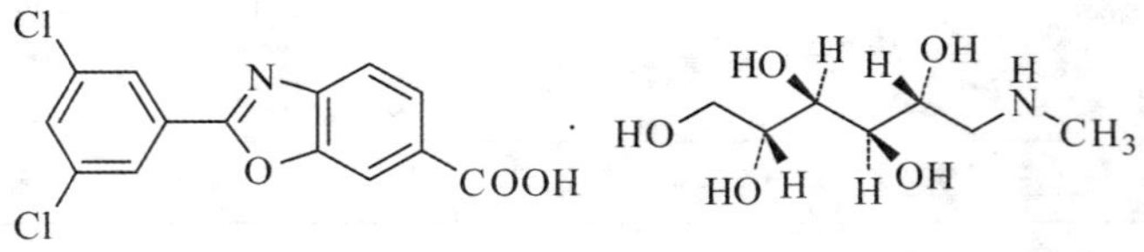	运甲状腺素蛋白新型选择性稳定剂

续表

通用名	结构式	药理特点
Telaprevir （替拉瑞韦）	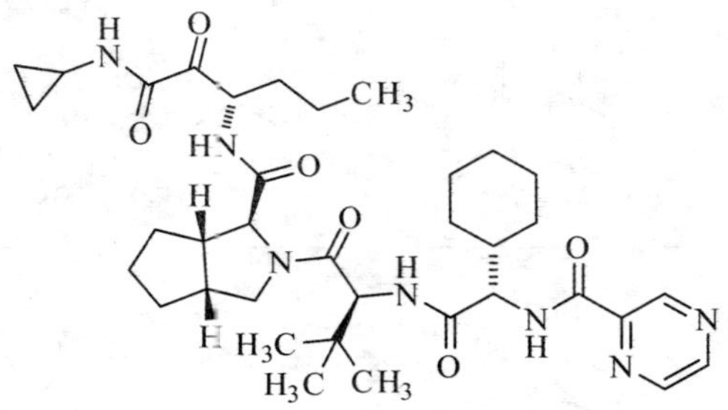	INCIVEK 是一种丙型肝炎病毒(HCV)NS $_{3/4A}$蛋白酶抑制剂
Ticagrelor （替卡格雷）	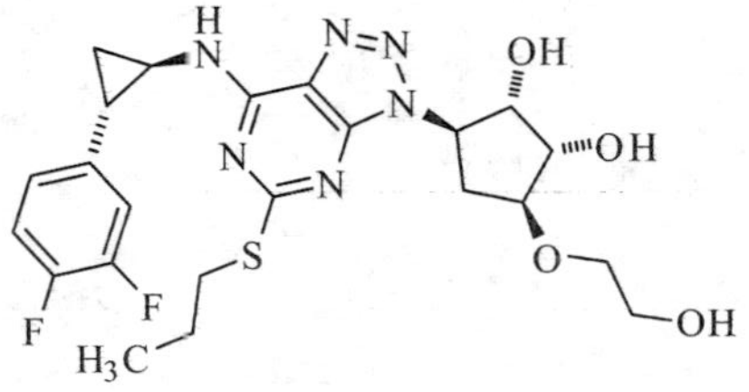	血小板二磷酸腺苷(ADP)受体拮抗剂
Vandetanib （凡德他尼）	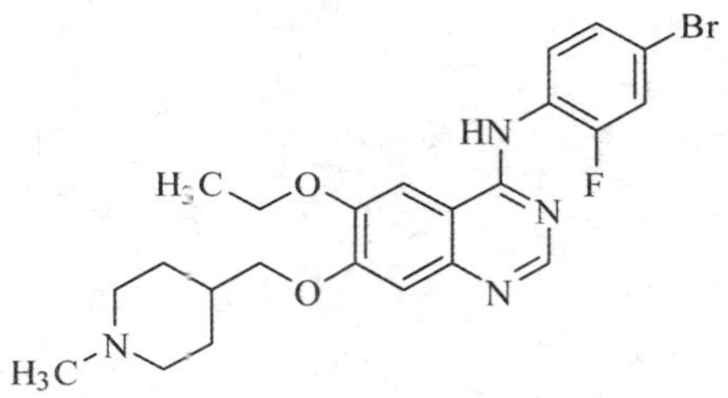	血管内皮生长因子受体(VEGER)和表皮生长因子受体(ECFR)双靶点药物

续表

通用名	结构式	药理特点
Vemurafenib（威罗菲尼）	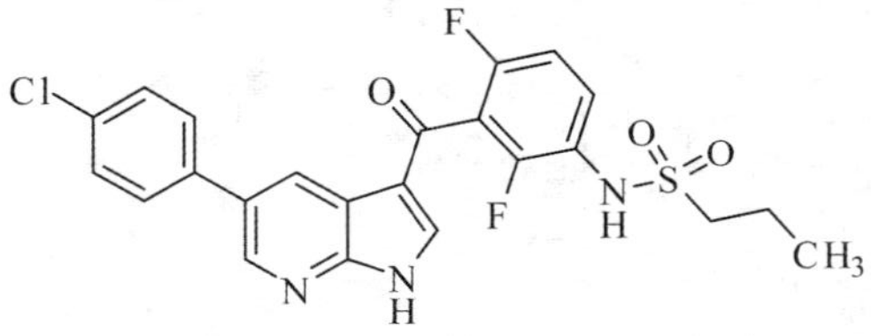	BRAF 基因突变型的小分子抑制剂
Vilazodone hydrochloride（维拉佐酮盐酸盐）	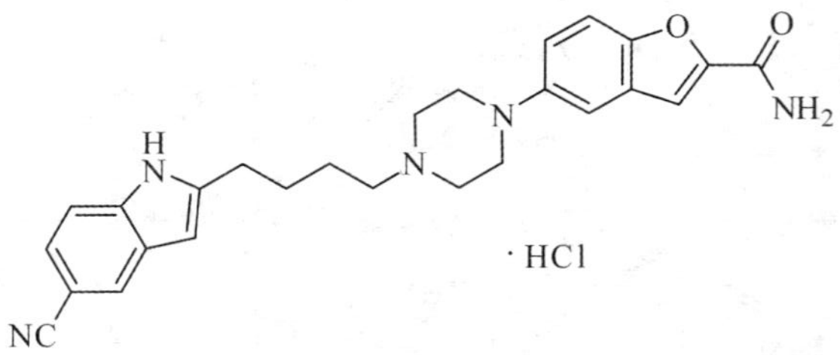 ·HCl	维拉佐酮抗抑郁作用的机理未完全了解，但被认为与它在 CNS 中通过选择性抑制 5-羟色胺再摄取的 5-羟色胺能活性增加有关。维拉佐酮也是 5-羟色胺能 5-HT_{1A} 受体的部分激动剂，然而，对 5-羟色胺传递的净结果和它在维拉佐酮抗抑郁中的作用尚不明确
Zucapsaicin（珠卡赛辛）	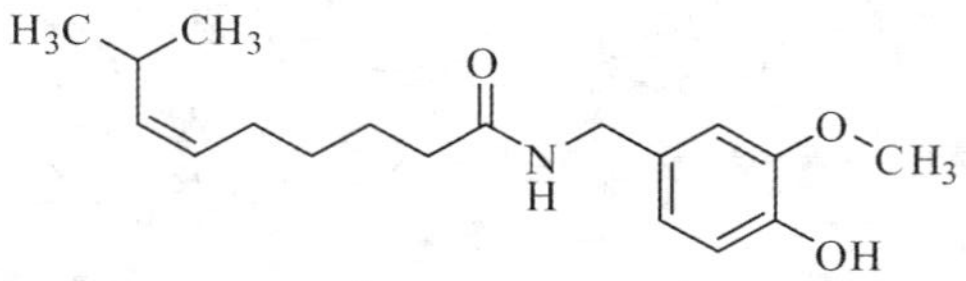	TRPV-1 受体调节剂

表 8-7　　2012 年上市的新药

通用名	商品名	临床用途	开发商	首批上市国家或地区
Aclidinium bromide（阿地溴铵）[c]	Tudorza Pressair	治疗慢性阻塞性肺病	Almirall	美国
Aflibercept（阿柏西普）[*]	Eylea	治疗黄斑退行性病变	Regeneron 和拜耳	美国
Alipogene tipravovec[c]	Glybera	治疗脂蛋白脂肪酶缺乏症	欧委会（Europeanra Commission）	美国
Apixaban（阿哌沙班）[*]	Zaltrap	治疗转移性结肠癌	Regeneron 和赛诺菲	美国
Avanafil（伐那非）[c]	Stendra	治疗勃起性功能障碍	维福斯	美国
Axitinib（阿西替尼）[c]	Inlyta	治疗肾细胞癌	辉瑞	美国
Bedaquiline（贝达喹啉）	Sirturo	联合治疗的部分，当无其他替代药物时，治疗多重耐药肺结核(TB)成人(年满 18 岁)	Janssen Therapeutics（杨森）	美国
Bixalomer（比沙洛姆）	Kiklin	治疗慢性肾病患者的高磷血症	安斯泰来/三和化学研究所株式会社(Sanwa Kagaku)	日本
Bosutinib（博舒替尼）[c]	Bosulif	治疗慢性粒细胞白血病	辉瑞	美国

续表

通用名	商品名	临床用途	开发商	首批上市国家或地区
Cabozantinib (S-苹果酸卡博提尼)[c]	Cometriq	治疗转移性甲状腺髓样癌	Exelixis	美国
Carfilzomib (卡非佐米)[c]	Kyprolis	治疗多发性骨瘤	ONY	美国
Crofelemer	Fulyzaq	用于缓解 HIV/AIDS 患者接受抗逆转录病毒(ART)疗法时出现的非感染性腹泻症状	Salix 医疗公司	美国
Cysteamine (巯乙胺)*	Cystaran	治疗胱氨酸贮积症患者角膜中的半胱氨酸结晶沉积	西格玛(Sigma-Tau)生物制药与美国国立卫生研究院(NIH)合作开发	美国
Dapagliflozin (达格列净)[c]	Forxiga	治疗 2 型糖尿病	阿斯利康/百时美施贵宝	英国
Elvitegravir(埃替拉韦)-Cobicistat-Tenofovir disoproxil fumarate (富马酸替诺福韦酯)-Emtricitabine(恩曲他滨)	Stribild	用于从未接受过治疗的成年人类免疫缺陷病毒-1(HIV-1)感染患者	吉利德	美国
Enzalutamide[c]	Xtandi	治疗激素难治性前列腺癌	麦迪韦逊(Medivation)	美国
Florbetapir F18	Amyvid	阿尔茨海默病诊断造影剂	礼来	美国

续表

通用名	商品名	临床用途	开发商	首批上市国家或地区
Fluocinonide（氟轻松醋酸酯）[*]	Iluvien	治疗对现有疗法反应不足的慢性糖尿病性黄斑水肿（diabetic macular edema，DME）相关视力受损	Alimera Sciences 公司	奥地利
Glucarpidase（谷卡匹酶）	Voraxaze	甲氨蝶呤解毒剂	英国制药公司	美国
Idursulfase beta（艾度硫酸酯酶）	Hunterase	治疗类风湿性关节炎	富山（Toyama）	中国
Iguratimod（艾拉莫德）[c]	Iremod	治疗Ⅱ型黏多糖病	绿十字（Green Cross）	韩国
Ingenol mebutate（巨大戟醇甲基丁烯酸酯）[c]	Picato	治疗日光性角化症	利奥制药（Leo Pharma）	美国
Ivacaftor[c]	Kalydeco	治疗囊性纤维化跨膜转导调节器（CFTR）基因发生了特定的G551D突变的、年龄大于等于6岁的罕见囊性纤维化（CF）患者	福泰（Vertex）制药公司	美国
Linactotide（利那洛肽）[c]	Linzess	治疗慢性特发性便秘、便秘型肠易激综合征	铁木（Ironwood）/森林（Forest）	美国
Lomitapide（洛美他派）[c]	Juxtapid	治疗纯合子家族性高胆固醇血症（HoFH）	Aegerion	美国

续表

通用名	商品名	临床用途	开发商	首批上市国家或地区
Lorcaserin HCl Adasuve（盐酸氯卡色林）[c]	Belviq	治疗肥胖症	艾瑞纳(Arena)	美国
Lucinactant	Surfaxin	用于新生儿呼吸窘迫综合征(RDS)的预防和治疗	Discovery Laboratories Inc 公司	美国
Mannitol（甘露醇）[*]	Bronchitol	用于清理囊胞性纤维症患者肺部黏液，作为辅助治疗囊肿性纤维化(CF)的药物	Pharmaxis 公司	澳大利亚和欧盟
Mogamulizumab	Poteligeo	治疗白血病淋巴瘤	协和发酵麒麟制药公司(Kyowa Hakko Kirin)	日本
Ocriplasmin（奥克纤溶酶）	Jetrea	治疗症状性玻璃体黄斑粘连	诺华	美国
Omacetaxine mepesuccinate（高三尖杉酯碱）[c]	Synribo	治疗慢性粒细胞白血病	Ivax Pharms	美国
Pasireotide（帕瑞肽）	Signifor	治疗成年人库欣病	诺华	德国、英国、挪威
Peginesatide（聚乙二醇肽）	Omontys	治疗慢性肾脏病(CKD)透析成年患者的贫血	Affymax 和武田	美国
Perampanel（吡仑帕奈）[c]	Fycompa	用于伴有或不伴有继发性强直的 12 岁以上患者癫痫部分发作的辅助治疗	卫材	美国

续表

通用名	商品名	临床用途	开发商	首批上市国家或地区
Pertuzumab（帕妥珠单抗）	Perjeta	治疗转移性乳腺癌	基因泰克（Genentech）	美国
Pixantrone maleate（马来酸匹杉琼）[c]	Pixuvri	治疗淋巴瘤	Cell Therapeutics	丹麦、瑞典、芬兰
Ponatinib（泊那替尼）[c]	Iclusig	治疗慢性粒细胞白血病	阿瑞雅德	美国
Raxibacumab（雷西库单抗）	Abthrax	治疗吸入性炭疽病	人类基因组科学公司（HGS）与美国卫生及人类服务部（HHS）生物医学高级研究及发展管理局（BARDA）合作开发	美国
Regorafenib（瑞格非尼）[c]	Stivarga	治疗转移性结肠直肠癌	拜耳制药	美国
Tafluprost（他氟前列腺素）[c]	Zioptan	应用于开角型青光眼或高眼压患者，降低眼内压	默沙东	美国
Taliglucerase alfa（重组人葡糖脑苷脂酶）	Elelyso	用于Ⅰ型戈谢病成年患者的长期治疗	Protalix 公司及辉瑞	美国
Tbo-filgrastim（TBO-粒细胞集落刺激因子）	Neutroval	用于化疗所致严重中性粒细胞减少而引发的非骨髓恶性肿瘤	Sicor Biothch	美国
Teduglutide（替度鲁胺）[c]	Revestive	治疗短肠综合征	NPS	欧盟

续表

通用名	商品名	临床用途	开发商	首批上市国家或地区
Teneligliptin（特力利汀）[c]	Tenelia	治疗Ⅱ型糖尿病	田边三菱制药（Mitsubishi Tanabe Pharm）	日本
Teriflunomide（特立氟胺）[c]	Aubagio	治疗多发性硬化症	赛诺菲	美国
Tofacitinib citrate（枸橼酸托法替尼）[c]	Xeljanz	治疗类风湿性关节炎	辉瑞	美国
Vincristine sulfate（硫酸醛基长春碱）[c]	Margibo	治疗急性白血病、恶性淋巴病、小细胞肺癌、乳腺癌	Talon Therapeutics	美国
Vismodegib[c]	Erivedge	治疗基底细胞瘤	基因泰克	美国

注：c 为 2012 年上市的新化学实体，其化学结构如表 8-8 所示 。

* 表示此药物已上市，于该年度增加新适应证。

表 8-8　2012 年上市的新化学实体及其药理特点

通用名	结构式	药理特点
Aclidinium bromide（阿地溴铵）	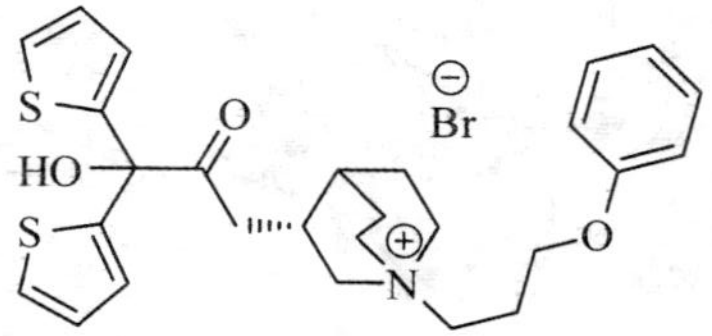	长效抗胆碱药
Alipogene tipravovec	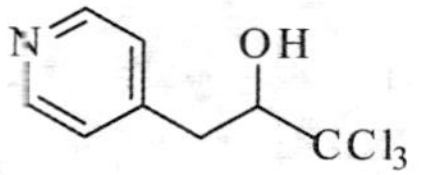	利用一种腺联病毒(AAV)将一个功能性的 LPL 基因拷贝传递给骨骼肌
Avanafil（伐那非）	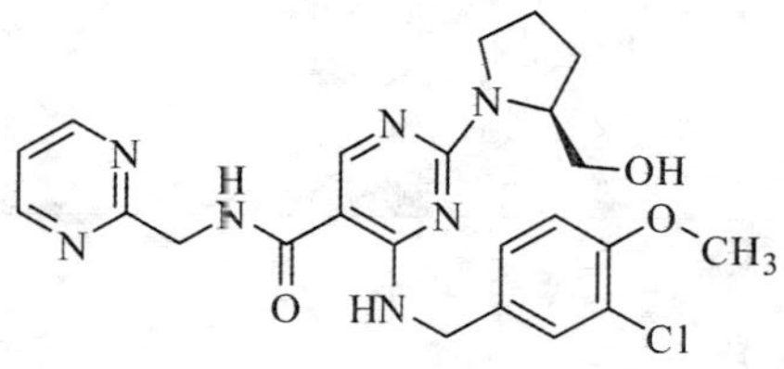	磷酸二酯酶-5(PDE-5)抑制剂
Axitinib（阿西替尼）	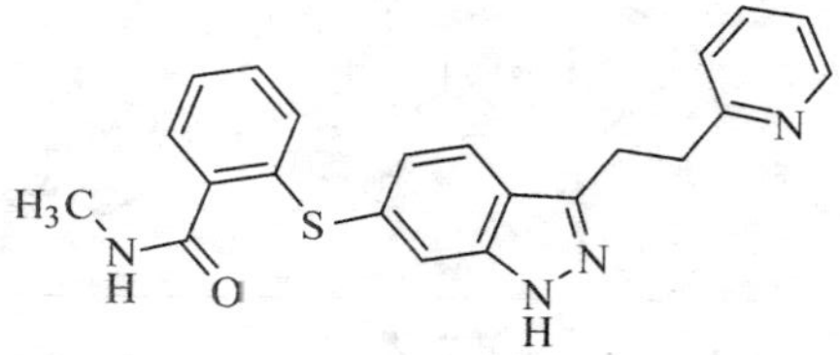	小分子酪氨酸激酶抑制剂，对多个靶点有效，包括 VEGF 受体 1,2 和 3

续表

通用名	结构式	药理特点
Bosutinib（博舒替尼）	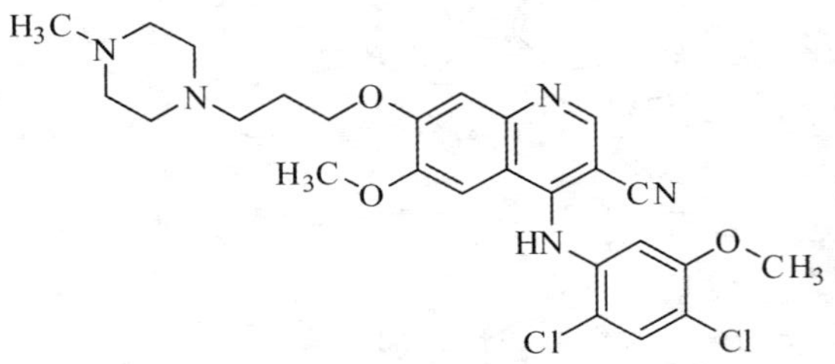	酪氨酸激酶抑制剂
Cabozantinib（S-苹果酸卡博替尼）	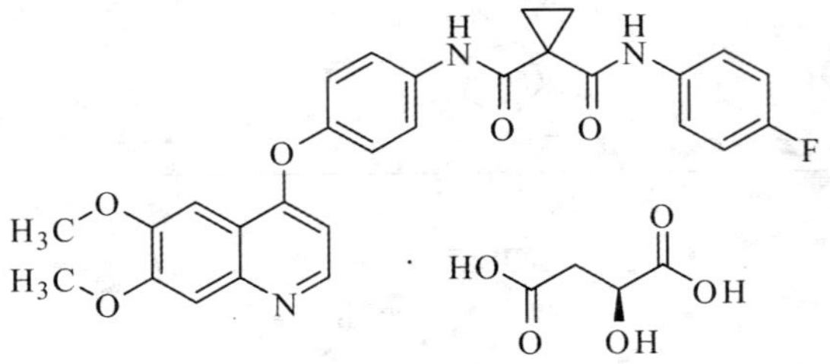	激酶抑制剂
Carfilzomib（卡非佐米）	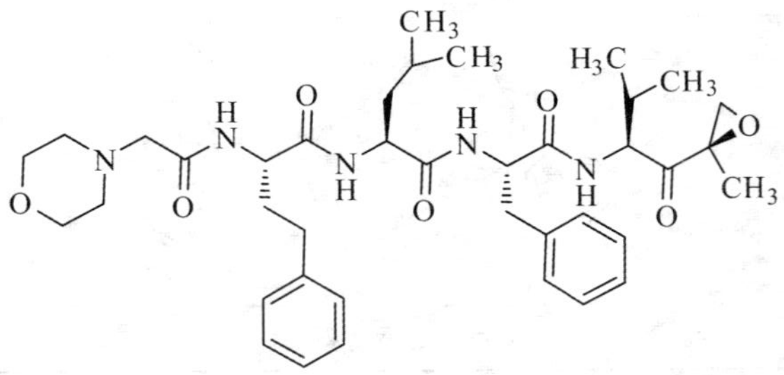	蛋白酶抑制剂

续表

通用名	结构式	药理特点
Dapagliflozin（达格列净）	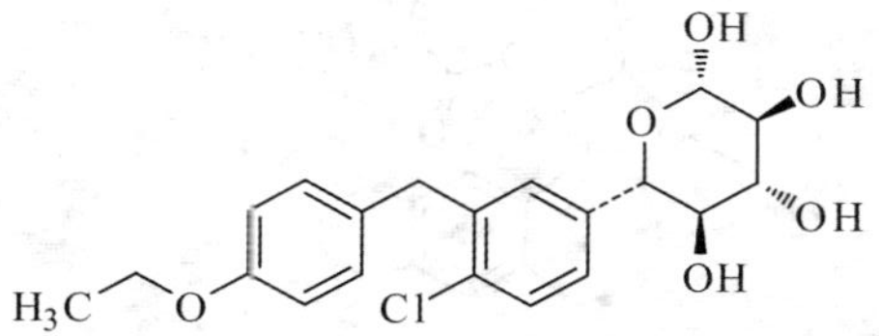	钠-葡萄糖协同转运蛋白-2（SGLT-2）抑制剂
Enzalutamide	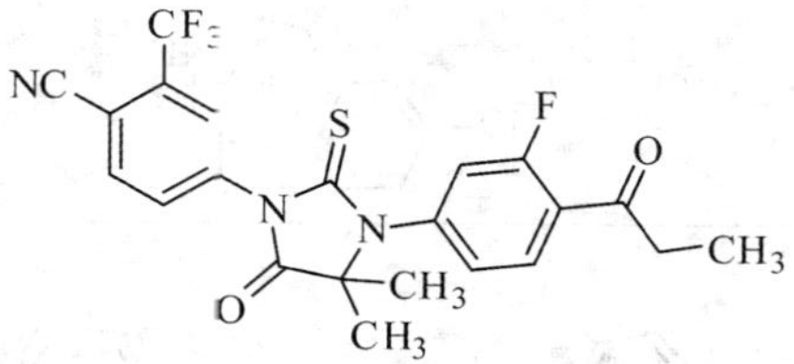	雄性激素抑制剂
Iguratimod（艾拉莫德）	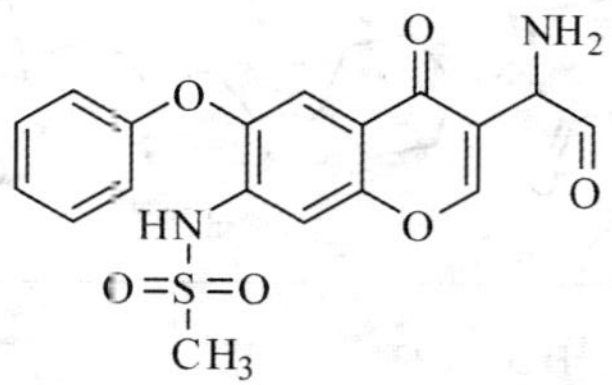	选择性环氧酶-2（COX-2）抑制剂
Ingenol mebutate（巨大戟醇甲基丁烯酸酯）	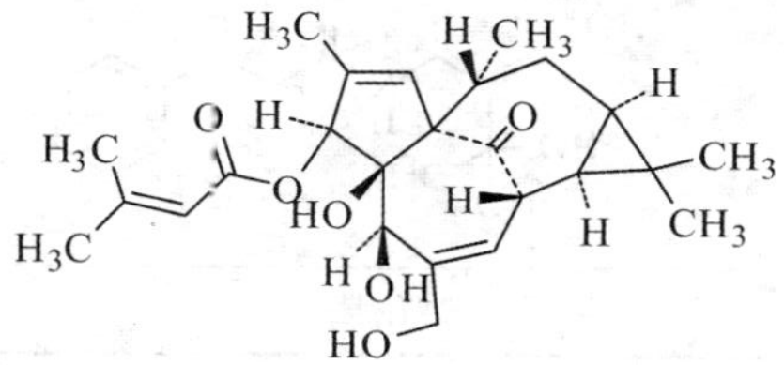	四环二萜天然产物

续表

通用名	结构式	药理特点
Ivacaftor	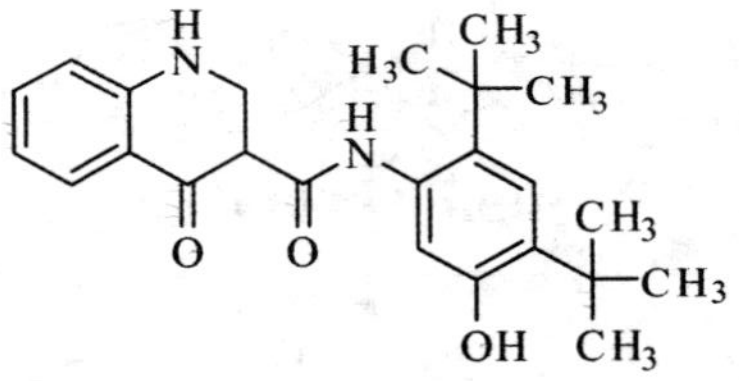	囊性纤维化跨膜电导调节器(CFTR)增效剂
Lomitapide（洛美他派）	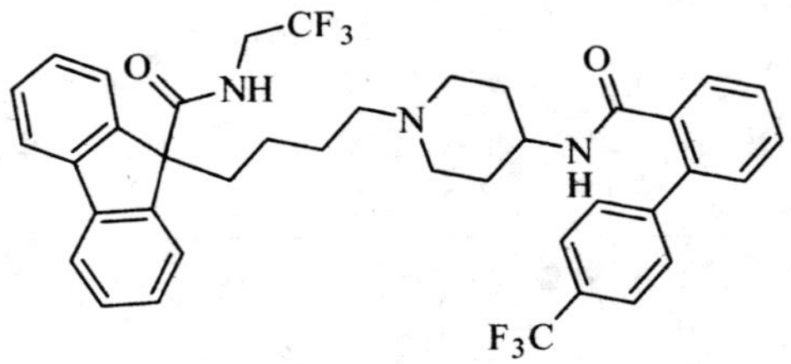	微粒体三酰甘油转移蛋白(MTP)抑制剂
Lorcaserin HCl（盐酸氯卡色林）	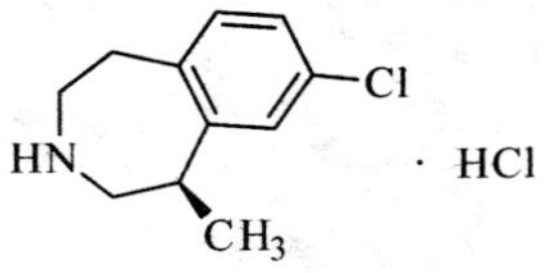	阻止人类大脑中的食欲信号，令使用者食用少量食品便有饱腹感
Omacetaxine mepesuccinate（高三尖杉酯碱）	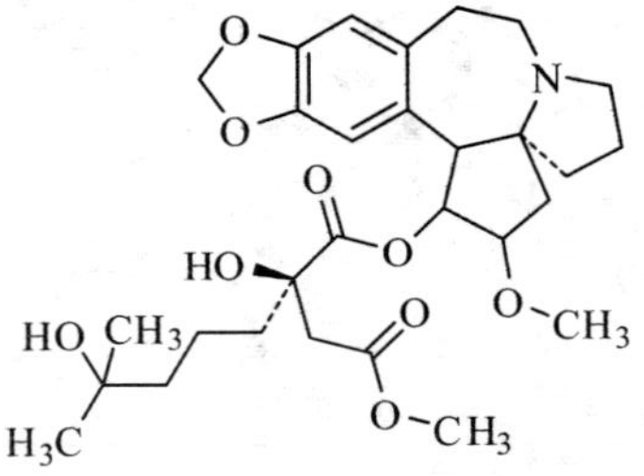	机理尚未完全阐明

续表

通用名	结构式	药理特点
Perampanel （吡仑帕奈）	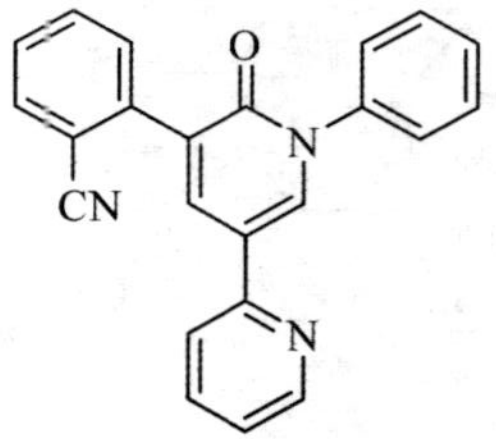	非竞争性的 AMPA 型谷氨酸受体（α-氨基-3-羟基-5-甲基-4-异唑丙酸受体）拮抗剂
Pixantrone maleate （马来酸匹杉琼）	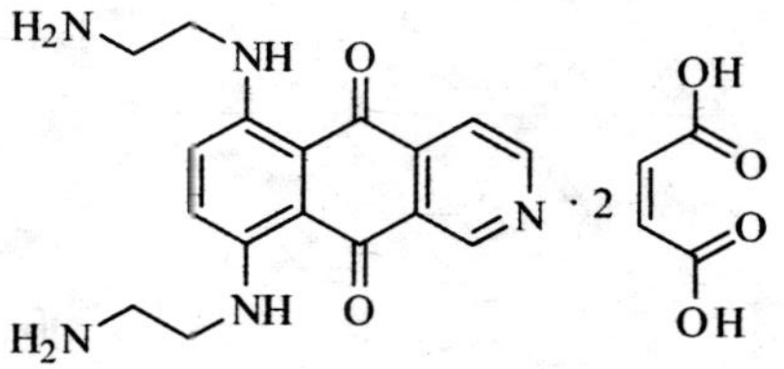	拓扑异构酶Ⅱ抑制剂
Ponatinib （泊那替尼）	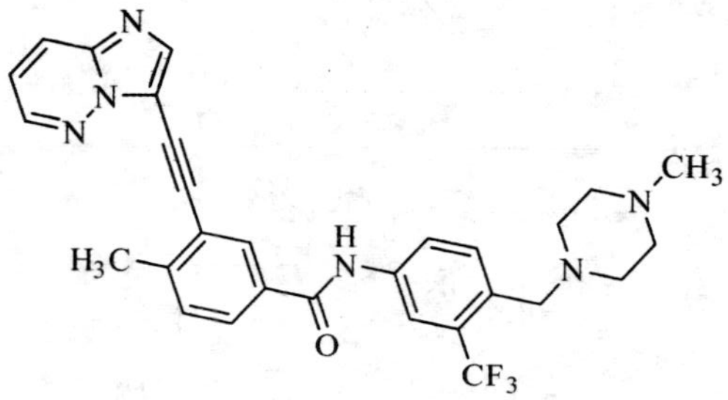	酪氨酸激酶抑制剂

续表

通用名	结构式	药理特点
Regorafenib（瑞格非尼）		多激酶抑制剂
Tafluprost（他氟前列腺素）		选择性 FP 前列腺素受体激动剂
Teduglutide（替度鲁肽）		胰高血糖素样肽-2(GLP-2)类似物
Teneligliptin（特力利汀）		二肽基肽酶-4(DPP-4)抑制剂

续表

通用名	结构式	药理特点
Teriflunomide （特立氟胺）	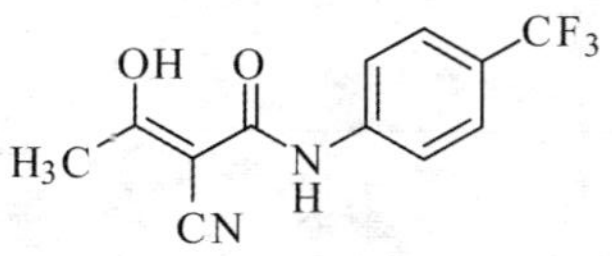	抑制二氢乳清酸脱氢酶
Tofacitinib citrate （枸橼酸托法替尼）	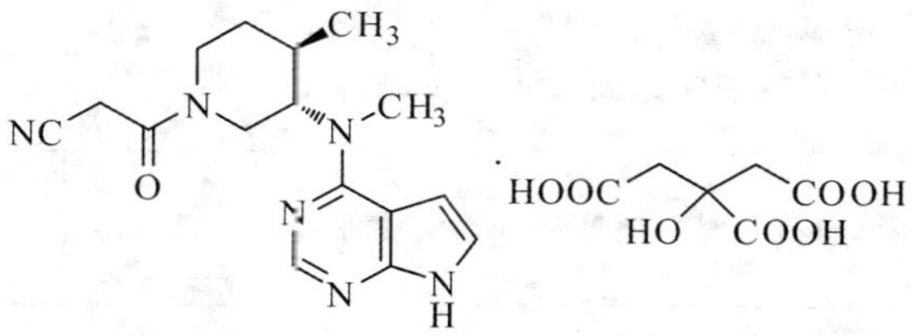	Janus 激酶抑制剂
Vincristine sulfate （硫酸醛基长春碱）	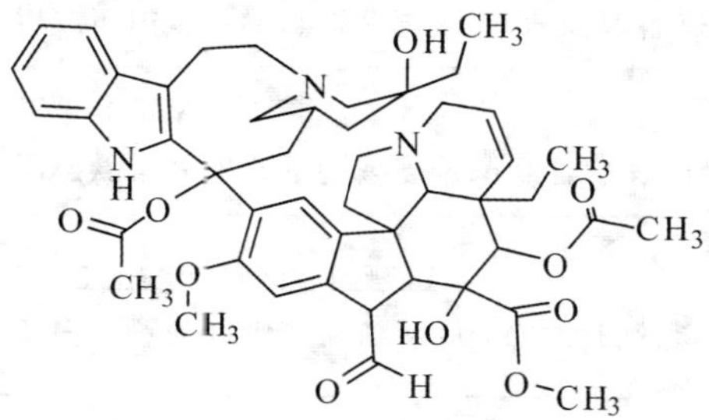	抗有丝分裂剂
Vismodegib	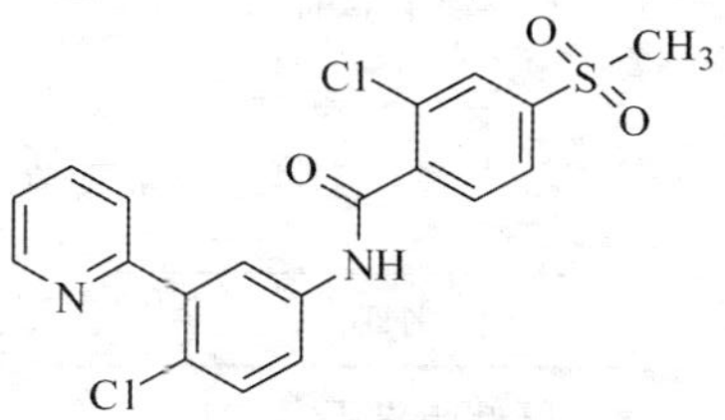	抑制 Hedgehog 通路

表 8-9　　2013 年上市的新药

通用名	商品名	临床用途	开发商	首批上市国家或地区
Acotiamide hydrochloride hydrate(盐酸阿考替胺)[d]	Acofide	治疗功能性消化不良	日本泽利亚(Zeria)和安斯泰来(Astellas)合作开发	日本
Ado-trastuzumab emtansine	Kadcyla	治疗晚期 Her2 阳性乳腺癌	伊姆诺免疫技术(Immunogen)/罗氏(Roche)	美国
Afatinib (阿法替尼)[d]	Gilotrif	适用于晚期非小细胞肺癌(NSCLC)的一线治疗及 Her2 阳性的晚期乳腺癌患者	勃林格殷格翰	美国
Anakinra(阿那白滞素)[d]	Kineret	治疗新生儿期发病的多系统炎症性疾病(NOMID)儿童和成人	Swedish Orphan BioVitrum	美国
Anti-CD6 (伊立珠单抗)	Alzumab	治疗可用系统治疗的活动性中重度慢性斑块状银屑病患者	百康 (Biocon)	印度
Apixaban (阿哌沙班)[*]	Zaltrap	预防脑卒中及非瓣膜性心房颤动患者全身性栓塞	Regeneron 和赛诺菲	美国
Atorvastatin (阿托伐他汀)/Ezetimibe (依替米贝)	Liptruzet	作为一种辅助药物用于单靠饮食无法充分控制的原发性高脂血症(primary hyperlipidemia)或混合型高脂血症(mixed hyperlipidemia)患者低密度脂蛋白(LDL)胆固醇升高的治疗	默沙东	美国
Bisoprolol (富马酸比索洛尔)[d]	Bisono Tape	治疗轻到中度原发性高血压	Toa Elyo 和日东电工(Nitto Denko)联合开发	日本

续表

通用名	商品名	临床用途	开发商	首批上市国家或地区
Brimonidine tartrate（酒石酸溴莫尼定）[d]	Mirvaso	局部治疗年满18岁成人酒渣鼻持续性（非一过性）面部红斑	Ganagene	美国
Brinzolamide（布林佐胺）/Brimonidine tartrate（酒石酸溴莫尼定）	Simbrinza	用于单药疗法不能充分降低眼压的开角型青光眼或高眼压症成人患者的治疗	Alcon Res Ltd（诺华旗下爱尔康）	美国
Canagliflozin（卡格列净）[d]	Invokana	治疗Ⅱ型糖尿病	强生	美国
Canakinumab（卡纳单抗）	Ilaris	治疗年满2岁患者的活动性全身型幼年特发性关节炎（SJIA）	诺华	美国
Catridecacog（卡曲得考）	NovoThirteen	治疗罕见凝血障碍	诺和诺德（Novo Nordisk）	美国
Certolizumab pegol（赛妥珠单抗）	Cimzia	治疗活动性银屑病关节炎成人患者；治疗活动性强直性脊柱炎成人治疗重度活动性中轴性脊柱炎成人患者，包括非甾体类抗炎药（NSAID）疗效欠佳或不能耐受的重度活动性脊柱炎患者，及无强制性脊柱关节炎放射学证据，但有CRP升高和（或）MRI客观炎症体征，且非甾体类抗炎药（NSAID）疗效欠佳或不能耐受的重度活动性脊柱炎成人	UCS	美国 欧盟
Clomipraminehydrochloride（盐酸氯米帕明）*	Anafranil	治疗发作性睡病患者的猝倒症	Alfresa Pharma（阿弗瑞萨公司）	日本

续表

通用名	商品名	临床用途	开发商	首批上市国家或地区
Colestilan（考来替兰）*	Bindren	治疗接受血液透析或腹膜透析的 5 级慢性肾病（CKD）成年患者的高磷血症	田边三菱制药和 Next Pharma 合作	美国
Dabrafenib（达拉非尼）[d]	Tafinlar	治疗 BRAF V600E 突变的不能手术或转移型黑色素瘤	葛兰素史克	美国
Dimethyl fumarate（富马酸二甲酯）[d]	Tecfidera	治疗复发型多发性硬化症	百健艾迪（Biogenidec）	美国
Dolutegravir（度鲁特韦）[d]	Tivicay	与其他抗反转录病毒药联用治疗年满 12 岁且体重至少 40 kg 的 HIV-1 感染成人和儿童	葛兰素史克	美国
DTaP-IPV-Hib-HepB	Hexyon	用于婴幼儿预防白喉、破伤风、百日咳、B 型肝炎、小儿麻痹症及由 B 型流感嗜血杆菌引发的侵入性感染	赛诺菲安万特	德国
Eslicarbazepine acetate（醋酸艾司利卡西平）[d]	Aptiom	用于癫痫部分发作成年患者的辅助治疗	Sunovion 制药公司/卫材	美国
Flutemetamol F18（氟美他酚 F18）	Vizamyl	阿尔茨海默病诊断造影剂	通用医疗集团（GE Healthcare）	美国
Fluticasone furoate（糠酸氟替卡松）/vilanterol trifenatate（维兰特罗吸入性粉剂）	Breo Ellipta	治疗慢性阻塞性肺病	葛兰素史克和 Theravance 公司	美国

续表

通用名	商品名	临床用途	开发商	首批上市国家或地区
Gadoterate meglumine（钆特酸葡甲胺）	Dotarem	用于脑部、脊柱及相关组织的核磁共振成像	加柏（Guerbet）	美国
Glycerol phenylbutyrate（苯丁酸甘油酯）[d]	Ravicti	治疗尿素循环障碍	Hyperion Therap	美国
Golimumab（格利木单抗）	Simponi Aria	联合甲氨蝶呤（methotrexate）用于中度至重度成人活动型风湿关节炎（RA）成人患者的治疗	杨森	美国
Hycodan（重酒石酸氢可酮）[d]	Zohydro	用于需每日不间断地使用长效阿片类药物以及其他药物镇痛效果不理想的镇痛治疗	Zogenix	美国
Ibrutinib（依鲁替尼）[d]	Imbruvica	治疗侵袭性血癌	Pharmacyclics/强生共同开发	美国
Icosapent ethyl（二十碳五烯酸乙酯）[d]	Vascepa	成人重度高三酰甘油血症（TG 水平≥500 mg/dL）患者饮食疗法的辅助治疗药物，用于降低三酰甘油（TG）水平	Amarin	美国
Insulin degludec（德谷胰岛素）	Tresiba	长效抗糖尿病药物	诺和诺德公司	欧盟
Istradefylline（伊曲茶碱）[d]	Nouriast	抗帕金森病药物，用于与其他含左旋多巴的药物联用改善剂末现象	协和发酵麒麟制药公司	日本
Levomilnacipran Hydrochloride（左旋盐酸米那普仑）[d]	Fetzima	用于治疗重性抑郁症（MDD）	皮尔法伯及森林	美国

续表

通用名	商品名	临床用途	开发商	首批上市国家或地区
Lurasidonehydrochloride（盐酸鲁拉西酮）*	Latuda	用作单药治疗及与锂或丙戊酸钠联用治疗伴发双相Ⅰ型障碍的 MDD 成年患者	住友制药	美国
Lixasenatide（利西拉肽）	Lyxumia	治疗成人 2 型糖尿病	赛诺菲安万特	欧盟
Lorcaserinhydrochloride（盐酸氯卡色林）[d]	Belviq	减肥药	艾瑞纳	美国
Loxapine succinate（丁二酸洛沙平）[d]	Adasuve	用于迅速控制精神分裂或双相障碍成人患者的轻度至中度激越症	阿莱克萨（Alexza）制药公司	德国
Luliconazole（卢立康唑）[d]	Luzu	治疗趾间足癣、股癣和体癣	Medicisr 公司（被瓦兰特制药收购）	美国
Macitentan（马西替坦）[d]	Opsumit	治疗肺动脉高血压	爱可泰隆制药（Actelion）	美国
Metreleptin（美曲普汀）	Myalept	治疗全身脂肪代谢障碍并发症	艾米林制药	日本
Mipomersen Sodium（米泊美生钠）	Kynamro	治疗纯合子型家族性高胆固醇血症	健赞	美国
Nalmefene（纳美芬）[d]	Selincro	治疗酒精依赖	灵北（Lundbeck）	欧盟

续表

通用名	商品名	临床用途	开发商	首批上市国家或地区
Obinutuzumab（阿托珠单抗）	Gazyva	治疗慢性淋巴细胞性白血病（CLL）	罗氏	美国
Olodaterolhydrochloride（盐酸奥达特罗）[d]	Striverdi? Respimat	用于 COPD 患者气流阻塞的维持治疗，也用于慢性支气管炎及肺气肿的治疗	勃林格殷格翰	俄罗斯、加拿大、丹麦、冰岛和英国
Ospemifene（奥培米芬）[d]	Osphena	治疗女性绝经期外阴和阴道萎缩引起的中至重度性交疼痛	盐野义制药	美国
Paroxetine mesylate（帕罗西汀）[d]	Brisdelle	治疗中度至严重伴绝经血管舒缩症状（VMS）	诺芬制药（Noven PharmaceuticalsInc.）	美国
Pomalidomide（泊马度胺）[d]	Pomalyst	治疗多发性骨髓瘤	塞尔基因（Celgen）	美国
Radium Ra-223 dichloride（氯化镭-223）	Xofigo	治疗晚期骨转移型去势抵抗前列腺癌	拜耳	美国
Riociguat（利奥西呱）[d]	Adempas	治疗慢性栓塞性肺动脉高压	拜耳	加拿大
Saroglitazar（萨格列扎）[d]	Lipaglyn	治疗仅使用他汀类药物无法控制的Ⅱ型糖尿病血脂异常或高三酰甘油血症	Zydus Group	印度
Simeprevir（司美匹韦）[d]	Olysio	治疗慢性丙型肝炎	Medicisr 公司/强生	日本
Sofosbuvir（索非步韦）[d]	Sovaldi	治疗慢性丙型肝炎	吉利德	美国

续表

通用名	商品名	临床用途	开发商	首批上市国家或地区
Solifenacin（琥珀酸索非那新）/Tamsulosin（盐酸坦索罗辛）	Vesomni	用于对单药疗法无足够响应的良性前列腺增生症（BPH）男性患者中度至重度储尿期症状（storage symptoms）及排尿期症状（voiding symptoms）的治疗	安斯泰来公司	荷兰
Sphingosomal vincristine（鞘磷脂脂质体长春新碱）[*]	Margibo	治疗二次或更多次复发的费城染色体阴性（Ph-）急性淋巴细胞白血病（ALL）成人患者	Spectrum Pharmaceuticals	美国
Sucroferric oxyhydroxide	Velphoro	用于控制 CKD 透析患者的血磷水平	Vifor Pharma	美国
Sumatriptan（舒马普坦）[d]	Zecuity	治疗成人有先兆或无先兆偏头痛	NuPathe	美国
Technetium Tc-99m tilmanocept（锝 99m 替马诺赛）	Lymphoseet Kit	用于乳腺癌/黑色素瘤淋巴结定位	Navidea Biopharms	美国
Topiroxostat[d]	Uriadec	治疗痛风和高尿酸血症	三和化学研究所株式会社/富士药品（Fuji Yakuhin）	日本
Trametinib（曲美替尼）[d]	Mekinist	治疗 BRAF V600E 或 V600K 突变的不能手术或转移型黑色素瘤	葛兰素史克	美国
Umeclidinium bromide（芜地溴铵）/Vilanterol（维兰特罗）	Anoro Ellipta	治疗慢性阻塞性肺病	葛兰素史克	美国

续表

通用名	商品名	临床用途	开发商	首批上市国家或地区
Vortioxetine（沃替西汀）[d]	Brintellix	多种药效活性的抗抑郁药物	灵北/武田制药	美国
阿格列汀/吡格列酮	Oseni	治疗 2 型糖尿病	武田	美国
阿格列汀/二甲双胍	Kazano	治疗 2 型糖尿病	武田	美国
丙胺卡因/利多卡因 Plethora	（PSD-502）	用于局部给药，治疗原发性早泄，能显著延长阴道内射精潜伏时间，提高性生活满意度	Plethora Solutions Holdings	欧洲
布洛芬/法莫替丁	Duexis	用于对症治疗骨关节炎、类风湿性关节炎及强直性脊柱炎	地平线（Horizon）	英国
格隆溴铵/茚达特罗	Ultibro，Breezhaler（装置名）	治疗慢性阻塞性肺病	诺华和 Sosei 公司	德国和荷兰
共轭雌激素/巴多昔芬	Duavee	预防中重度潮热症及骨质疏松	辉瑞	美国
硫酸镁，硫酸钾，硫酸钠；聚乙二醇 3350，氯化钾，碳酸氢钠，氯化钠	Suclear	结肠镜检查术前洗肠	Braintree Labs	美国
免疫球蛋白（IGSC）/重组人透明质酸酶（hyaluronidase）	HyQvia	用于原发性免疫缺陷综合征（primary immunodeficiency syndromes）及伴有继发性低丙种球蛋白血症和反复感染的骨髓瘤或慢性淋巴细胞白血病成人患者（≥18 岁）的治疗	百特（Baxter）和 Halozyme 制药	欧盟

续表

通用名	商品名	临床用途	开发商	首批上市国家或地区
免疫球蛋白制剂	Bivigam	治疗原发性体液免疫缺陷病人	Biotest 制药公司	美国
牛胶原中的同种异体培养角化细胞和成纤维细胞	Gintuit	局部(非埋植)用于手术造成的血管伤口床,治疗成人的黏膜牙龈疾病	Organogenesis	美国
人源化抗 CD-52 单抗	Lemtrada	治疗经临床及影像确诊的活动期复发-缓解型硬化症	健赞	欧盟
溶组织梭菌胶原酶	Xiaflex	治疗 Peyronie(佩罗尼)病	Auxilium	美国
肉毒素抗毒素[马],七价	T	成人和儿童患者确证或怀疑暴露过 A、B、C、D、E、F 或 G 亚型肉毒神经毒素后治疗症状肉毒中毒	坎吉(Cangene)	美国
依贝沙坦/阿洛伐他汀钙	Robelito	适用于降低高血压及高血脂患者心脏病发病的风险	韩国韩美药品株式会社(Hanmi)/赛诺菲安万特	韩国
依贝沙坦/三氯噻嗪	Irtra	治疗高血压	盐野义	日本
重组凝血因子Ⅸ	Rixubis	用于 B 型血友病成人患者的常规预防性治疗、出血控制及围术期管理	百特	美国

注:d 为 2013 年上市的新化学实体,其化学结构如表 8-10 所示。

* 表示此药物已上市,于该年度增加新适应证。

表 8-10　　2013 年上市的新化学实体及其药理特点

通用名	结构式	药理特点
Acotiamide hydrochloride hydrate（盐酸阿考替胺）	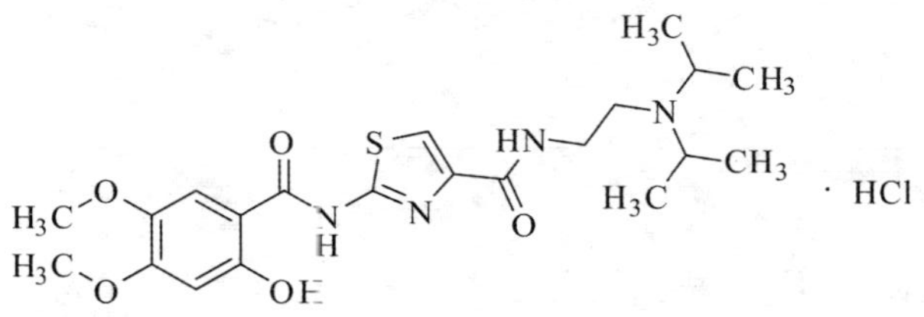	外周乙酰胆碱酯酶抑制剂
Afatinib（阿法替尼）	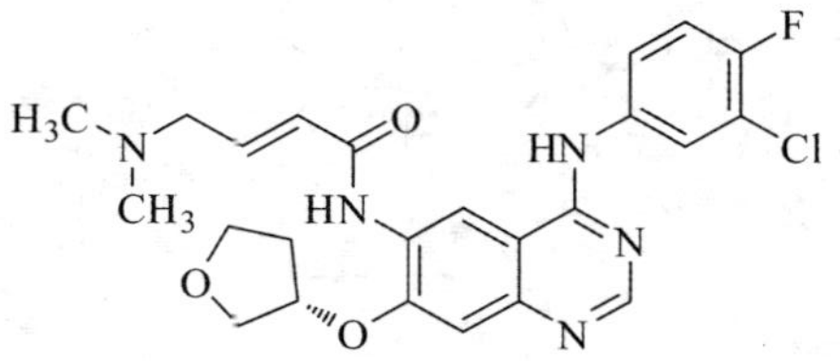	表皮生长因子受体（EGFR）和人表皮生长因子受体-2（HER-2）酪氨酸激酶的强效、不可逆的双重抑制剂
Anakinra（阿那白滞素）	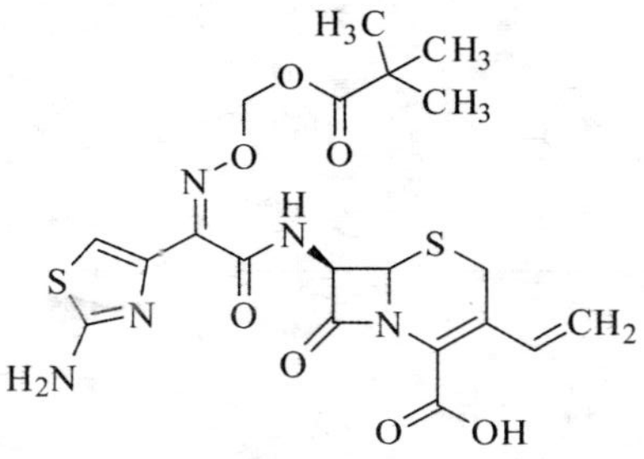	重组、非糖基化的人白介素-1 受体拮抗剂（IL-1Ra）
Bisoprolol（富马酸比索洛尔）	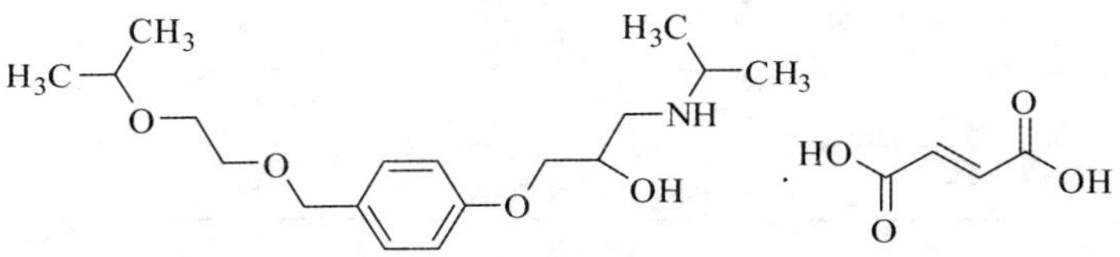	β_1 受体阻滞剂

续表

通用名	结构式	药理特点
Brimonidine tartrate （酒石酸溴莫尼定）	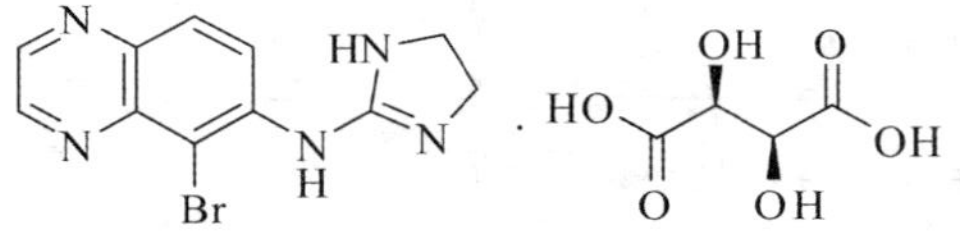	α_2 肾上腺素受体激动剂
Canagliflozin （卡格列净）	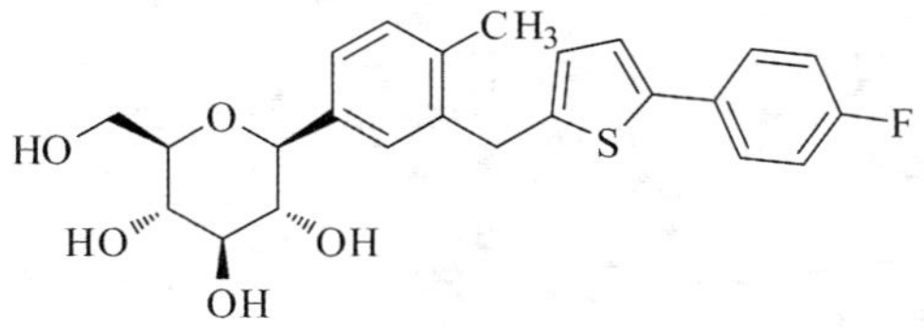	钠-葡萄糖协同转运蛋白（SGLT-2）抑制剂
Dabrafenib （达拉非尼）	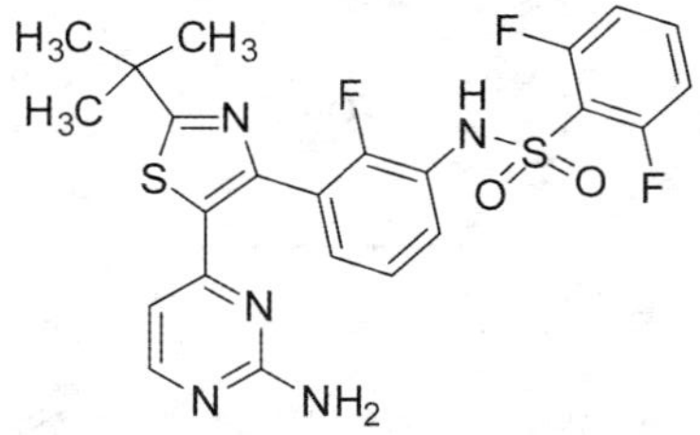	BRAF 抑制剂
Dimethyl fumarate （富马酸二甲酯）	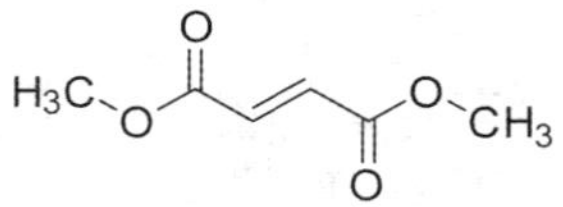	核转录因子-KB(NF-KB)抑制剂

续表

通用名	结构式	药理特点
Dolutegravir（度鲁特韦）	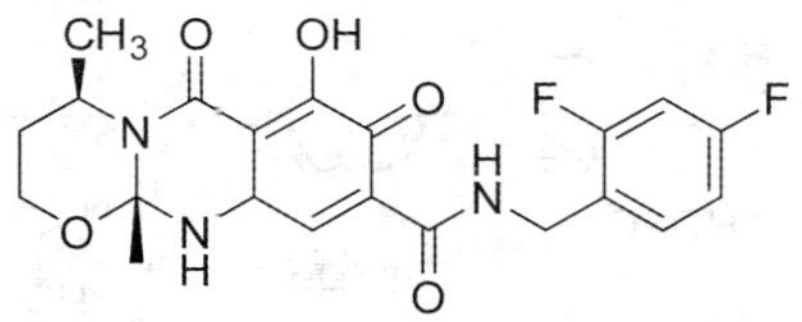	整合酶抑制剂
Eslicarbazepine acetate（醋酸艾司利卡西平）	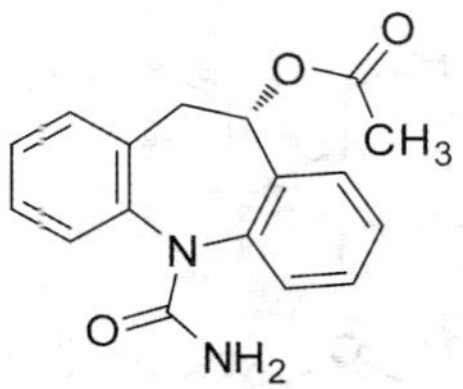	S-利卡西平醋酸酯前药
Glycerol phenylbutyrate（苯丁酸甘油酯）	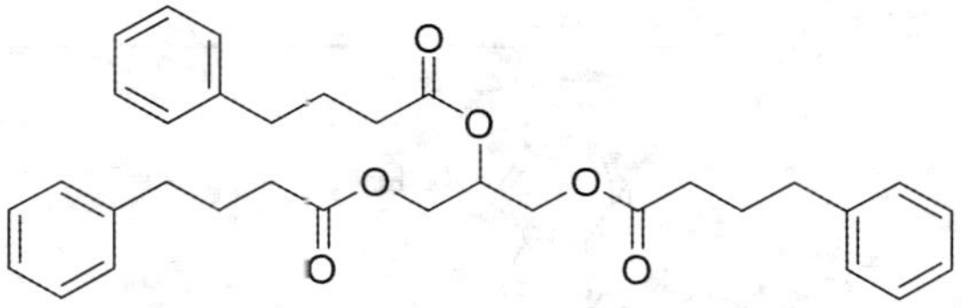	氮结合剂
Hycodan（重酒石酸氢可酮）	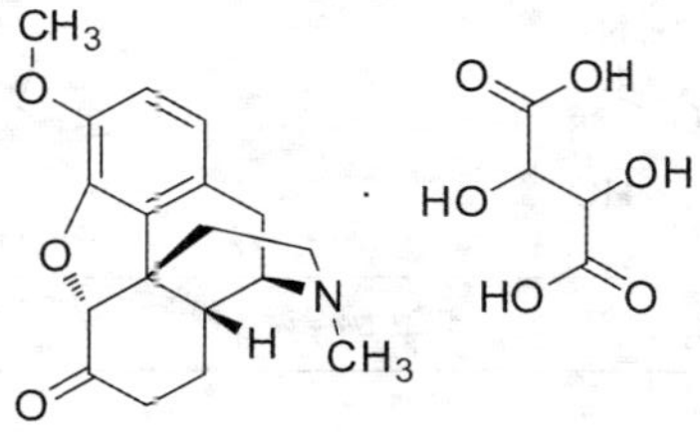	长效阿片类镇痛剂（缓释制剂）

续表

通用名	结构式	药理特点
Ibrutinib（依鲁替尼）	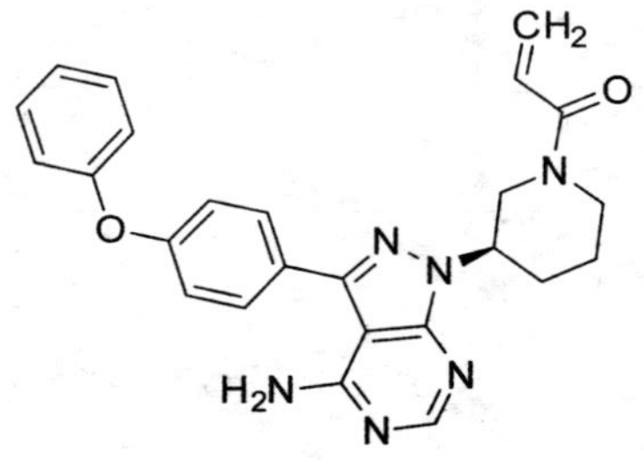	布鲁顿酪氨酸激酶(BTK)抑制剂
Icosapent ethyl（二十碳五烯酸乙酯）	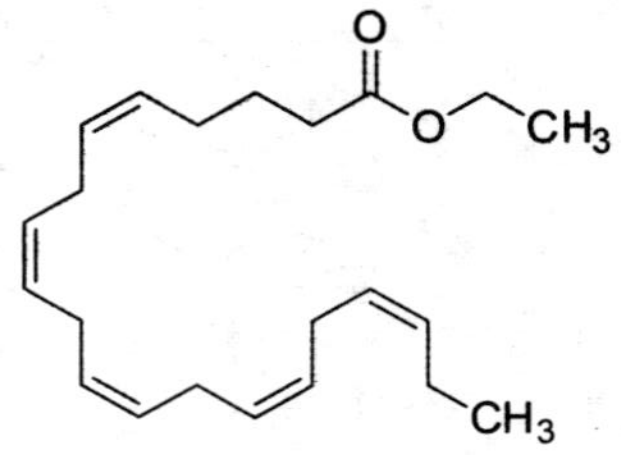	Ω-3 脂肪酸
Istradefylline（伊曲茶碱）	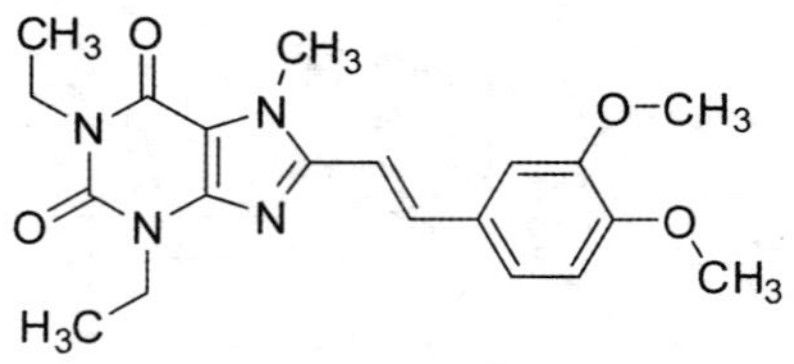	选择性腺苷 A_{2A} 受体拮抗剂

续表

通用名	结构式	药理特点
Levomilnacipran hydrochloride（左旋盐酸米那普仑）	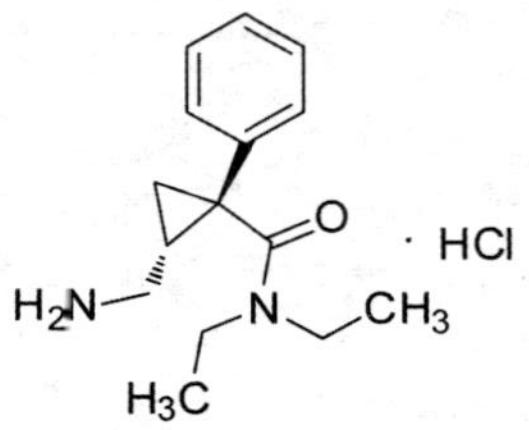	5-羟色胺及去甲肾上腺素再摄取抑制剂(SNRI)
Lorcaserinhydrochloride（盐酸氯卡色林）	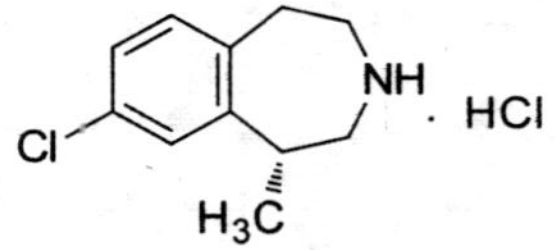	5-羟色胺 2C 受体激动剂
Loxapine succinate（丁二酸洛沙平）	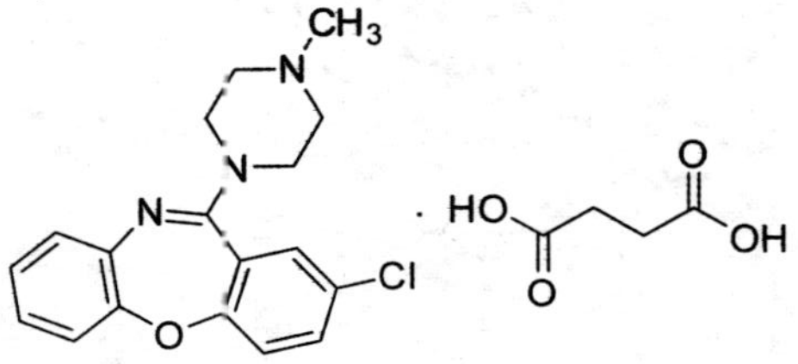	改变剂型
Luliconazole（卢立康唑）	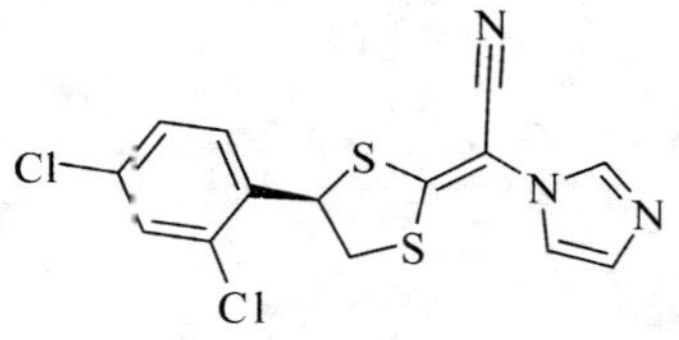	抑制羊毛甾醇脱甲基酶而干扰麦角固醇的合成

续表

通用名	结构式	药理特点
Macitentan（马西替坦）	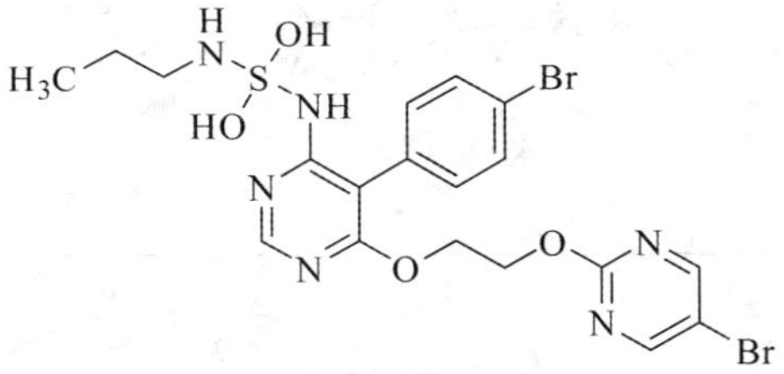	双向内皮素受体 ETA/ETB 拮抗剂
Nalmefene（纳美芬）	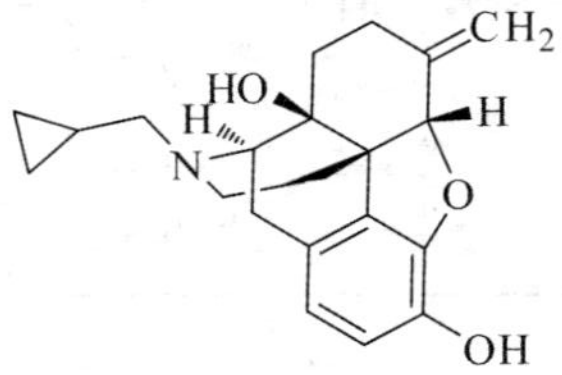	特异性吗啡受体阻断剂（增加新适应证）
Olodaterolhydrochloride（盐酸奥达特罗）	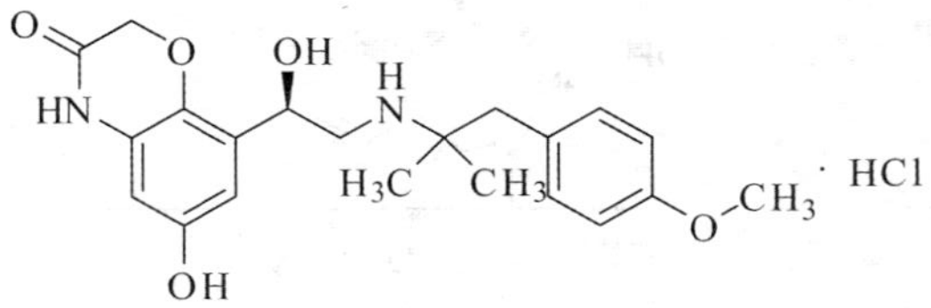	β_2 肾上腺能受体激动剂（LABA）
Ospemifene（奥培米芬）	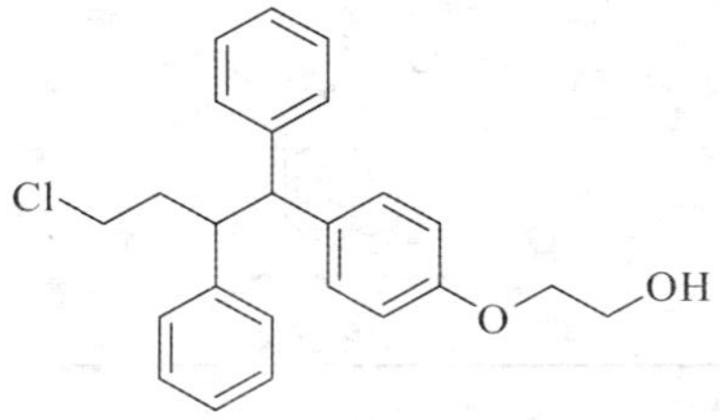	有组织选择效应的雌激素受体激动剂/拮抗剂

续表

通用名	结构式	药理特点
Paroxetine mesylate （帕罗西汀）	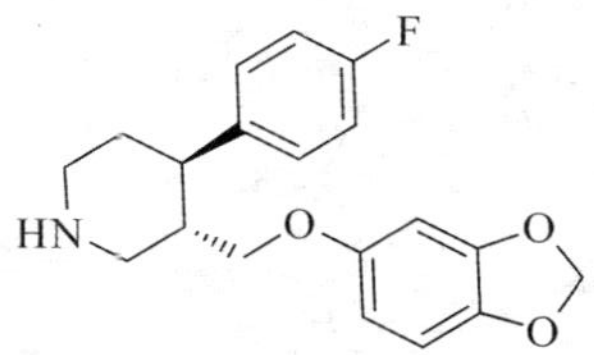	5-HT 摄取抑制剂(SSRI)
Pomalidomide （泊马度胺）	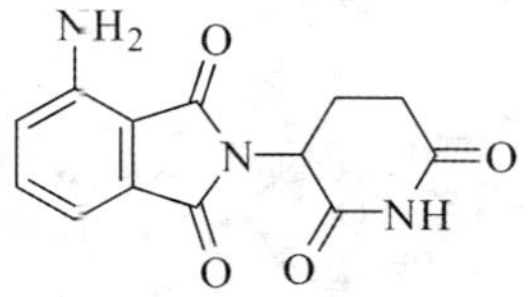	免疫调节剂
Riociguat （利奥西呱）	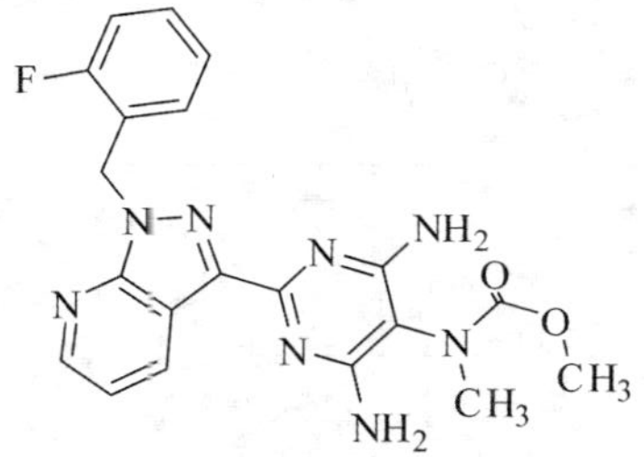	可溶性鸟苷酸环化酶兴奋剂
Saroglitazar （萨格列扎）	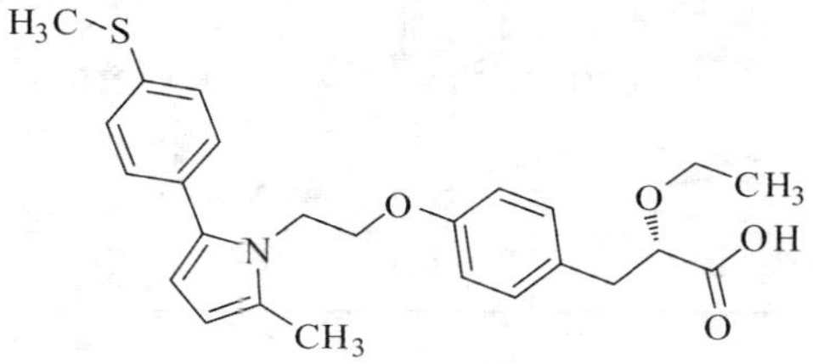	非噻唑烷二酮类药物，提供降血脂与降血糖双重效果

续表

通用名	结构式	药理特点
Simeprevir（司美匹韦）	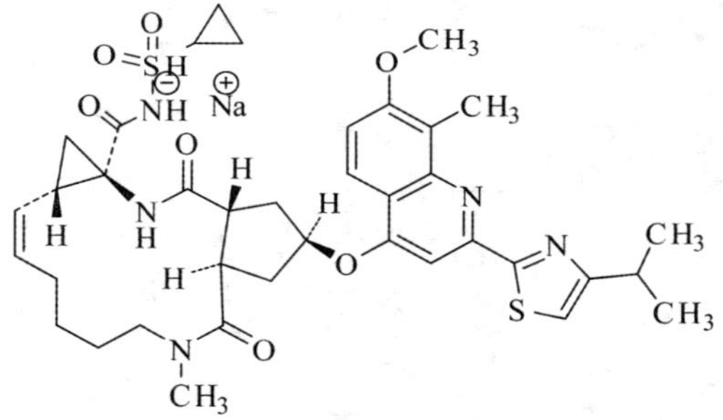	$NS_{3/4A}$ 蛋白酶抑制剂
Sofosbuvir（索非步韦）	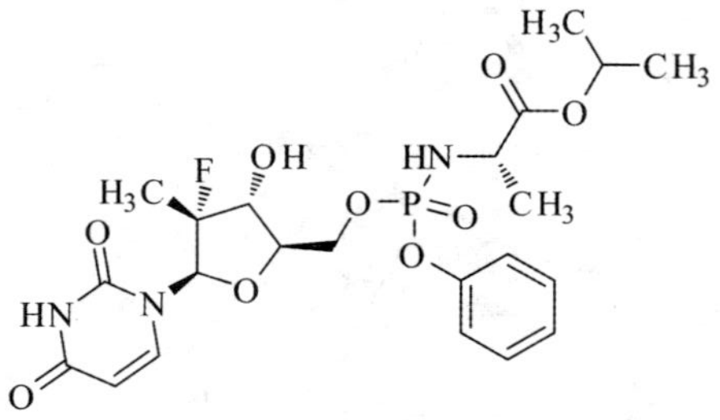	核苷类 NS5B 聚合酶抑制剂
Sumatriptan（舒马普坦）	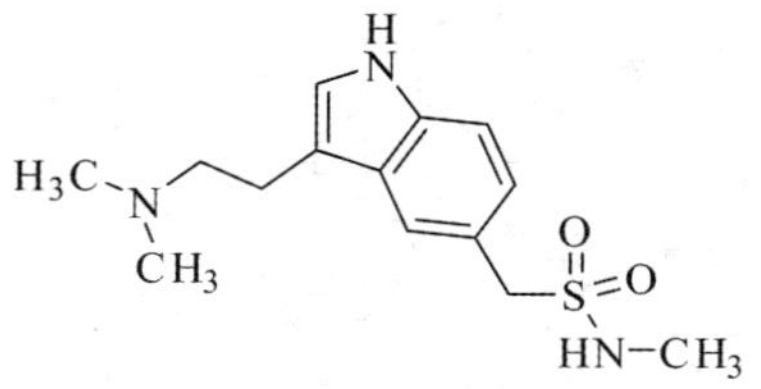	$5\text{-}HT_{1B/1D}$ 受体激动剂（新剂型）

续表

通用名	结构式	药理特点
Topiroxostat		非嘌呤类黄嘌呤氧化酶选择性抑制剂
Trametinib （曲美替尼）		MEK_1/MEK_2 抑制剂
Vortioxetine （沃替西汀）		可抑制 5-羟色胺再摄取，是 $5\text{-}HT_{1A}$ 受体激动剂，$5\text{-}HT_{1B}$ 受体部分激动剂，以及 $5\text{-}HT_3$、$5\text{-}HT_{1D}$ 及 $5\text{-}HT_7$ 受体拮抗剂

思考题

1. 列举5个常用数据库的名称并简要说明其特点。
2. 分别列举5个国内及国外的药学杂志并简要说明其特点。
3. 简述专利申请的流程。

附录　新药申报资料

一、中药、天然药物申报资料

（一）申报资料的项目

申报资料共33项。项目1～6为综述资料，项目7～18为药学研究资料，项目19～28为药理毒理研究资料，项目29～33为临床研究资料。

资料项目1：药品名称。

资料项目2：证明性文件。

资料项目3：立题目的与依据。

资料项目4：对主要研究结果的总结及评价。

资料项目5：药品说明书样稿、起草说明及最新参考文献。

资料项目6：包装、标签设计样稿。

资料项目7：药学研究资料综述。

资料项目8：药材来源及鉴定依据。

资料项目9：药材生态环境、生长特征、形态描述、栽培或培植（培育）技术、产地加工和炮制方法等。

资料项目10：药材标准草案及起草说明，并提供药品标准物质及有关资料。

资料项目11：提供植物、矿物标本，植物标本应当包括花、果实、种子等。

资料项目12：生产工艺的研究资料、工艺验证资料及文献资料，辅料来源及质量标准。

资料项目13：化学成分研究的试验资料及文献资料。

资料项目14：质量研究工作的试验资料及文献资料。

资料项目15：药品标准草案及起草说明，并提供药品标准物质及有关资料。

资料项目16：样品检验报道书。

资料项目17：药物稳定性研究的试验资料及文献资料。

资料项目18：直接接触药品的包装材料和容器的选择依据及质量标准。

资料项目19：药理毒理研究资料综述。

资料项目20：主要药效学试验资料及文献资料。

资料项目21：一般药理研究的试验资料及文献资料。

资料项目 22:急性毒性试验资料及文献资料。

资料项目 23:长期毒性试验资料及文献资料。

资料项目 24:过敏性(局部、全身和光敏毒性)、溶血性和局部(血管、皮肤、黏膜、肌肉等)刺激性、依赖性等主要与局部、全身给药相关的特殊安全性试验资料和文献资料。

资料项目 25:遗传毒性试验资料及文献资料。

资料项目 26:生殖毒性试验资料及文献资料。

资料项目 27:致癌试验资料及文献资料。

资料项目 28:动物药代动力学试验资料及文献资料。

资料项目 29:临床试验资料综述。

资料项目 30:临床试验计划与方案。

资料项目 31:临床研究者手册。

资料项目 32:知情同意书样稿、伦理委员会批准件。

资料项目 33:临床试验报道。

(二)对中药、天然药物注册申报资料的有关说明

申请新药临床试验,一般应报送资料项目 1～4、7～31。完成临床试验后申请新药生产,一般应报送资料项目 1～33 以及其他变更和补充的资料,并详细说明变更的理由和依据。

由于中药、天然药物的多样性和复杂性,在申报时,应当结合具体品种的特点进行必要的相应研究。如果减免试验,应当充分说明理由。

对于"注册分类 1"的未在国内上市销售的从植物、动物、矿物等中提取的有效成分及其制剂,当有效成分或其代谢产物与已知致癌物质有关或相似,或预期连续用药 6 个月以上,或治疗慢性反复发作性疾病而需经常间歇使用时,必须提供致癌性试验资料。

申请"未在国内上市销售的从植物、动物、矿物等中提取的有效成分及其制剂",如有由同类成分组成的已在国内上市销售的从单一植物、动物、矿物等物质中提取的有效部位及其制剂,则应当与该有效部位进行药效学及其他方面的比较,以证明其优势和特点。

对于"注册分类 3"的新的中药材代用品,除按"注册分类 2"的要求提供临床前的相应申报资料外,还应当提供与被替代药材进行药效学对比的试验资料,并应提供进行人体耐受性试验以及通过相关制剂进行临床等效性研究的试验资料,如果代用品为单一成分,尚应当提供药代动力学试验资料及文献资料。

新的中药材代用品获得批准后,申请试用该代用品的制剂应当按补充申请办理,但应严格限定在被批准的可替代的功能范围内。

对于"注册分类 5"未在国内上市销售的从单一植物、动物、矿物等中提取的有效部位及其制剂,除按要求提供申报资料外,尚需提供一些资料:①申报资料项目第 12 项中需提供有效部位筛选的研究资料或文献资料;申报资料项目第 13 项中需提供有效部位主要化学成分研究资料及文献资料。②由数类成分组成的有效部位,应当测定每类成分的含量,并对每类成分中的代表成分进行含量测定且规定下限(对有毒性的成分还应该增加上限控制)。③申请由同类成分组成的未在国内上市销售的从单一植物、动物、矿物等物质中

提取的有效部位及其制剂，如其中含有已上市销售的从植物、动物、矿物等中提取的有效成分，则应当与该有效成分进行药效学及其他方面的比较，以证明其优势和特点。

对于"注册分类 6"未在国内上市销售的中药、天然药物复方制剂按照不同类别的要求应提供资料为：①中药复方制剂，根据处方来源和组成、功能主治、制备工艺等可减免部分试验资料，具体要求另行规定。②天然药物复方制剂应当提供多组分药效、毒理相互影响的试验资料及文献资料。③处方中如果含有无法定标准的药用物质，还应当参照相应注册分类中的要求提供相关的申报资料。④中药、天然药物和化学药品组成的复方制剂中的药用物质必须具有法定标准，申报临床时应当提供中药、天然药物和化学药品间药效、毒理相互影响(增效、减毒或互补作用)的比较性研究试验资料及文献资料，以及中药、天然药物对化学药品生物利用度影响的试验资料；申报生产时应当通过临床试验证明其组方的必要性，并提供中药、天然药物对化学药品人体生物利用度影响的试验资料。处方中含有的化学药品(单方或复方)必须被国家药品标准收载。

对于"注册分类 8"改变国内已上市销售中药、天然药物剂型的制剂，应当说明新制剂的优势和特点。新制剂的功能主治或适应证原则上应与原制剂相同，其中无法通过药效或临床试验证实的，应当提供相应的资料。中药、天然药物注射剂的技术要求另行制定。

(三)关于临床试验

(1)临床试验的病例数应当符合统计学要求和最低病例数要求。

(2)临床试验的最低病例数(试验组)要求：Ⅰ期为 20～30 例，Ⅱ期为 100 例，Ⅲ期为 300 例，Ⅳ期为 2000 例。

(3)属注册分类 1、2、4、5、6 的新药，以及 7 类和工艺路线、溶剂等有明显改变的改剂型品种，应当进行Ⅳ期临床试验。

(4)生物利用度试验一般为 18～24 例。

(5)避孕药Ⅰ期临床试验应当按照本办法的规定进行；Ⅱ期临床试验应当完成至少 100 对 6 个月经周期的随机对照试验；Ⅲ期临床试验应当完成至少 1000 例 12 个月经周期的开放试验；Ⅳ期临床试验应当充分考虑该类药品的可变因素，完成足够样本量的研究工作。

(6)新的中药材代用品的功能替代，应当从国家药品标准中选取能够充分反映被代用药材功效特征的中药制剂作为对照药进行比较研究，每个功能或主治病症需经过 2 种以上中药制剂进行验证，每种制剂临床验证的病例数不少于 100 对。

(7)改剂型品种应根据工艺变化的情况和药品的特点，免除或进行不少于 100 对的临床试验。

二、化学药品申报资料

(一)申报资料的项目

申报资料共 32 项。项目 1～6 为综述资料，项目 7～15 为药学研究资料，项目 16～

27 为药理毒理研究资料，项目 28～32 为临床研究资料。

资料项目 1：药品名称。包括通用名、化学名、英文名、汉语拼音，并注明其化学结构式、分子量、分子式等。新制定的名称，应当说明命名依据。

资料项目 2：证明性文件。包括申请人机构合法登记证明文件（营业执照等）、《药品生产许可证》及变更记录页、《药品生产质量管理规范》认证证书复印件，申请生产时应当提供样品制备车间的《药品生产质量管理规范》认证证书复印件；申请的药物或者使用的处方、工艺、用途等专利情况及其权属状态说明，以及对他人的专利不构成侵权的声明；麻醉药品、精神药品和放射性药品需提供研制立项批复文件复印件；完成临床试验后申报生产时应当提供《药物临床试验批件》复印件及临床试验用药的质量标准；申请制剂的，应提供原料药的合法来源证明文件，包括原料药的批准证明文件、药品标准、检验报道、原料药生产企业的营业执照、《药品生产许可证》、《药品生产质量管理规范》认证证书、销售发票、供货协议等的复印件；直接接触药品的包装材料和容器的《药品包装材料和容器注册证》或者《进口包装材料和容器注册证》复印件。

资料项目 3：立题目的与依据。包括国内外有关该产品研发、上市销售现状及相关文献资料或者生产、使用情况，制剂研究合理性和临床使用必需性的综述。

资料项目 4：对主要研究结果的总结和评价。包括申请人对主要研究结果进行的总结，并从安全性、有效性、质量可控性等方面对所申报品种进行综合评价。

资料项目 5：药品说明书、起草说明及相关参考文献。包括按有关规定起草的药品说明书、说明书各项内容的起草说明、相关文献。

资料项目 6：包装、标签设计样稿。

资料项目 7：药学研究资料综述。指所申请药物的药学研究（合成工艺、剂型选择、处方筛选、结果确证、质量研究和质量标准制定、稳定性研究等）的试验和国内外文献资料的综述。

资料项目 8：原料药生产工艺的研究资料及文献资料，制剂处方及工艺的研究资料及文献资料。包括工艺流程和化学反应式、起始原料和和有机溶剂、反应条件（温度、压力、时间、催化剂等）的操作步骤、精制方法、主要理化常数及阶段性的数据积累结果等，并注明投料量和收得率以及工艺过程中可能产生或引入的杂质或其他中间产物，尚应包括对工艺验证的资料。制剂处方及工艺研究资料应包括起始物料、处方筛选、生产工艺及验证资料。

资料项目 9：确证化学结构或者组分的试验资料及文献资料。

资料项目 10：质量研究工作的试验资料及文献资料。包括理化性质、纯度检查、溶出度、含量测定及方法学验证及阶段性的数据积累结果等。

资料项目 11：药品标准及起草说明，并提供标准品或者对照品。质量标准应当符合《中国药典》现行版的格式，并使用其术语和计量单位。所用试药、试液、缓冲液、滴定液等，应当采用现行版《中国药典》收载的品种及浓度，有不同的，应详细说明。提供的标准品或对照品应另附资料，说明其来源、理化常数、纯度、含量及其测定方法和数据。药品标准起草说明应当包括标准中控制项目的选定、方法选择、检查及纯度和限度范围等的制定依据。

资料项目12:样品的检验报道书。指申报样品的自检报道。临床试验前报送资料时提供至少1批样品的自检报道,完成临床试验后报送资料时提供连续3批样品的自检报道。

资料项目13:原料药、辅料的来源及质量标准、检验报道书。

资料项目14:药物稳定性研究的试验资料及文献资料。包括影响因素试验、采用直接接触药物的包装材料和容器共同进行的稳定性试验。

资料项目15:直接接触药品的包装材料和容器的选择依据及质量标准。

资料项目16:药理毒理研究资料综述。指所申请药物的药理毒理研究(包括药效学、作用机制、一般药理、毒理、药代动力学等)的试验和国内外文献资料的综述。

资料项目17:主要药效学试验资料及文献资料。

资料项目18:一般药理学的试验资料及文献资料。

资料项目19:急性毒性试验资料及文献资料。

资料项目20:长期毒性试验资料及文献资料。

资料项目21:过敏性(局部、全身和光敏毒性)、溶血性和局部(血管、皮肤、黏膜、肌肉等)刺激性等特殊安全性试验资料和文献资料。

资料项目22:复方制剂中多种成分药效、毒性、药代动力学相互影响的试验资料及文献资料。

资料项目23:致突变试验资料及文献资料。

资料项目24:生殖毒性试验资料及文献资料。

资料项目25:致癌试验资料及文献资料。

资料项目26:依赖性试验资料及文献资料。

资料项目27:非临床药代动力学试验资料及文献资料。指所申请药物的体外和体内(动物)药代动力学(吸收、代谢、分布、排泄)试验资料和文献资料。

资料项目28:国内外相关的临床试验资料综述。指国内外有关该品种临床试验的文献、摘要及近期追踪报道的综述。

资料项目29:临床试验计划及研究方案。临床试验计划及研究方案应对拟定的适应证、用法用量等临床试验的重要内容进行详细描述,并有所报送的研究资料支持。临床试验计划及研究方案应科学、完整,并有对与拟定试验的潜在风险和收益相关的非临床和临床资料进行的重要分析的综合性摘要。

资料项目30:临床研究者手册。指所申请药物已有的临床试验资料和非临床试验资料的摘要汇编,目的是向研究者和参与试验的其他人员提供资料,帮助他们了解试验药物的特性和临床试验方案。研究者手册应当简明、客观。

资料项目31:知情同意书样稿、伦理委员会批准件。

资料项目32:临床试验报道。

(二)对化学药品注册申报资料的有关说明

申请注册分类1～5的品种,报送资料项目1～30(资料项目6除外);临床试验完成后报送的资料项目包括重新整理的综述资料1～6、资料项目12和14、临床试验资料28

~32 以及重新整理的与变更相关的资料和补充的资料，并按申报资料项目顺序排列。对于注册分类 1 的品种，临床试验完成后应根据临床期间进行的各项研究的结果，重新整理报送资料项目 1~30 的全部资料。同时申请注册属于注册分类 3 的原料药和属于注册分类 6 的制剂的，其原料药的注册申请应当符合申报生产的要求。

单独申请注册药物制剂，必须提供原料药的合法来源证明文件，一式 2 份，分别放入资料项目 2 的资料（证明性文件）和资料项目 13 号的资料（原料药、辅料的来源及质量标准、检验报道书）中。使用国产原料药的申请人，应当提供该原料药的药品批准证明文件、检验报道书、药品标准、原料药生产企业的营业执照、《药品生产许可证》、《药品生产质量管理规范》认证证书、与该原料药生产企业或国内合法的销售代理商签订的供货协议、《进口药品注册证》或者《医药产品注册证》、口岸药品检验所检验报道书、药品标准复印件等。药品注册过程中，研制制剂所用的进口原料药未取得《进口药品注册证》或者《医药产品注册证》的，必须经国家食品药品监督管理局批准。

对用于育龄人群的药物，应当根据其适应证和作用特点等因素报送相应的生殖毒性研究资料。作用于中枢神经系统的新药，如镇痛药、抑制药、兴奋药以及人体对其化学结构具有依赖性倾向的新药，应当报送药物依赖性试验资料。对于临床预期连续用药 6 个月以上（含 6 个月）或治疗慢性复发性疾病而需经常间歇使用的药物，均应提供致癌性试验或文献资料；对于下列情况的药物，需根据其适应证和作用特点等因素报送致癌试验或文献资料：①新药或其代谢产物的结构与已知致癌物质的结构相似的；②在长期毒性试验中发现有细胞毒作用或者对某些脏器、组织细胞生长有异常促进作用的；③致突变试验结果为阳性的。

属注册分类 1 的，一般应在重复给药毒性试验过程中进行毒代动力学研究。属注册分类 1 中“用拆分或合成等方法制得的已知药物中的光学异构体及其制剂”，应当报送消旋体与单一异构体比较的药效学、药代动力学和毒理学（一般为急性毒性）等反映其立题合理性的研究资料或者相关文献资料。在其消旋体安全范围较小、已有相关资料可能提示单一异构体的非预期毒性（与药理作用无关）明显增加时，还应当根据其临床疗程和剂量、适应证以及用药人群等因素综合考虑，提供与消旋体比较的单一异构体重复给药毒性（一般为 3 个月以内）或者其他毒理研究资料（如生殖毒性）。属注册分类 1 中“由已上市销售的多组分药物制备为较少组分的药物”，如其组分中不含本说明 6 所述物质，可以免报资料项目 23~25。属注册分类 1 中“新的复方制剂”，应当报送资料项目 22。属注册分类 1 中“新的复方制剂”，一般应提供与单药比较的重复给药毒性试验资料，如重复给药毒性试验显示其毒性不增加，毒性靶器官也未改变，可不提供资料项目 27。属注册分类 1 中“新的复方制剂”，如其动物药代动力学研究结果显示无重大改变的，可免报资料项目 23~25。

属注册分类 2 的，其药理毒理研究所采用的给药途径应当与临床拟用途径一致。一般情况下应当提供与原途经比较的药代动力学试验和（或）相关的毒理研究资料（如重复给药毒性试验和/或局部毒性试验）。

属注册分类 3 中“改变给药途径、已在境外上市销售的制剂”，应当重视制剂中的辅料对药物吸收或者局部毒性的影响，必要时提供其药代动力学试验或者相关毒理研究资料。

属注册分类4的，应当提供与已上市销售药物比较的药代动力学、主要药效学、一般药理学和急性毒性试验资料，以反映改变前后的差异，必要时还应当提供重复给药毒性和其他药理毒理研究资料。如果改变已上市销售盐类药物的酸根、碱基(或者金属元素)而制成的药物已在国外上市销售，则按注册分类3的申报资料要求办理。

局部用药除按所需注册分类及项目报送相应资料外，应当报送资料项目21，必要时应当进行局部吸收试验。

对于存在明显安全性担忧(如安全性范围比较小、给药剂量明显增加)的缓、控释制剂，一般应当提供与已上市缓控释制剂或常释制剂比较的单次给药的动物药代动力学研究资料。

(三)临床试验要求

(1)属注册分类1和2的，临床试验的病例数应当符合统计学要求和最低病例数要求，最低病例数(试验组)Ⅰ期为20～30例，Ⅱ期为100例，Ⅲ期为300例，Ⅳ期为2000例；避孕药Ⅰ期临床试验应当按照本办法的规定进行，Ⅱ期临床试验应当完成至少100对6个月间周期的随机对照试验，Ⅲ期临床试验完成至少1000例12个月经周期的开发试验，Ⅳ期临床试验应当充分考虑该类药品的可变因素，完成足够样本量的研究工作。

(2)属注册分类3和4的，应当进行人体药代动力学研究和至少100对随机对照临床试验；多个适应证的，每个主要适应证的病例数不少于60对；避孕药应当进行人体药代动力学研究和至少500例12个月经周期的开放试验；属于局部用药且仅发挥局部治疗作用的制剂、不吸收的口服制剂两种情况的，可以免予进行人体药代动力学研究。

(3)属注册分类5的：①口服固体制剂应当进行生物等效性试验，一般为18～24例。②难以进行生物等效性试验的口服固体制剂及其他非口服固体制剂，应当进行临床试验，临床试验的病例数至少为100对。③缓释、控释制剂应当进行单次和多次给药的人体药代动力学的对比研究和必要的治疗学相关的临床试验，临床试验的病例数至少为100对。④注射剂应当进行必要的临床试验，单一活性成分注射剂的病例数至少为100对，多组分注射剂的病例数至少为300例(试验药)，脂质体、微球、微乳等注射剂应根据注册分类1和2的要求进行临床试验。

(4)减免临床试验的申请，应当在申请药品注册时一并提出，并详细列出减免临床试验的理由及相关资料。

三、治疗用生物制品申报资料

(一)申报资料的项目

申报资料共38项。项目1～6为综述资料，项目7～15为药学研究资料，项目16～28为药理毒理研究资料，项目29～33为临床研究资料，项目34～38为其他资料。

资料项目1：药品名称。包括通用名、化学名、英文名、汉语拼音、分子量等。新制定的名称，应说明依据。

资料项目 2:证明性文件。包括申请人机构合法登记证明文件(营业执照等)、《药品生产许可证》及变更记录页、《药品生产质量管理规范》认证证书复印件;申请的生物制品或者使用的处方、工艺等专利情况及其权属状态说明,以及对他人的专利不构成侵权的声明;申请新生物制品生产和(或)新药证书时应当提供《药物临床研究批件》复印件及临床试验用药的质量标准;直接接触制品的包装材料和容器的《药品包装材料和容器注册证》或者《进口包装材料和容器注册证》复印件。

资料项目 3:立题目的与依据。包括国内外有关该制品研究、上市销售现状及相关文献资料或者生产、使用情况的综述;对该品种的创新型、可行性等的分析资料。

资料项目 4:研究结果总结及评价。包括研究结果总结,安全、有效、质量可控以及风险/效益等方面的综合评价。

资料项目 5:药品说明书样稿、起草说明及参考文献。包括按照有关规定起草的药品说明书样稿、说明书各项内容的起草说明,相关文献或者原发厂最新版的说明书原文及译文。

资料项目 6:包装、标签设计样稿。

资料项目 7:药学研究资料综述。

资料项目 8:生产用原材料研究资料。包括生产用动物、生物组织或细胞、原料血浆的来源、收集及质量控制等研究资料;生产用细胞的来源、构建(或筛选)过程及鉴定等研究资料;种子库的建立、检定、保存及传代稳定性资料;生产用其他原材料的来源及质量标准。

资料项目 9:原液或原料生产工艺的研究资料,确定的理论和实验依据及验证资料。

资料项目 10:制剂处方及工艺的研究资料,辅料的来源和质量标准,及有关文献资料。

资料项目 11:质量研究资料及有关文献。包括参考品或者对照品的制备及标定,以及与国内外已上市销售的同类产品比较的资料。

资料项目 12:临床试验申请用样品的制造和检定记录。

资料项目 13:制造和检定规程草案,附起草说明及检定方法验证资料。

资料项目 14:初步稳定性研究资料。

资料项目 15:直接接触制品的包装材料和容器的选择依据及质量标准。

资料项目 16:药理毒理研究资料综述。

资料项目 17:主要药效学试验资料及文献资料。

资料项目 18:一般药理研究的试验资料及文献资料。

资料项目 19:急性毒性试验资料及文献资料。

资料项目 20:长期毒性试验资料及文献资料。

资料项目 21:动物药代动力学试验资料及文献资料。

资料项目 22:遗传毒性试验资料及文献资料。

资料项目 23:生殖毒性试验资料及文献资料。

资料项目 24:致癌试验资料及文献资料。

资料项目 25:免疫毒性和(或)免疫原性研究资料及文献资料。

资料项目 26:溶血性和局部刺激性研究资料及文献资料。

资料项目27:复方制剂中多种组分药效、毒性、药代动力学相互影响的试验资料及文献资料。

资料项目28:依赖性试验资料及文献资料。

资料项目29:国内外相关的临床试验资料综述。

资料项目30:临床试验计划及研究方案草案。

资料项目31:临床研究者手册。

资料项目32:知情同意书样稿及伦理委员会批准件。

资料项目33:临床试验报道。

资料项目34:临床前研究工作简要总结。

资料项目35:临床试验期间进行的有关改进工艺、完善质量标准和药理毒理研究等方面的工作总结及试验研究资料。

资料项目36:对审定的制造和检定规程的修改内容及修改依据,以及修改后的制造及检定规程。

资料项目37:稳定性试验研究资料。

资料项目38:连续3批试产品制造及检定记录。

(二)对治疗用生物制品注册申报资料的有关说明

申请临床试验报送资料项目1～31;完成临床试验后报送资料项目1～6、15和29～38。体内诊断用生物制品按治疗用生物制品相应类别要求申报并提供相关技术资料。生物制品增加新适应证的,按照该药品相应的新药注册分类申报并提供相关资料。

生产用原材料涉及牛源性物质的,需按国家食品药品监督管理局的有关规定提供相应的资料;由人的、动物的组织或者体液提取的制品、单克隆抗体及真核细胞表达的重组制品,其生产工艺中应包含有效的病毒去除/灭活工艺步骤,并应提供病毒去除/灭活效果验证资料;生产过程中加入对人有潜在毒性的物质,应提供生产工艺去除效果的验证资料,制定产品中的限量标准并提供依据。申报生产时连续三批试产品的生产规模应与其设计生产能力相符,上市前后的生产规模应保持相对的一致性;如上市后的生产规模由较大幅度变化,则需按照补充申请重新申报。

鉴于生物制品的多样性和复杂性,药理毒理方面的资料项目要求可能并不适用于所有的治疗用生物制品。注册申请人应基于制品的作用机制和自身特点,参照相关技术指导原则,科学、合理地进行药理毒理研究。如果上述要求不适用于申报制品,注册申请人应在申报资料中予以说明,必要时应提供其他相关的研究资料。原则上,应采用相关动物进行生物制品的药品毒理研究;研究过程中应关注生物制品的免疫原性对动物试验的设计、结果和评价的影响;某些常规的研究方法如果不适用于申报制品,注册申请人应在申报资料中予以说明,必要时应提供其他相关的研究资料。

常规的遗传毒性试验方法一般不适用于生物制品,因此通常不需要进行此项试验;但如果制品存在特殊的安全性担忧,则应报送相关的研究资料。对用于育龄人群的生物制品,注册申请人应结合其制品特点、临床适应证等因素对制品的生殖毒性风险进行评价,必要时应报送生殖毒性研究资料。常规的致癌试验方法不适用于大部分生物制品,但注册申请人应结合制品的生物活性、临床用药时间、用药人群等因素对制品的致癌风险进行评价。如果制品可能存在致癌可能,应报送相关的研究资料。对于存在药物依赖性担忧(如需反复使用、可作用于中枢神经系统)的制品,注册申请人应根据制品的作用机制评价其产生依赖性的可能,必要时应报送依赖性研究资料。

注射剂、栓剂、眼用制剂、喷雾剂以及外用的溶液剂、软膏剂、乳膏剂和凝胶剂应报送局部刺激性研究资料。注射剂和可能引起溶血反应的生物制品应进行溶血性试验。

注册分类 2 的制品(单克隆抗体):①当抗原结合资料表明,灵长类为最相关种属时,应考虑采用此类动物进行单克隆抗体的主要药效学和药代动力学研究。②涉及毒理和药代动力学试验时,应当选择与人有相同靶抗原的动物模型进行试验。无合适的动物模型或携带相关抗原的动物,且与人组织交叉反应性试验呈明显阴性,可免报毒理研究资料,并需提供相关依据。③免疫毒性研究应考察单克隆抗体与非靶组织结合的潜在毒性反应,对具有溶细胞性的免疫结合物或者具有抗体依赖细胞介导的细胞毒性作用(ADCC)的抗体,还应考虑进行一种以上动物重复剂量的动物毒性试验,在毒性试验设计和结果评价中尤其应关注其与非靶组织结合的潜在毒性反应。

注册分类 3 的制品(基因治疗制品)的药理毒理研究应关注以下内容:①研究应采用相关动物进行。②常规的药代动力学研究方法并不适用于基因治疗制品。③应根据导入基因和基因表达产物的分布和消除数据,同时结合临床用药人群和用药时间等因素评价制品产生遗传毒性、致癌性和生殖毒性的可能,必要时应提供相关研究资料。

注册分类 5 中的人血液制品,如使用剂量不超过生理允许剂量范围,且未进行特殊工艺的处理,未使用特殊溶剂,在提出相关资料或证明后,可免报安全性研究资料(资料项目 19～28)。

对注册分类 7、10 和 15 的生物制品,应首先从比较研究角度分析评价其制备工艺、质量标准和生物学活性(必要时包括药代动力学特征)与已上市销售制品的一致性;对于注册分类 8 的制品,应考虑进行对正常菌群影响的研究;对于注册分类 13 的制品,应当根据剂型改变的特点及可能涉及的有关药学和临床等方面的情况综合考虑,选择相应的试验项目;对于注册分类 14 的制品,如果有充分的试验和(或)文献依据证实其与改变给药途径前的生物制品在体内代谢特征和安全性方面相似,则可提出减免该类制品的某些研究项目。

(三)关于临床试验的说明

注册分类 1～12 的制品应当按新药要求进行临床试验,注册分类 13～15 的制品一般仅需进行Ⅲ期临床试验,对创新的缓控释制剂应进行人体药代动力学的对比研究和临床试验。临床试验的最低病例数(试验组)要求为Ⅰ期 20 例,Ⅱ期 100 例,Ⅲ期 300 例。

四、预防用生物制品申报资料

(一)申报资料的项目

申报资料共 18 项。

资料项目1:综述资料。包括:新制品名称;证明性文件;选题目的和依据;药品说明书样稿、起草说明及参考文献;包装、标签设计样稿。

资料项目2:研究结果总结及评价资料。

资料项目3:生产用菌(毒)种研究资料。包括:菌(毒)种的来源、特性和鉴定资料;种子批的建立和检定资料;菌(毒)种传代稳定性研究资料;中国药品生物制品检定所对生产用工作种子批的检定报道。

资料项目4:生产用细胞基质研究资料。包括:细胞基质的来源、特性和鉴定资料;细胞库的建立和检定资料;细胞的传代稳定性研究资料;中国药品生物制品检定所对生产用细胞基质工作细胞库的检定报道;培养液及添加成分的来源、质量标准等。

资料项目5:生产工艺研究资料。包括:疫苗原液生产工艺的研究资料,确定的理论和实验依据及验证资料;制剂的处方和工艺及其确定依据,辅料的来源及质量标准。

资料项目6:质量研究资料,临床前有效性及安全性研究资料。包括:质量研究及注册标准研究资料;检定方法的研究以及验证资料;与同类制品比较的研究资料;产品抗原性、免疫原性和动物试验保护性的分析资料;动物过敏试验研究资料;动物安全性评价资料。

资料项目7:制造及检定规程草案,附起草说明和相关文献。

资料项目8:临床试验申请用样品的制造检定记录。

资料项目9:初步稳定性试验资料。

资料项目10:生产、研究和检定用实验动物合格证明。

资料项目11:临床试验计划、研究方案及知情同意书草案。

资料项目12:临床前研究工作总结。

资料项目13:国内外相关的临床试验综述资料。

资料项目14:临床试验总结报道。包括:临床试验方案、知情同意书样稿、伦理委员会批准件等。

资料项目15:临床试验期间进行的有关改进工艺、完善质量标准等方面的工作总结及试验研究资料。

资料项目16:确定疫苗保存条件和有效期的稳定性研究资料。

资料项目17:对审定的制造和检定规程的修改内容及其修改依据,以及修改后的制造及检定规程。

资料项目18:连续三批试产品的制造及检定记录。

(二)对预防用生物制品注册申报资料的有关说明

申请临床试验报送资料项目1～11;完成临床试验后报送资料项目1、2和12～18.

对资料项目9和16,疫苗的稳定性试验一般需将三批以上样品放置在拟定储存条件下,每隔一定时间检测效力/活性等指标,分析变化情况,在重要时间点需进行全面检测。此外,尚需进行加速稳定性研究。

对资料项目18,申报生产时连续三批试产品的生产规模应与其设计生产能力相符,上市前后的生产规模应保持相对的一致性;如上市后的生产规模有较大幅度变化,则需按照补充申请重新申报。

(三)关于临床试验的说明

注册分类1～9和14的疫苗按新药要求进行临床试验。注册分类10的疫苗,提供证明其灭活或者脱毒后的安全性和有效性未发生变化的研究资料,可免做临床试验。注册分类11的疫苗,一般应按新药要求进行临床试验,但由注射途径给药改为非注射途径的疫苗可免做Ⅰ期临床试验。注册分类12和15的疫苗,一般仅需进行Ⅲ期临床试验。注册分类13中改变免疫程序的疫苗,可免做Ⅰ期临床试验。应用于婴幼儿的预防类制品,其Ⅰ期临床试验应当按照先成人、后儿童、最后婴幼儿的原则进行。每期的临床试验应当在设定的免疫程序完成后进行下一期的临床试验。对于首次申请在中国上市的疫苗,应进行流行病学的保护力试验。临床试验的最低受试者(病例)数(试验组)要求为Ⅰ期20例,Ⅱ期300例,Ⅲ期500例。

主要参考文献

1. Richard B Silverman. The Organic Chemistry of Drug Design and Drug Action. 2nd ed. Amsterdam:Elsevier Academic Press,2011.

2. Gamille Georges. The Practice of Medicinal Chemistry. 3th ed. Academic Press,2008.

3. 孙铁民. 药物化学. 北京:人民卫生出版社,2014.

4. [美]R. B. 西尔弗曼. 有机药物化学. 郭宗儒主译. 北京:化学工业出版社,2008.

5. 彭师奇,徐萍. 药物化学原理. 北京:北京大学医学出版社,2006.

6. 徐文方. 药物设计学. 北京:人民卫生出版社,2007.

7. 郭宗儒. 药物设计策略. 北京:化学工业出版社,2014.

图书在版编目(CIP)数据

新药设计与开发基础/赵桂森,史国生主编. —济南:山东大学出版社,2015.11 (2023.1 重印)
ISBN 978-7-5607-5402-4

Ⅰ.①新… Ⅱ.①赵… ②史… Ⅲ.①药品－开发－研究 Ⅳ.①R954

中国版本图书馆 CIP 数据核字(2015)第 281555 号

策划编辑:刘　彤
责任编辑:唐　棣
封面设计:张　荔

出版发行:山东大学出版社
　社　址　山东省济南市山大南路 20 号
　邮　编　250100
　电　话　市场部(0531)88364466
经　　销:山东省新华书店经销
印　　刷:泰安金彩印务有限公司
规　　格:787 毫米×1092 毫米　1/16
　　　　21.75 印张　498 千字
版　　次:2015 年 11 月第 1 版
印　　次:2023 年 1 月第 2 次印刷
定　　价:60.00 元
